Nils C. Bandelow · Florian Eckert · Robin Rüsenberg (Hrsg.)

Gesundheit 2030

Nils C. Bandelow · Florian Eckert
Robin Rüsenberg (Hrsg.)

Gesundheit 2030

Qualitätsorientierung im Fokus
von Politik, Wirtschaft, Selbstverwaltung und Wissenschaft

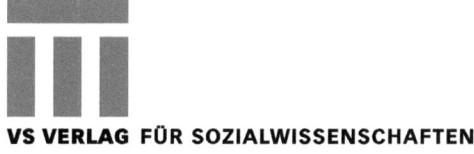

VS VERLAG FÜR SOZIALWISSENSCHAFTEN

Bibliografische Information der Deutschen Nationalbibliothek
Die Deutsche Nationalbibliothek verzeichnet diese Publikation in der
Deutschen Nationalbibliografie; detaillierte bibliografische Daten sind im Internet über
<http://dnb.d-nb.de> abrufbar.

1. Auflage 2009

Alle Rechte vorbehalten
© VS Verlag für Sozialwissenschaften | GWV Fachverlage GmbH, Wiesbaden 2009

Lektorat: Frank Schindler

VS Verlag für Sozialwissenschaften ist Teil der Fachverlagsgruppe
Springer Science+Business Media.
www.vs-verlag.de

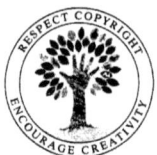

Das Werk einschließlich aller seiner Teile ist urheberrechtlich geschützt. Jede Verwertung außerhalb der engen Grenzen des Urheberrechtsgesetzes ist ohne Zustimmung des Verlags unzulässig und strafbar. Das gilt insbesondere für Vervielfältigungen, Übersetzungen, Mikroverfilmungen und die Einspeicherung und Verarbeitung in elektronischen Systemen.

Die Wiedergabe von Gebrauchsnamen, Handelsnamen, Warenbezeichnungen usw. in diesem Werk berechtigt auch ohne besondere Kennzeichnung nicht zu der Annahme, dass solche Namen im Sinne der Warenzeichen- und Markenschutz-Gesetzgebung als frei zu betrachten wären und daher von jedermann benutzt werden dürften.

Umschlaggestaltung: KünkelLopka Medienentwicklung, Heidelberg
Druck und buchbinderische Verarbeitung: Ten Brink, Meppel
Gedruckt auf säurefreiem und chlorfrei gebleichtem Papier
Printed in the Netherlands

ISBN 978-3-531-16804-3

Inhalt

Vorwort — 9

1. Einleitung

Nils C. Bandelow, Florian Eckert, Robin Rüsenberg
Qualitätsorientierung als „Megathema" der Zukunft? — 13

2. Positionen der Akteure

Ulla Schmidt
Gesundheitspolitik im Widerschein der Interessen – Ein Rück- und Ausblick — 29

Jens Spahn
Gesundheit 2030 – Wie lässt sich das deutsche Gesundheitssystem für die Zukunft gestalten? — 34

Carola Reimann, Timo Trefzer
Qualitätssicherung im Gesundheitswesen: Bewährtes weiterentwickeln, Transparenz erhöhen, neue Anreize setzen — 42

Konrad Schily
Muss Solidarität staatlich organisiert werden? — 55

Frank Spieth, Pascal Detzler
Umfassend ist gerecht! — 62

Biggi Bender
Bürgerversicherung und Qualitätswettbewerb – zur Gesundheitspolitik von Bündnis 90/Die Grünen — 73

Hartmut Reiners
Wettbewerb, Regierung, Selbstverwaltung: Wer stellt die medizinische Versorgung sicher? — 84

Stefan Etgeton
Perspektiven der Sicherung und Entwicklung von Qualität und der
Einbezug der Patientensicht – ein Zukunftsmodell? 97

Rainer Hess
Herausforderungen an ein qualitätsorientiertes Gesundheitssystem – die
Rolle des Gemeinsamen Bundesausschusses 107

Klaus Koch, Peter T. Sawicki
Qualität im Gesundheitswesen basiert auf Wissenschaft 122

Doris Pfeiffer
Herausforderungen an ein qualitätsorientiertes Gesundheitssystem der
Zukunft aus Sicht des GKV-Spitzenverbandes 128

Frank Schulze Ehring, Christian Weber
„Zwei-Klassen-Medizin": Zur Diskussion von Leistungs- und
Qualitätsunterschieden im deutschen Gesundheitswesen 135

Ulrich Zorn
Zukunft eines qualitätsorientierten Gesundheitswesens aus Sicht der
Ärzteschaft 150

Richard Zimmer
Krankenhaussektor – Kernbereich der Gesundheitswirtschaft 164

Joachim M. Schmitt
Stärkere Qualitätsorientierung in der MedTech-Versorgung 177

Heinz-Günter Wolf
Unabhängigkeit und persönliche Verantwortung garantieren
pharmazeutische Qualität und Verbraucherschutz in Apotheken 190

Cornelia Yzer
Den medizinischen Fortschritt zum Menschen bringen 200

Henning Fahrenkamp
Perspektiven des Arzneimittelmarktes in Deutschland: Aktuelle Politik
und strategische Optionen 209

Peter Schmidt
Generika: Garanten einer hochwertigen und kosteneffektiven
Arzneimittelversorgung 217

Wolfram-Arnim Candidus
Die Zukunft des Gesundheitswesens 229

Andrea Fischer, Anja Jakob
Die Zukunft wird von den Patienten entschieden – im Wissen über
Qualität 237

Ellen Paschke
Solidarität und Qualität 245

Annelie Buntenbach
Gute und bezahlbare Gesundheitsversorgung für alle 258

3. Politik und Kommunikation in der Analyse

Nils C. Bandelow, Florian Eckert, Robin Rüsenberg
Parteienherrschaft oder Bürokratisierung? 275

Nils C. Bandelow, Florian Eckert, Robin Rüsenberg
Interessenvertretung bei 82 Millionen Gesundheitsministern 286

4. Ausblick

Nils C. Bandelow, Florian Eckert, Robin Rüsenberg, Kristina Viciska
Gemeinsam für mehr Qualität? Idealtypische Perspektiven und mögliche
Koalitionen für ein Gesundheitswesen 2030 299

Abkürzungsverzeichnis 329
Autorenverzeichnis 331

Vorwort

Das Politikfeld Gesundheit gilt als hochkomplex und wenig transparent. Vor diesem Hintergrund stellt der vorliegende Band das Ergebnis einer in dieser Form noch seltenen Kooperation zwischen politischer Arena und sozialwissenschaftlicher Analyse des Gesundheitswesens dar. Er soll dazu beitragen, die Vernetzung und das Verständnis zwischen beiden Perspektiven zu verbessern.

Anders als andere politikfeldanalytische Arbeiten wagt das Projekt eine auf die Zukunft gerichtete Perspektive. Das Thema „Gesundheit 2030" ermöglicht es, jenseits der aktuellen tagespolitischen Konflikte und Machtkonstellationen grundlegenden Ziele und Strategien für das deutsche Gesundheitswesen für eine Phase von über zwanzig Jahren herauszuarbeiten. Zentrale Idee ist dabei, dass zumindest in der öffentlichen politischen Kommunikation das Ziel der Qualitätsorientierung im Gesundheitswesen einen wachsenden Stellenwert einnehmen könnte.

Der Band konnte nur entstehen, weil fast alle führenden Akteure des deutschen Gesundheitswesens bereit waren, einen Beitrag auf Grundlage der vorgegebenen Leitfragen beizusteuern und Qualität und Zukunft des Gesundheitssystems in Deutschland aus ihrer jeweiligen Perspektive zu skizzieren. Unser besonderer Dank geht daher an alle Autorinnen und Autoren. Wir danken außerdem Jan Dzieciol, Markus Grunenberg, Heike Martin, Carina Vallo und besonders Kristina Viciska, die wesentlichen Anteil an der Umsetzung des Vorhabens hatten.

Der Band zielt nicht nur darauf ab, die gesundheitspolitische Debatte weiter voranzutreiben, sondern hofft auch, einen Beitrag zur Transparenz von gesundheitspolitischen Zielen und Strategien zu leisten. Der Erfolg eines solchen Ziels hängt vor allem von der Leserschaft ab. Wir freuen uns daher über Reaktionen und Vorschläge, wie im Anschluss an den Band die öffentliche Reflektion über gesundheitspolitische Strategien und damit die demokratische Legitimation in diesem bisher so schwer zu überblickenden Politikfeld verbessert werden kann.

Braunschweig und Berlin im Mai 2009
Nils C. Bandelow, Florian Eckert, Robin Rüsenberg

1. Einleitung

Nils C. Bandelow, Florian Eckert, Robin Rüsenberg

Qualitätsorientierung als „Megathema" der Zukunft?

1 Gesundheit – ein komplexes Politikfeld

Das deutsche Gesundheitssystem gilt als eines der besten der Welt. Die Strukturen der gesetzlichen Krankenversicherung (GKV) und das ihr zugrunde liegende Solidarprinzip genießen dabei starken Rückhalt in der Bevölkerung. Auch die gegenwärtige Leistungsfähigkeit des Gesundheitssystems wird als generell gut bewertet. Dennoch wird die Zukunftsfähigkeit des Systems in Frage gestellt: Auf den ersten Blick konzentriert sich die Kritik an der zukünftigen Finanzierbarkeit. Aber auch jenseits der Finanzierungsfrage gerät das Gesundheitswesen in Kritik: Mehr als die Hälfte der Bundesbürger und der Ärzte beklagt eine zurückgehende Qualität in der Gesundheitsversorgung. Gleichzeitig schwindet in beiden Gruppen das Vertrauen in die Zukunft des Gesundheitssystems (TK Meinungsimpuls Gesundheit 2008, MLP Gesundheitsreport 2008). Auch in der im Herbst 2009 beginnenden 17. Legislaturperiode des Deutschen Bundestags wird die Gesundheitspolitik deshalb wieder eines der zentralen Themen der Reformagenda sein.

Gesundheitspolitische Entscheidungen betreffen jeden Menschen existenziell. Spätestens im Krankheitsfall wird die Ausgestaltung des Gesundheitswesens zur wichtigsten Frage. Diese Sicht der Patienten wird ergänzt durch die wachsende Rolle des Gesundheitswesens als Wirtschaftsfaktor und Arbeitgeber. Diesem Umstand ist verschiedentlich durch die Begrifflichkeit eines „regulierten Gesundheitsmarktes" (Böckmann 2007) Rechnung getragen worden, also einer parallelen Akzentverschiebung zu mehr Markt und mehr Staat. Politische Entscheidungen und Reformbemühungen im Politikfeld Gesundheit betreffen demnach nicht nur die physische, sondern auch die wirtschaftliche Existenz eines großen Teils der Bevölkerung. Nicht zuletzt deshalb ist Gesundheitspolitik ein hochgradig konflikträchtiges Politikfeld mit multiplen Interessenlagen unterschiedlicher Akteure im Falle strukturverändernder Reformvorhaben (Bandelow 1998, 2004). Gleichzeitig sind sowohl die politischen Prozesse als auch die Komplexität der Materie selbst für Experten und unmittelbar Beteiligte kaum zu durchschauen. So soll Horst Seehofer (CSU) mit Blick auf den durch ihn als Bundesgesundheitsminister 1994 eingeführten Risikostrukturausgleich (RSA) zwischen den gesetzlichen Krankenkassen freimütig bekannt haben: „Den Risikostrukturausgleich verstehen nur drei Leute, ich gehöre nicht dazu" (zitiert nach Guzek 2008: 62).

Gesundheitspolitik verbindet zudem Umverteilungspolitik und regulative Politik. So tragen politische Entscheidungen zur Umverteilung von über zehn Prozent des Bruttoinlandsprodukts bei (Destatis 2008a). Anders als etwa in der Renten- und Steuerpolitik ist Gesundheitspolitik aber nicht allein durch Verteilungsfragen zwischen verschiedenen Bevölkerungsgruppen geprägt. In der politischen Auseinandersetzung wird auch über die Form der Leistungen entschieden. Dabei muss ständig neues Wissen etwa aus der Pharmakologie, der Medizin, der Psychologie oder auch aus den Sozialwissenschaften verwertet werden. Die Gesundheitsbranche ist als großer Wirtschaftssektor gleichzeitig auch von Entwicklungen etwa im Finanzmarkt oder im Arbeitsmarkt betroffen. Auch demografische Entwicklungen, der medizinisch-technische Fortschritt und sich wandelnde gesundheitliche Einstellungen der Bevölkerung führen zu veränderten Herausforderungen, die nicht nur Finanzierungsfragen betreffen. Erschwerend kommt hinzu, dass das Gesundheitssystem – ungeachtet der Einführung wettbewerblicher Elemente seit den 1990er Jahren (zuletzt Böckmann 2009) – nach wie vor einer umfassenden politischen Regulierung unterworfen ist. Regelmäßige Gesundheitsreformen – wie jüngst das GKV-Wettbewerbsstärkungsgesetz (GKV-WSG) von 2007 –, also gesetzliche Eingriffe in Strukturen, Prozessabläufe und Leistungsangebote, sind damit fast unvermeidlich, da eine vergleichbare Strukturanpassungsleistung durch den Markt – wie in anderen Politikfeldern möglich – nicht erfolgen kann (z. B. Reiners 2009). Vor diesen Hintergrund handelt es um ein ausgesprochen dynamisches Politikfeld, das sich durch die Gleichzeitigkeit von hoher Komplexität, hohem Wissensbedarf, multiplen Interessenlagen, eingeschränkter Steuerungsfähigkeit der Bundesregierung sowie fehlender Information bei hoher Sensibilität in der Bevölkerung auszeichnet.

2 Qualitätssicherung im gesundheitspolitischem Zielkonflikt

Die Komplexität der Gesundheitspolitik hat dazu geführt, dass in der öffentlichen Debatte nur ein kleiner Ausschnitt der relevanten Politikprozesse abgebildet wird. Dabei spielen wenige Schlagworte eine zentrale Rolle, zuletzt etwa „Praxisgebühr", „Kopfpauschale/Prämienmodell", „Bürgerversicherung" oder „Gesundheitsfonds". Auffällig ist, dass dabei in hohem Maße Finanzierungsfragen im Zentrum der öffentlichen Debatten stehen. Für die politischen Entscheidungen sind aber andere Fragen mindestens ebenso bedeutsam. So besteht Einigkeit zwischen allen gesundheitspolitischen Akteuren, dass Gesundheitspolitik nicht allein eine Frage des Geldes ist. Vielmehr geht es um die Sicherstellung optimaler gesundheitlicher Versorgung: Aus Sicht der Konferenz der Gesundheitsminister der Länder und des Bundes (GMK) ist Qualität maßgebliches Leit- und Steuerungskriterium im Gesundheitswesen (GMK 2006, vgl. auch die Beiträge in diesem Band). Diese Zielsetzung wird sowohl von gesundheitspolitischen Praktikern wie wissenschaftlichen Experten gestützt (z. B. Lauterbach 2009: 159-199, Sachverständigenrat 2005). Für die GKV ist Qualität ohnehin vorrangiges Versorgungsziel. § 70 SGB V verpflichtet Krankenkassen und Leistungserbringer auf eine Versorgung der Versicherten in der fachlich gebotenen Qualität.

Qualität kann jedoch nicht nur aus normativen Gründen das Megathema der zukünftigen Gesundheitspolitik sein. Das Ziel der Qualitätsverbesserung eignet sich auch zur Legitimierung von Reformen, die primär oder zumindest auch anderen Zielen dienen. Generell konkurrieren im Politikfeld Gesundheit vier allgemeine Ziele (ausführlich Bandelow 2006):

- Stabilisierung der Gesundheitsausgaben („Finanzierbarkeit"),
- hochwertige Gesundheitsversorgung („Qualität"),
- gleichwertige Versorgung der Bevölkerung unabhängig vom Einkommen („Solidarität") und
- Sicherung und Schaffung von Arbeitsplätzen und Gewinnmöglichkeiten für die Leistungsanbieter im Gesundheitsmarkt („Wachstum").

Politische Akteure werden in ihren Handlungen auch in der Gesundheitspolitik verstärkt durch diese vorherrschenden Werte und Ziele geleitet. Gesundheitspolitische Konflikte und Veränderungen verlaufen demnach auf diesen vier Dimensionen, wobei sich die vier Ziele nicht gleichzeitig optimieren lassen. So kann Finanzierbarkeit in Widerspruch vor allem zu Wachstum und Qualität geraten, da letztgenannte Ziele eine Ausweitung der Ressourcen erfordern. Wachstumsinteressen können mit dem Solidaritätsziel kollidieren, sofern die öffentlichen Finanzierungsmöglichkeiten begrenzt sind und Wachstum nur durch zusätzliche private Finanzierung möglich wird. Selbst Qualität und Wachstum sind nicht deckungsgleich, obwohl hier die Widersprüche am wenigsten offenkundig sind. Qualitätsinteressen können aber zu einer Mittelverwendung im Gesundheitswesen führen, die von den Interessen der nationalen Leistungsanbieter abweicht.

Der Outcome der Gesundheitspolitik – also die Auswirkungen der politischen Entscheidungen – spiegelt jeweils eine (meist implizite) Entscheidung für die jeweilige Gewichtung der einzelnen Ziele wider. Seit der ersten Ölkrise Mitte der 1970er Jahre spielt „Finanzierbarkeit" in allen gesundheitspolitischen Diskussionen eine zentrale Rolle. Grundlage ist der Anstieg der Beitragssätze der gesetzlichen Krankenversicherung. Dabei konkurrieren unterschiedliche Bewertungen des Problems und seiner Ursachen. Als mögliche Ursachen werden unter anderem demografische Veränderungen und der medizinisch-technische Fortschritt diskutiert. Andere Akteure sehen eher ein Problem der Einnahmeseite der Kassen, ausgelöst durch sinkende Lohnquoten und wachsende Arbeitslosigkeit. Auch Spezifika des Gesundheitswesens spielen hier eine Rolle: Durch das Zusammenfallen von Leistungserbringung und Konsum bei vielen Leistungen etwa im Pflegebereich (Uno-Actu-Prinzip) sind die Rationalisierungsreserven geringer als etwa in der Automobilindustrie. Daher sind Anstiege der relativen Kosten etwa von Krankenhausleistungen im Vergleich zu vielen anderen Gütern nicht nur in Deutschland zu beobachten. Finanzierbarkeit ist vor allem für die Exportindustrie und auch für viele parteipolitische Akteure das wichtigste Ziel. Auch Kassenvertreter gewichten dieses Ziel oft hoch. Die Debatte wird regelmäßig durch Wirtschafts- und Finanzkrisen beeinflusst.

Das Ziel der Finanzierbarkeit konkurriert wiederum mit dem Ziel der „Solidarität". Solidarität wird von den Akteuren ganz unterschiedlich verstanden. Sie kann die Sicherung eines gleichen Zugangs zu gesundheitlichen Leistungen der gesamten Bevölkerung bezeichnen. Diese Vorstellung einer gesamtgesellschaftlichen Solidarität findet sich etwa in der Steuerfinanzierung bestimmter Gesundheitsleistungen. Das Prinzip beinhaltet Umverteilungen zu Gunsten unter anderem von Menschen mit niedrigem Einkommen, von Alten, chronisch Kranken und Familien. Andere Solidarkonzepte gehen von kleineren Einheiten aus und sehen Solidarität eher als Verpflichtung etwa zur Absicherung innerhalb von Familien. Auch diese Vorstellung findet sich im deutschen Gesundheitswesen wieder, unter anderem durch das aus der katholischen Soziallehre stammende Subsidiaritätsprinzip. In der gesetzlichen Krankenversicherung sind bisher die verschiedenen Solidarkonzepte miteinander verbunden. Ein Teil der gesundheitspolitischen Konflikte beruht darauf, dass unterschiedliche Positionen im Kontinuum zwischen gesamtgesellschaftlichen Ausgleichen und Subsidiarität vertreten werden.

Eine gesamtgesellschaftliche Solidarität wird vor allem von Gewerkschaftlern und „linken" Parteien als wichtigstes gesundheitspolitisches Ziel gesehen. Dabei werden etwa die spezifisch deutschen Begrenzungen finanzieller Ausgleiche durch das zweigliedrige Versicherungssystem (PKV und GKV), durch die Ausnahme bestimmter Einkommensarten und von Einkommen oberhalb der Beitragsbemessungsgrenze von der Beitragspflicht, durch die Folgen des gegliederten GKV-Systems oder durch regional unterschiedliche Versorgungsangebote beklagt. Auf der anderen Seite finden sich Vertreter einer stärker subsidiären Gesundheitssicherung bei Arbeitgeberverbänden und bürgerlichen Parteien. Sie fordern eine Befreiung der GKV von „systemwidrigen" Umverteilungsaufgaben und wollen die gesamtgesellschaftliche Finanzierung auf gesundheitliche Notfälle begrenzen, die auf anderen Ebenen nicht abgesichert werden können.

"Wachstum" bezeichnet die Bedeutung des Gesundheitssektors als Wirtschaftsfaktor und Arbeitgeber in Deutschland. Die Anzahl der Beschäftigten sowie der Anteil der Gesundheitsausgaben am Bruttoinlandsprodukt verdeutlichen diese steigende Bedeutung: Nach Angaben des Statistischen Bundesamtes beträgt der Anteil der Gesundheitsbranche am Bruttoinlandsprodukt mittlerweile über zehn Prozent. Ferner sind aktuell mehr als 4,4 Millionen Menschen in Deutschland und damit etwa jeder zehnte Beschäftigte im Gesundheitswesen tätig (Destatis 2008a, 2008b).

Übersicht 1: Zielkonflikte in der Gesundheitspolitik

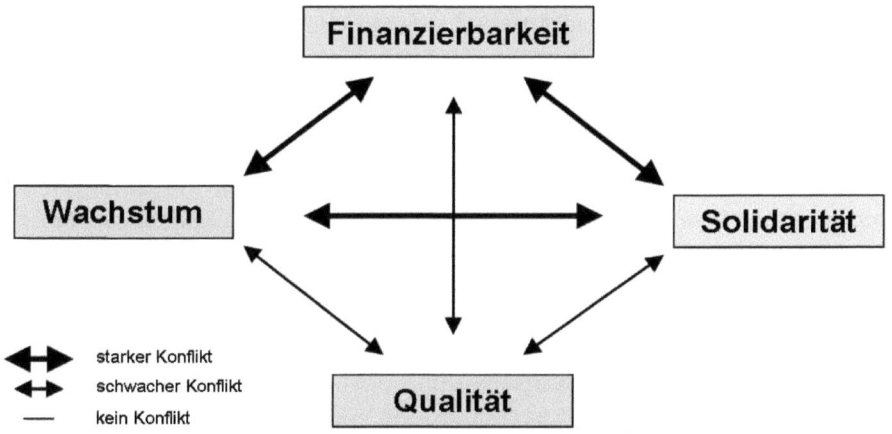

Quelle: Darstellung auf Grundlage von Bandelow 2006: 159.

Bis Ende der 1990er Jahre prägten die Konflikte zwischen Finanzierbarkeit, Solidarität und Wachstum die gesundheitspolitischen Debatten (Bandelow 2006). Seit der ersten rot-grünen Bundesregierung unter Bundeskanzler Gerhard Schröder (SPD) ist die Verbesserung der Versorgungsqualität zu einem verstärkt öffentlich kommunizierten Politikziel geworden (Gerlinger 2003). Wie auch die anderen Leitbilder ist „Qualität" aber kein eindeutiges Kriterium. Das Leitbild wird vielmehr unterschiedlich definiert und auf verschiedene Bereiche des Gesundheitswesens bezogen. Aus dem Ziel der Qualitätserhöhung lassen sich daher verschiedene konkrete politische Reformkonzepte ableiten. Umstritten ist etwa, ob der Staat, die Selbstverwaltung, die Wissenschaft, der Wettbewerb zwischen Krankenkassen oder die Anbieterwahl durch Patienten im Mittelpunkt der Qualitätssicherung stehen sollen. Die jeweiligen Konzepte hängen unter anderem davon ab, welche Rolle andere Ziele für die jeweiligen Akteure spielen.

3 Zukunft eines qualitätsorientierten Gesundheitswesens aus Sicht der Akteure („Gesundheit 2030")

Zentrale Idee des vorliegenden Projektes ist es, das Megathema Qualität für das zukünftige deutsche Gesundheitswesen aufzugreifen und die führenden Akteure und Branchenvertreter des Politikfelds Gesundheit mit ihren jeweils originären Positionen zu dokumentieren. Anders als in anderen wissenschaftlichen Analysen besteht dadurch für die Leserschaft die Chance, neben den Inhalten auch die ursprüngliche Kommunikation der beteiligten Akteure nachzuvollziehen.

Mit dem Fokus auf Qualitätssicherung und -orientierung steht ein Aspekt im Mittelpunkt, der bisher in der sozial- und politikwissenschaftlichen Analyse des Gesundheitswesens wenig beachtet wurde. Traditionell dominiert hier die retrospektive Analyse politischer Prozesse, vor allem hinsichtlich der Zusammenhänge zwischen politischen Institutionen, politischen Strategien und bisherigen Politikergebnissen (z. B. Gerlinger 2003, Kirch 2008, Schroeder/Paquet 2009, Bandelow/Schade 2008, 2009a, 2009b).

Im vorliegenden Band steht hingegen die Skizzierung der Vorstellungen der zentralen Akteure zu Qualität und Zukunft der deutschen Gesundheitsbranche aus deren jeweiliger Perspektive unter dem Stichwort „Gesundheit 2030" im Mittelpunkt. Der Sammelband gibt einen umfassenden Einblick in die Sichtweise und Kommunikation des Qualitätsziels durch die Akteure des Politikfelds Gesundheit. Losgelöst von tagespolitischen Fragen schreiben Vertreter des Gesundheitssystems aus Politik, Wirtschaft und Gesellschaft. Dabei wird auf eine „neutrale" Perspektive bewusst verzichtet, die Akteure und Interessengruppen des Gesundheitssektors sollen – eingerahmt von wissenschaftlichen Beiträgen – ihre unterschiedlichen Deutungen und Vorstellungen möglichst unverfälscht artikulieren. Das Jahr 2030 wurde als Zielmarke gewählt, da ein Fokus jenseits der aktuellen Machtverhältnisse gesetzt und die Beiträge vom tagespolitischen Bezug entkoppelt werden sollten, um die langfristigen Linien des deutschen Gesundheitswesens aufzeigen zu können.

Allen Akteuren wurden dieselben Leitfragen vorgelegt. Diese Leitfragen beziehen sich auf drei Themenblöcke:

- <u>Rückblick:</u> Wie bewerten Sie aktuell den Zustand des deutschen Gesundheitssystems und die jüngsten gesundheitspolitischen Weichenstellungen? Welche zentralen Herausforderungen wurden mit den jüngsten Reformen (insbesondere dem GKV-Wettbewerbsstärkungsgesetz – GKV-WSG) bereits bewältigt? Welche Probleme sind nicht gelöst worden oder aus den Ergebnissen der jüngsten Reformen entstanden?

- Status Quo: Welche Rolle wird aus Ihrer Sicht Qualitätssicherung zukünftig spielen, welche Szenarien sind denkbar? Wo sehen Sie mögliche Konflikte zwischen dem Ziel der Qualitätssicherung und anderen Zielen, wo bestehen Synergieeffekte zu anderen Zielen? Welche Akteure sehen Sie als Partner und welche Akteure als mögliche Gegner von Maßnahmen zur Sicherung eines qualitativ hochwertigen Gesundheitswesens?
- Zukunft: Welche Maßnahmen sollten mit Blick auf eine nachhaltige Qualitätssicherung des deutschen Gesundheitssystems ergriffen werden? Kann Qualitätssicherung eine politische Aufgabe sein oder fällt die zentrale Verantwortung anderen Akteuren zu? Ist Qualitätssicherung eine Luxusfrage? Muss Gesundheit nicht zuvorderst bezahlbar sein? Wie wird das deutsche Gesundheitswesen 2030 aussehen?

Den Autoren war es darüber hinaus freigestellt, weitere – oder völlig andere – Aspekte und Themenbereiche des Gesundheitswesens und der deutschen Gesundheitspolitik in ihren Beiträgen aufzugreifen und zu diskutieren, um auch die unterschiedlichen Gewichtungen in den gesundheitspolitischen Zielen und Interessen mit Blick auf die Zieljahr 2030 abbilden zu können. Dergestalt leistet der vorliegende Band nicht nur einen Beitrag zur gesundheitspolitischen Diskussion in Deutschland vor dem Hintergrund der Bundestagswahl 2009, sondern spiegelt auch die langfristigen Linien des deutschen Gesundheitswesens und zeigt so mögliche Konflikte, Koalitionen und Lösungspotenziale der Zukunft auf.

4   Auswahl der Autorinnen und Autoren

Neben Legislative und Exekutive zeichnet sich das deutsche Gesundheitswesen durch zahlreiche Interessenvertretungen von Ärzten, Pharmaindustrie, Krankenhäusern, Apothekern, gesetzlichen und privaten Krankenkassen sowie der Tarifparteien, mithin durch ein zunehmend fragmentiertes und pluralisiertes Umfeld aus (Bandelow 1998, 2004). Die Liste der Autoren des vorliegenden Bandes spiegelt diese Vielfältigkeit und umfasst sowohl Politik wie auch Wirtschaft, Selbstverwaltung und gesellschaftliche Akteure: Bedenkt man, dass allein 430 der mehr als 2.100 auf der öffentlichen Lobby-Liste des Deutschen Bundestags eingetragenen Verbände in der Gesundheitsbranche tätig sind (Haacke/Niebuhr 2006), so musste jedoch eine Konzentration auf die wichtigsten Akteure und Institutionen des Politikfelds Gesundheit getroffen werden.

Die erste Gruppe der Akteure umfasst führende Repräsentanten des Staates und der Parteien. Im Zentrum der deutschen Gesundheitspolitik steht das **Bundesministerium für Gesundheit (BMG)**. Bundesministerin **Ulla Schmidt**

(**SPD**), im Amt seit 2001, ist zudem mittlerweile die dienstälteste Gesundheitsministerin in der Europäischen Union.

Der Bundesregierung und dem Bundesministerium für Gesundheit steht kontrollierend und in seiner Mehrheit meist unterstützend der Deutsche Bundestag entgegen. Der Aufgabenbereich des Bundestagsauschusses für Gesundheit umfasst dabei im Wesentlichen den Geschäftsbereich des korrespondierenden Bundesministeriums. Alle im Deutschen Bundestag vertretenen Fraktionen sind in Reihenfolge ihrer Sitzstärke in der 16. Wahlperiode in diesem Band vertreten: **Jens Spahn** ist Obmann der **CDU/CSU** im Bundestagsausschuss für Gesundheit. Seinen sozialdemokratischen Widerpart nimmt **Dr. Carola Reimann** ein. Sie ist Obfrau der **SPD**-Fraktion im Bundestagsausschuss für Gesundheit sowie Sprecherin der Arbeitsgruppe Gesundheit der SPD-Bundestagsfraktion. Den hier vorliegenden Beitrag hat sie zusammen mit ihrem wissenschaftlichen Mitarbeiter **Timo Trefzer** verfasst. Der Bundestagsabgeordnete **Dr. Konrad Schily (FDP)** ist selbst Arzt und gehört dem Bundestagsausschuss für Gesundheit als ordentliches Mitglied an. **Frank Spieth** wiederum vertritt die Fraktion **Die Linke** als Obmann im Bundestagsausschuss für Gesundheit. Er schreibt zusammen mit seinem wissenschaftlichen Mitarbeiter **Pascal Detzler**. **Biggi Bender** ist die gesundheitspolitische Sprecherin der Bundestagsfraktion von **Bündnis 90/Die Grünen**.

Während das BMG auf der Bundesebene das maßgebende Fachministerium für Fragen der Kranken- wie der Pflegeversicherung ist, spiegelt sich die föderale Staatsstruktur der Bundesrepublik Deutschland auch in der Gesundheitspolitik. Weite Bereiche unterliegen der konkurrierenden Gesetzgebung (Artikel 74 GG), wodurch auch die Bundesländer Zuständigkeit für das Politikfeld Gesundheit haben. Über den Bundesrat sind die Länderregierungen zudem direkt an der Gesetzgebung des Bundes beteiligt. Beim GKV-WSG waren vor allem Baden-Württemberg und Bayern (für die unionsgeführten B-Länder) sowie Rheinland-Pfalz und Brandenburg (für die SPD-geführten A-Länder) relevant. **Hartmut Reiners** hat als zuständiger Referatsleiter im **Ministerium für Arbeit, Soziales, Gesundheit und Frauen des Landes Brandenburg (MASGF)** über lange Jahre hinweg Reformen begleitet und geprägt.[1]

Neben den formal verantwortlichen „Entscheidern" in Exekutive und Legislative der verschiedenen staatlichen Ebenen sind auch gesellschaftliche Akteure mehr oder weniger direkt an gesundheitspolitischen Entscheidungen beteiligt. Eine herausgehobene Stellung sollten im Gesundheitswesen die Versicherten und Patienten einnehmen. Letztlich nehmen alle Akteure für sich in Anspruch, deren allgemeine Interessen zu vertreten. Formal repräsentiert unter anderem der

---

[1] Sein Beitrag gibt die persönlichen Ansichten des Autors wieder. Er vertritt nicht die Position der brandenburgischen Landesregierung.

Verbraucherzentrale Bundesverband (vzbv) Verbraucherinteressen im Gemeinsamen Bundesausschuss (G-BA). Der Leiter des Fachbereichs Gesundheit und Ernährung des vzbv **Dr. Stefan Etgeton** gehört zu den führenden Experten für Qualitätsfragen im Gesundheitswesen.

Wie die ganze deutsche Sozialversicherung ist auch die GKV nach dem Prinzip der Selbstverwaltung organisiert. Das bedeutet zugleich, dass der Staat auch in der Gesundheitspolitik wesentliche Regulierungsbefugnisse abgetreten hat. Der **G-BA** ist das wichtigste Entscheidungsgremium der gemeinsamen Selbstverwaltung der Ärzte, Zahnärzte, Psychotherapeuten, Krankenhäuser und Krankenkassen. Zu seinen Aufgaben zählt neben dem Erlass von Richtlinien für die medizinische und pflegerische Versorgung die Definition des Leistungskatalogs der gesetzlichen Krankenversicherung. Darüber hinaus beschließt der G-BA Maßnahmen der Qualitätssicherung für den ambulanten und stationären Bereich des Gesundheitswesens. **Dr. Rainer Hess** als unparteiischer Vorsitzender des G-BA stellt hier seine Sichtweise dar.

Die wissenschaftliche Vorarbeit für den G-BA leistet das **Institut für Qualität und Wirtschaftlichkeit im Gesundheitswesen (IQWiG)**. Es wurde 2004 im Zuge der Umsetzung des GKV-Modernisierungsgesetzes (GMG) geschaffen, um die Qualität der Patientenversorgung in Deutschland zu verbessern und bewertet unter anderem Operations- und Diagnoseverfahren, Arzneimittel sowie Behandlungsleitlinien. Damit steht das IQWiG im Zentrum der jüngsten Maßnahmen zur Qualitätsverbesserung. Der Institutsleiter **Prof. Dr. Peter T. Sawicki** stellt gemeinsam mit seinem Mitarbeiter **Dr. Klaus Koch** die Philosophie vor, auf der die Arbeit des IQWiG beruht.

Auch heute noch spielt die gesetzliche Krankenversicherung (GKV) im deutschen Gesundheitswesen die dominierende Rolle – so sind ca. 90 Prozent der Bevölkerung in der GKV versichert, diese trägt zugleich fast 60 Prozent der Gesundheitsausgaben (Destatis 2008a). Der **GKV-Spitzenverband** ist die mit dem GKV-Wettbewerbsstärkungsgesetz neu geschaffene zentrale Interessenvertretung der gesetzlichen Krankenkassen und gestaltet die Rahmenbedingungen für die gesundheitliche Versorgung in Deutschland. Die Positionen des Verbandes werden hier durch die Vorstandsvorsitzende **Dr. Doris Pfeiffer** vorgestellt.

Die Gleichzeitigkeit von gesetzlicher und privater Krankenversicherung (PKV) ist zugleich eine Besonderheit des deutschen Gesundheitssystems. Die Interessenvertretung der Unternehmen der privaten Krankenversicherung wird durch den **Verband der privaten Krankenversicherung (PKV-Verband)** vorgenommen. Der hier von dem Referatsleiter Gesundheits- und Sozialpolitik **Dr. Frank Schulze Ehring** gemeinsam mit dem stellvertretenden Verbandsdirektor **Christian Weber** vorgelegte Beitrag ist als einziger kein völlig neuer Text, sondern lediglich auf die Fragestellung des Bandes angepasst. Da sich gegenwärtig

(Mitte 2009) ein eigener Qualitätsstandard Privatmedizin in der Entwicklung befindet, wollte die PKV hier keine weitergehende Positionierung vornehmen.

Die Interessenvertretung der Ärzteschaft in Politik und Gesellschaft gehört zu den Aufgaben der **Bundesärztekammer (BÄK)** als Dachorganisation aller Ärzte in Deutschland (hier vertreten durch **Dr. Ulrich Zorn**). Innerhalb der BÄK finden sich die vielfältigen und widerstrebenden Fachrichtungen und damit auch die Interessen der Ärzteschaft in der Bundesrepublik wieder. Die BÄK steht deshalb für eine Gesamtsicht der unterschiedlichsten ärztlichen Belange, die gerade auch durch die jüngste Gesundheitsreform einer kontroversen wettbewerblichen Transformation unterworfen wurden (Bandelow 2007, Bandelow/Schade 2009a). Ihre einmal jährlich stattfindende Hauptversammlung wird auch als „Parlament der Ärzteschaft" (vgl. Kieselbach 1997) bezeichnet.

Die stationäre Versorgung, also die Behandlung im Krankenhaus, wird vornehmlich über die Landesebene gesteuert. Unter den deutschen Bundesländern nimmt Nordrhein-Westfalen aufgrund seiner Bevölkerungsgröße eine politisch bedeutende Rolle ein. Die **Krankenhausgesellschaft Nordrhein-Westfalen (KGNW)** ist ein freiwilliger Zusammenschluss der Krankenhausträger und ihrer Spitzenverbände im Land. Nach außen vertritt die KGNW die Interessen ihrer Mitglieder gegenüber den Kostenträgern, dem Land und der Öffentlichkeit. Nach innen berät sie ihre Mitglieder. Die Positionen der Krankenhausträger werden hier vom Geschäftsführer der KGNW **Richard Zimmer** vorgestellt.

Der **Bundesverband Medizintechnologie (BVMed)** vertritt die Interessen von 219 Mitgliedsunternehmen der Medizintechnologiebranche in Deutschland. Neben rein deutschen Unternehmen finden sich hier auch die 20 weltweit größten Hersteller im Bereich der Medizintechnologie. **Joachim M. Schmitt**, Geschäftsführer des BVMed, stellt die Sicht dieser stark wachsenden Wirtschaftsbranche dar.

Die Abgabe des weit überwiegenden Teils der Arzneimittel darf nur in Apotheken erfolgen. Als Mitglieder eines freien Berufsstands sind die Apotheker (wie auch die Ärzte) zur Mitgliedschaft in einer Landesapothekerkammer verpflichtet. Apothekerkammern und Apothekervereine bilden zusammen als übergreifender Dachverband die **Bundesvereinigung Deutscher Apothekerverbände (ABDA)**. Die Positionen der Apothekerschaft werden durch den ABDA-Präsidenten **Heinz-Günter Wolf** vorgestellt.

Die Versorgung mit Arzneimitteln ist wesentlicher Bestandteil der medizinischen Versorgung und unterliegt einer umfassenden staatlichen Regulierung. Durch ihre wirtschaftliche Bedeutung und Rolle als Arbeitgeber verfügt die pharmazeutische Industrie in diesem Zusammenhang über großen Einfluss auf die Bundes- und Landespolitik (kritisch Jantzer 2006) – wenngleich ihre Interessenvertretung in Deutschland eine zunehmende Heterogenität und Fragmentierung in der Verbändelandschaft aufweist. Anders als andere Interessengruppen (Ärzteschaft, Krankenkassen, PKV, Apotheker etc.) verfügt die Pharmaindustrie über keinen relevanten Spitzenverband, der für sich beanspruchen könnte, gemeinsame Interessen aller Unternehmen zu vertreten. Daher sollen hier mehrere Perspektiven der Pharmaindustrie dokumentiert werden, die jeweils konkurrierenden Verbänden entstammen. Neben dem **Bundesverband der Pharmazeutischen Industrie (BPI)**, der in seiner Mitgliederstruktur vor allem mittelständische forschende, teilweise auch generische Unternehmen vertritt, ist dies der **Verband Forschender Arzneimittelhersteller (VFA)** – gegründet 1994 durch die großen, internationalen forschenden Hersteller – sowie **Pro Generika** als jüngster Zusammenschluss von Unternehmen aus dem Generikamarkt. Für den VFA ist die Hauptgeschäftsführerin **Cornelia Yzer** vertreten. Die Positionen des BPI präsentiert der Hauptgeschäftsführer **Henning Fahrenkamp**. Den Beitrag aus Sicht von Pro Generika hat der Verbandsgeschäftsführer **Peter Schmidt** verfasst.

Neben den Versichertenvertretern in der Selbstverwaltung der Krankenkassen und den Versicherten- und Verbraucherverbänden im G-BA findet sich im deutschen Gesundheitswesen eine nicht zu überblickende Zahl meist mitgliederschwacher Verbände zur Vertretung von (oft speziellen) Versicherten- und Patienteninteressen. Dabei unterscheiden sich die Ziele dieser Verbände oft diametral. Dies ist unter anderem auf unterschiedliche Finanzierungsgrundlagen zurückzuführen. Die **Deutsche Gesellschaft für Versicherte und Patienten (DGVP)**, hier vertreten durch ihren Präsidenten **Wolfram-Arnim Candidus**, steht etwa forschenden Pharmaunternehmen näher als den Krankenkassen und staatlichen Akteuren (kritisch WDR 2008, siehe auch DGVP 2009).

In einem komplexen Feld wie der Gesundheitspolitik kommt der Einbindung externen Expertenwissens, auch für die Politikberatung, zentrale Bedeutung zu. **Andrea Fischer** war die erste und bislang einzige Bundesgesundheitsministerin von Bündnis 90/Die Grünen. Als unmittelbare Amtsvorgängerin von Ulla Schmidt verantwortete sie bei der Gesundheitsreform 2000 eine Stärkung des Qualitätsziels (Bandelow 2006). Anschließend wurde sie Politikberaterin im Gesundheitswesen und dabei unter anderem Partnerin einer großen Public Affairs-Agentur. Sie deckt damit zusammen mit ihrer Mitautorin **Anja Jakob** eine Perspektive ab, der im politischen Berlin neben Verbänden und Konzernrepräsentanzen großer Einfluss zugesprochen wird (z. B. Lianos/Kahler 2006).

Die Gewerkschaften haben im Gesundheitswesen verschiedene Rollen. Einerseits repräsentieren Gewerkschafter regelmäßig die Versicherten in den Selbstverwaltungsorganen der Krankenkassen. Gleichzeitig vertreten einzelne Gewerkschaften auch Beschäftigte im Gesundheitswesen. Dies gilt insbesondere für die **Vereinte Dienstleistungsgewerkschaft (ver.di)**, in der unter anderem

Krankenpflegerinnen und Krankenpfleger organisiert sind. Die Perspektive der größten Einzelgewerkschaft der Welt wird von der Leiterin des Fachbereichs Gesundheit, Soziale Dienste, Wohlfahrt und Kirchen im Bundesvorstand, **Ellen Paschke**, präsentiert. Für den **Deutschen Gewerkschaftsbund (DGB)** als Dachorganisation der Arbeitnehmervertretung in Deutschland schreibt **Annelie Buntenbach**, Mitglied des geschäftsführenden Bundesvorstands.

Der dritte Teil des Buches ergänzt die Originalbeiträge politischer Akteure durch politik- und kommunikationswissenschaftliche Analysen. Zunächst werden die traditionellen Probleme der Entscheidungsfindung und Reformdurchsetzung im deutschen Gesundheitswesen aus politikwissenschaftlicher Sicht dargestellt. Vor dem Hintergrund der Veränderungen im Parteiensystem der Bundesrepublik wird die Bedeutung der Qualitätssicherung für die Entscheidungsfindung und Mehrheitssicherung bei zukünftigen gesundheitspolitischen Entscheidungen bewertet. Anschließend wird die veränderte Kommunikation gesundheitspolitischer Akteure im Spannungsfeld von internem Bargaining und öffentlicher Mobilisierung und der Wandel in der Interessenvertretung im Gesundheitswesen analysiert. Kann Qualität zu einem zentralen Referenzwert für die gesundheitspolitische Kommunikation in den nächsten Jahrzehnten werden?

Das Gesamtfazit fasst die Ergebnisse der Analysen und die Befunde der Originalbeiträge mit Hilfe einer hierarchischen Clusteranalyse zusammen. Dabei zeigt sich, dass Qualität auch in der jeweiligen Perspektive der Akteure und Institutionen des deutschen Gesundheitswesens ein Megathema ist – aber auch, dass die Sichtweisen, was Qualität im Gesundheitswesen sein kann und wie ein qualitätsorientiertes Gesundheitssystem der Zukunft zu erreichen ist, verschiedene Optionen bereithalten. Dergestalt ist Qualitätssicherung nicht nur ein normativ wichtiges Ziel, sondern kann auch dazu beitragen, die Entscheidungsblockaden des pluralisierten Gesundheitswesens in der Bundesrepublik zukünftig zu reduzieren.

Literatur

Bandelow, Nils C., 1998: Gesundheitspolitik. Der Staat in der Hand einzelner Interessengruppen? Opladen.

Bandelow, Nils C., 2004: Akteure und Interessen in der Gesundheitspolitik: Vom Korporatismus zum Pluralismus?, in: Politische Bildung 37/2, 49-63.

Bandelow, Nils C., 2006: Gesundheitspolitik: Zielkonflikte und Politikwechsel trotz Blockaden, in: Schmidt, Manfred/Zohlnhöfer, Reimut (Hrsg.): Regieren in der Bundesrepublik Deutschland. Wiesbaden, 159-176.

Bandelow, Nils C., 2007: Ärzteverbände. Niedergang eines Erfolgsmodells?, in: Winter, Thomas von/Willems, Ulrich (Hrsg.): Interessenverbände in Deutschland. Wiesbaden, 271-293.

Bandelow, Nils C./Schade, Mathieu, 2008: Die Gesundheitsreform der Großen Koalition: Strategische Erfolge im Schatten des Scheiterns, in: Fischer, Thomas/Kießling, Andreas/Novy, Leonard (Hrsg.): Politische Reformprozesse in der Analyse. Untersuchungssystematik und Fallbeispiele. Gütersloh, 85-144.

Bandelow, Nils C./Schade, Mathieu 2009a: Wettbewerbliche Transformation im ambulanten Sektor: Governanceformen und gesundheitspolitische Zielpräferenzen im Wandel, in: Böckmann, Roman (Hrsg.): Gesundheitsversorgung zwischen Solidarität und Wettbewerb. Wiesbaden, 91-116.

Bandelow, Nils C./Schade, Mathieu, 2009b: Konsens im Dissens? Konflikte in der Gesundheitsreform der Großen Koalition, in: Schroeder, Wolfgang/Paquet, Robert (Hrsg.): Gesundheitsreform 2007. Nach der Reform ist vor der Reform. Wiesbaden, 58-76.

Böckmann, Roman, 2007: Von der Selbstverwaltung zum regulierten Gesundheitsmarkt. Der gesundheitspolitische Steuerungswandel im ambulanten Sektor. Diskussionspapier an der Graduate School of Politics der Universität Münster.

Böckmann, Roman (Hrsg.), 2009: Gesundheitsversorgung zwischen Solidarität und Wettbewerb. Wiesbaden.

Deutsches Statistisches Bundesamt, 2008a: Pressemitteilung vom 5. Mai 2008.

Deutsches Statistisches Bundesamt, 2008b: Pressemitteilung vom 17. Dezember 2008.

DGVP, 2009: Gegendarstellung wegen der Darstellungen der Redaktion Markt vom WDR im Internet – vom September 2008 – zu unserer angeblichen Abhängigkeit von Finanzmitteln der Industrie. Unveröffentlichtes Dokument, Heppenheim. (online: www.wernerschell.de/Rechtsalmanach/Aktuelle%20Politik/dgvp/Gegendarstellung%20DGVP%20-%20Sendung%20markt%20Jan09.pdf, abgerufen am 26. April 2009).

Gerlinger, Thomas, 2003: Rot-grüne Gesundheitspolitik 1998-2003, in: Aus Politik und Zeitgeschichte B 33-34, 6-13.

GMK, 2006: Gesundheitsministerkonferenz: Beschlüsse der 79. GMK am 29. und 30. Juni in Dessau.

Guzek, Gaby, 2008: Patient in Deutschland. Verraten und verkauft. Hamburg.

Haacke, Eva/Niebuhr, Monika, 2006: Wenn Vampire eine Blutbank leiten, in: Das Parlament vom 11. Dezember.

Jantzer, Markus, 2006: Pharmabranche und Funktionäre bestimmen die Gesundheitspolitik, in: Leif, Thomas/Speth, Rudolf (Hrsg.): Die fünfte Gewalt. Lobbyismus in Deutschland, Wiesbaden. 236-252.

Kieselbach, Kurt, 1997: Speerspitze der Ärzteschaft, in: Die Welt vom 17. Oktober.

Kirch, Daniel, 2008: Verschwiegene Zirkel. Informelles Regieren in der Großen Koalition am Beispiel der Gesundheitsreform. Marburg.

Lauterbach, Karl, 2009: Gesund im kranken System. Ein Wegweiser. Berlin.

Lianos, Manuel/Kahler, Tobias, 2006: Die Rolle der Public-Affairs-Agenturen in Berlin, in: Leif, Thomas/Speth, Rudolf (Hrsg.): Die fünfte Gewalt. Lobbyismus in Deutschland. Wiesbaden, 290-301.

MLP Gesundheitsreport, 2008: Umfrage des Instituts für Demoskopie Allensbach im Auftrag der MLP Finanzdienstleistungen AG 2008 (online: www.mlp-gesundheits report.de/homepage/servlet/contentblob/292956/data/gesundheitsreport.pdf, abgerufen am 12. Mai 2009).
Reiners, Hartmut, 2009: Mythen der Gesundheitspolitik. Bern.
Sachverständigenrat (zur Begutachtung der Entwicklung im Gesundheitswesen) 2005: Koordination und Qualität im Gesundheitswesen. Jahresgutachten 2005. Bundestagsdrucksache 15/5670.
Schroeder, Wolfgang/Paquet, Robert (Hrsg.), 2009: Gesundheitsreform 2007. Nach der Reform ist vor der Reform. Wiesbaden.
TK Meinungsimpuls Gesundheit, 2008: Ein Jahr GKV-WSG: Eine Bilanz. Umfrage von Forsa im Auftrag der Techniker Krankenkasse 2008 (online: www.tk-online. de/centaurus/generator/tk-online.de/s03__presse-center/08__publikationen/02__ archiv/archiv/forsa-2008-reform-pdf,property=Data.pdf, abgerufen am 12. Mai 2009).
WDR, 2008: Westdeutscher Rundfunk: Patientenverband: Geld von Pharmafirmen. Sendung vom 29. September (online: www.wdr.de/tv/markt/sendungsbeitraege/2008/ 0929/03_patientenverband.jsp, abgerufen am 26. April 2009).

2. Positionen der Akteure

Ulla Schmidt

Gesundheitspolitik im Widerschein der Interessen – Ein Rück- und Ausblick

Wohl kaum ein anderes innenpolitisches Politikfeld ist derart heftig umstritten wie die Gesundheitspolitik. Ein Grund dafür ist die häufig verkannte Tatsache, dass hier eine Wirtschaftsbranche – die größte Branche mit mehr als 4,3 Mio. Beschäftigten und Selbständigen sowie einem Umsatzvolumen von mehr als 250 Mrd. Euro, davon knapp 170 Mrd. in der gesetzlichen Krankenversicherung – nicht primär über Marktmechanismen, sondern über Politik und Recht gesteuert wird. Ein zweiter Grund liegt darin, dass Gesundheit die Hoffnungen und Wünsche, Ängste und Befürchtungen der Menschen reflektiert und damit ein hochemotionales Gut ist. Schließlich prägt die eigene professionelle wie emotionale Betroffenheit vieler Menschen den Blick auf die Gesundheitspolitik. Ein Patient, der auf einen Facharzttermin wartet, eine Pflegebedürftige, die eine nachvollziehbare Einstufung in die Kategorien der Pflegebedürftigkeit wünscht, ein Arzt, der sein Honorarsystem nicht versteht oder eine Pflegekraft, die vom Arbeitsdruck in ihrem Beruf physisch und psychisch überfordert wird, haben eine andere Sicht auf unser Gesundheitswesen als die zuständigen Minister in Bund und Ländern, die Sachverständigen oder gar die Interessenvertreter im Gesundheitswesen. Gesundheitspolitik ist für mich eine Politik für Menschen: Für Patientinnen und Patienten, die einen Anspruch auf qualitativ hochwertige Versorgung haben. Für Versicherte, die mit ihren Beiträgen das System finanzierbar halten. Für Ärztinnen und Ärzte, Pflegekräfte und all die anderen Berufsgruppen, die das Gesundheitswesen funktionsfähig halten. Für Arbeitnehmer und Arbeitgeber, Kinder und Rentner, die Teil einer großen Solidargemeinschaft sind.

Gesundheitspolitik ist nicht zuletzt Gesundheitswirtschaftspolitik, die auf den Erhalt und den Ausbau von Arbeitsplätzen zielt, die die Wettbewerbsfähigkeit Deutschlands in Zeiten der Globalisierung wesentlich mitbestimmt und die einen Standortvorteil bietet.

Eine so verstandene Gesundheitspolitik lässt sich nicht auf einzelne Aspekte reduzieren. So ist Kostendämpfungspolitik im Interesse einer nachhaltigen Finanzierung des Gesundheitswesens notwendig, aber nicht hinreichend für die Funktionsfähigkeit des Gesundheitswesens. So ist die Optimierung der Mittelaufbringung und -verteilung im Gesundheitswesen durch eine Ausweitung des

Wettbewerbs sowohl zwischen Krankenkassen als auch zwischen Leistungserbringern von besonderer Bedeutung, Qualität und Wirtschaftlichkeit der Versorgung zu erhöhen und die Innovationsfähigkeit zu verbessern. Ohne eine soziale Rahmenordnung, die den Zugang aller Bürgerinnen und Bürger, unabhängig von Herkunft, Geschlecht, Bildung, sozialen Verhältnissen und gesundheitlichem Status ermöglicht, wird ein zerstörerischer Wettbewerb die humanitären Grundwerte des Systems verletzen. Ohne eine Erweiterung der kurativen Grundausrichtung des Gesundheitswesens um Prävention, Rehabilitation und Pflege wird der Wandel des Krankheitspanoramas hin zu chronischen Erkrankungen mit degenerativem Verlauf nicht zu bewältigen sein. Gleiches gilt für die Berücksichtigung der demografischen, wirtschaftlichen und sozialen Veränderungen, die völlig neue Herausforderungen an das Gesundheitswesen stellen. Schließlich reicht es nicht aus, Blaupausen für die Veränderungen im Gesundheitswesen zu erstellen, sowohl die verantwortlichen Akteure, wie insbesondere Krankenkassen, Kassenärztliche Vereinigungen, Krankenhäuser, Apotheker oder pharmazeutische Industrie müssen mitwirken als auch die Betroffenen selbst müssen zu Beteiligten gemacht werden. Sonst werden Gesundheitsreformen schnell zu hohlen Phrasen, die im Bundesgesetzblatt vermodern.

Ich habe deshalb Gesundheitspolitik immer auch als Querschnittsaufgabe begriffen, die ausgehend von den Bedarfen und Bedürfnissen kranker Menschen gewachsene Strukturen stärkt, wo sie diesen Menschen nützen, diese Strukturen aber dort verändert, wo sie für die Menschen keinen spürbaren Nutzen erbringen. Ich habe den Schwerpunkt meiner gesundheitspolitischen Initiativen auf die Optimierung der Prozesse in einem komplexen System gelegt. Hierzu ist unabdingbare Voraussetzung, dass die Prozesse transparent nicht nur für Insider werden. Nur wer gut und vollständig informiert ist, kann über Wahlentscheidungen Eigenverantwortung übernehmen und individuell wie kollektiv Gesundheitspolitik mitgestalten. Ich will den freien und autonomen Patienten im Mittelpunkt des Systems. Institutionen müssen sich an Menschen anpassen, nicht umgekehrt. Daher habe ich altehrwürdige Institutionen – wie etwa die sieben verschiedenen Spitzenverbände der Krankenkassen – auf den Prüfstand gestellt und neue Institutionen – wie das unabhängige Institut für Qualität und Wirtschaftlichkeit im Gesundheitswesen – geschaffen, um die Interessenmacht der etablierten Lobbyisten zu brechen. Ich habe die Weichen für eine Honorierung gesundheitlicher Leistungen nach Qualität und Wirksamkeit gestellt und dem Kosten-Nutzen-Denken im Gesundheitswesen zum Durchbruch verholfen. Ich habe immer wieder versucht, die Gräben zwischen ambulanter und stationärer Versorgung zuzuschütten. Trotz vieler Anreize, zum Beispiel die Anschubfinanzierung für die integrierte Versorgung oder die Öffnung der Krankenhäuser für hochspezialisierte oder seltene Erkrankungen, konnte ich jedoch nicht verhindern, dass immer wieder neue Kämpfe um Macht und Geld im Gesundheitswesen ausgetragen werden.

Geld ist nicht alles im Gesundheitswesen, aber auch dort ist ohne Geld alles nichts. Folglich bestimmt der (Geld)schein häufig das Bewusstsein vieler Akteure, auch wenn hehre Grundsätze aus Ethik und Moral bemüht werden, um Machtpositionen und vor allem Einkommen zu verteidigen. Exemplarisch ließe sich dies bei der Kritik am Gesundheitsfonds nachvollziehen. Er soll das Instrument sein, das an jedem Übel im Gesundheitswesen Schuld ist. Für die einen war er bürokratisch und finanziell überdimensioniert, für die anderen unterfinanziert. Er soll für zentralistische Willkür stehen. Er soll Landesregierungen die gesundheitspolitischen Spielräume, Krankenkassen die Finanzautonomie, Ärzten und Krankenhäusern das Geld und Innovatoren die Motivation nehmen. Er soll ein bürokratisches Monster sein, obwohl gerade mal von zwanzig Leuten im Bundesversicherungsamt verwaltet wird. Keine Rolle spielt es in der verzerrten Diskussion, dass er die Krankenkassen in Zeiten der globalen Finanzkrise vor Einnahmeeinbrüchen schützt und mit deutlich höheren Staatszuschüssen ausgestattet ist. Politiker, die keine Verantwortung mehr tragen, Journalisten, die ihrer eigenen Ideologie aufsitzen und Wissenschaftler, die sich als Erfinder des Fonds gerieren, gleichwohl ihn aber fundamental kritisieren, beschwören den Untergang des deutschen Gesundheitswesen mit Einführung des Gesundheitsfonds – passiert ist nichts außer einer Stabilisierung der Einnahmen, einer gerechteren Verteilung der Beitragsgelder über einen mobilitätsorientierten Risikostrukturausgleich, den allerdings manch ein Begünstigter nur Wochen nach seiner Einführung, der acht Jahre kontroverser Diskussionen voraus gegangen waren, fast schon wieder zum Einsturz gebracht hätte, und vor allem mehr Transparenz über das Finanzgebaren der Krankenkassen.

Inhalt und Form der Kritik waren überraschend – auch für jemanden, der seit langen Jahren Verantwortung in der Gesundheitspolitik trägt. Vielleicht ist es zu viel verlangt, den Fonds nicht nur im Status quo zu betrachten, sondern seine Entwicklungsperspektiven auszuleuchten. Wer eine Harmonisierung von gesetzlicher und privater Krankenversicherung oder gar eine Bürgerversicherung fordert, müsste den Fonds mit anderen Augen sehen. Wer eine Neuordnung der kleinteiligen Kassenlandschaft ohne Rücksicht auf historische Kassenarten will, müsste die Wettbewerbsstimulanzen durch den Fonds begrüßen. Wer Aufgaben, Funktionen und Rolle der Krankenkassen verändern will, müsste den Zusammenhang zwischen erweiterten Möglichkeiten für Wahltarife und den Gestaltungsoptionen in der Versorgung erkennen. Wer sich nicht von der interessengeleiteten Kritik an der Gesundheitspolitik leiten lässt, wie bei jeder Gesundheitsreform mit nahezu identischen Parolen zu beobachten ist, der wird leicht einen roten Faden von

Lahnstein bis Berlin, vom Gesundheitsstrukturgesetz (GSG) aus dem Jahr 1992 bis hin zu den jüngsten Gesetzen aus den Jahren 2007 und 2008 finden.

Wer sorgfältig analysiert, wird sogar Trends erkennen können, wie es nach der Bundestagswahl weitergeht. Natürlich hängt dies auch von den politischen Mehrheitsverhältnissen ab, aber die Grundentscheidung für eine stets neu auszutarierende Balance von Solidarität und Wettbewerb im Gesundheitswesen erscheint mir alternativlos, auch wenn die FDP im Hochgefühl von Umfragewerten mal wieder daran denkt, Gesundheitsrisiken zu privatisieren und freie Fahrt für Ärzte und Apotheker zu versprechen. Solche Szenarien sind so unrealistisch wie das Prämienmodell auf einem Bierdeckel.

Der Gesundheitspolitik der nächsten Jahre bleibt wie in den letzten Legislaturperioden nur Filigranarbeit. Der Teufel steckt im Detail, wenn gesetzliche Krankenkassen und private Krankenversicherungen in einem Ordnungsrahmen arbeiten sollen. Dann geht es um Feinheiten der Ausgestaltung des Kontrahierungszwangs, des Risikostrukturausgleichs und des Wettbewerbsrechts. Ebenso kniffelig wird es bei der Frage, wie gewährleiste ich eine flächendeckende Versorgung mit Hilfe einer größeren Zahl von Selektivverträgen? Speziell im Krankenhausbereich haben sich bettenbezogene Krankenhausplanung und duale Krankenhausfinanzierung mit Einführung des DRG-Systems überlebt. Im ambulanten Sektor wird über eine Alternative zur arztsitzbezogenen Bedarfsplanung und die Rolle der Kassenärztlichen Vereinigungen zu entscheiden sein. Die überregulierte Arzneimittelversorgung muss zugunsten weniger, aber wirksamer Steuerungsmechanismen neu geordnet werden. Wer allerdings die Erwartung hat, die Krankenkassen und Krankenversicherungen würden der pharmazeutischen Industrie goldene Eier legen, der hat sich bereits aus dem Kreis realitätsnaher Entscheider verabschiedet.

Auch wenn ein Präventionsgesetz in dieser Legislaturperiode an den Egoismen von Sozialversicherungsträgern und Bundesländern gescheitert ist, kommt man nicht daran vorbei, dass nur Investitionen in Gesundheit spätere Leistungsausgaben für die Krankenversorgung vermeiden können. Für eine Gesellschaft des längeren Lebens ist Prävention ebenso essentiell wie die Aufwertung von Rehabilitation und Pflege. Gerade die Schwächsten der Gesellschaft stellen unser Gesundheitssystem auf die entscheidende Probe. Die Reform der Pflegeversicherung wird sich nicht in der Einführung eines neuen Pflegebedürftigkeitsbegriffes erschöpfen dürfen, sondern muss auf die Anforderungen des demografischen Wandels weiter reichende Antworten geben.

Gesundheitspolitik wird deshalb auch nach der Bundestagswahl ein schwieriges, komplexes und hoch umkämpftes Politikfeld bleiben. Wer glaubt, mit ideologischem Getöse gesundheitspolitische Fragen beantworten zu können, hat nichts verstanden von der Steuerung des Gesundheitswesens und in der Gesundheitspolitik nichts zu suchen. Das Politikfeld ist zu wichtig, um es Auszubildenden zu überlassen.

Jens Spahn

Gesundheit 2030 – Wie lässt sich das deutsche Gesundheitssystem für die Zukunft gestalten?

1   Einführung

Deutschland hat derzeit eines der besten Gesundheitswesen der Welt und braucht den internationalen Vergleich nicht zu scheuen. An 365 Tagen im Jahr, sieben Tage die Woche, 24 Stunden am Tag ist flächendeckend eine durchgängige medizinische Grundversorgung sichergestellt, die es in dieser Breite in keinem anderen Land der Welt gibt.

Um dieses hohe Niveau zu halten, muss es angesichts zahlreicher Herausforderungen ständig die Bereitschaft zu Veränderung und Anpassung geben. Insbesondere der medizinische Fortschritt und die demografische Entwicklung stellen uns vor immense Aufgaben für die Finanzierbarkeit und Leistungsfähigkeit des Gesundheitswesens in einem modernen Industriestaat. Ziel muss es sein, auch in Zukunft die medizinische Grundversorgung für alle, unabhängig von Alter, Einkommen oder Herkunft zu sozial tragbaren Kosten sicherzustellen und gleichzeitig das Innovations- und Wachstumspotential der Gesundheitswirtschaft nicht zu hemmen.

2   Rück- und Ausblick

Im Gesundheitssystem haben sich in den letzten Jahren tiefgreifende Veränderungen ergeben. Die Einführung des Gesundheitsfonds im Jahr 2009 sowie die wettbewerbssteigernden Elemente der jüngsten Gesundheitsreformen haben bereits zu erheblichen Marktveränderungen geführt. Dieser Prozess setzt sich fort. Es wird zu einem Konzentrations- und Kooperationsprozess auf Seiten der Krankenkassen kommen, während neben das Prinzip „gemeinsamen und einheitlichen" Handelns der Kassen immer mehr wettbewerblich ausgehandelte Verträge zwischen Leistungserbringern und einzelnen Kassen treten.

Da sich dadurch die Marktmacht innerhalb des Systems verschiebt, bedarf es wirksamer Regelungen, die den Wettbewerb stärken und monopolistische oder marktbeherrschende Strukturen verhindern. Die Union will einen fairen

Wettbewerb zwischen Leistungserbringern und gesetzlichen Krankenkassen. Dies schließt jedoch aus, dass der Konzentrationsprozess zur Bildung eines Oligopols oder gar Monopols führt. Eine Einheitsversicherung ist allein schon aus Wettbewerbsgründen abzulehnen. Stattdessen ist der Erhalt und die Förderung des Mit- und Nebeneinander einer grundsätzlich unbegrenzten Zahl gesetzlicher und privater Krankenversicherungen, die zueinander im Wettbewerb stehen, erstrebenswert.

Gleiche Start- und Wettbewerbsbedingungen – die berühmten „gleich langen Spieße" – gilt es auch etwa für Ärzte, Krankenhäuser und Medizinische Versorgungszentren, Apotheken, Arzneimittelhersteller sowie Heil- und Hilfsmittelerbringer untereinander sowie im Verhältnis zu den gesetzlichen Krankenkassen sicherzustellen. Deswegen bedarf es für die Zukunft der konsequenten und unmittelbaren Anwendung des Kartell- und Wettbewerbsrechts in allen Bereichen der gesetzlichen Krankenversicherung, die nicht ausschließlich dem übergeordneten Ziel der Sicherstellung dienen. Krankenkassen sind in vergaberechtlicher Hinsicht wie „öffentliche Auftraggeber" im Sinne des § 98 Nr. 2 des Gesetzes gegen Wettbewerbsbeschränkungen zu behandeln. Rabattverträge nach § 130a Abs. 8 SGB V bedürfen der Ausschreibung. Die Marktmacht der Krankenkassen muss durch die Kartellbehörden kontrolliert werden – nicht nur im Hinblick auf Fusionen, sondern auch in Bezug auf das missbräuchliche Ausnutzen einer marktbeherrschenden Stellung oder bei Preisabsprachen. Dabei bedarf es hier eines Bestandschutzes, wenn eine Krankenkasse, beispielsweise im Bereich der AOK, bereits über einen sehr hohen Marktanteil verfügt. Eine Zerschlagung bestehender, gewachsener Strukturen kann niemand wollen. Aber zukünftige Fusionen müssen nach diesen Wettbewerbsmaßstäben geprüft werden.

Generell sind Ausschreibungen überall dort erstrebenswert, wo es im Wettbewerb verschiedene Angebote und Anbieter auf dem Markt gibt bzw. geben kann. Dies trifft neben dem Generikamarkt etwa auch bei Hausarztverträgen und Verträgen zur Integrierten Versorgung zu. In anderen Fällen, in denen es im Grunde keinen Wettbewerb geben kann, zum Beispiel bei patentgeschützten innovativen Medikamenten, muss statt der Ausschreibung die Möglichkeit zu Direktverhandlungen eröffnet werden.

Es ist von daher sachlich richtig, dass nach geltendem Recht zumindest auf Einzelverträge der Krankenkassen das Vergaberecht anwendbar ist, sofern die jeweiligen Tatbestandsvoraussetzungen vorliegen. Bei der Anwendung des Vergaberechts ist der Versorgungsauftrag der gesetzlichen Krankenkassen besonders zu berücksichtigen. Die Ausschreibung einer Krankenkasse kann mit einem Nachprüfungsverfahren bei der zuständigen Vergabekammer angegriffen werden. Gegen Entscheidungen einer Vergabekammer kann sofortige Beschwerde beim Landessozialgericht erhoben werden. Sachgerechter wäre hier allerdings der zivilgerichtliche Verfahrensweg.

3 Finanzierungsgrundlage nachhaltig sichern

Für eine solide Finanzierung unseres Gesundheitssystems auch in der Zukunft müssen wir uns – wie eingangs dargestellt – mit der demografischen Entwicklung auseinandersetzen. Es müssen Lösungen gefunden werden, um zukünftig dem Problem des Auseinanderdriftens der Ein- und Ausgaben nachhaltig zu begegnen. Meines Erachtens kann eine Lösung nur durch eine gerechtere Finanzierungsbasis und mehr finanzielle Vorsorge gefunden werden.

Angesichts eines globalisierten Wettbewerbes können wir die Lohnzusatzkosten nicht ungebremst in die Höhe treiben. Deswegen sind einkommensunabhängige Prämien zur gesetzlichen Kranken- und Pflegeversicherung die richtige Lösung. Der Ausgleich sozialer wie familiärer Lasten muss dann weitaus zielgerichteter als heute über direkte Steuerzuschüsse finanziert werden. Denn es ist Aufgabe des Steuerzahlers, und nicht wie bisher nur ausschließlich der Beitragszahler, familienpolitische Anreize zu setzen und die Versicherungsprämie für Kinder zu finanzieren. Ebenso verhält es sich mit Vergünstigungen für einkommensschwache und arbeitslose Versicherte. Zuschüsse aus Steuermitteln böten die Gelegenheit, die Finanzierung dieser gesamtgesellschaftlichen Aufgaben auf alle Steuerschuldner und damit auf breitere Schultern zu legen.

Die zukünftige nachhaltige Finanzierung wird uns vor große Aufgaben stellen. Wichtig wäre, heute Rücklagen für morgen zu bilden, um dann, wenn meine Generation alt und krank ist, nicht den dann zahlenmäßig viel weniger Jungen übermäßig auf der Tasche liegen zu müssen. Vorbild für eine Kapitaldeckung in der gesetzlichen Kranken- und sozialen Pflegeversicherung könnte grundsätzlich die Private Krankenversicherung sein, in der bereits seit dem Jahr 1952 Kapitaldeckung betrieben wird.

4 Mehr Qualität, Transparenz und Patienteninformation

Seit dem Jahr 2005 sind Krankenhäuser zur Mitarbeit bei der Aufstellung von Qualitätsberichten verpflichtet. In diesen zu veröffentlichenden und auch im Internet zugänglichen Berichten sind Informationen zu verschiedenen Leistungsbereichen der Krankenhäuser enthalten. Sie werden alle zwei Jahre aktualisiert. Qualitätsberichte sollen allgemeinverständlich über die Anzahl der Operationen, die Struktur-, Prozess- und Ergebnisqualität berichten und den Patienten anhand dieser Daten die Vergleichbarkeit ermöglichen. Denn nur wer über die Qualitätsunterschiede zwischen den Häusern etwa bei einer Hüftoperation unterrichtet ist, kann auf einer belastbaren Grundlage „sein" Krankenhaus frei wählen. Ein Haus, das eine gute Qualität bietet, kann damit werben. Deshalb sind Qualitätssicherung und -dokumentation nicht nur lästige Pflicht, sondern können richtig eingesetzt den Häusern einen Wettbewerbsvorteil bieten. Investitionen in die Qualität können sich so auch betriebswirtschaftlich auszahlen.

Es ist schon heute an den Verkaufszahlen erkennbar, dass Ranglisten und Informationen zu Angebot und Qualität medizinischer Dienstleister in den einschlägigen Medien (Focus, Bild, u.a.) auf ein sehr hohes Interesse in der Bevölkerung stoßen. Die Position in einer solchen Rangliste kann deutliche Auswirkungen auf den jeweiligen Anbieter, etwa ein Krankenhaus, haben – positive wie negative. Politik wie Selbstverwaltung müssen deshalb einen Rahmen definieren, um eine möglichst objektive vergleichende Beurteilung zu ermöglichen.

Mit der Pflegereform sind im Übrigen auch die Pflegeeinrichtungen verpflichtet, eine Veröffentlichung von Qualitätsberichten zu einzelnen Einrichtungen in verständlicher Form zu akzeptieren. Denn die Menschen haben ein Recht darauf zu wissen, welche Ergebnisse die regelmäßigen Prüfungen und Kontrollen gebracht haben. So werden schwarze Schafe öffentlich gemacht und gute Anbieter haben die Möglichkeit, ihre Leistungen auch positiv in der Öffentlichkeit darzustellen. Es war dabei hilfreich für die Akzeptanz, dass auch hier die Krankenkassen gemeinsam mit den Verbänden der Leistungserbringer die Qualitätskriterien und die Formen der Veröffentlichung auf den Weg bringen mussten.

Eine größere Transparenz der Qualität in der medizinischen Versorgung ist in vielerlei Hinsicht sinnvoll. Dies gilt auch für den Umgang mit Behandlungsfehlern. Menschliches Tun beinhaltet immer das Risiko, Fehler zu machen. Entscheidend ist der offensive Umgang mit ihnen, um für die Zukunft daraus zu lernen. Die Anzahl der Behandlungsfehler – gemeldete 40.000 Fälle nach Angaben des Medizinischen Dienstes der Krankenkassen und laut Patientenorganisationen geschätzte über 100.000 – sprechen für sich. Der Sachverständigenrat für die Konzertierte Aktion im Gesundheitswesen hat sich dieser Thematik auch in seinem Gutachten für das Jahr 2003 ausführlich angenommen. Mittlerweile gibt es auch in der Ärzteschaft Tendenzen, hier im Sinne zukünftiger Qualitätssicherung mehr Transparenz zuzulassen und zu fördern.

Aber auch für die zukünftige Bezahlung ärztlicher Leistung sollte das Erreichen von Qualitätsstandards eine größere Rolle spielen. So verschließen sich die Kassenärztlichen Vereinigungen der Thematik nicht und unterstützen die Einführung von Leistungszuschlägen bei guter Qualität. Andreas Köhler, Chef der Kassenärztlichen Bundesvereinigung, hat es schon vor einiger Zeit auf den Punkt gebracht: „Wir können nicht mehr alle Ärzte gleich lieb haben", formulierte er.

Stattdessen müsse die Höhe der Vergütung mit dem Erfolg der Leistung verknüpft werden. Das ist eine bemerkenswerte, geradezu revolutionäre Auffassung, mit der sich Köhler nicht nur Freunde innerhalb der verfassten Vertragsärzteschaft gemacht haben dürfte.

Doch wie misst man Qualität einer ambulanten, vertragsärztlichen Behandlung? Ist der Erfolg ausschlaggebend, reicht die fachgerechte Ausführung oder muss (bloß) der Patient zufrieden sein? Der subjektive Eindruck des Patienten kann jedoch täuschen. Ein Patient kann auch mit einem mangelhaften Ergebnis zufrieden sein.

Eine weitere Herausforderung für die objektive Messung der Qualität ist das besondere Arzt-Patienten-Verhältnis. Zum einen gibt es auf Seiten der Patienten vielfach Informationsdefizite, zum anderen besteht häufig ein stabiles Vertrauensverhältnis zwischen Arzt und Patient. Dies macht eine objektive Beurteilung der Qualität teilweise schwierig.

Transparenz und valide Indikatoren zur Qualitätsmessung ärztlicher Leistungen sind daher letztlich die Voraussetzung, um künftig die Höhe der Honorare an den Erfolg, nämlich qualitätsgesicherte Erbringung der Leistung, knüpfen zu können. Nur dann ist eine Kopplung der Qualität an die Vergütung umsetzbar. Erste Ansätze aus der Vertragsärzteschaft gibt es bereits hierzu; beispielsweise sei das Projekt AQUIK (Ambulante Qualitätsindikatoren und Kennzahlen) der KBV genannt. Ziel des Projektes AQUIK ist die Etablierung eines validen, transparenten Satzes von Qualitätsindikatoren und Kennzahlen für die vertragsärztliche Versorgung. Mit der Messung von Versorgungsergebnisqualität soll die noch bestehende Lücke im Portfolio der Qualitätsinstrumente der KBV (bisher Struktur- und Prozessqualität) geschlossen werden. Mit einem definierten und abgestimmten Satz valider Qualitätsindikatoren könne der erreichte Grad der Versorgungsqualität nicht nur abgebildet werden, sondern es werde die Möglichkeit eröffnet, Vergütung an Qualitätsindikatoren zu koppeln, heißt es dazu bei der KBV.

Qualitätssicherung ist keine Luxusfrage. Sie muss Bestandteil des Systems sein. Denn es darf nicht übersehen werden, dass eine hohe Qualität in der Versorgung heute bei langfristiger Betrachtungsweise Kosten einsparen helfen kann. So kann die gute und intensive Betreuung chronisch Kranker zu Beginn der Behandlung zwar vergleichsweise teurer sein, umgekehrt werden etwa eine hohe Therapietreue und kontinuierliche Vorsorgeuntersuchungen auf Dauer zu weniger Folge- und Nebenerkrankungen führen. So zahlt sich auf lange Sicht gute Qualität für alle Seiten positiv aus: Für den Patienten durch eine bessere Versorgung und höhere Lebensqualität, für den Arzt durch eine sachgerechtere Bezahlung und für die Kassen durch Kosteneinsparungen.

Trotz steigenden Interesses gibt es in Deutschland keine objektiven Informationsangebote für Patienten. Das Angebot ist vielmehr äußerst unübersichtlich. Zahlreiche Protagonisten des Gesundheitswesens halten eigene Internetauftritte mit Klinik- oder Arztsuchmaschinen vor, die unterschiedlichen Interessen gerecht werden wollen und nur zum Teil Qualitätsparameter oder Quellenangaben aufführen. Hierzu zählen etwa die „weiße Liste" der Bertelsmann Stiftung, die Suchmaschinen der Krankenkassen wie der Barmer oder Techniker Krankenkassen, der „Klinik-Lotse" des VdEK oder das Informationsportal des PKV-Verbandes für Privatversicherte. Die jeweiligen Initiatoren haben teilweise die Qualitätsberichte der Krankenhäuser bei ihren Informationen und Empfehlungen hinterlegt. Den Auftritten mangelt es vielfach an der notwendigen Transparenz. Die Neutralität der Angebote sowie die Qualität der Angaben können durch die Patienten kaum hinterfragt werden.

Je mehr Wahlmöglichkeiten den Versicherten eröffnet werden und je intensiver der Wettbewerb zwischen den und um die Leistungserbringer wird, desto größer wird das Informationsbedürfnis. Was leistet das Arzneimittel, der Arzt oder die Pflegeeinrichtung, welche Erfahrungen haben andere gemacht, wo gehe ich lieber nicht hin? Deshalb ist die Bereitstellung allgemein zugänglicher, nachprüf- und nachvollziehbarer Informationsangebote ein wichtiges Anliegen. Idealerweise gelingt es, diese auf freiwilliger Basis, wettbewerblich oder auf Basis der Selbstverwaltung, zu implementieren, ohne dass es weiterer gesetzlicher Regelungen bedarf.

Qualitätssicherung und Evaluation gehen einher mit Dokumentationspflichten. Diese kosten dem Arzt Zeit, die ihm für die konkrete Behandlung des Patienten nicht mehr zur Verfügung steht. Deshalb gilt es, den richtigen Mittelweg zu finden zwischen notwendiger, weil zur Qualitätssicherung und Abrechnung erforderlicher Dokumentation, und übertriebenem Kontrollwahn. Eine wesentliche Erleichterung wurde bereits bei der Dokumentation der Disease-Management-Programme (DMP) in den Arztpraxen erreicht, indem das Verfahren für die unterschiedlichen Programme vereinheitlicht wurde. Dieser Weg der Vereinfachung muss überall, wo Bürokratie abgebaut werden kann, konsequent fortgesetzt werden.

Wollen wir die Grenzen des mach- und zumutbaren nicht überschreiten, müssen Gesundheitsökonomen, Krankenkassen und Leistungserbringer definieren, wie hoch der Aufwand der Dokumentationspflichten sein soll, um noch in der richtigen Relation zum Nutzen daraus zu stehen. Dies ist auch eine Form der Kosten-Nutzen-Analyse.

5 Gesundheit – die Wachstumsbranche

Der Gesundheitssektor in Deutschland ist schon heute eine Wachstumsbranche. In diesem Bereich arbeiten über 4,3 Millionen Menschen. Zum Vergleich: In der Automobilindustrie sind es gerade einmal 750.000 Beschäftigte. Und der Gesundheitssektor unterscheidet sich von den anderen Branchen in einem wichtigen Punkt: die meisten dieser lokal verankerten personalintensiven Dienstleistungen lassen sich kaum nach Osteuropa oder China auslagern.

Zunehmend an Bedeutung gewinnt die Erkenntnis, dass auch im Gesundheitswesen wie in anderen Wirtschaftszweigen Strukturen und Abläufe eine möglichst hohe Effizienz aufweisen und fortlaufend optimiert werden müssen, um im Ergebnis die Leistung für die Kunden – hier die Patientinnen und Patienten – zu verbessern.

Insbesondere die Verfahrensabläufe in den Krankenhäusern können vielfach durch den konsequenten Einsatz von Informationstechnologien verbessert werden. Dazu zählt z. B. der Erstkontakt über das Krankenhaus-Informations-System mit einer vollständig elektronischen Patientenakte. Ein Klinikneu- oder -umbau kann dazu beitragen, dass Ineffizienzen und ungünstige Abläufe, die zum Teil über die Jahrzehnte gewachsen sind, beseitigt werden. Die dadurch optimierten Prozesse tragen dazu bei, Ärzte und Pfleger zu entlasten und damit Fehler zu vermeiden sowie Wartezeiten für die Patienten zu verringern. Diese Maßnahmen binden zwar als Investitionen kurzfristig Mittel, führen aber langfristig zu Einsparungen bei gleichzeitiger Qualitätssteigerung. Durch effizientere und effektivere Abläufe lässt sich bares Geld sparen, ohne an der Versorgungsqualität etwas zu verschlechtern. Im Gegenteil, die gesparten Mittel stehen sogar additiv für die Versorgung der Patienten zur Verfügung.

6 Fazit

Meines Erachtens ist die Gesundheitspolitik zugleich in vielerlei Hinsicht die soziale Frage des 21. Jahrhunderts in den modernen Industriestaaten. Hier wird nicht nur Geld umverteilt, sondern es geht um Lebensqualität, Lebenschancen und in manchen Fällen auch um zusätzliche Lebensjahre. Dies gilt umso mehr angesichts des medizinisch-technischen Fortschritts. Umso dringender ist es, vor dem Hintergrund begrenzter Ressourcen, die verteilungsethischen Debatten grundlegend neu zu führen. Dies muss und soll auch gerade Aufgabe der Christlich-Demokratischen Union sein. Denn auch ein Wachstumsmarkt Gesundheitswirtschaft hat keinen Selbstzweck, sondern er muss den Menschen dienen.

Wie so häufig gilt es, die Spreu vom Weizen zu trennen. Dafür sind Bewertungssysteme wie die Kosten-Nutzen-Bewertung von Arzneimitteln oder die Indikatoren-gestützte Honorierung über ergebnisorientierte Bezahlungs-Ansätze beim niedergelassenen Arzt die richtigen Entwicklungsschritte. Honoriert werden muss, was einen therapeutischen Zusatznutzen hat oder wer sich im System besonders hervor tut.

Notwendigerweise muss das Gesundheitswesen zur Grundversorgung mit den begrenzten Mitteln der Solidargemeinschaft haushalten. Deutschland soll aber auch in Zukunft modernste OP-Techniken, Großapparate-Medizintechnik oder patentgeschützte Medikamente mit therapeutischem Zusatznutzen vorhalten können und nicht in die Rationierung der Leistungen im Falle krankheitsbedingter, existenzieller Lebensrisiken verfallen. Dies setzt jedoch voraus, Mittel dort einzusparen, wo Prozesse verschlankt werden können. Mit der Qualitätsdebatte wird daher unvermeidbar die Diskussion einhergehen, wie Geld im System eingespart werden kann. Dies wird insbesondere vor den Herausforderungen des technischen Wandels, höherer Arzthonorare, des Investitionsstaus in den Krankenhäusern sowie dem demografischen Wandel der Gesellschaft ein Problem werden.

Wenn Gesundheit die soziale Frage des 21. Jahrhunderts wird, wenn eine hochwertige Gesundheitsversorgung neben hohen Umweltschutzstandards zum Wettbewerbsfaktor wird, der entscheidend zur Lebensqualität der Menschen beiträgt, dann werden wir auch bereit sein müssen, dafür einen fairen Preis zu zahlen. Wenn aber mehr Geld in die Hand genommen wird, muss noch mehr als heute darauf geachtet werden, dass Qualität und Wirtschaftlichkeit in der Gesundheitsversorgung verbessert werden. Dazu bedarf es selbstbestimmter und gut informierter Versicherter und Patienten sowie eines kontrollierten Wettbewerbs.

Das deutsche Gesundheitswesen verändert sich. Es gibt zwei Möglichkeiten, damit umzugehen: Man kann sich entweder dem Wandel verweigern oder aber die Chancen erkennen und nutzen. Bei allen Überlegungen muss eins immer klar sein: Im Gesundheitssektor bedarf es neben allen ökonomischen Überlegungen des ethischen und verantwortungsbewussten Verhaltens aller Beteiligten. Denn im Mittelpunkt ist und bleibt der Mensch.

Carola Reimann, Timo Trefzer

Qualitätssicherung im Gesundheitswesen: Bewährtes weiterentwickeln, Transparenz erhöhen, neue Anreize setzen

1 Qualität rückt ins Bewusstsein der Akteure

Das Thema Qualität im Gesundheitswesen wurde in den vergangenen Jahren verstärkt von Wissenschaft und Politik aufgegriffen. Angesichts der Bedeutung von Qualität in der medizinischen Versorgung verwundert dies nicht. Gute Qualität kann Menschenleben retten, Qualitätsmängel können im schlimmsten Falle Menschenleben kosten[1]. Überraschend ist daher vielmehr, dass der Qualitätssicherung im Gesundheitswesen erst so spät eine zentrale Bedeutung zukam und sich erst in den neunziger Jahren bei allen Beteiligten im Gesundheitswesen ein Bewusstsein für die Bedeutung der Qualitätssicherung herausgebildet hat.

Die Gründe für den Bedeutungsgewinn sind vielfältig. Dazu beigetragen haben sicherlich immer wieder öffentlich gewordene Qualitätsmängel in der medizinischen Versorgung und in der Pflege. Einen weiteren wichtigen Anstoß für die Debatte um Qualität gab 2001 der Sachverständigenrat, der in seinem Gutachten auf Fehlentwicklungen und Ineffizienzen hingewiesen hat (vgl. Sachverständigenrat 2002: Band II / III). Nicht wenige sehen das gestiegene Interesse an der Qualitätssicherung aber auch in engem Zusammenhang mit der mehr und mehr aufkommenden Debatte um den Ressourceneinsatz im Gesundheitswesen. Demografischer Wandel, eine steigende Anzahl chronisch Kranker und der medizinisch-technische Fortschritt setze das System unter (Kosten-)Druck und erfordere einen möglichst effizienten Umgang mit den Finanzmitteln. Dieser Druck mache eine funktionierende auf alle Bereiche des Gesundheitssystems ausgedehnte Qualitätssicherung notwendig.

---

[1] In seinem Gutachten 2007 schätzt der Sachverständigenrat zur Begutachtung der Entwicklung im Gesundheitswesen, dass im Krankenhausbereich 0,1 Prozent der Behandelten aufgrund von Fehlern in der Behandlung versterben. Bei geschätzten 17 Millionen Krankenhauspatienten pro Jahr kann man mit 17.000 Todesfällen rechnen, die auf so genannte vermeidbare unerwünschte Ereignisse (VUE) zurückzuführen sind. Der ambulante Bereich ist hier noch gar nicht berücksichtigt (vgl. Sachverständigenrat 2007: 468).

Trotz oder gerade wegen des fast schon inflationären Gebrauchs der Begriffe Qualität und Qualitätssicherung ist häufig unklar, was damit gemeint ist. Wodurch zeichnet sich gute Qualität aus? Dazu gibt es viele verschiedene Meinungen. Dennoch soll hier ein Annäherungsversuch unternommen werden: Eine medizinische Leistung ist dann von guter Qualität, wenn sie sich an den Bedürfnissen der Patientinnen und Patienten ausrichtet. Sie muss ausreichend und zweckmäßig sein und muss auf dem allgemein anerkannten Stand der medizinischen Erkenntnisse basieren (vgl. Bundesministerium für Gesundheit 2006: 2). Qualitätssicherung wiederum umfasst alle Maßnahmen, die dafür sorgen, dass medizinische Leistungen in unserem Gesundheitssystem auch auf diesem Niveau erbracht werden. Im Folgenden wird noch deutlich werden, dass Qualität im Gesundheitswesen trotz aller Definitionsbemühungen ein schwer zu fassender Begriff ist, der gerade im Hinblick auf die Operationalisierbarkeit Probleme aufwirft.

Dieser Beitrag wird zunächst einen Überblick über die gesetzlichen Rahmenbedingungen geben, die die Bundesregierung in den vergangenen Jahren im Bereich Qualitätssicherung geschaffen hat. Insbesondere wird dabei auf die Maßnahmen des GKV-Wettbewerbsstärkungsgesetzes eingegangen. Daran anschließend werden Konzepte aus der aktuellen Debatte um die Weiterentwicklung der Qualitätssicherung in Deutschland aufgegriffen und diskutiert.

2 Der Weg zu mehr Qualität

Qualitätssicherung war in den letzten zehn Jahren nicht nur Bestandteil gesundheitspolitischer Debatten, sondern hat auch durch zahlreiche gesetzliche Maßnahmen eine Aufwertung erfahren. Seit dem Amtsantritt der rot-grünen Bundesregierung 1998 wurden mit praktisch jedem größeren gesundheitspolitischen Reformvorhaben wichtige gesetzliche Vorschriften zur Qualitätssicherung eingeführt. Dabei lag der Schwerpunkt insbesondere auf dem stationären Bereich.

Bereits mit der Gesundheitsreform 2000 wurde die Qualitätssicherung in den Krankenhäusern neu aufgestellt: Das Gesetz verpflichtete die Selbstverwaltung, erstmals bundeseinheitliche Kriterien für die Qualitätssicherung zu entwickeln und in den Krankenhäusern ein einrichtungsinternes Qualitätsmanagement einzuführen. Seit 2001 ist auch eine externe Qualitätssicherung vorgeschrieben. Umgesetzt wird diese durch die im Jahr 2000 neu gegründete Bundesgeschäftsstelle Qualitätssicherung (BQS). Sie sammelt die qualitätsrelevanten Daten der Krankenhäuser, wertet diese aus und stellt sie in Form von Berichten zur Verfügung. Da die Daten in anonymisierter Form veröffentlicht werden, erhalten Patientinnen und Patienten keine Information über die Leistungen der einzelnen

Krankenhäuser. Allerdings werden den einzelnen Kliniken Daten zur Verfügung gestellt, die einen Vergleich mit den Leistungen anderer Häuser ermöglichen (vgl. Beck 2006: 665-667). Bei auffälligen Daten oder vermuteten Qualitätsdefiziten kommt es zu Stichprobenprüfungen bzw. es folgt ein „strukturierter Dialog" mit den betroffenen Krankenhäusern, der in einer Art Stufenmodell schriftliche Stellungnahmen, Beratungsgespräche und Begehungen vorsieht (vgl. Sachverständigenrat 2007: 617; Beck 2006: 673). Darüber hinaus sind alle Krankenhäuser seit 2005 verpflichtet, Qualitätsberichte zu veröffentlichen, die vergleichbare und qualitätsrelevante Daten enthalten. So haben interessierte Bürgerinnen und Bürger die Möglichkeit, sich über Leistungen und Ausstattungen der einzelnen Krankenhäuser zu informieren und erhalten eine wichtige Informationsquelle für die Wahl eines Krankenhauses (vgl. Bundesministerium für Gesundheit 2006: 27; Niechzial 2005: 230).

Ein weiteres Element der Qualitätssicherung wurde parallel zur Einführung des diagnoseorientierten Fallpauschalensystems auf den Weg gebracht. Für planbare Leistungen, bei denen es einen Zusammenhang zwischen der Menge der erbrachten Leistungen und der Qualität des Behandlungsergebnisses gibt, wurden Mindestmengen festgelegt. Bestimmte Leistungen dürften von Krankenhäusern nur noch dann erbracht werden, wenn die entsprechende Mindestmenge, also eine bestimmte Anzahl von Eingriffen, erbracht wird (z. B. bei Kniegelenk-Totalendoprothesen-Operationen[2]) (vgl. Bundesministerium für Gesundheit 2006: 7-8).

Mit dem Gesetz zur Modernisierung der Gesetzlichen Krankenversicherung 2004 wendete sich der Gesetzgeber stärker der Qualitätssicherung im ambulanten Bereich zu. Nun wurden auch niedergelassene Vertragsärzte und Psychotherapeuten verpflichtet, in ihren Praxen ein internes Qualitätsmanagement einzuführen. Die entsprechende Richtlinie lässt den Ärzten jedoch einen großen Gestaltungsspielraum. Es werden lediglich Grundelemente und Instrumente eines internen Qualitätsmanagements definiert, wie die Einbeziehung von Leitlinien bei der Patientenversorgung. Seit 2004 unterliegen die Ärzte zusätzlich einer Fortbildungspflicht, deren Einhaltung von den Kassenärztlichen Vereinigungen überprüft wird.

Darüber hinaus wurden die Kassenärztlichen Vereinigungen erstmals verpflichtet, die Ergebnisse ihrer Maßnahmen zur Qualitätssicherung in der ver-

---

[2] In einer vom Bundesministerium für Gesundheit geförderten Begleituntersuchung zur Einführung von Mindestmengen konnten bei Kniegelenk-Totalendoprothesen-Operationen bessere Ergebnisse durch Mindestmengen nachgewiesen werden. Für andere Bereiche konnten bislang keine wissenschaftlich fundierten Aussagen getroffen werden. Das liegt insbesondere daran, dass andere Regelungen zu Mindestmengen noch nicht umfassend umgesetzt wurden (vgl. Gemeinsamer Bundesausschuss 2007).

tragsärztlichen Versorgung in jährlichen Berichten zu veröffentlichen (vgl. Rosenbrock/Gerlinger 2007: 246-247).

Begleitend zu diesen gesetzlichen Maßnahmen hat das Bundesministerium für Gesundheit ein Modellprogramm zur Förderung der medizinischen Qualitätssicherung ins Leben gerufen. Zahlreiche Projekte mit verschiedenen Themenschwerpunkten sollten die gesetzlichen Vorgaben zu Qualitätssicherung fördern, aber auch neue Maßnahmen erproben, die über die bestehenden gesetzlichen Regelungen hinausgingen. Dazu zählen beispielsweise die Kooperative für Transparenz und Qualität im Krankenhaus (KTQ), die sich zum Ziel gesetzt hat, über Zertifizierung die Leistungsfähigkeit von Krankenhäusern für die Patientinnen und Patienten transparent zu machen, oder das Aktionsbündnis Patientensicherheit, eine gemeinsame Initiative aller Partner im Gesundheitswesen, die die Erforschung, Entwicklung und Verbreitung von Methoden zur Verbesserung der Patientensicherheit voranbringen will. Durch diese und viele weitere Projekte konnte eine nachhaltige Förderung der Qualitätssicherung bewirkt und eine deutlich höhere Sensibilität für das Thema geschaffen werden.

Mit dem Gesetz zur Modernisierung der Gesetzlichen Krankenversicherung 2004 wurde der Gemeinsame Bundesausschuss (G-BA) zum zentralen Gremium der Selbstverwaltung im Gesundheitswesen. Diese maßgebliche Rolle kommt dem G-BA seither auch im Bereich der Qualitätssicherung zu. Er konkretisiert die gesetzlichen Rahmenvorgaben durch Richtlinien und formuliert so Anforderungen an die medizinische Behandlung und die Maßnahmen zur Qualitätssicherung. Inzwischen ist die Qualitätssicherung zu einem der Schwerpunkte des G-BA geworden. Darüber hinaus entscheidet er, ob medizinische Leistungen ausreichend, zweckmäßig und wirtschaftlich sind und erhält dabei Unterstützung durch das Institut für Qualität und Wirtschaftlichkeit im Gesundheitswesen (IQWiG), dem er Aufträge erteilen kann. Das IQWiG bewertet auf der Grundlage aktueller medizinischer Erkenntnisse medizinische Behandlungen, Arzneimittel und Leitlinien und erfüllt somit eine wichtige Funktion bei der Qualitätssicherung im deutschen Gesundheitssystem (vgl. Bundesministerium für Gesundheit 2006: 7-8; Hess 2007: 991).

Wie bereits eingangs erwähnt, muss sich gute Qualität in erster Linie an den Bedürfnissen der Patientinnen und Patienten orientieren. Mit ihrer zentralen Stellung im Gesundheitswesen können sie einen erheblichen Beitrag zur Verbesserung der Versorgungsqualität leisten. Deshalb hat der Gesetzgeber die Mitspracherechte der Patientinnen und Patienten in den vergangenen Jahren systematisch ausgebaut. Patientenvertreter beraten im Gemeinsamen Bundesausschuss mit, Patienten- und Selbsthilfeorganisationen erhalten Förderung durch die gesetzlichen Krankenkassen und auf Regierungsebene wurde das Amt der / des Patientenbeauftragten eingerichtet. Damit wurde eine unabhängige Stelle geschaffen, die Ansprechpartner für die Patientinnen und Patienten ist und zugleich auch die Einhaltung und Weiterentwicklung der Patientenrechte unterstützt. Daneben gibt es seit einigen Jahren – nicht nur von staatlicher Seite – Bemühungen, gut aufbereitete Qualitätsinformationen zu veröffentlichen, um den Patientinnen und Patienten die Bewertung medizinischer Leistungen zu erleichtern. Das ist gerade vor dem Hintergrund erweiterter Wahlmöglichkeiten im Gesundheitswesen von immer größerer Bedeutung (vgl. Bundesministerium für Gesundheit 2006: 16-17).

Qualitätssicherung und Qualitätsverbesserung waren auch die Leitgedanken bei der Einführung neuer Versorgungsformen, beispielsweise bei den strukturierten Behandlungsprogrammen (Disease Management Programme, DMP). Für bestimmte chronische Erkrankungen, wie Diabetes mellitus, wird im Rahmen der DMPs die Versorgung an Leitlinien und Behandlungsmethoden ausgerichtet, deren Wirksamkeit in wissenschaftlichen Studien überprüft wird. Dies stellt eine qualitativ hochwertige medizinische Behandlung auf aktuellem Stand sicher und trägt somit zu einer verbesserten Versorgungsqualität insgesamt bei. Diese Zielsetzung verfolgt der Gesetzgeber auch mit weiteren neuen Versorgungsformen wie der integrierten Versorgung mit einer besseren Verzahnung der Bereiche ambulant, stationär und rehabilitativ sowie mit der Versorgung „unter einem Dach" durch die medizinischen Versorgungszentren.

Dieser kurze Überblick zeigt, dass sich in den vergangen Jahren einiges im Bereich Qualitätssicherung getan hat. Die gesetzgeberische Aktivität und die zahlreichen Förderprogramme der letzten Jahre haben zu einer breiten Palette von Qualitätssicherungsinstrumenten im ambulanten und insbesondere im stationären Bereich geführt. Die Versorgungsqualität konnte durch diese Maßnahmen erheblich verbessert werden. Dafür gibt es klare Belege, wie zuletzt der BQS-Qualitätsreport 2007 für den stationären Bereich gezeigt hat (vgl. BQS: 2008).

Diese Fortschritte sind erfreulich, dürfen aber nicht darüber hinweg täuschen, dass es im Bereich der Qualitätssicherung noch immer an einigen Stellen hakt. Reformbedarf ist also nach wie vor gegeben. Durch das GKV-Wettbewerbsstärkungsgesetz wurden daher die gesetzlichen Grundlagen für die Qualitätssicherung erneut weiterentwickelt.

3 Weiterentwicklung der Qualitätssicherung im GKV-Wettbewerbsstärkungsgesetz

Die bislang erfolgten Maßnahmen zur Qualitätssicherung offenbaren ein Problem, das im deutschen Gesundheitssystem oft beklagt wird: Die starke Fixierung auf einzelne Sektoren. Die sektorenbezogene Betrachtung steht einer ergebnisorientierten Qualitätssicherung im Wege. Denn ob Eingriffe im Krankenhaus erfolgreich waren oder nicht, zeigt sich häufig nicht abschließend bei der Entlassung, sondern erst im Rahmen der sich anschließenden ambulanten Versorgung. Dieses Phänomen hat sich in den vergangenen Jahren durch die immer kürzer werdende Verweildauer im Krankenhaus noch verstärkt.

Das GKV-Wettbewerbsstärkungsgesetz (GKV-WSG) aus dem Jahr 2007 sieht deshalb vor, die Qualitätssicherung künftig soweit wie möglich einheitlich und sektorenübergreifend zu organisieren. Der Gemeinsame Bundesausschuss soll dafür sektorenübergreifende Richtlinien für die vertragsärztliche und stationäre Versorgung erlassen[3]. Die Instrumente der Qualitätssicherung in den Sektoren werden stärker vereinheitlicht und eine sektorenübergreifende Zusammenarbeit bei der Qualitätssicherung organisiert. Eine Rahmenrichtlinie des G-BA zur sektorenübergreifenden Qualitätssicherung wird grundlegende Strukturen und Verfahren festlegen. Spätestens 2010 sollen die bisher laufenden Maßnahmen zur Qualitätssicherung in die neuen übergreifenden Strukturen überführt werden.

Handlungsbedarf wurde auch im Bereich der externen Qualitätssicherung identifiziert. Im stationären Bereich wird diese Aufgabe von der Bundesgeschäftsstelle für Qualitätssicherung geplant und durchgeführt. Zweifellos leistet die BQS gute Arbeit, doch traten vor allem bei der Zusammenarbeit zwischen BQS und G-BA Probleme auf. Die in beiden Organisationen repräsentierten Vertreter der Selbstverwaltung behinderten sich gegenseitig teils erheblich. Zudem wurde bei der Umsetzung von Transparenz und Effizienz in der externen Qualitätssicherung sehr zögerlich agiert. Künftig soll daher ein unabhängiges wissenschaftliches Qualitätsinstitut nach § 137a SGB V eingerichtet werden, das den G-BA bei der Weiterentwicklung und Durchführung der einrichtungsübergreifenden Qualitätssicherung unterstützen soll. Konkret bestehen die Aufgaben des neuen Instituts darin, Verfahren zur Messung und Darstellung der Versorgungsqualität möglichst sektorenübergreifend zu entwickeln, beispielsweise über geeignete Qualitätsindikatoren. Zudem soll sich das Institut an der Erhebung und Auswertung von Qualitätsdaten sowie an Maßnahmen zur Qualitätsverbesserung beteiligen. Beim Aufbau des neuen Instituts sollen bereits bestehende und bewährte Strukturen genutzt und wenn erforderlich an neue Aufgaben angepasst werden.

Damit geht das GKV-Wettbewerbsstärkungsgesetz zwei zentrale Problemfelder im Bereich der Qualitätssicherung an. Zum einen soll die zu starke Fixierung auf einzelne Sektoren, die eine ergebnisorientierte Qualitätssicherung erheblich erschwert, überwunden werden, zum anderen werden durch das neue

---

[3] Nach dem neuen § 137 SGB V sind sektorenbezogene Regelungen nur dann zulässig, wenn die Qualität der Versorgung nur auf diese Weise angemessen gesichert werden kann.

unabhängige Qualitätsinstitut Strukturen vereinfacht und sich behindernde Konstellationen aufgebrochen.

Noch ist es zu früh für eine Bewertung der Auswirkungen. Die Maßnahmen weisen jedoch in die richtige Richtung. Derweil geht sowohl auf politischer als auch auf wissenschaftlicher Ebene die Diskussion über die Weiterentwicklung von Qualität und Qualitätssicherung weiter. Dabei mangelt es nicht an Vorschlägen und bereits international erprobten Modellen, deren genauere Betrachtung sich lohnt. Hervorgehoben werden sollen dabei drei konkrete Maßnahmen, die zur Weiterentwicklung der Qualitätssicherung in Deutschland beitragen können: Mehr Transparenz und Stärkung der Nutzerkompetenz, neue Anreizsysteme für mehr Qualität sowie die Förderung einer neuen Fehlerkultur.

4 Qualitätssicherung in Deutschland – Schritte zur Weiterentwicklung

Transparenz zur Förderung der Nutzerkompetenz

Als zentrale Akteure im Gesundheitswesen können Patientinnen und Patienten einen wichtigen Beitrag zur Verbesserung der Versorgungsqualität leisten. Deshalb macht es Sinn, hier mit weiteren Maßnahmen zur Verbesserung der Qualität anzusetzen. In diesem Bereich hat sich in den vergangenen Jahren schon einiges getan: Mitspracherechte wurden geschaffen und der Zugang zu Qualitätsinformationen erleichtert. Dennoch wird von vielen Seiten nach wie vor eine „ausgeprägte Expertendominanz im deutschen Gesundheitswesen" (Rosenbrock/Gerlinger 2007: 249) beklagt. An dieser Stelle müssen wir ansetzen und Maßnahmen ergreifen, die eine stärkere Ausrichtung auf die Patientinnen und Patienten ermöglichen.

Gefragt ist der aktive Patient, der nicht nur behandelt wird, sondern auch selbst handelt, Qualität einfordert und Leistungserbringer anhand von Qualitätskriterien auswählt. War früher das Arzt-Patient-Verhältnis stark paternalistisch geprägt, so zielt es heute stärker auf Gleichberechtigung. Dieses neue Rollenverständnis hat sich aber noch nicht überall durchgesetzt, denn nicht immer sind Patientinnen und Patienten in der Lage die Qualität medizinischer Versorgung zu beurteilen.

Wer den aktiven, mündigen und Qualität einfordernden Patienten will, muss ihn auch in die Lage versetzen, eine kompetente qualitätsorientierte Entscheidung treffen zu können. Ein wichtiger Baustein dabei ist die Veröffentlichung von Qualitätsdaten (*public disclosure*). Auch hier sind in den vergangenen Jahren Fortschritte erzielt worden – zum Beispiel die Qualitätsberichte der Krankenhäuser und der BQS – doch zeigen sich nach wie vor Defizite. So werden die

Daten in den BQS-Qualitätsberichten nur in anonymisierter Form veröffentlicht und geben somit keine Auskunft über die Leistungsfähigkeit einzelner Häuser. Diese sind zwar verpflichtet, eigene Qualitätsberichte zu veröffentlichen, jedoch beschränkt sich diese Pflicht auf eine begrenzte Zahl von Kriterien. Zudem zeigt sich, dass diese Berichte für die Patientinnen und Patienten zum Teil nur schwer verständlich sind, da häufig (Fach-) Wissen zur Interpretation und Einordnung der Qualitätsinformationen erforderlich ist (vgl. Ose et al. 2008: 158). Experten bemängeln auch die begrenzte Aussagekraft der ersten Veröffentlichungen (vgl. Gruhl/Klemperer 2008: 12). Um die Berichte für den informationssuchenden Verbraucher wertvoller und zu einem echten Instrument zur Steigerung der Nutzerkompetenz zu machen, muss über Aufnahme weiterer veröffentlichungspflichtiger Kriterien nachgedacht und – wichtiger noch – eine patientenorientiertere Aufbereitung der Daten erfolgen. So können Nutzen und Wert dieser Berichte für die Patientinnen und Patienten und folglich auch die Bedeutung der dort veröffentlichten Qualitätsberichte gesteigert werden, was für die einzelnen Krankenhäuser zusätzlicher Ansporn für weitere Qualitätsverbesserungen sein sollte.

Natürlich zieht die Veröffentlichung von Qualitätsdaten auch Probleme nach sich und die Forderung nach mehr Transparenz kann nicht einfach mit der unzulässigen Formel „mehr veröffentlichte Daten gleich mehr Qualität" untermauert werden. Nicht immer lassen sich komplexe medizinische Zusammenhänge einfach und lebensnah aufbereiten, so dass sie auch Laien verstehen können. Hier stößt Transparenz an ihre Grenzen (vgl. Ose et al. 2008: 159).

Bei der Messung von Qualität steht man darüber hinaus vor einer ganzen Reihe grundsätzlicher Schwierigkeiten, die es bei der Interpretation der Ergebnisse zu berücksichtigen gilt. Qualität ist eine schwer zu messende Größe, sie umfasst auch Eigenschaften, die quantitativ nicht zu fassen sind. Zur Messung von Qualität bedient man sich einzelner Qualitätsindikatoren, die Qualität in all ihren Facetten jedoch immer nur in Teilen darstellen kann und nicht immer sind die ausgewählten Indikatoren geeignet. Auch bei den Qualitätsindikatoren muss damit immer die Frage nach ihrer „Qualität" gestellt werden.

Aufgabe ist es daher, Indikatorensets stetig weiterzuentwickeln und neuen Erkenntnissen anzupassen. Subjektive Bedürfnisse der Patientinnen und Patienten dürfen dabei nicht unter den Tisch fallen, denn allein auf medizinische Indikatoren zu setzen, würde der Komplexität der Vorsorgungsqualität nicht gerecht (vgl. Ose et al. 2008: 161; Schlette/Blum/Busse 2008: 87-88).

Mit der Einrichtung eines unabhängigen wissenschaftlichen Qualitätsinstituts nach § 137a SGB V im Rahmen des GKV- WSG, das neue, sektorenübergreifende Indikatoren für die Darstellung und Messung der Versorgungsqualität entwickeln soll, ist ein wichtiger Schritt hin zu einer dauerhaften Verbesserung der Qualitätsindikatoren gemacht.

Auch wenn Qualitätsdaten mit Vorsicht zu interpretieren sind, so ist doch die Veröffentlichung von Qualitätsdaten ein wichtiges Instrument zur Verbesserung der Qualität und zur Kompetenzsteigerung der Patientinnen und Patienten, das weiter ausgeweitet werden muss. „Die Situation ist in Deutschland ‚reif' für die Diskussion um die Veröffentlichung von Qualitätsdaten" hat der Sachverständigenrat zur Begutachtung der Entwicklung im Gesundheitswesen schon in seinem Gutachten 2007 festgestellt (vgl. Sachverständigenrat 2007: 576). Das gilt nach wie vor, insbesondere auch im ambulanten Bereich, der in Sachen Qualitätstransparenz noch ganz am Anfang steht (vgl. Gruhl/Klemperer 2008: 11).

Neben der Veröffentlichung von Qualitätsdaten müssen auch andere unabhängige Informationsquellen weiter ausgebaut werden, damit Patientinnen und Patienten eine fundiert-informierte Entscheidung zur Behandlung treffen können. Das Institut für Qualität und Wirtschaftlichkeit im Gesundheitswesen, das den gesetzlichen Auftrag zur Aufklärung der Öffentlichkeit in gesundheitlichen Fragen hat, fungiert bereits als unabhängige wissenschaftliche Informationsquelle. Diese Angebote des IQWiG[4] müssen weiter ausgebaut und zugleich einer breiteren Öffentlichkeit bekannt gemacht werden.

Neue Anreize für Qualität setzen

Die Veröffentlichung von Qualitätsdaten sollte idealerweise nicht nur einen Beitrag zur Nutzerkompetenz leisten, sondern auf Seiten der Leistungserbringer auch immaterielle Anreize für qualitativ hochwertige Leistungen setzen. Ein weiteres Konzept, das auf Anreize, nicht immaterieller sondern finanzieller Art setzt, ist die leistungsbezogene Vergütung *(pay for performance)*. Länder wie Großbritannien und die Vereinigten Staaten haben bereits Erfahrung mit dieser Form der Leistungsvergütung. Hierzulande kommt die Diskussion über Chancen und Risiken von *pay for performance* inzwischen ebenfalls in Gang. Der Sachverständigenrat zur Begutachtung der Entwicklung im Gesundheitswesen hat das Thema in seinem Gutachten 2007 aufgegriffen und unter Hinweis auf die internationale Studienlage hervorgehoben, dass die leistungsbezogene Vergütung zu einer Qualitätsverbesserung beitragen kann (vgl. Sachverständigenrat 2007: 604). So empfiehlt der Rat „die schrittweise Einführung von Elementen dieser Vergütungsform mit Pilotierung und intensiver Evaluation" (Sachverständigenrat 2007: 621). Diese Empfehlung sollte von Politik und Selbstverwaltung aufgegriffen werden.

Pilotierung und Evaluation sind deshalb von Bedeutung, weil bei der leistungsbezogenen Vergütung noch eine Reihe offener Fragen zu klären sind, ins-

---

[4] Dazu zählt unter anderem die Website www.gesundheitsinformation.de.

besondere bei der konkreten Ausgestaltung der Vergütung (Zu- oder Abschläge, Einbeziehung welcher Organisationsebenen u. v. a. m.). Diskutiert werden muss auch die Gefahr von Fehlanreizen, die bei indikatorengestützten Systemen auftreten können (vgl. Sachverständigenrat 2007: 620-621). Besonderes Augenmerk muss dabei auf soziale Ungleichheiten der Patientinnen und Patienten gelegt werden. Wir müssen Situationen vermeiden, bei denen die Behandlung einer bestimmten Patientengruppe zu finanziellen Nachteilen führen.

Wie schon bei der Veröffentlichung von Qualitätsdaten, so gilt auch in diesem Fall: Die Risiken, wie beispielsweise das Setzen von Fehlanreizen, müssen erkannt, benannt und minimiert werden, aber sie sollten der Einführung neuer Instrumente zur Qualitätssicherung, deren Wirksamkeit nachgewiesen wurde, nicht im Wege stehen.

Neue Fehlerkultur

Eine kontinuierliche Verbesserung der Versorgungsqualität kann nur mit der Unterstützung der Ärzte gelingen. Überwog zunächst Skepsis innerhalb der Ärzteschaft insbesondere gegenüber externen Qualitätssicherungsmaßnahmen, so besteht heute auch bei den Ärztinnen und Ärzten eine gestiegene Bereitschaft, sich aktiv an der Verbesserung der Versorgungsqualität zu beteiligen. Dies zeigt sich beispielsweise auch im Umgang mit Fehlern. Hier vollzieht sich gegenwärtig ein Mentalitätswechsel.

Wie bedeutend der Umgang mit Fehlern in der Gesundheitsversorgung ist, klang eingangs bereits an. Eine hohe Versorgungsqualität lässt sich daher nur erhalten, wenn systematisch aus vermeidbaren Fehlern und vor allem aus Beinahe-Fehlern gelernt wird. Es müssen Strategien gefunden werden, die es ermöglichen, dass verstärkt über Fehler gesprochen wird.

Wir brauchen eine neue Fehlerkultur, bei der Fehler als Chance begriffen werden statt in erster Linie auf Sanktionierung der „Schuldigen" zu setzen. Diese Fokussierung auf Fehler Einzelner birgt zudem die Gefahr, dass Ursachen, die auf Sicherheitslücken im System zurückzuführen sind, übersehen werden. Es ist dann nur eine Frage der Zeit, bis ein anderer denselben Fehler macht (vgl. Rohe/ Thomeczek 2008: 19)

Um dies zu vermeiden, setzt man inzwischen verstärkt auf sogenannte Incident-Reporting-Systeme, welche schon seit geraumer Zeit in risikoreichen Industrien Anwendung finden. Diese Systeme ermöglichen das Sammeln von Fehlermeldungen und Berichten. Durch die systematische Auswertung der Daten werden Sicherheitslücken im System aufgespürt. Inzwischen werden solche Systeme auch zur Fehlervermeidung im deutschen Gesundheitssystem eingesetzt, häufig intern in der jeweiligen Einrichtung aber auch einrichtungsübergreifend[5] (vgl. Rohe/Thomeczek 2008: 19-22).

Wir müssen künftig verstärkt auf diese Systeme setzen, zumal die technischen Voraussetzungen längst gegeben sind. Neben dem gewünschten Lerneffekt fördern sie auch die Bereitschaft zu einem offeneren Umgang mit Fehlern, weil sie zum einen deutlich machen, dass Fehler alltäglich und menschlich sind, und zum anderen zeigen, dass sie auch eine Chance zur Verbesserung darstellen. „Jeder Fehler ist ein Schatz" (Gerlach 1995: 129), der wertvolle Informationen für künftige Diagnosen und Therapien enthält. Das ist die Botschaft, die sich weiter verbreiten soll.

5   Schlussbetrachtung

Betrachtet man die Entwicklung der letzten zehn Jahre, so zeigt sich, dass die Qualitätssicherung in Deutschland stark an Bedeutung gewonnen hat. Das liegt nicht zuletzt an den zahlreichen Maßnahmen, die der Gesetzgeber in die Wege geleitet hat. Eine qualitativ hochwertige Gesundheitsversorgung ist jedoch nicht allein eine Frage des gesetzlichen Rahmens, sondern hängt in hohem Maße vom täglichen Einsatz engagierter Ärzte, Pflegekräfte und anderer Leistungserbringer im Gesundheitswesen ab. Daher sind die erzielten Fortschritte der vergangenen Jahre zu einem großen Teil auch ihnen zuzuschreiben. Das gilt vor allem für jene, die sich über die gesetzlichen Vorgaben hinaus aus eigener Initiative für eine bessere Qualität der Gesundheitsversorgung stark gemacht haben. Dieses Engagement werden wir auch in Zukunft brauchen. Aufgabe der Politik ist es, an dieser Stelle keine zusätzlichen Hürden aufzubauen, sondern das freiwillige Engagement nach Kräften zu unterstützen. Die Kunst besteht darin, den gesetzlichen Rahmen so zu setzen, dass ein Maximum an Qualität erreicht werden kann, ohne die Eigeninitiative einzelner Akteure im Gesundheitswesen zu beeinträchtigen.

Die erzielten Fortschritte der letzten Jahre sind erfreulich. Man muss Qualitätssicherung jedoch als lebendiges System verstehen, das unter Einbeziehung aller Akteure kontinuierlich weiterentwickelt werden muss. In den nächsten Jahren wird es darauf ankommen, die eingeleiteten Maßnahmen für eine sektorenübergreifende Qualitätssicherung weiterzuführen, ein Maximum an Transparenz zu gewährleisten (Veröffentlichung von Qualitätsdaten) und neue Anreize zu setzen (leistungsbezogene Vergütung). Eine zielgerichtete Weiterentwicklung

---

[5] Ein Beispiel für ein einrichtungsübergreifendes Berichtssystem ist die Website www.jeder-fehler-zaehlt.de. Das Projekt wird vom Bundesministerium für Gesundheit gefördert. Hausärzte oder Arzthelfer können (auf Wunsch anonymisiert) über ihnen bekannte Fehler unterrichten. Die Berichte werden in eine Datenbank aufgenommen und stehen allen Besuchern der Seite zur Verfügung.

erfordert aber auch Geduld. Maßnahmen zur Verbesserung der Qualität wirken nicht von heute auf morgen und häufig setzen sie eine Bewusstseinsänderung der Beteiligten voraus (Beispiel: neue Fehlerkultur). Neben dem Willen zur Reform muss die Politik auch die Geduld aufbringen, Auswirkungen in der Praxis abzuwarten und (nach Evaluation) die richtigen Schlüsse daraus zu ziehen.

Und nicht zuletzt wird es auch darauf ankommen, das System der Qualitätssicherung übersichtlich zu halten. Zu Recht haben Fachleute in den vergangenen Jahren die unübersichtlichen Strukturen in der Qualitätssicherung kritisiert. Die Einrichtung des G-BA als zentralem Gremium auch für die Qualitätssicherung war ein erster wichtiger Schritt hin zu einer besseren Koordinierung. Einen Beitrag hierzu wird auch das mit dem GKV-Wettbewerbsstärkungsgesetz geschaffene unabhängige wissenschaftliche Qualitätsinstitut nach § 137a SGB V leisten. Sicher sind auch künftig noch weitere Effizienzsteigerungen möglich. Das bedeutet auch, dass einzelne Maßnahmen auf den Prüfstand gestellt werden müssen, um Doppelstrukturen zu vermeiden.

Literatur

Beck, Thomas, 2006: 10 Jahre Qualitätssicherung in der stationären Versorgung – ein institutioneller Rückblick, in: Rebscher, Herbert (Hrsg.): Gesundheitsökonomie und Gesundheitspolitik im Spannungsfeld zwischen Wissenschaft und Politikberatung. Heidelberg, 659-676.
BQS, 2008: Bundesgeschäftsstelle Qualitätssicherung gGmbH: Qualität sichtbar machen. BQS Qualitätsreport 2007. Düsseldorf.
Bundesministerium für Gesundheit 2006: Sicherung der Qualität im Gesundheitswesen. Berlin.
Gemeinsamer Bundesausschuss 2007: Zusammenfassung. Abschlussbericht Begleitforschung Mindestmengeneinführung. Universität und DKI Düsseldorf (www.g-ba.de/downloads/17-98-2542/Zusfass-Abschlbericht-MM-Begleitforsch.pdf, abgerufen am 19. Januar 2009).
Gerlach, Ferdinand M., 1995: Jeder Fehler ist ein Schatz. Von der Qualitätskontrolle zur kontinuierlichen Qualitätsentwicklung, in: Szecsenyi, Joachim/Gerlach, Ferdinand M. (Hrsg.): Stand und Zukunft der Qualitätssicherung in der Allgemeinmedizin. Stuttgart, 129-140.
Gruhl, Matthias/Klemperer, David 2008: Nutzerkompetenz durch Qualitätstransparenz – Steuerungskriterium für das deutsche Gesundheitswesen? In: G+G Wissenschaft 8/1, 7-17.
Hess, Rainer 2007: Der Stellenwert der gemeinsamen Selbstverwaltung auf Bundesebene, in: Ulrich, Volker/Ried, Walter (Hrsg.): Effizienz, Qualität und Nachhaltigkeit im Gesundheitswesen. Baden-Baden, 985-993.

Niechzial, Michael 2005: Qualitätsmanagement im Gesundheitswesen, in: Nagel, Eckhard (Hrsg.): Das Gesundheitswesen in Deutschland. Struktur, Leistungen, Weiterentwicklung. Köln, 225-239.

Ose, Dominik/Grande, Gesine/Badura, Bernhard/Greiner, Wolfgang, 2008: Patienteninformation zur Bewertung von Gesundheitseinrichtungen, in: Prävention und Gesundheitsförderung 3/3, 152-162.

Rohe, Julia/Thomeczek, Christian 2008: Aus Fehlern lernen: Risikomanagement mit Fehlerberichtssystemen, in: G+G Wissenschaft 8/1, 18-25.

Rosenbrock, Rolf/Gerlinger, Thomas 2007: Gesundheitspolitik. Köln.

Sachverständigenrat zur Begutachtung der Entwicklung im Gesundheitswesen 2002: Bedarfsgerechtigkeit und Wirtschaftlichkeit. Gutachten 2000/2001, Band II Qualitätsentwicklung in Medizin und Pflege, Band III Über-, Unter- und Fehlversorgung. Baden-Baden.

Sachverständigenrat zur Begutachtung der Entwicklung im Gesundheitswesen 2007: Kooperation und Verantwortung – Voraussetzungen einer zielorientierten Gesundheitsversorgung. Gutachten 2007. Baden-Baden.

Schlette, Sophia/Blum, Kerstin/Busse, Reinhard 2008: Gesundheitspolitik in Industrieländern 10. Gütersloh.

Konrad Schily

Muss Solidarität staatlich organisiert werden?

Sollte man versucht sein, die gesundheitspolitischen Transformationsprozesse der letzten 10 Jahre unter eine einfache Überschrift zu bringen, so lautete diese wie folgt: Immer stärkere Staatsorientierung, immer höhere Kosten, immer größere Verunsicherung bei den Versicherten, Pflegekräften und Ärzten. Schon lange vor der aktuellen Finanzkrise war der politische Trend zu beobachten, die sich im Zuge der Globalisierung immer mehr steigernde Komplexität der gesellschaftlichen Teilsysteme durch eine Wendung hin zum Staat zu bearbeiten und die in der Spätmoderne weiter zunehmenden Fliehkräfte gesellschaftlicher Diversifikation durch sozialarchitektonische Großbauten zu reintegrieren.

Kann man einerseits das Bedürfnis der Politik verstehen, staatliche Handlungsfähigkeit durch ein Mehr an staatlicher Kontrolle zu demonstrieren, so muss man sich andererseits im jeweiligen Einzelfall fragen lassen, ob es sinnvoll ist, den Staat als aktiven Akteur im dynamischen Beziehungsgeflecht wirtschaftlicher und sozialer Austauschprozesse zu positionieren. Eines ist klar: Der vermeintliche Zugewinn an Erwartungssicherheit und individueller Entlastung, der mit der Übertragung von Aufgaben an den Staat gewonnen wird, bedeutet gleichzeitig einen Verlust an Freiheit und individuellen Gestaltungsmöglichkeiten. Mag man auch jeweils über das Für und Wider staatorientierter Entscheidungen debattieren, so zieht sich durch die gesamte Gesetzestätigkeit der letzten Jahre wie ein roter Faden die aus Sicht der Liberalen durchaus problematische Grundüberzeugung, dass der Staat als paternalistischer Sachwalter aufzutreten habe, der weiß, was für seine Bürger am besten ist. Dieses Politikverständnis hat dazu geführt, dass in der Bundesrechtsdatenbank Anfang 2008 immerhin 1817 Gesetze mit 55.555 Einzelnormen und 2728 Rechtverordnungen mit 44.689 Einzelnormen verzeichnet waren.

Dass die Politik bei der Durchsetzung ihrer ordnungspolitischen Vorstellungen durchaus eine in der Bevölkerung mehr und mehr um sich greifende Stimmung bedient, die angesichts sich beschleunigender Arbeitsverhältnisse und gesteigerter Verknüpfungen des öffentlichen wie privaten Lebens nach neuen Sicherheitsversprechen sucht, macht die Sache nicht besser. Im Gegenteil: Da die so genährten Hoffnungen auf politische Rundum- und Sorglosungen in der Realität de facto nicht einzulösen sind, erzeugt die Politik mittelfristig immense kollektive Frustrationserlebnisse, die zur weiteren Stärkung der politischen Ränder führen werden. Hinzu kommt, dass die Lösung der anstehenden Probleme weiter hinausgezögert und das notwendige Umdenken dann umso schmerzhaftere Nebenwirkungen mit sich bringen wird.

Gut darzustellen ist die grundsätzliche Problemlage am derzeitigen Zustand unserer Sozialversicherungen. In allen Bereichen – Gesundheit, Pflege, Unfallversicherung – ist eine Tendenz zum Ausbau zentraler Kontrollinstanzen unübersehbar. Gegen alle vollmundigen Erklärungen über die Notwendigkeit des Bürokratieabbaus arbeitet die Große Koalition an allen Fronten vor allem mit dem Instrumentarium des Ordnungsrechts, entwirft sie neue Normen und Vorschriften in der vergeblichen Hoffnung, der verwirrenden Vielfalt und Komplexität unserer gesellschaftlichen Teilsysteme von einem archimedischen Punkt aus – der Regierungsbank – Herr werden zu können. Wie umfassend die Große Koalition mit dieser Politik des „immer mehr" scheitert, kann man am Beispiel des selbst in eigenen Reihen umstrittenen Gesundheitsfonds genauestens beobachten.

Dass wir angesichts seit Jahren kontinuierlich steigender Kosten und vor dem Hintergrund des sich zunehmend deutlicher abzeichnenden demografischen Wandels nach Möglichkeiten suchen müssen, die Finanzierungssituation unseres Gesundheitssystems zu verändern, ist über alle Parteien hinweg Konsens. Starken Dissens hingegen gibt es bezüglich der Frage, wie eine solche Veränderung auszusehen habe. CDU und SPD haben sich in der Zeit der Großen Koalition auf einen politischen Weg geeinigt, der zum einen – siehe meine einleitenden Bemerkungen – die Funktion hat, Handlungsfähigkeit zu demonstrieren. Dabei herausgekommen ist das Wettbewerbsstärkungsgesetz und daran gekoppelt der so genannte „Gesundheitsfonds", inklusive einer noch komplizierteren Neufassung des „Morbiditätsorientierten Risikostrukturausgleichs". Diese Begriffe, die schon in ihrer Semantik einen Verweis auf eine harte, den einzelnen Menschen nur mehr als Kostenfaktor realisierende Sozialtechnologie geben, demonstrieren ein Verständnis der Bürgergesellschaft, das vor allem von Misstrauen geprägt ist. Das oberste Ziel, zu diesem Ergebnis kommt man bei der Durchsicht aller Bemühungen, ist es, die Kosten zu senken und zu diesem Zwecke die Versicherten, die Leistungserbringer und die Kostenträger härter an die Kandare zu nehmen. Was zukünftig zu geschehen hat, wird einzig im Gesundheitsministerium entschieden. Dass das deutsche Krankenversicherungssystem durch die letzten Reformen in ein zentralistisches Staatskassensystem verwandelt worden ist, obwohl die Geschichte Europas zeigt, dass staatliche Gesundheitsversorgung nie gut funktioniert hat, scheint keinen politisch Verantwortlichen weiter zu stören. Ganz im Gegenteil hat man im Zuge des so genannten Wettbewerbsgesetzes den Wettbewerb gänzlich abgeschafft und damit statt der Einheitskasse auf der Beitragsseite vor allem die Einheitskasse bei den Leistungen gefördert. Dass dieser Weg nicht der richtige sein kann, zeigt schon ein erster Blick auf die blanken

Zahlen. Die Beitragssatzsteigerung zum 01. Januar 2009 auf das Rekordniveau von 15,5 Prozent ist nur ein aktuelles Zwischenhoch, das schon in absehbarer Zeit durch eine erneute Erhöhung übertroffen werden wird. Eine grundlegende Einsicht kann nicht weiter ignoriert werden: Das deutsche Gesundheitssystem ist strukturell unterfinanziert. Die Finanzierungslücke wird sich mit der zunehmenden demografischen Verschiebung zwischen Erwerbstätigen und Rentnern weiter vergrößern.

Die im Zuge des Konjunkturpakets II vorgenommene Absenkung um 0.6 Prozent verschleiert diesen tatsächlichen Finanzierungsbedarf und weckt die Illusion, auf wirkliche Strukturreformen verzichten zu können. Sie verschärft, weil kreditfinanziert, zudem die sich aus der demografischen Entwicklung ergebenden Schwierigkeiten. Diese Schulden sind insbesondere von den dann aktiv Beschäftigten zurück zu zahlen, wenn noch mehr nicht mehr erwerbstätige Menschen durch immer weniger arbeitende Menschen unterstützt werden müssen. Die aktuelle Entwicklung untergräbt massiv die Lebenschancen zukünftiger Generationen, sie geht von einem sehr verkürzten Verständnis von Solidarität aus und löst – zumindest mittelfristig – das Prinzip des „Einstehens für einander" durch das Prinzip „Wir gegen sie" ab. Damit ist ein Aspekt staatsorientierter Politik berührt, der weniger mit Zahlen als vielmehr mit ethischen Erwägungen zu tun hat. Die Vorstellung, dass der Staat als Sachwalter und Organisator der Lebensverhältnisse alleine tätig sein soll, führt dazu, dass die Menschen sich immer mehr auf ihn verlassen und ihre eigene Verantwortung an ihn abtreten. Anspruchsdenken und Desinteresse gegenüber den Lebenssorgen des Nächsten finden sich auf der Kehrseite jener Medaille, auf deren Vorderseite sich der allumsorgende Staat positioniert. Der Preis, den wir für das krampfhafte Festhalten an einem System in prinzipieller Schieflage zu zahlen haben werden, ist dementsprechend hoch. So steigt in der Bevölkerung das Gefühl, überhaupt nicht mehr zu verstehen, was „die in Berlin" entscheiden. Kaum einer kann noch nachvollziehen, worum es in der Gesundheitspolitik eigentlich geht. Hieraus resultiert eine tiefe Verunsicherung, die eine Verschiebung der Wertigkeiten nach sich zieht. Wenn die Menschen zunehmend verkennen, dass es sich bei der gesetzlichen Krankenversicherung ihrer Idee nach um eine Solidargemeinschaft gehandelt hat, und sie an Stelle dessen nur mehr „das System" vor Augen haben, wird sich der Impuls, das Bestmögliche herauszuholen, weiter intensivieren. Eigenverantwortung, die auf das Allgemeine bezogen ist, wird bei allen Akteuren des Gesundheitsfeldes weiter an Zuspruch verlieren, Egoismus wird weiter im Kurs steigen.

Jenseits solch sozial-ethischer Argumente ist die aktuelle Ausrichtung der Gesundheitspolitik aber auch volkswirtschaftlich falsch. Der Gesundheitsfonds mindert den Druck zu notwendigen Reformen. Verspätete Reformmaßnahmen müssen dann umso härter ausfallen. Der Gesundheitsfonds setzt eine staatliche Interventionsspirale in Gang, die zu einer vollständigen Zentralisierung führt. Zum Ausdruck kommt das in der Vereinheitlichung der Arzthonorare. Deutlich geworden ist das auch bei der Diskussion über die Basisfallwerte in den Krankenhäusern. Das staatliche Globalbudget führt zu staatlicher Preisadministration, die sich dem Spiel der Kräfte entzieht. Die Politik bestimmt, wie viel Geld in welche Verwendung fließen darf. Damit wird sie zum Adressaten für berechtigte wie unberechtigte Forderungen, die sie immer nur global befriedigen und damit den einzelnen Belangen nicht gerecht werden kann. Die Krankenkassen werden von Krankenversicherern zu staatlich determinierten „Managementgesellschaften" mit Fondszuweisungen.

Über die Jahre hinweg haben Regelungsdichte und Komplexität im Gesundheitssystem immer mehr zugenommen. Das führt im Ergebnis dazu, dass eine Handvoll Experten die Politik bestimmen, nicht aber die dafür verantwortlichen Politiker. Es ist an der Zeit, dies grundlegend zu ändern. Alle Vorgaben ändern nichts daran, dass die in der medizinischen Versorgung Tätigen durch ihre Arbeit, ihr Engagement und ihre Qualifikation trotz dieser Reglementierung noch dafür sorgen, dass Kranke eine gute medizinische Versorgung erhalten. Wenn sie motiviert sind, ihr Bestes zu geben, ist das der Garant für die bestmögliche Behandlung und Betreuung. Das bedeutet, dass es einen grundlegenden Wandel geben muss von einem Klima, das geprägt ist durch Misstrauen, Detailvorschriften und Kontrollen hin zu einem Klima, das den in den Gesundheitsberufen Tätigen Vertrauen entgegen bringt. Wenn es nicht gelingt, dafür zu sorgen, dass Ärzte, Zahnärzte, Pflegekräfte usw. eine hohe Motivation entwickeln, wird es in den nächsten Jahren sehr schwierig sein, das gute Gesundheitsniveau zu halten. Dafür müssen Leistungsanreize richtig gesetzt werden mit leistungsgerechter Honorierung gerade auch für Hausbesuche und Gesprächsleistungen. Freiräume für verantwortliches Handeln müssen geschaffen werden und die Freiberuflichkeit muss Vorrang vor der Institutionalisierung haben.

Gelingen kann uns die Sicherung der Versorgungsqualität unseres Gesundheitssystems aus meiner Sicht nur, wenn wir den Schritt in die Systemveränderung wagen, an Stelle weiterhin Symptome eines so nicht mehr funktionierenden Systems zu bekämpfen. Oberstes Prinzip muss sein, den Einfluss des Staates wieder auf ein Mindestmaß zurückzuführen und an Stelle des staatlichen Dirigismus einen echten Wettbewerb unter den Kassen zu ermöglichen. Ein erster Schritt in diesem Sinne wäre die Wandlung der Krankenkassen von Körperschaften öffentlichen Rechts zu Unternehmen mit sozialer Verantwortung. Hierzu ist es nötig, den Gesundheitsfonds wieder abzuschaffen und den Versicherungen die Beitragsatzautonomie zurückzugeben. Die Aufgabe des Staates wäre es dann, einen klaren wettbewerbs- und kartellrechtlichen Rahmen zu entwickeln, der den

Missbrauch marktbeherrschender Stellungen auf allen Seiten verhindert und Freiräume bereit stellt, um passgenaue Lösungen zu entwickeln. Wer den Wettbewerb bejaht, muss auch damit leben, dass es Unterschiede gibt, denn nur daraus entwickelt sich die zur Effizienzsteigerung notwendige Dynamik. Das bedeutet, dass nicht alles einheitlich und gemeinsam und bundesweit geregelt werden kann, sondern die Kreativität der Beteiligten vor Ort zum Tragen kommen muss. Konkret bedeutet dies eine Stärkung des Verantwortungsbewusstseins auf allen Ebenen. Die Versicherten sollen neben der unbedingt notwendigen Grundversorgung frei über den Leistungsumfang und die Tarifgestaltung bestimmen können. Das Sachleistungsprinzip, das dem Patienten nach Zahlung des Krankenversicherungsbeitrages freien Zugang zu allen Gesundheitsleistungen ermöglicht, ohne dass er überhaupt weiß, welche Kosten er hierdurch verursacht, muss durch das Kostenerstattungsprinzip ersetzt werden, verbunden mit intelligent ausgestalteten Selbstbeteiligungslösungen. Gleiches gilt für die Verantwortung des Arztes. Wir müssen weg von einem rein technischen, maschinenorientierten Menschenbild, das ärztliche Kompetenz zu einhundert Prozent in naturwissenschaftliches Wissen übersetzt. Eine solche Sichtweise degradiert die Ärzte zu Ingenieuren, die handbuchgemäß eine Maschine zu warten haben. An Stelle dessen brauchen wir ein gesellschaftliches Bild des Arztes, das diesen als Partner seiner Patienten in das Recht setzt, situationsabhängig nach besten medizinischen Lösungen zu suchen. Eine solche Therapiefreiheit bedeutet auch Therapieverantwortung des Arztes. Es ist ureigenste Aufgabe der ärztlichen Standesorganisationen, dafür zu sorgen, dass in diesem Rahmen die Qualität gewährleistet ist. Ärzte haben einen Anspruch darauf, in ihrer Arbeit durch Leitlinien, Empfehlungen und eine gute Aufbereitung vorhandener Studienergebnisse unterstützt zu werden. Das Arzt-/Patientenverhältnis darf nicht durch übermäßige Globalvorgaben gefährdet werden. Den Standardpatienten gibt es nicht und damit auch keine allgemein gültige Standardtherapie.

Einen zweiten zentralen Punkt, den es im Dienste der Konsolidierung unserer Gesundheitsversorgung zu bedenken gilt, sehe ich in der Schaffung von Verständlichkeit und Transparenz. Das System braucht klare, einfache, sich nicht widersprechende Regelungen. Bürokratische Vorgaben und Kontrollen müssen auf das notwendige Mindestmaß beschränkt werden. Gesetzlich vorgegebene Budgets sind durch leistungsgerechte Preise zu ersetzen.

Ein dritter Aspekt resultiert in der Einsicht, den Begriff der Solidarität wieder mit Leben zu erfüllen. Ganz zentral ist dabei die Einhaltung des Grundsatzes der Subsidiarität. Eigenverantwortung geht vor Kollektivverantwortung. In erster Linie sind die Menschen für ihre Gesundheit und für die Absicherung von Krankheitsfolgen selbst verantwortlich. Unterstützung und Hilfe sind dort notwendig, wo sie hierzu, aus welchen Gründen auch immer, nicht in der Lage sind. Dieses Plädoyer für solidarische Eigenverantwortung wird allerdings nur dann fruchten, wenn die Menschen sehen, dass hierfür strukturell die Voraussetzungen geschaffen werden. Dies betrifft u. a. die Frage der Beitragsgerechtigkeit. Hierfür ist eine klare Trennung von Versicherungsleistungen und Umverteilung erforderlich. Die Absicherung für den Krankheitsfall soll über leistungsgerechte Prämien erfolgen, hierdurch entstehende soziale Überlastungen werden durch steuerfinanzierte Zuschüsse nivelliert. So verhindert man, dass die alleinstehende Verkäuferin die Familie des in der GKV-verbliebenen Generaldirektors subventioniert. Stattdessen ist eine zielgerichtete Unterstützung derjenigen möglich, die anderenfalls nicht in der Lage wären, einen adäquaten Versicherungsschutz zu erhalten.

Die Sorge um soziale Überlastungen darf uns aber nicht nur im Hinblick auf die gegenwärtige Situation antreiben, sondern auch im Kampf um eine für alle Bürger lebenswerte Zukunft. Das heißt einerseits konkret, dass wir Vorsorge für kommende Lasten treffen müssen. So schnell wie möglich müssen zugriffssichere Kapitalreserven für steigende Gesundheitsausgaben im Alter gebildet werden. Die demografische Entwicklung in den nächsten Jahrzehnten mit der steigenden Zahl älterer Menschen und einer Abnahme der Zahl jüngerer, arbeitsfähiger Menschen bei gleichzeitigem medizinisch-technischem Fortschritt steht fest. Daher ist ein Schritt hin zur Kapitaldeckung sinnvoll.

In einem sehr viel grundsätzlicheren Sinne liegt die Zukunft einer guten Versorgung für alle Bürger jedoch nicht im Nachdenken über die komplexen Formeln des Morbiditätsorientierten Risikostrukturausgleichs oder spezifischen Berechnungsgrößen der Kapitaldeckung. Die Zukunft unserer Gesundheitsversorgung ist vielmehr in der Frage begründet, wie wir alle gemeinsam es mit der Gesellschaft insgesamt halten. Wenn wir nicht wollen, dass der Einzelne alleine nach Möglichkeiten sucht, das für ihn Beste aus den Angeboten des Sozialstaats herauszuholen, sondern in seinem Tun auch darauf achtet, welchen Effekt er im Hinblick auf die systemische Gesamtentwicklung hat, muss die Idee der Solidarität neu gedacht werden. Es ist an der Zeit, die gesellschaftlichen Koordinaten unter dem Wechsel von Anspruch zu Zuwendung neu zu justieren. Was damit gemeint sein könnte, kann abschließend die Idee der Solidargemeinschaft kurz beleuchten. Dem im gängigen Absicherungssystem anzutreffenden „moral hazard" versucht die Solidargemeinschaft zu begegnen, indem sie ihre Mitglieder aus der Anonymität betriebswirtschaftlicher Verrechnung herauslöst und partnerschaftlich anspricht. Voraussetzung einer funktionierenden Solidargemeinschaft ist daher die Überschaubarkeit der Mitgliederzahl und die Anerkenntnis des Prinzips der Eigenverantwortung. Im Zuge einer sich entwickelnden Vertrauenskultur und einer größtmöglichen Transparenz verspricht das Modell der Solidargemeinschaft ein hohes Maß an Passgenauigkeit und Wirtschaftlichkeit, was wiederum die Versorgungsqualität auf einem hohen Level sichert. Die Solidargemeinschaft ist nicht als Einheitskasse vorstellbar. Sie macht ernst mit dem Prinzip der Subsidiarität und stellt an ihre Mitglieder den Anspruch, Verantwortung zu übernehmen. Sie belohnt sie jedoch im Gegenzug mit einer Praxis, in der der Versicherte wieder als Individuum wahrgenommen und gemäß seinen Bedürfnissen behandelt wird. Dass ein System der Solidargemeinschaften nicht von heute auf morgen flächendeckend einzuführen wäre, liegt auf der Hand. Als normatives Korrektiv jedoch üben die real existierenden und sehr erfolgreich arbeitenden Solidargemeinschaften eine immense Faszination aus. Sie führen vor Augen, dass wir es bei den Problemen unseres Gesundheitssystems mit historischen Größen zu tun haben, denen keine fatalistische Naturgesetzlichkeit innewohnt und die daher auch veränderbar sind. Die Suche nach besseren Lösungen für ein freiheitliches und auch dauerhaft praktikables Solidarsystem muss und wird weitergehen.

Frank Spieth, Pascal Detzler

Umfassend ist gerecht!
Die linke Vision einer Gesundheitsversorgung 2030

Wenn schon alles optimal wäre, bräuchte man keine Visionen mehr. Zwar ist das deutsche Gesundheitssystem in seinen Grundzügen noch in einer passablen Verfassung. Es hat immer noch einige Stärken wie der Blick in andere Länder zeigt – seien es die Nichtversicherten in den USA oder die Wartezeiten in Großbritannien. Aber vieles läuft in Nachbarländern auch besser – so gibt es in keinem anderen europäischen Land die Zwei-Klassen-Medizin mit privat Krankenversicherten (PKV) als Krankheitsvollversicherung neben der zweiten Klasse der GKV-Versicherten. Ein weiteres Beispiel: Es gibt in den Niederlanden oder auch in Dänemark deutlich weniger antibiotikaresistente Krankenhauskeime als in Deutschland, weil dort seit vielen Jahren Hygienerichtlinien konsequent durchgesetzt werden.

Es gibt also wenig Grund, die Beine hochzulegen und mit dem deutschen Gesundheitssystem zufrieden zu sein. Insbesondere die sogenannten „Reformen" der letzten Jahre haben dem Gesundheitssystem nachhaltig geschadet. Empirische Befragungen unter Patienten und Ärzten zeigen, dass nach deren Einschätzung die Qualität der medizinischen Versorgung immer mehr gelitten hat:

Nach dem MLP-Gesundheitsreport 2008 stimmen dieser Aussage etwa 60 Prozent der Patienten und 57 Prozent der Ärzte zu, und weniger als 10 Prozent meinen, die Versorgung hätte sich verbessert. Teils noch höhere Zustimmungen und für andere ungünstige Prognosen sind in der nachfolgenden Tabelle zu finden:

Diese Zahlen sind sicherlich eine Auswirkung der „Reform"politik der letzten Jahrzehnte. Leistungen wurden zuletzt in großem Ausmaß durch das GKV-Modernisierungsgesetz (GMG) 2004 gekürzt, Zuzahlungen eingeführt (z. B. Praxisgebühr) und erhöht (z. B. Arzneimittel). Offensichtlich ist dabei inzwischen ein erträgliches Maß in den Augen vieler Patienten überschritten worden; die Zufriedenheit mit der GKV geht zurück, und immer mehr Versicherte sehen eine Notwendigkeit, sich privat zusätzlich zu versichern. 1997 hielten 23 Prozent eine Zusatzversicherung für lohnenswert, 2005 waren es 34 Prozent und 2008 schließlich 44 Prozent. Die Politik des fortgesetzten Sozialabbaus im Gesundheitssystem delegitimiert die GKV und spielt so den privaten Versicherungskonzernen in die Hände. Es sei in diesem Zusammenhang auch daran erinnert, dass die Parteien, die diese Kürzungen und das zunehmende Interesse an privater Absicherung zu verantworten haben, im Zeitraum von 1998 bis 2008 über 10,4 Millionen Euro an Parteispenden allein von Finanzdienstleistern erhalten haben[1].

Aussage	Patienten		Ärzte	
	Zustimmung (%)	Ablehnung (%)	Zustimmung (%)	Ablehnung (%)
Qualität der Versorgung hat sich verschlechtert	60	37	57	30
Qualität der Versorgung hat sich verbessert	5	92	9	87
Eine Gesundheitsversorgung auf heutigem Niveau ist nicht mehr für alle gewährleistet	61		81	
Wirtschaftliche Gesichtspunkte werden Behandlungsqualität beeinträchtigen / beeinträchtigen bereits?			89	8
Es rechnen zukünftig mit einem Ärztemangel in ihrer Region			West 59 Ost 94	
Fühle mich mit meiner Krankenversicherung gut abgesichert	GKV: 56 PKV: 89			

Aber zurück zur Qualität: Das GKV-Wettbewerbsstärkungsgesetz (GKV-WSG) von 2007 war zwar kein „klassisches Spargesetz" wie das GMG. Dennoch haben einzelne Regelungen die Position der Kranken eindeutig geschwächt. Das gilt etwa für die Versorgung mit Hilfsmitteln. Bislang durfte der Patient, befugt durch das Rezept seines Arztes, zu einem Hilfsmittelerbringer seiner Wahl gehen und bekam dort beispielsweise Windeln ausgehändigt. Die gesetzlichen Krankenkassen werden nun durch das Gesetz und den Wettbewerbsdruck gezwungen, viele Hilfsmittel auszuschreiben. Dabei geht der Zuschlag in aller Regel an den billigsten Lieferanten. So gut wie keine Rolle spielt dabei die Qualität des Hilfsmittels, also zum Beispiel, wie saugfähig die Windeln für den inkontinenten Patienten sind. Ebenso ist es nicht von Belang, ob der Hilfsmittelerbringer für Reklamationen gut erreichbar ist, oder ob wegen der niedrigeren Lieferkosten

---

[1] SPD: 1.449.000 Euro; Grüne: 608.000 Euro; CDU 5.234.000 Euro; CSU 999.000 Euro; FDP 2.078.000 Euro

gleich ein ganzer Quartals- oder gar Jahresbedarf geliefert wird und vom Patienten oder Heim gelagert werden muss. Klar ist: Qualitativ ist diese Regelung ein Rückschritt. Sie bevorzugt zudem große Lieferanten gegenüber kleinen wohnortnahen Sanitätshäusern. Ob sie Geld im System sparen wird, ist zu bezweifeln: Wenn die Windel wenig taugt, muss sie häufiger gewechselt werden. Das erzeugt höhere Personalkosten. Wird die minderwertige Windel jedoch nur genauso häufig gewechselt wie die hochwertige, dann leiden die Patienten an wunden Hautstellen aus denen sich dann möglicherweise sogar ein Dekubitus bildet. Auch dies senkt die Qualität weiter und kostet zudem mehr! Diese Regelung muss dringend wieder zurückgenommen werden, am besten, bevor die mittelständischen Strukturen bei den Hilfsmittelerbringern zerstört sind.

Zu einem qualitativ hochwertigen Gesundheitssystem gehört auch ein Versicherungsschutz für möglichst alle Menschen. Die Bundesregierung hat zum Inkrafttreten der „Versicherungspflicht" nach GKV-WSG im April 2007 bundesweit vollmundig plakatiert: „Ganz Deutschland wird krankenversichert!". Ein erstrebenswertes Ziel! Dieses Ziel ist jedoch mit der Einführung einer Versicherungspflicht alleine nicht zu lösen, aus einem simplen Grund: Die meisten Menschen, die zuvor unversichert waren, konnten sich eine Versicherung schlicht nicht leisten. Wenn man sie nun in eine Versicherung zwingt, ändert sich nichts am Einkommen. So musste die Bundesregierung auf Nachfrage auch eingestehen, dass von den gut 95000 Neumitgliedern der GKV 52000 Versicherte mit Stand vom 30.04.2008 beitragssäumig sind. Bis heute wird sich diese Zahl vermutlich noch deutlich erhöht haben.

Will man Qualität im Gesundheitssystem herstellen, muss man zuvor Qualität in der Gesetzgebung erbracht haben. Das geschah bei dieser Regelung jedoch nur sehr eingeschränkt: Diese Personen erhalten nur bei Schmerzzuständen und akuten Erkrankungen Hilfe. Das Gesetz lässt jedoch offen, was mit den zehntausenden mitversicherten Angehörigen in diesem Fall passiert. Im April 2007 hat das Bundesministerium für Gesundheit (BMG) den Kassen geantwortet, auch die Kinder und Ehepartner erhielten nur die eingeschränkten Leistungen. Das war fast zwei Jahre lang die gültige Rechtsauffassung des BMG. Anfang 2009 fragten einige Bundestagsabgeordnete nach, weshalb die Kinder der säumigen Beitragszahler nicht einmal die Präventionsuntersuchungen erstattet bekommen. Zeitungen berichteten darüber, und innerhalb von zwei Wochen änderte die Bundesregierung am Anfang des Wahljahres 2009 die Meinung: Nun sollen auch die Angehörigen nach Ansicht des BMG sämtliche Leistungen erhalten. Eine eindeutige gesetzliche Regelung steht weiterhin aus.

Ein weiterer Konstruktionsfehler der letzten sogenannten „Gesundheitsreform": Wer es bisher scheute, sich bei einer Kasse zu melden, muss sämtliche Beiträge seit 01.04.2007 nachzahlen. Für einen Selbständigen mit 1000 Euro

Einkommen bedeutet dies wegen der Mindestbeiträge für freiwillig Versicherte: Wenn er sich zum 01.04.2009 angemeldet hat, präsentiert ihm die Kasse eine Rechnung über mindestens 3400 Euro für die vergangenen zwei Jahre. In aller Regel ist dies unbezahlbar. Die Regierung zeigt als einzige Lösungsmöglichkeit auf, dass die Kasse Beiträge stunden, reduzieren oder erlassen darf. Dazu ist aber keine Kasse verpflichtet und keine Kasse hat in dem harten Wettbewerb ein Interesse, auf Gelder zu verzichten. Hier fehlt eine klare Regelung.

Ein weiteres Beispiel für Qualitätsprobleme in der Gesetzgebung: Seit 01.01.2009 müssen sich diejenigen, die nicht einer gesetzlichen Kasse zugeordnet werden können, privat krankenversichern. Privat versicherte Selbständige haben, wenn sie arbeitslos werden, kein Recht, in die GKV zurückzukehren. Für sie ist der neue Basistarif vorgesehen. Der kostet aber bis zu 570 Euro. Für einen Hilfebedürftigen müssen die PKV-Unternehmen laut Gesetz diesen Satz halbieren. Damit kostet die Krankenversicherung aber immer noch 285 Euro pro Monat. Das Grundsicherungsamt zahlt dem Hartz-IV-Betroffenen jedoch nur 118 Euro – das gleiche, was das Amt auch für GKV-versicherte Arbeitslose zahlt. Es bleibt eine Differenz von rund 170 Euro, die der Bedürftige aus seinem Regelsatz von 351 Euro zahlen soll. Nach Auskunft des BMG soll es sich hierbei um einen offenen Diskussionspunkt in den Koalitionsgesprächen gehandelt haben.

Hoffentlich hat die Bundesregierung diese Gesetzeslücken bei Erscheinen dieses Buches bereits geschlossen. Völlig ungelöst ist nach wie vor das Problem der Absicherung von Papierlosen, also von Menschen ohne gültigen Aufenthaltsstatus. Diese haben in der Regel keine Absicherung im Krankheitsfall und müssen befürchten, dass ihre Identität bei Inanspruchnahme einer medizinischen Hilfe gemeldet wird und ihnen in Folge die Abschiebung droht. Hier gibt es bestenfalls Ansätze von Lösungen auf Landesebene. Nötig wäre eine Änderung des Aufenthaltsgesetzes auf Bundesebene, die einen anonymen Krankenschein zur Abrechnung beim Sozialamt ermöglicht. Einen solchen Vorschlag hat das Land Berlin dem Bundesrat vorgelegt. Bislang sind die Sozialämter gezwungen, jeden Verstoß gegen das Aufenthaltsrecht an die Ausländerbehörden weiterzuleiten, die dann eine Abschiebung in die Wege leiten können. Eine solche Regelung, die für bis zu eine Million Menschen dringend nötig ist, findet man im GKV-WSG nicht.

Keine Reform gibt es bislang in der Krankenhaushygiene. Jedes Jahr erkranken 500000 bis 800000 Patienten an Krankenhauskeimen und etwa 20000 bis 40000 sterben daran. Dies sind Schätzungen der deutschen Gesellschaft für Krankenhaushygiene. Es gibt keine genauen Daten, weil es weder eine Meldepflicht für die Erkrankung noch einen Vermerk in der Todesursachenstatistik gibt. Sicher ist aber: Mit einfachen Mitteln, z. B. der strikten Einhaltung bekannter Hygieneregeln wie regelmäßiger Händedesinfektion und Kittelwechsel wäre es möglich, tausende Todesfälle zu verhindern. Nachbarländer, wie die Niederlande oder auch Dänemark, haben uns dies vorgemacht, wir bräuchten nur deren Maßnahmen zu kopieren. Die Bundesregierung ist hier weiter untätig. DIE LINKE hat einen Antrag gestellt, sinnvolle Hygienemaßnahmen gesetzlich verbindlich festzuschreiben.

Überhaupt muss die Finanzierung der Krankenhäuser dringend verbessert werden. Die Investitionen in neue Technik und neue Gebäude sind über Jahrzehnte kontinuierlich zurückgefahren worden: Gab es Mitte der 1970er Jahre noch eine Investitionsquote von 25 Prozent, liegt sie heute nur noch bei 5 Prozent. Mittlerweile wird von einem Investitionsstau von 50 Milliarden Euro gesprochen. Gesetzlich stehen die Bundesländer in der Pflicht der Investitionsfinanzierung. Viele Länder können dieser Pflicht aber nicht nachkommen. Die Krankenhäuser reagieren hierauf teils damit, dass sie Betriebsmittel einsparen und für Investitionen verwenden. Damit die Krankenhäuser mit neuester Technik und in zeitgemäßen Gebäuden wieder medizinische Spitzenqualität leisten können, haben wir mehrfach beantragt, hierfür über 10 Jahre jährlich je 2,5 Milliarden Euro in den Bundeshaushalt einzustellen und durch die Länder in gleicher Höhe kofinanzieren zu lassen.

Die Versorgungsqualität in den Pflegeheimen ist zum Teil desaströs und leidet stark an dem ökonomischen Druck. Der Markt verlangt Dumpingpreise zu Lasten des Personals. Die schlechte Qualität liegt nicht an den Pflegekräften vor Ort; diese leisten oft eine aufopferungsvolle Arbeit. Der Fisch stinkt hier vom Kopf her. Die Managements der Häuser haben zu wenig Anreiz, eine vernünftige Pflegequalität zu liefern. Es fehlt die intrinsische Motivation für die Leitungen, eine qualitativ hochwertige und humane Pflege als erste Priorität zu sehen. Wir haben in unserem Antrag zur Pflegereform gefordert, dass endlich der Fachkräfteschlüssel eingehalten werden soll. Wir haben festgestellt, dass der Medizinische Dienst der Krankenkassen völlig überfordert ist bei der Kontrolle der Heime und gestärkt werden muss. Es müssen wirksame Sanktionen her, bis hin zum Entzug der Zulassung eines schlecht geführten Heimes. Wir sind uns sicher: Alleine die ernsthafte Drohung mit einer solchen Sanktion würde eine immense Qualitätsverbesserung bewirken.

Es gibt ein zunehmendes Problem in der ärztlichen Versorgung. Zwar gibt es immer mehr Ärzte, jedoch vor allem in guten städtischen Lagen. Kaum ein Mediziner lässt sich im ländlichen Raum nieder. Das Problem existiert vor allem, aber nicht nur in den östlichen Bundesländern. Weder finanzielle Anreize, die viele Kassenärztliche Vereinigungen versuchten, noch die Reform des Vertragsarztrechts der Bundesregierung haben hieran substantiell etwas geändert.

Von vielen Reformen weiß man schlicht nicht, ob sie die Versorgungsqualität verbessert oder verschlechtert haben, weil dies nicht wissenschaftlich untersucht wird. Das gilt bislang noch für die 2003 eingeführten Fallpauschalen (Diagnosis related groups – DRGs) in den Krankenhäusern. Die Krankenhäuser werden nicht mehr für jeden Tag, den der Patient bei ihnen zubringt, entlohnt, sondern nach der Diagnose. Es ist zu befürchten, dass die Krankenhäuser damit ein großes betriebswirtschaftliches Interesse haben, die Patienten möglichst früh – vielleicht zu früh – nach der Operation zu entlassen. Man spricht dann von sogenannten „blutigen Entlassungen". Im Gesetz steht, dass im Jahr 2005 bereits Ergebnisse aus einer DRG-Evaluation veröffentlicht werden mussten. Erst nach vielen parlamentarischen Nachfragen wurde Ende 2008 überhaupt ein Auftrag vergeben. Ein klarer Gesetzesbruch! Die DRG-Reform wird bis zum Erscheinen der Ergebnisse im völligen Blindflug abgeschlossen worden sein.

Im Arzneimittelbereich fordern wir seit langem die Einführung einer Positivliste. Eine objektive wissenschaftliche Bewertung der Wirkung sämtlicher Arzneimittel kann sowohl die Qualität verbessern als auch Kosten sparen. Eine solche Bewertung der mehr als 50.000 zugelassenen Arzneimittel kann aber unmöglich der einzelne Arzt vornehmen; er hat aber bis heute den schwarzen Peter und muss dem Patienten erklären, weshalb er dieses Medikament verordnet und jenes nicht. Diese intransparente Art der Rationierung in unserem Gesundheitssystem muss beendet werden. Arzt, Patient und Beitragszahler brauchen endlich die Sicherheit, dass das, was verordnet wird, auch tatsächlich sinnvoll ist.

Die Apotheken nehmen eine Schlüsselposition in der Qualitätssicherung der Medikamentenversorgung ein. Dies hat die Bundesregierung offensichtlich nicht erkannt, da sie den Trend hin zu Versandapotheken nicht gebrochen hat. Eine Versandapotheke an sich ist erst mal natürlich nichts Schlechtes. Es gibt Patienten, die entweder so mündig sind, dass sie auch ohne eine Beratung auskommen können, oder Patienten, die eine Dauermedikation haben, an der sich nichts ändert. Es gibt aber zwei Probleme: Erstens glauben manche Patienten nur zu wissen, was sie tun, verordnen sich aber selbst gerade einen gefährlichen Medikamentencocktail. Zweitens kann sich auch bei einer Dauermedikation etwas ändern und ein Apotheker kann dann auf mögliche Wechsel- und Nebenwirkungen hinweisen. DIE LINKE ist daher der Ansicht, dass nur verschreibungsfreie Medikamente über Versandapotheken vertrieben werden sollten. Einen Antrag, der das fordert, haben wir 2008 dem Deutschen Bundestag vorgelegt.

Als Gesundheitspolitiker muss man sich außerdem fragen, was man mit der forcierten Verlagerung der Arzneimittelversorgung von Präsenz- auf Versandapotheken im System bewirken würde: Man würde über den Entzug von finanziellen Mitteln das Netz der Präsenzapotheken ausdünnen. Es werden nur so viele Apotheken existieren können, wie man über das Gesundheitssystem auch finanziert. Präsenzapotheken mit echter Beratung und Notfallversorgung leben auch von dem Verkauf der Medikamente, den einige auf die Versandapotheken verlagern wollen. Das hätte zur Folge, dass die wohnortnahe Versorgung insbesondere in ländlichen Regionen gefährdet und die Qualität der medizinischen Versorgung immer schlechter würde.

Große Spielräume, um Einsparungen zu erzielen, liegen im Bereich der Medikamentenversorgung ohnehin nicht bei den Apotheken, sondern bei den Arzneimittelherstellern: Die Arzneimittelpreise haben sich von 1995 bis 2005 von 8,94 Mrd. Euro auf 15,44 Mrd. Euro erhöht. Im gleichen Zeitraum blieben die Rohgewinne der Apotheken und des Großhandels mit 5,0 Mrd. Euro 1995 und 4,94 Mrd. Euro 2005 nahezu konstant.

Es gibt große mögliche Synergieeffekte zwischen dem Ziel der Qualitätssicherung und -verbesserung einerseits und Einsparungen im Gesundheitssystem andererseits. Jeder Euro, der für schlechte Qualität investiert wird, ist ein verlorener Euro. Jeder Euro, der zunächst eingespart wird, aber die Qualität der Versorgung verschlechtert, zieht oft höhere Folgekosten nach sich. Wenn die Krankenhäuser Geld in der Hygiene sparen, produziert dies menschliches Leid und hat Folgekosten in der Behandlung der mit Krankenhauskeimen infizierten Patienten. Wenn die Kassen über schlechte Qualität von Windeln Geld sparen wollen, kostet das umso mehr in der Wundversorgung und/oder beim Windelwechsel und die Patienten liegen im Nassen.

Eine linke Vision eines Gesundheitssystems muss immer ein mehr an demokratischer Beteiligung aller Akteure beinhalten und muss gleichzeitig versuchen, die Ökonomisierung, die in den letzten Jahren voranschritt, zurückzudrängen. Daher sind wir sehr für die Selbstverwaltung. Diese muss jedoch reanimiert und Zug um Zug mit mehr Befugnissen ausgestattet werden. Denkbar sind regionale Gesundheitskonferenzen, in denen alle Akteure Gesundheitsziele festlegen und in letzter Konsequenz ein eigenes Budget haben, um diese Ziele zu erreichen. Ausdrücklich zu verbessern ist dabei die Verhandlungsposition derer, für die und durch die das Gesundheitssystem existiert: Die Patientinnen und Patienten sowie die Versicherten.

Zuallererst ist die Qualitätssicherung also die Aufgabe der Selbstverwaltung, die zuvor allerdings von der Politik mit den Mitteln ausgestattet werden muss, damit sie dieser Aufgabe gerecht werden kann. Bei einem Versagen dieses Systems, aber auch nur dann, muss es der Politik vorbehalten bleiben, hierin einzugreifen.

Das Institut für Qualität und Wirtschaftlichkeit im Gesundheitswesen (IQWiG) ist eine sinnvolle beratende Einrichtung der Selbstverwaltung. Wir begrüßen ausdrücklich die Entwicklung einer Kosten-Nutzen-Bewertung. Durch dieses methodisch fundierte Instrument kann gewährleistet werden, dass die begrenzten Mittel den größtmöglichen Nutzen nach sich ziehen.

Helfen kann hierbei auch die Integrierte Versorgung. Das Denken über die Grenzen von Fachbereichen und über die Grenzen von ambulanter und stationärer Versorgung hinweg birgt ein großes Potential für Qualitätsverbesserungen. Die Polikliniken der DDR wurden nach dem Anschluss an die BRD leider zum größten Teil auf den Müllhaufen der Geschichte geworfen. Mittlerweile wird dies von den meisten Gesundheitspolitikern als ein großer Fehler begriffen. In Polikliniken arbeiten viele verschiedene Fachärzte und auch Angehörige anderer Berufe unter einem Dach. Patienten finden daher mit ihrer Erkrankung meist den richtigen Ansprechpartner und werden optimal versorgt. In den heutigen Medizinischen Versorgungszentren (MVZen), die nach Änderung des § 95 SGB V nach dem GMG 2004 gegründet werden konnten, arbeiten meist zu wenig Ärzte, um die Vorteile eines MVZs richtig ausschöpfen zu können. Mehr als die Hälfte der MVZen haben nur 2 bis 3 Ärzte, wie uns die Bundesregierung in einer Antwort auf eine Kleine Anfrage mitteilte. Ein weiteres Problem ist, dass auch private Gesellschaften Träger eines MVZs werden dürfen. Das nutzen Krankenhausketten aus, die sich über das MVZ selbst Patienten zuweisen (Drehtüreffekt; Staubsaugerfunktion).

Integrierte Organisationen entstehen dann, wenn die beteiligten Partner keine Nutzenmaximierung notfalls zu Lasten der anderen anstreben, sondern mit einer langfristigen Orientierung die Entwicklung einer gemeinsamen übergreifenden Organisation betreiben. Die Versorgung großer Bevölkerungsgruppen muss als ein integriertes Gesamtunternehmen gedacht werden, in dem alle beteiligten Akteure für die gemeinsamen Versorgungsziele an einem Strang ziehen. Krankenkassen und Dienstleister sind immer gemeinsam für das Gelingen der Versorgungsprozesse verantwortlich, Indikationsmacht und Finanzierungsgewalt dürfen nicht aufgespalten werden. Das jetzige System begünstigt die Krebszellenökonomie, bei der Vorteilsgewinne im Subsystem das Gesamtsystem sprengen. Die bisher getrennte Zuständigkeit für Qualität und Ökonomie der Versorgung sind also zu integrieren.

Partner bei dem Prozess der Qualitätsverbesserung und Demokratisierung sind alle, die die Versorgung der Patienten als ihr höchstes Ziel erachten. Gegner sind alle diejenigen, die primär das eigene Profitstreben im Auge haben. Patienten-, Behinderten-, Selbsthilfeverbände und Versichertenvertreter sollen in der Selbstverwaltung daher eine wichtige Rolle spielen. Die Selbstverwaltung ist nur dann sinnvoll, wenn ihr Handeln nicht der Ideologie des Wettbewerbs folgt. In einem solidarisch organisierten System ist der Markt ein systemfremdes Element und sorgt nicht für Effizienz, sondern für Verschwendung, Rosinenpickerei und Vorteilsnahme. Hier ist systemisches Denken gefragt. Stures betriebswirtschaftliches Denken hingegen vermag nicht über die Grenzen der eigenen ökonomischen Belange hinauszugehen. Krankenhäuser sind keine Autohäuser. Arztpraxen sind keine Handwerksbetriebe. Apotheken sind keine Supermärkte. Sie alle werden finanziert aus Versichertengeldern und sollen dem Ziel dienen, den Patienten den größtmöglichen gesundheitlichen Nutzen zu bringen. Man muss den dort arbeitenden Heilberuflern die Möglichkeit geben, zuvorderst dieses Ziel zu verfolgen. Der Zwang, als Unternehmen auf dem Markt nach Profit zu streben, steht diesem Ziel zu oft im Weg und führt zu oft zu unsinnigen Entscheidungen.

Anfang 2009 hat sich gezeigt, wohin eine intransparente Selbstverwaltung führen kann. Zwar haben die Ärzte im Vergleich zu 2007 insgesamt ein sattes Plus von gut 10 Prozent Honorarsteigerung erhalten. Die meisten anderen Berufsgruppen können davon nur träumen. Die Kassenärztlichen Vereinigungen, also die Selbstverwaltung der Ärzte gelang es nicht, allen Ärzten die Gründe zu erläutern, wie dieses Plus zukünftig verteilt werden soll. Bei jeder Reform in einem komplexen System, wie dem der ärztlichen Vergütung, gibt es erstens Gewinner und Verlierer und zweitens Effekte, die man bei den Honorarverhandlungen nicht bedacht hat und die sich erst in der Praxis zeigen.

Die Folge war, dass viele Ärzte nicht abschätzen konnten, mit wie viel Geld sie am Ende des Quartals rechnen können. Viele haben befürchtet, ihr Stück vom Kuchen würde nicht wachsen oder sogar schrumpfen, obwohl der Kuchen insgesamt größer wird. Viele schlossen ihre Praxis deshalb um zu protestieren. Einige forderten gar die Patienten auf, die befürchteten Mindereinnahmen bei der GKV aus eigener Tasche zu bezahlen, als seien Steigerungen des Ärztehonorars ein Grundrecht, das die Patienten zu bedienen haben. Der Protest richtete sich also wochenlang gegen die Patienten, obwohl diese mit Rekordbeiträgen nicht zuletzt die höhere Gesamtvergütung der Ärzte zu zahlen hatten.

Diese Reibungsverluste sind bei den derzeitigen Vergütungsmechanismen systemimmanent. Denkbar ist daher eine Systemänderung, die jedoch weder eine abgestimmte Fraktionsposition noch von heute auf morgen zu erreichen ist. Den Ärzten soll ein festes monatliches Gehalt gezahlt werden, mit dem sie rechnen können. Die Höhe soll sich daran orientieren, was derzeit der durchschnittliche Gewinn nach Abzug der Praxiskosten ist – das heißt, je nach Berechnung, etwa 8000 bis 10000 Euro im Monat. Praxiskosten zahlen die Krankenkassen. Dafür muss sich jeder Arzt um die Belange seiner Patienten kümmern. Er braucht damit keine Leistungen mehr zu erbringen, die medizinisch unsinnig, aber betriebswirtschaftlich interessant sind.

Qualitätssicherung ist eindeutig keine Luxusfrage, sondern eine Notwendigkeit. Zudem muss die Finanzierung solidarisch sein. Dies sind Gebote der sozialen Gerechtigkeit. Um dies zu untermauern, lassen Sie uns ein kleines gedankliches Experiment in Anlehnung an den Gerechtigkeitstheoretiker John Rawls ausbreiten: Alle Mitglieder einer Gesellschaft sollen demokratisch über Gerechtigkeitsprinzipien entscheiden, die zukünftig gelten sollen. Niemand kennt jedoch seinen eigenen Gesundheitszustand und niemand hat Kenntnis über seinen sozialen Status. Alle entscheiden rational. Nach dieser Entscheidung gelten die Gerechtigkeitsprinzipien ewig und erst dann lebt jeder in seinen realen sozialen und gesundheitlichen Verhältnissen. Es ist vorauszusehen: Unter diesen Annahmen würde sich niemand für ein System der privaten Risiko-Absicherung entscheiden. In diesem System müsste jeder Angst haben, dass er stark benachteiligt wird, wenn er arm ist und die Versicherungsprämien nicht zahlen kann. Jeder müsste fürchten, nicht die notwendigen medizinischen Leistungen zu erhalten, die er für seine möglichen Krankheiten braucht. Alle würden sich für ein solidarisches System entscheiden, in dem jeder nach seinen Bedürfnissen versorgt wird, und für das alle nach ihren Möglichkeiten aufkommen.

Diese These ist sogar unter realen gesellschaftlichen Bedingungen der Wunsch der großen Mehrheit der Bevölkerung. 80 bis 90 Prozent der Anhänger aller Parteien unterstützen nach einer aktuellen Umfrage des Bertelsmann-Gesundheitsmonitors die Solidarprinzipien der Gesetzlichen Krankenversicherung: Jung für Alt, Gutverdiener für Geringverdiener und Gesunde für Kranke.

Diese Prinzipien wurden in den letzten Jahren jedoch mehr und mehr von der Ideologie der Ökonomisierung angegriffen, über Zuzahlungserhöhungen, Leistungskürzungen und Wahltarife. Immer noch leistet sich Deutschland das in Europa einmalige und ungerechte Parallelsystem der PKV als Vollversicherung. Immer noch werden Gutverdiener auch in der Gesetzlichen Krankenversicherung durch die Beitragsbemessungsgrenze besser gestellt als Gering- und Durchschnittsverdiener. Immer noch gibt es den Sonderbeitrag, durch den die Beschäftigten 0,9 Prozentpunkte stärker belastet werden als die Arbeitgeber. Statt die Parität wiederherzustellen, will die Bundesregierung in Zukunft die Beschäftigten und Rentner weiter belasten, während Arbeitgeber entlastet werden sollen. Das geschieht über Zusatzbeiträge. Bis zu ein Prozent des Einkommens zahlen die Beschäftigten und Rentner zukünftig über Zusatzbeiträge. Bei einem pauschalen Zusatzbeitrag bis 8 Euro, muss das Einkommen nicht geprüft werden; Einkommensbezieher unter 800 Euro zahlen dann also mehr als ein Prozent ihres Einkommens. Zusammen mit dem Sonderbeitrag ist die Parität damit um bis zu 1,9 Prozent verschoben, für Geringverdiener gegebenenfalls sogar noch weiter.

Mit der steuerlichen Abzugsfähigkeit der Krankenversicherungsbeiträge ab 2010 wird die Bundesregierung die Ungerechtigkeiten in der Finanzierung weiter verschlimmern. Hohe Einkommen werden davon stark profitieren, mittlere mäßig und geringe Einkommen überhaupt nicht.

Immer noch werden Erwerbseinkünfte voll, aber Kapitaleinkommen fast gar nicht zur Finanzierung der medizinischen Leistungen herangezogen. Dies sind Ungerechtigkeiten, die abgeschafft werden müssen.

Das Konzept der LINKEN für eine solidarische und soziale Bürgerinnen- und Bürgerversicherung will die soziale Gerechtigkeit wiederherstellen. Alle sind in der GKV versichert. Alle zahlen den gleichen prozentualen Teil ihres gesamten Einkommens – ohne Beitragsbemessungsgrenze und ohne Unterscheidung, woher die Einkünfte stammen. Alles, was medizinisch notwendig ist, wird bezahlt.

Gesundheitspolitik ist oft kaum etwas anderes als Medizinpolitik. Bei aller Wertschätzung der modernen Medizin und was sie leisten kann – für den Gesundheitszustand der Menschen weitaus zentraler ist soziale Gleichheit bzw. soziale Ungleichheit. Gesundheitsförderung und Prävention allein können daher die bestehenden gesundheitlichen Chancenungleichheiten nicht beheben. Erforderlich hierfür sind eine andere Arbeitsmarkt-, Beschäftigungs-, Bildungs- und Sozialpolitik. Ein Präventionsgesetz kann aber die Voraussetzungen dafür schaffen, Menschen vor Ort unmittelbar zu erreichen und zu unterstützen. Deshalb müssen die Präventionsangebote vor allem in den Lebenswelten der Menschen – beispielsweise in Kindergärten, Schulen, Stadtteilen oder Betrieben – ansetzen, und zwar dauerhaft und überall. Besonders wichtig ist die Partizipation aller Beteiligten: Menschen müssen an der Planung, Gestaltung und Umsetzung der jeweiligen Angebote in den Lebenswelten beteiligt werden.

Das Gesundheitssystem in Deutschland ist so komplex, dass eingeschlagene Wege sich nicht von heute auf morgen umkehren lassen. In vielen kleinen und großen Entscheidungen und Reformen muss aber der derzeit eingeschlagene Kurs grundlegend geändert werden. Dabei muss die Politik sicherlich die Interessen aller Akteure berücksichtigen, darf sich aber nicht zum Erfüllungsgehilfen von rein ökonomischem Profitstreben machen lassen. Der überwiegende Teil der Bevölkerung will ein umfassendes und gerecht finanziertes Gesundheitssystem. Wenn eines Tages die Mehrheit des Parlaments die Interessen von 80 Prozent der Bevölkerung vertritt, gibt es gute Chancen, dass dieses Ziel bis 2030 erreicht wird. Ohne Kursänderung werden aber weder sozial gerechte Beiträge erhoben, noch wird das Gesundheitssystem sein Ziel effizient erfüllen können: Die umfassende Gesundheitsversorgung für alle Bürgerinnen und Bürger.

Biggi Bender

Bürgerversicherung und Qualitätswettbewerb – zur Gesundheitspolitik von Bündnis 90/Die Grünen

In ihrer Koalitionsvereinbarung hatten CDU, CSU und SPD die „Sicherung einer nachhaltigen und gerechten Finanzierung" des Gesundheitswesens annonciert. Diese Ankündigung haben sie nicht wahrmachen können. An den Finanzierungsproblemen und Gerechtigkeitsdefiziten des deutschen Gesundheitswesens hat die Gesundheitsreform 2007 wenig geändert.

So wird die gesetzliche Krankenversicherung (GKV) auch weiterhin fast ausschließlich über die Arbeitseinkommen aus abhängiger Beschäftigung finanziert. Kapital- und Gewinneinkommen bleiben bei der Beitragsberechnung weitgehend unberücksichtigt. Der steuerfinanzierte Bundeszuschuss an den Gesundheitsfonds wird auch nach seiner Anhebung infolge des Konjunkturpakets der Bundesregierung nicht mehr als sieben Prozent der Ausgaben der Krankenkassen abdecken. Weitere Steigerungen sind zwar angekündigt, aber bis heute nicht gegenfinanziert. Und auch weiterhin können sich die wirtschaftlich leistungsstärksten und im Regelfall auch gesündesten Bevölkerungsgruppen dem Solidarausgleich innerhalb der GKV weitgehend entziehen. In der privaten Krankenversicherung (PKV) spielen Solidaraufgaben auch nach der Gesundheitsreform allenfalls eine randständige Rolle. In der Beihilfe sind sie überhaupt nicht vorgesehen.

Die Gesundheitsreform 2007 ist also vor allem auf der Finanzierungsseite weit hinter den Reformnotwendigkeiten zurückgeblieben. Trotzdem wird sie nicht folgenlos bleiben. Sie hat auf der Steuerungsebene des Gesundheitswesens einen tief greifenden Systemwechsel eingeleitet. Seit jeher ist das (west-) deutsche Gesundheitswesen durch starke Selbstverwaltungsstrukturen gekennzeichnet. Dazu gehörte immer auch, dass die Krankenkassen selbst über die Höhe ihres Beitrags entscheiden konnten. Das ist einer der Gründe, weshalb das deutsche Gesundheitswesen finanziell vergleichsweise gut ausgestattet ist. Diese Finanzautonomie hat die Koalition beendet. Der mit dem Jahr 2009 in Kraft getretene Gesundheitsfonds geht mit einem von der Bundesregierung festgelegten Einheitsbeitrag einher. Während bisher der Staat die Beitragssatzentwicklung in der GKV nur mittelbar über rechtliche Rahmenvorgaben und Kostendämpfungsgesetze beeinflussen konnte, kann und muss er nun direkt eingreifen. Damit werden künftige Bundesregierungen jedes Jahr zwischen der finanziellen Absicherung einer guten Gesundheitsversorgung, der Beitragsbelastung der Versicherten, den Einkommensinteressen der Anbieter von Gesundheitsleistungen und wichtigen anderen Politikzielen abwägen müssen. Diese Konkurrenz wird sich noch verschärfen, wenn der Bundeszuschuss zur GKV tatsächlich weiter ansteigen sollte. Denn während bei den Krankenversicherungsbeiträgen von vornherein klar ist, dass sie in das Gesundheitswesen fließen, kommen die Steuerzuschüsse aus dem allgemeinen Bundeshaushalt, über dessen Aufteilung immer wieder neu entschieden werden muss.

Damit wird das deutsche Gesundheitswesen den Gesundheitssystemen ähnlicher, die durch den Staat dirigiert und über Steuern finanziert werden. Diese Systeme gelten als erfolgreich bei der Begrenzung der Ausgaben für die Gesundheitsversorgung. Die staatliche Globalbudgetierung und die Durchgriffsmöglichkeiten auf die regionalen und lokalen Akteure der Gesundheitsversorgung ermöglichen die ausgabentreibenden Auswirkungen des demografischen Wandels und des medizinischen Fortschritts einzuhegen. Probleme gibt es aber beim Angebot und der Qualität von Gesundheitsleistungen. Von langen Wartelisten für bestimmte Behandlungen, unzureichenden Investitionen in die Infrastrukturen der Gesundheitsversorgung und einer geringen Patientenorientierung und fehlenden Wahlmöglichkeiten wird berichtet.

Die GKV wird durch die Gesundheitsreform 2007 nicht im Handstreich in einen „Nationalen Gesundheitsdienst" britischer Prägung verwandelt. Krankenkassen und Ärzteschaft werden auch weiterhin ein gewichtiges Wort bei der Ausgestaltung des Gesundheitssystems mit zu reden haben, die meisten niedergelassenen Ärztinnen und Ärzte werden – auch wenn die Zahl angestellter Ärztinnen und Ärzte steigt – Freiberufler bleiben und auch die vollständige Steuerfinanzierung des deutschen Gesundheitswesens steht nicht unmittelbar bevor. Allerdings wächst durch die stärkere Rolle des Staates in der GKV die Gefahr, dass die Einnahmen der Krankenkassen aus dem Gesundheitsfonds nicht Schritt halten werden mit den wachsenden Anforderungen.

Das ist von den Architektinnen und Architekten der Gesundheitsreform 2007 auch durchaus beabsichtigt. Beginnend mit dem Jahr 2010 sollen die Zuweisungen des Gesundheitsfonds an die Krankenkassen bis auf 95 Prozent der Gesamtsumme der Ausgaben der GKV zurückgefahren werden. Die restlichen 5 Prozent sollen sich die Krankenkassen dann über Zusatzbeiträge von ihren Versicherten holen. Allerdings werden diese alleine von den Versicherten zu bezahlen sein. Da überdies die Kassen ihre Zusatzbeiträge im Regelfall pauschal – und nicht einkommensabhängig – erheben werden, werden Preisunterschiede zwischen den Kassen für die Versicherten weitaus spürbarer werden als bisher. Der absehbare Preiskampf wird für die Kassen massive Anreize für verstärkte Sparanstrengungen setzen. Damit werden erhebliche Risiken für die Versorgungsqualität verbunden sein. Viele Kassen werden versucht sein, durch eine restriktive Genehmigungspraxis bei kostspieligen Behandlungsfällen Geld einzusparen. Zudem wird für Investitionen in solche Versorgungsinnovationen, die erst einmal eine Anschubfinanzierung benötigen, bevor sie sich für die Krankenkassen auch unter betriebswirtschaftlichen Aspekten rechnen, weniger Geld übrig sein. Der Gesundheitsfonds könnte sich so als Innovationsbremse für das Gesundheitssystem erweisen.

Sollten sich im Verlaufe des Jahres 2009 die mit dem Gesundheitsfonds zu erwartenden Umstellungsprobleme als übergroß erweisen, ist seine Abschaffung nach der nächsten Bundestagswahl nicht auszuschließen. Sehr wahrscheinlich ist ein erneuter Systemwechsel aber nicht. Ein derart komplexes und von vielen Interessen durchzogenes System, wie die GKV, verträgt keine ständigen Richtungswechsel. Zudem wird wenigstens eine der beiden Parteien, die für die Einführung des Fonds verantwortlich sind, auch an der nächsten Bundesregierung beteiligt sein.

Das heißt nicht, dass nach der Bundestagswahl der Gesundheitsfonds kein politisches Thema mehr sein wird. So ist die einprozentige Belastungsobergrenze für den Zusatzbeitrag in der beschlossenen Form nicht aufrechtzuerhalten. Da die entstehenden Beitragsausfälle innerhalb der Mitgliedschaft einer Krankenkasse auszugleichen sind, wird die Höhe des Zusatzbeitrags, den eine Krankenkasse verlangen muss, von der durchschnittlichen Einkommenshöhe ihrer Mitglieder abhängig sein. Damit werden falsche Anreize zur Risikoselektion gesetzt. Vor allem aber wird es in Zukunft zu Auseinandersetzungen über die Höhe des ausschließlich von den Versicherten zu tragenden Anteils für die Finanzierung des Gesundheitswesens kommen. Soll die Deckungsquote des Gesundheitsfonds tatsächlich auf 95 Prozent zurückgefahren und damit die Belastung der Versicherten drastisch gesteigert werden? Soll es überhaupt bei der Mindestquote von 95 Prozent bleiben oder soll der über die Zusatzbeiträge zu finanzierende Anteil höher liegen? Diejenigen in der Union, die den Zusatzbeitrag als Türöffner für ein Kopfpauschalensystem verstehen, dürften sich spätestens nach der Bundestagswahl in diesem Sinne zu Wort melden. Dass aber die grundsätzliche Auseinandersetzung über den Gesundheitsfonds weitergeht, die die gesundheitspolitische Debatte bei der Gesundheitsreform 2007 bestimmt hat, ist unwahrscheinlich. Für die reformpolitische Debatte wird es deshalb vor allem darum gehen, wie die mit dem Gesundheitsfonds verbundenen Chancen genutzt und gleichzeitig die mit ihm einhergehenden Risiken begrenzt werden können

Vom Gesundheitsfonds zum Bürgerfonds?

Da die Große Koalition keine Finanzreform der GKV zustande gebracht hat, wird diese schon bald nach der nächsten Bundestagswahl wieder auf der politischen Tagesordnung stehen müssen. Weiteres Abwarten würde nur dazu führen, dass entweder der allgemeine Beitrag weiter wachsen oder die Zusatzbeiträge stärker steigen müssen.

Um eine breitere Finanzierungsbasis für die GKV zu schaffen, sind zwei Wege denkbar: Der weitere Anstieg des steuerfinanzierten Anteils der GKV oder die Ausweitung der Beitragsbemessungsbasis auf alle Einkommensarten. Aufgrund der Rekordverschuldung der Bundesrepublik infolge der Konjunkturpakete der Bundesregierung sollte sich die Diskussion über eine weitgehende Steuerfinanzierung der Gesundheitsversorgung eigentlich von selbst erledigt haben. In den nächsten Jahren wird für jede Bundesregierung die Rückführung der Staatsverschuldung weit oben auf der Prioritätenliste stehen müssen. Angesichts dieser Perspektive wäre es grob fahrlässig, sich vom Sozialversicherungsprinzip zu verabschieden und den bisher innerhalb der GKV stattfindenden sozialen Ausgleich weitgehend über den Bundeshaushalt finanzieren zu wollen. Damit würde die GKV einer Konkurrenz zu anderen öffentlichen Aufgaben ausgesetzt, die sie kaum unbeschadet überstehen dürfte. Deshalb sollte der Bundeszuschuss zum Gesundheitsfonds nicht wesentlich über die ohnehin vorgesehene Summe von 14 Mrd. Euro hinaus steigen. In der anstehenden Finanzreform ist das Beitragsprinzip der GKV weiterzuentwickeln. Bündnis 90/Die Grünen sehen in ihrem Bürgerversicherungsmodell die Ausweitung der Beitragspflicht auch auf Gewinn- und Kapitaleinkommen vor. Damit würde die Abhängigkeit der GKV vom Bundeshaushalt vermieden und ihre Finanzierung an Stabilität gewinnen. Außerdem würde die GKV unabhängiger vom Arbeitsmarkt werden.

Darüber hinaus wären im Rahmen einer solchen Reform die gesetzliche und die private Krankenversicherung zusammenzuführen. Dass bisher die wirtschaftlich leistungsfähigsten und im Regelfall auch gesündesten Bevölkerungsgruppen nicht am Solidarausgleich beteiligt sind, widerspricht grundlegenden Gerechtigkeitsanforderungen. Zudem schränkt die Trennung des Krankenvollversicherungsmarkts in einen gesetzlichen und privaten Zweig den Wettbewerb unter den Krankenversicherern und die Wahlmöglichkeiten der Krankenversicherten stark ein. Dazu kommen Fehlanreize für Ärztinnen und Ärzte, die durch die höheren Honorare der PKV dazu verleitet werden, ihre Therapieentscheidungen und die Intensität ihrer Zuwendung von der Art der Krankenversicherung ihrer Patientinnen und Patienten abhängig zu machen – und nicht von deren medizinischen Bedarf.

Bei der Weiterentwicklung des Krankenversicherungssystems könnte der Gesundheitsfonds durchaus hilfreich sein. Als das größte Hemmnis für eine Bürgerversicherung gilt bisher, dass die Rechte der schon Privatversicherten gewahrt werden müssen. Deshalb sei die vollständige Umstellung auf eine Bürgersicherung – so die gängige Ansicht – erst nach einer jahrzehntelangen Übergangsphase möglich. Die Bürgerversicherung würde damit zum Generationenprojekt. Gesundheitsökonomen haben aber gezeigt, dass mit dem Gesundheitsfonds die Privatversicherten am Solidarausgleich beteiligt werden könnten, ohne ihren bisherigen Krankenversicherungstarif aufgeben zu müssen. Denkbar wäre sogar, dass umlagefinanzierte Krankenkassen mit einkommensabhängigen Beiträgen und kapitalgedeckte Krankenversicherungsunternehmen mit risikoabhängigen Prämien in einem gemeinsamen Krankenversicherungssystem nebeneinander tätig sind. Wechsel zwischen beiden Typen von Krankenversicherern wären für die Krankenversicherten jederzeit möglich. Solche Szenarien sind auch deswegen reizvoll, weil damit endlich der seit Jahren von der privaten Krankenversicherungsbranche beschworene „Systemwettbewerb" möglich wäre, der bisher schon daran scheitert, dass die meisten Bürgerinnen und Bürger gar keine realistischen Wahlmöglichkeiten zwischen GKV und PKV haben.

Qualität als Steuerungskriterium für die Gesundheitsversorgung

Die 72. Gesundheitsministerkonferenz (GMK) hat 1999 empfohlen, Qualität zu dem leitenden Steuerungskriterium des deutschen Gesundheitswesens zu machen. Qualitätsorientierung und Qualitätsmanagement sollen – so damals die Gesundheitsministerinnen und -minister der Länder – zu dem Taktgeber für das Gesundheitswesen werden. Diese ehrgeizige Zielvorgabe kann in den nächsten Jahren zu neuer Aktualität kommen. Angesichts der staatlichen Globalbudgetierung, des zunehmenden Preiswettbewerbs zwischen den Krankenkassen und den damit verbundenen Versorgungsrisiken sind „interne Stabilisatoren" innerhalb der GKV erforderlich, die dem System einiges von der Selbststeuerungsfähigkeit und Stabilität gegenüber konkurrierenden Ansprüchen zurück geben, die es mit der Gesundheitsreform 2007 verloren hat. In diese Rolle könnte die Qualität hineinwachsen.

Seit der Amtszeit der grünen Bundesgesundheitsministerin Andrea Fischer (Okt. 1998 - Jan. 2001) ist die Stärkung der Qualität erklärtes Ziel der Gesundheitspolitik. In den letzten zehn Jahren hat es diverse Schritte hierhin gegeben. Um dem zentralen Qualitätsproblem im deutschen Gesundheitswesen – der fehlenden Kontinuität und Koordination der Gesundheitsversorgung insbesondere zwischen den verschiedenen Leistungsbereichen – entgegenzuwirken, wurden die Integrierte Versorgung, Hausarztmodelle und strukturierte Behandlungsprogramme für chronisch Kranke eingeführt. Die Krankenhäuser wurden verpflichtet, ein internes Qualitätsmanagement einzuführen und jährliche Qualitätsberichte zu veröffentlichen. Der Gemeinsame Bundesausschuss als zentrales Steuerungsgremium der GKV erhielt mehr Kompetenzen für die Formulierung von Qualitätsvorgaben. Das Institut für Qualität und Wirtschaftlichkeit im Gesundheitswesen (IQWiG) wurde eingerichtet.

Trotzdem ist das deutsche Gesundheitswesen noch weit von einer durchgehenden Qualitätsorientierung entfernt:

- Der ambulante Bereich hinkt hinsichtlich der Qualitätssicherung weit hinter dem Krankenhaussektor hinterher. Zwar müssen auch die ambulanten Arztpraxen bis zum Jahresende 2010 ein internes Qualitätsmanagement eingeführt haben. Doch Sanktionen für die „Qualitätsverweigerer" und Veröffentlichungspflichten, wie für die Krankenhäuser, sind keine vorgesehen. Für die Pflege, die Rehabilitation und die nichtärztlichen Heilberufe fehlen entsprechende Konzepte weitgehend.
- Die Qualitätssicherung findet – wenn sie stattfindet – strikt nach Leistungsbereichen getrennt statt. Sektorenübergreifende Instrumente zur Qualitätsmessung gibt es nicht. Damit kann die Qualität einrichtungs- und berufsübergreifender Behandlungsabläufe nicht angemessen abgebildet werden. Für den Patienten und die Patientin ist aber die Qualität des gesamten Behandlungsverlaufs wichtig – und nicht die der einzelnen Behandlungsschritte.
- Die Qualitätssicherung ist einseitig auf die Struktur- und Prozessqualitäten von medizinischen Einrichtungen und Behandlungsabläufen ausgerichtet. Die Ergebnisqualität wird weitgehend ausgeblendet. Aber für die Patientinnen und Patienten ist das Ergebnis entscheidend. Gute Strukturen und gut organisierte Prozesse können zu guten Ergebnissen führen, müssen es aber nicht.
- Die Beteiligung von Patientinnen und Patienten ist immer noch unzureichend. Zwar hat sich die mit der Gesundheitsreform 2000 beschlossene Aufnahme von Patientenvertreterinnen und -vertretern in den Gemeinsamen Bundesausschuss bewährt. Doch wenn vor Ort über die konkrete Ausgestaltung der Versorgung entschieden wird, bleiben Patientenverbände und Selbsthilfezusammenschlüsse außen vor. Die Vertragsverhandlungen finden zwischen Krankenkassen und Krankenhäusern, Ärzten und anderen Anbietern von Gesundheitsleistungen in „geschlossener Gesellschaft" statt. Damit wird das Betroffenenwissen für die qualitative Weiterentwicklung des Gesundheitswesens geradezu verschenkt.

- Die Qualitätstransparenz ist völlig unzureichend. Damit Patientinnen und Patienten sich mit guten Gründen für oder gegen bestimmte Anbieter von Gesundheitsleistungen und Therapieformen entscheiden können, brauchen sie valide und verständliche Qualitätsinformationen. Doch hiermit liegt es im Argen. Um die großen Informationsbedürfnisse zu stillen, betreiben verschiedene Krankenkassen Krankenhausführer im Internet. In einzelnen Regionen gibt es entsprechende Initiativen. Zeitungen, Zeitschriften und diverse Internet-Portale bieten Qualitätsauskünfte an. Doch damit entsteht ein neuer Dschungel von Qualitätsinformationen, der die Undurchsichtigkeit für die Patientinnen und Patienten noch erhöht.

Auf die Zersplitterung der Qualitätssicherung und die unzureichende Qualitätstransparenz hat die Gesundheitsreform 2007 versucht Antworten zu geben. So hat der Gemeinsame Bundesausschuss den Auftrag erhalten, eine unabhängige Institution mit der Entwicklung von sektorübergreifenden Qualitätsindikatoren und der Entwicklung der notwendigen Dokumentationsinstrumente zu beauftragen. Ihre Ergebnisse soll diese Institution in vergleichender und allgemeinverständlicher Form veröffentlichen. Dieser Gesetzesauftrag ist vernünftig. Der Fokus der Qualitätsbewertung muss auf dem gesamten Behandlungsprozess liegen und nicht nur auf Behandlungsepisoden. Richtig ist auch, dass mit der Beauftragung eines unabhängigen Instituts die einrichtungsübergreifende Qualitätssicherung aus der bisherigen Alleinzuständigkeit von Krankenkassen und Anbietern von Gesundheitsleistungen herausgelöst wird. Damit spielen die Interessen und Befangenheiten der unmittelbar Beteiligten eine geringere Rolle. Fraglich ist allerdings, ob solch ein Institut die Informationsbedürfnisse der Patientinnen und Patienten wirklich befriedigen kann. Um deren Informationsbedarfe realistisch einschätzen zu können und auch um den „richtigen Ton" zu treffen, sind Patientenberaterinnen und -berater sowie Angehörige von Selbsthilfezusammenschlüssen wahrscheinlich geeigneter, als ein eher wissenschaftlich ausgerichtetes Institut. Die Forderung nach einer „Stiftung Warentest" im Gesundheitswesen, die zuverlässige Qualitätsinformationen sammelt und für die Patientinnen und Patienten verständlich aufbereitet, wird mit der Aufnahme der Arbeit durch das Qualitätsinstitut sicherlich nicht hinfällig. Ansätze für eine solche unabhängige Qualitätsplattform gibt es. So haben Patienten- und Verbraucherorganisationen, wie der Bundesverband der Verbraucherzentralen oder die Bundesarbeitsgemeinschaft Selbsthilfe, gemeinsam mit der Bertelsmann-Stiftung mit der „Weißen Liste" (www.weisseliste.de) ein Internetportal mit Informationen zur Krankenhausqualität eingerichtet. Weitere Gesundheitsanbieter sollen folgen. Dieses Projekt könnte von der Zusammenarbeit mit der „unabhängigen Institution" sehr profitieren. Ziel muss es sein, endlich auch in Deutschland ein System zur Patienteninformation zu entwickeln, wie es zum Beispiel in Großbritannien oder Dänemark schon längst existiert. Zu dessen Angeboten sollten auch neutrale und qualitätsgeprüfte Informationen über die Behandlung von Krankheiten sowie unabhängige Informationen über Arzneimittel, ihre Wirkungen und Nebenwirkungen sowie alternative nichtmedikamentöse Behandlungsmöglichkeiten zählen. Allerdings darf sich darin eine Qualitätsstrategie für das Gesundheitswesen nicht erschöpfen. Viele weitere Anforderungen kommen hinzu:

- Instrumente für die Messung der Ergebnisqualität aus Patientensicht sind zu entwickeln. Dieses sollte, wenn möglich, durch die „unabhängige Institution" erfolgen. Durch die Bundesregierung sind entsprechende Forschungsvorhaben zu fördern.

- Das Betroffenenwissen insbesondere von chronisch Kranken muss stärker für die Qualitätsentwicklung des Gesundheitswesens genutzt werden. Neben dem Ausbau der Beteiligungsrechte für Patientenverbände und Selbsthilfeorganisationen auch auf Länderebene, könnte die Anerkennung dieser Organisationen als Vertragspartner für Krankenkassen und Anbieter von Gesundheitsleistungen hierzu beitragen. Betroffenenorganisationen sollten für ihre Mitglieder spezielle Versorgungsangebote aushandeln können.

- Qualität darf nicht nur ein Thema für die Anbieterseite im Gesundheitswesen sein. Die Krankenkassen sind weitaus mehr als nur Kostenträger. Durch das Sachleistungsprinzip und über die gemeinsame Selbstverwaltung sind die Kassen schon seit langem an der Organisation und Ausgestaltung der Gesundheitsversorgung maßgeblich beteiligt. Diese gestaltende Rolle haben sie in den letzten zehn Jahren deutlich ausbauen können. Insbesondere durch die zusätzlichen Vertragsoptionen (Integrationsverträge, Selektivverträge, Hausarztverträge, Rabattverträge für Arzneimittel) sind die Krankenkassen mehr und mehr zu „Versorgungsmanagern" geworden. Dementsprechend müssen Qualitätsanforderungen und Offenlegungspflichten auch für sie gelten. So sollten auch Krankenkassen jährliche Qualitätsberichte über ihre Arbeit veröffentlichen müssen.

Vor allem aber sind innerhalb des Systems stärkere Anreize für mehr Qualität zu setzen. So könnte die Zulassung von Krankenhäusern zeitlich befristet und mit Qualitätsanforderungen verbunden werden. Krankenkassen und Krankenhäuser sollten darüber hinaus die Gelegenheit erhalten, Selektivverträge mit weitergehenden Qualitätsanforderungen miteinander abzuschließen. Die 2008 verabschiedete Reform der Krankenhausfinanzierung hat auch in dieser Hinsicht nichts gebracht. Im ambulanten Bereich gibt es wenigstens Ansätze für eine stärkere Qualitätsorientierung. Seit der Gesundheitsreform 2004 ist die Zulassung als Kassenarzt an eine Fortbildungspflicht geknüpft. Außerdem können Krankenkassen und Ärztinnen und Ärzte Selektivverträge miteinander abschließen und haben diesen Spielraum in den letzten Jahren auch in wachsender Zahl wahrgenommen. Die Verknüpfung der Vergütung mit Qualitätsanforderungen („Pay for Performance") befindet sich in Deutschland – anders als zum Beispiel in den USA und Großbritannien – aber noch in den Anfängen. Dazu trägt auch ein überreguliertes und durch die Große Koalition weiter zentralisiertes Vergütungsrecht bei. Trotzdem oder gerade deswegen gilt: Damit die Qualitätsentwicklung im deutschen Gesundheitswesen zu einem selbsttragenden Prozess werden kann, müssen qualitative Anforderungen zum obligatorischen Gegenstand von Zulassungskriterien und Vergütungsvereinbarungen werden. Die Alternative dazu wäre die von den Akteuren des Gesundheitswesens vielfach beklagte weitere Bürokratisierung des Gesundheitswesens durch immer mehr Dokumentationspflichten und Prüfverfahren.

Viel Feind, viel Ehr? Zur Durchsetzbarkeit des grünen Reformprogramms

Dass das skizzierte Reformprogramm aus Bürgerversicherung und Qualitätswettbewerb nicht überall auf Begeisterung stoßen wird, versteht sich von selbst. Wie weltanschaulich aufgeladen die Diskussion um die künftige Finanzierung und Struktur des Krankenversicherungssystems ist, hat der letzte Bundestagswahlkampf gezeigt. Dass CDU und CSU erneut mit einem Reformmodell antreten, das den weitgehenden Abschied von der GKV als Sozialversicherung vorsieht, ist eher unwahrscheinlich. Dazu war die Abfuhr durch die Wählerinnen und Wähler zu deutlich. Aber die Idee einer Bürgerversicherung dürfte in der Union immer noch erhebliche weltanschauliche Abwehrreflexe auslösen. Die SPD wird sich im Wahlkampf zur Bürgerversicherung bekennen. Schließlich kann man sich mit diesem Thema gut vom Koalitionspartner absetzen. Allerdings wurde schon vor vier Jahren deutlich, dass es in der Partei bis in deren Spitze hinein durchaus Bedenken gegen das Reformkonzept gibt. Diese würden spätestens dann zum Ausdruck kommen, wenn es nach einer erfolgreich bestandenen Bundestagswahl zum „Schwur" käme. Außerhalb des Parlaments wenden sich vor allem die Ärzteorganisationen und die PKV gegen die Bürgerversicherung. Die Ärztinnen und Ärzte, weil sie befürchten, dass sie mit einer Bürgerversicherung die höheren Honorare der PKV verlieren würden. Die privaten Krankenversicherungsunternehmen, weil sie nicht vom Vollversicherungsgeschäft abgenabelt und zu bloßen Zusatzversicherern herabgestuft werden wollen. Will man, dass die Bürgerversicherung mehr als ein Wahlkampfbekenntnis ist, wird man sich mit diesen Vorbehalten auseinandersetzen müssen. Die Ärztinnen und Ärzte müssen die Garantie erhalten, dass die Zusammenführung von GKV und PKV unter ein gemeinsames Dach keine Auswirkungen auf die Gesamtsumme ihrer Honorare haben wird. Die PKV sollte auch innerhalb der Bürgerversicherung als Krankenvollversicherer arbeiten können. Dass durch die Indienstnahme des Gesundheitsfonds sogar Ausgestaltungen einer Bürgerversicherung denkbar sind, in denen die privaten Krankenversicherungsunternehmen auch künftig ihrem Geschäftsmodell mit Kapitaldeckung und risikokalkulierten Prämien nachgehen können, wurde bereits erwähnt.

Qualität hat selbstverständlich etwas mit Geld zu tun. Ohne eine ausreichende Finanzierungsgrundlage lässt sich keine gute Qualität finanzieren. Wichtig ist zudem, dass die Qualität so finanziert wird, dass sie auch allen zugute kommt. Ansonsten entstehen Situationen wie in den USA, in denen innerhalb des Gesundheitswesens qualitative Spitzenleistungen erbracht werden und gleichzeitig ein großer Teil der Bevölkerung keinen Zugang zu ihnen hat. Qualitätsorientierung im Gesundheitsweisen heißt auch, dass allen der Zugang zu einer guten Gesundheitsversorgung ermöglicht wird. Das ist der Grund, weshalb zwischen den Reformprojekten Bürgerversicherung und Qualitätsorientierung ein Zusammenhang besteht. Allerdings ist auch zu beachten, dass bei der Diskussion um die Qualität ökonomische Aspekte nicht überhand nehmen dürfen. In der politischen Diskussion wird die Qualität der Gesundheitsversorgung häufig dann zum Thema, wenn es eigentlich um die Kostenbegrenzung geht. Das hat durchaus nachvollziehbare Gründe. Dass genauere Diagnosen, weniger Behandlungsfehler, seltenere Komplikationen und eine schnellere Gesundung des Patienten weniger Kosten als eine schlechtere oder bestenfalls mittelmäßige Gesundheitsversorgung verursachen, darf als sehr wahrscheinlich gelten. Allerdings werden damit Widerstände innerhalb des Gesundheitswesens hervorgerufen. Ärztinnen und Ärzte und auch die Angehörigen anderer Gesundheitsberufe werden bei der Themenverbindung von Qualität und Kostensenkung erfahrungsgemäß schnell misstrauisch. Sie fühlen sich als „Kostenverursacher" gebrandmarkt und in ihrer Berufsethik nicht für voll genommen. Die Themen Qualitätssicherung und Kostenbegrenzung sollten deshalb möglichst auseinander gehalten werden. Die Qualität der Gesundheitsversorgung braucht keine ökonomische Begründung. Sie ist Ausdruck der Patientenorientierung eines Gesundheitswesens und damit seines eigentlichen Zwecks. Eine Gesundheitspolitik, die diese Auffassung unmissverständlich und glaubwürdig vertritt, wird es auch leichter haben, die Akteure des Gesundheitswesens „mitzunehmen" und zu gemeinsamen Anstrengungen zu motivieren.

Große Zustimmung finden die beschriebenen Reformprojekte in der Bevölkerung. Die Forderung nach einer Bürgerversicherung wird, darauf haben Demoskopen immer wieder hingewiesen, von einer großen Bevölkerungsmehrheit unterstützt. Und auch die Forderung nach mehr Qualität und Qualitätstransparenz im Gesundheitswesen wird von den allermeisten geteilt. Trotzdem wird die Realisierung des umrissenen Reformprogramms ein hartes Stück Arbeit werden. Denn Widerstände in der Politik, in der Wirtschaft und auch im Gesundheitswesen selbst sind zu erwarten.
Doch das Ziel ist es wert.

Hartmut Reiners

Wettbewerb, Regierung, Selbstverwaltung: Wer stellt die medizinische Versorgung sicher?

Beim GKV-Wettbewerbsstärkungsgesetz (GKV-WSG) von 2007 hatte der bei allen Reformen im Gesundheitswesen übliche Protest von betroffenen Verbandsfunktionären eine besonders schrille Tonlage. Im Mittelpunkt stand der Gesundheitsfonds mit seinem allgemeinen Beitragssatz. Wenn die politische Opposition dieses Konstrukt ohne nähere Begründung als „Murks" bezeichnete, gehörte das zum Ritual der politischen Klasse. Wenn aber Ärztefunktionäre mal wieder über eine „Staatsmedizin" oder Kassenvorstände über eine „Verstaatlichungsorgie" jammerten, dann wurde es auch ein wenig komisch. Schließlich sind Ärztekammern, Kassenärztliche Vereinigungen und Krankenkassen Körperschaften des öffentlichen Rechts, die vom Gesetzgeber mit der Wahrnehmung öffentlicher Aufgaben beliehen werden und damit Teil des Staates sind. Das deutsche Gesundheitswesen wird zu knapp 75 Prozent aus öffentlichen Mitteln finanziert. Seine Leistungen und Vergütungen werden zu weiten Teilen per Gesetz bzw. Regierungsverordnungen gestaltet; sogar die Gebührenordnungen für Privatpatienten werden von der Bundesregierung erlassen. Angesichts dieser für fast alle hoch entwickelten Industrieländer geltenden politischen Steuerung des Gesundheitswesens [1] ist es lächerlich, das Gespenst einer „Staatsmedizin" heraufbeschwören zu wollen. Real geht es bei Reformen im Gesundheitswesen darum, das Verhältnis von politischer Exekutive und parafiskalischen Institutionen innerhalb des Staatsapparats zu gestalten.

Das GKV-WSG und der Gesundheitsfonds sind die Folge einer mit dem Gesundheitsstrukturgesetz (GSG) von 1992 eingeläuteten grundlegenden Reform des GKV-Systems, die dessen vor 125 Jahren konstituiertem berufsständischem Gliederungsprinzip den Garaus machte und mit der freien Kassenwahl wettbewerbliche Elemente in das Gesundheitswesen implementierte. Das hat gravierende Konsequenzen für die Struktur und Sicherstellung einer flächendeckenden, allen Bürgern eine gute Qualität bietenden medizinischen Versorgung. Dieser alle nachfolgenden GKV-Reformen prägende Paradigmenwechsel macht aus der

---

[1] Der öffentliche Finanzierungsanteil im Gesundheitswesen liegt in fast allen OECD-Ländern zwischen 70 und 95 Prozent. Nur in den USA liegt er deutlich darunter: 45 Prozent plus weiteren 15 Prozent durch steuerliche Vergünstigungen für betriebliche „Health Plans" (Wilensky 2006: 595 ff.)

bilateralen Beziehung von staatlicher Exekutive und GKV-Selbstverwaltung eine um den Wettbewerb ergänzte ordnungspolitische Dreiecksbeziehung, deren internes Kräfteverhältnis sich zudem durch die mit dem GKV-WSG beschlossenen Stützung des Gesundheitsfonds aus dem Bundeshaushalt ändern wird. Die sich daraus ergebenden Konsequenzen für weitere Reformen im Gesundheitswesen zeichnen sich zwar ab, werden aber noch nicht wirklich diskutiert. Dabei geht es um die Gestaltung des Zusammenspiels von Politik, Selbstverwaltung und Wettbewerb in folgenden miteinander verknüpften Fragen:

- das Verhältnis von Beitrags- und Steuerfinanzierung,
- Wettbewerbsordnung und Festlegung allgemeiner Qualitätsstandards im GKV-System,
- die Verantwortung für eine flächendeckende Sicherstellung der medizinischen Versorgung.

1 Der Gesundheitsfonds: Anfang vom Ende der Beitragsfinanzierung?

Bei der insbesondere von GKV-Funktionären geführten Klage, der Gesundheitsfonds beseitige ihre Finanzautonomie, handelt es sich um einen „Phantomschmerz" (Knieps 2007: 23). Die eigenständige Festlegung des Beitragssatzes haben die Kassen schon seit 1994 mit der Einführung des Risikostrukturausgleichs (RSA) faktisch nicht mehr in ihrer Hand. Der alte RSA erfasste 92, der Gesundheitsfonds 100 Prozent der Beitragseinnahmen – das ist der ganze Unterschied in Bezug auf die Finanzautonomie. Früher blieb den Kassen ein Rest von 8 Prozent ihrer Beitragseinnahmen, aus denen Verwaltungskosten und Satzungsleistungen bestritten werden mussten. Heute erhalten sie für diese Aufgaben standardisierte Zuweisungen aus dem Fonds. Der eigentliche Unterschied zwischen dem alten RSA und dem Gesundheitsfonds besteht darin, dass früher der so genannte Ausgleichsbedarfssatz Transfers zwischen den Kassen steuerte, während im Gesundheitsfonds die Bundesregierung einen allgemeinen Beitragssatz festlegt und das Bundesversicherungsamt (BVA) den Kassen aus dem Fonds gemäß ihrer Risikostruktur Gelder zuweist. Beim alten RSA konnten sich die Kassen noch einbilden, sie würden ihren Beitragssatz selbst festlegen, obwohl sie damit nur die vom RSA vorgegebenen Bedingungen erfüllten. Der Gesundheitsfonds hat den Kassen diese Illusion von finanzieller Eigenständigkeit endgültig genommen, indem er den im § 1 SGB V festgehaltenen Grundsatz realisiert, dass die GKV *eine* Solidargemeinschaft ist und keine Assoziation von nur in sich solidarischen Kassen. Er sorgt für eine gerechtere Verteilung der Beitragseinnahmen auf die Kassen und schafft die Voraussetzung für einen funktionierenden Kassenwettbewerb. Schon deshalb bringt das GKV-Wettbewerbsstärkungsgesetz einen nicht zu unterschätzenden Fortschritt und trägt auch seinen Namen zu Recht.

Unbestreitbar ist aber, dass der Gesundheitsfonds in der nun beschlossenen Form die Finanzierung der GKV nicht nachhaltig sichert. Das behaupten auch seine Protagonisten nicht (Knieps 2007: 23). Das GKV-System leidet seit über 25 Jahren an im Verhältnis zur Wirtschaftskraft bzw. dem BIP sinkenden Beitragseinnahmen, mit der Folge steigender Beitragsbelastungen insbesondere für die unteren und mittleren Einkommensschichten (Reiners 2009: 17 ff.). Gelöst werden kann dieses Problem nur durch die Aufhebung der Trennung von gesetzlicher und privater Krankenversicherung zugunsten einer Bürgerversicherung und einer Einbindung der höheren Einkommensschichten in die solidarische Finanzierung der GKV (Engelen-Kefer 2004). Sogar der Wirtschafts-Sachverständigenrat fordert ein einheitliches Krankenversicherungssystem für alle Bürger, wenngleich nicht auf Basis einer solidarischen Beitragsfinanzierung, sondern eines Kopfprämiensystems (SVR-W 2008: Tz 662-686). Wer den Fonds wegen seiner dünnen Finanzdecke kritisiert, muss sich an die Union und nicht an Ulla Schmidt bzw. die SPD wenden. Da die CDU/CSU das traditionelle Geschäftsmodell der PKV erhalten will und eine Bürgerversicherung auch mit einer Kopfprämie strikt ablehnt, speist sich der Gesundheitsfonds weiterhin im Kern aus den Beitragseinnahmen der GKV mit der Folge eines chronischen Defizits. Auch der Zusatzbeitrag ist eine Schwachstelle des Gesundheitsfonds, weil er paradoxerweise gerade wegen seiner Überforderungsklausel – er darf bei keinem Versichertem mehr als 1 Prozent des beitragspflichtigen Einkommens betragen – Kassen mit einer sozial schwachen Mitgliederstruktur benachteiligt (Greß et al. 2008, Wille 2008). Diese Schwachstellen des Gesundheitsfonds werden sich über kurz oder lang in Haushaltsdefiziten bei Krankenkassen niederschlagen, die ceteris paribus zu Beitragssatzerhöhungen führen müssen.

Die eigentliche Kursänderung erfolgt aber nicht durch den allgemeinen Beitragssatz und die Zuweisungen aus dem Fonds an die Kassen; das sind nur veränderte institutionelle Zuständigkeiten und Verteilungsmechanismen eines erweiterten RSA. Der ordnungspolitische Paradigmenwechsel besteht in dem bis 2016 jährlich um 1,5 Mrd. Euro wachsenden Zuschuss aus dem Bundeshaushalt für den Gesundheitsfonds. Es ist merkwürdig, dass die meisten Kassenfunktionäre diese Subventionierung sogar begrüßen, wird doch damit die durch die Beitragsfinanzierung bewirkte finanzielle Eigenständigkeit des GKV-Systems ausgehöhlt. Es ist unehrlich, auf der einen Seite Steuermittel dankbar zu begrüßen und sogar deren Erhöhung zu fordern, und auf der anderen Seite über eine „Verstaatlichungsorgie" zu lamentieren. Die Zuschüsse aus dem Bundeshaushalt können sich über kurz oder lang als Danaergeschenk für die GKV erweisen.

Noch haben vor allem die großen Kassen einen soliden Haushalt und werden zumindest 2009 nicht in die Verlegenheit kommen, einen Zusatzbeitrag erheben zu müssen. Gegenwärtig ist es aber schon wegen der völlig unklaren konjunkturellen Entwicklung kaum möglich, eine verlässliche Prognose über den Zeitpunkt zu geben, an dem Zusatzbeiträge auf breiter Front fällig werden und sich die Ausgabendeckung des Gesundheitsfonds der 95-Prozent-Grenze nähert, ab der das Gesetz eine Anhebung des allgemeinen Beitragssatzes vorsieht. Ob dies in den Jahren 2010 oder 2011 geschieht, weiß man nicht. Aber wenn es so weit ist, hat die Politik grundsätzlich vier Reaktionsmöglichkeiten:

- Der allgemeine Beitragssatz wird angehoben mit der Folge steigender Lohnkosten, da dann auch der Arbeitgeberanteil betroffen ist. Zwar wäre dies ein für die gesamtwirtschaftliche Entwicklung unerheblicher Vorgang (Reiners 2009: 41 ff.), wird aber angesichts der vorherrschenden Ideologie von den schädlichen Wirkungen steigender Lohnnebenkosten für den Standort Deutschland den politischen Diskurs bestimmen.
- Die Versicherten werden durch eine Reduzierung des Leistungskatalogs der GKV belastet. Dies kann durch erhöhte Zuzahlungen geschehen, aber auch durch die Verlagerung von ganzen Leistungsbereichen, wie z. B. der Zahnmedizin, in den Sonderbeitrag für Versicherte (gegenwärtig 0,9 Prozentpunkte). Diese Instrumente dürften allerdings bald ausgereizt sein, da seine die Kosten im Gesundheitswesen dämpfenden Effekte allenfalls vorübergehend sind und auf Dauer nachweislich gegen Null gehen (Reiners 2009: 93 ff.). Außerdem ist eine solche die Versicherten einseitig belastende Politik nicht gerade ein Renner im Wahlkampf.
- Es werden höhere Zuschüsse aus dem Bundeshaushalt zur Stabilisierung der GKV-Finanzen auf der Agenda stehen. Das ist als kleinster gemeinsamer Nenner von CDU/CSU und SPD vor allem für den Fall einer Fortsetzung der Großen Koalition wahrscheinlich, ist aber auch unter anderen politischen Konstellationen eine realistische Option.
- Die einzige nachhaltige Alternative dazu wäre die Bürgerversicherung mit einer Einbindung der höheren Einkommensschichten in die solidarische Finanzierung eines einheitlichen Krankenversicherungssystems. Das wäre nur bei einer rot-grünen Bundesregierung mit breiter Unterstützung im Bundesrat möglich. Eine solche politische Konstellation ist aber gegenwärtig nicht in Sicht.

Vor diesem Hintergrund scheint der Weg in eine wachsende Steuerfinanzierung der GKV vorgezeichnet, was einem europäischen Trend entspräche (Rothgang et al. 2006). Das kann man wollen oder auch nur als unvermeidlich betrachten. In beiden Fällen muss man wissen, welche ordnungspolitischen Konsequenzen sich daraus ergeben. Der Vorteil der Beitragsfinanzierung, nämlich ein von den parteipolitischen bzw. parlamentarischen Auseinandersetzungen relativ unabhängiges GKV-Budget zu gewährleisten, geht in dem Maß verloren, wie die GKV-Leistungen aus Steuern finanziert werden (Greß/Wasem 2007). Außerdem würde damit dem traditionellen Selbstverwaltungsprinzip nach und nach der Boden entzogen, weil dann die Entscheidungen über die Ressourcenverteilung im Gesundheitswesen zunehmend im Bundestag gefällt würden und damit in die Mahlsteine der Parteipolitik gerieten. Unser Gesundheitswesen verlöre einen strukturellen Vorteil, gingen dessen Aufgaben in der Feinsteuerung und Qualitätssicherung der von den Krankenkassen finanzierten Leistungen auf Regierungsbehörden über.

2 Qualitätssicherung und Wettbewerb in einer solidarischen GKV: Wie kann das funktionieren?

Dem GKV-WSG wird Etikettenschwindel vorgeworfen, weil es den Kassenwettbewerb bremse und nicht stärke. Der allgemeine Beitragssatz führe in die Einheitsversicherung, während der Spielraum der Kassen bei Verträgen mit Leistungserbringern kaum erweitert worden sei. Hinter dieser Kritik stehen zum einen Wissenslücken über das Gesetz, zum anderen unrealistische Vorstellungen über das Steuerungspotenzial des Wettbewerbs im Gesundheitswesen. Dieser kann nur auf bestimmten Ebenen funktionieren und bedarf eines strikten ordnungspolitischen Rahmens, wenn er nicht die Grundlagen der sozialen Krankenversicherung durch Risikoselektion zerstören soll. Robert Evans, Alan Maynard, Alexander Preker und Uwe Reinhardt, international renommierte Gesundheitsökonomen, haben diesen Sachverhalt prägnant formuliert (1994: 359): „Competition and markets should be means to an end, but not ends in themselves. If they are treated as ends, the objectives of efficiency, equity and cost containment will NOT be achieved."[2] Der Wettbewerb im Gesundheitswesen muss dem Ziel dienen, für die ganze Bevölkerung eine effektive und effiziente medizinische Versorgung zu gewährleisten. Dafür müssen zwei Voraussetzungen erfüllt sein:

- Für alle Kassen gelten die gleichen Qualitätsstandards für die laut Gesetz von ihnen zu erbringenden Leistungen.

---

[2] „Wettbewerb und Märkte sollten Mittel zum Zweck sein und kein Selbstzweck. Werden sie als Zweck behandelt, werden die Ziele Wirtschaftlichkeit, Chancengleichheit und Kostendämpfung NICHT erreicht."

- Der Kassenwettbewerb muss sich an den Bedürfnissen der Versicherten ausrichten und Risikoselektion vermeiden.

Das SGB V enthält im Dritten Kapitel (§§ 11-68) ein einheitliches Leistungsrecht für alle Kassen, das aus Pflicht- und Wahl- bzw. Satzungsleistungen besteht. Das GKV-WSG hat im Zusammenhang mit der Einführung des Gesundheitsfonds eine Reihe von Satzungsleistungen zu Pflichtleistungen gemacht (z. B. Schutzimpfungen), was den Spielraum der einzelnen Kassen in der Leistungsgewährung einenge, aber aus Gründen der Chancengleichheit unerlässlich war. Um Wettbewerbsverzerrungen zu vermeiden, wurden Satzungsleistungen, die medizinisch sinnvoll sind bzw. bislang faktisch von allen Kassen gewährt wurden, in den Pflichtleistungskatalog aufgenommen. Dadurch ist das GKV-WSG das erste GKV-Reformgesetz seit 1977, das Leistungen ausweitet, anstatt sie zu kürzen. Das Leistungsrecht der GKV wird im SGB V nur allgemein nach Leistungsarten definiert, wie z. B. ärztliche Behandlung, Versorgung mit Arznei-, Heil- und Hilfsmitteln oder Krankenhausbehandlung. Die Leistungsgewährung fällt zudem unter das in § 12 SGB V enthaltene „Wirtschaftlichkeitsgebot", wonach die Leistungen „ausreichend, zweckmäßig und wirtschaftlich" sein müssen und das „Maß des Notwendigen" nicht überschreiten dürfen. Was unter dieser Generalklausel konkret zu verstehen ist, welche Leistungen also nicht wirtschaftlich oder zweckmäßig sind, sagt das Gesetz aus guten Gründen nicht. Es würde den Gesetzgeber angesichts der dynamischen Entwicklung in der Medizin total überfordern, wenn er genau festlegen müsste, welche Untersuchungs- und Behandlungsmethoden von den Kassen gezahlt werden und welche nicht. Mit der Wahrnehmung dieser Aufgabe hat er den Gemeinsamen Bundesausschuss (G-BA) beauftragt, in dem die Krankenkassen über ihren Spitzenverband und die Verbände der Leistungserbringer paritätisch vertreten sind. Der G-BA ist die wichtigste Institution der gemeinsamen Selbstverwaltung im Gesundheitswesen. Er wird intern auch der „kleine Gesetzgeber" genannt, weil er auf Basis wissenschaftlicher Erkenntnisse festlegt, ob eine bestimmte medizinische Leistung als wirkliche Innovation zu gelten hat und dementsprechend von den Kassen bezahlt werden muss. Der G-BA ist Träger eines für alle Kassen und deren Vertragspartner geltenden Systems der Qualitätssicherung und Kosten-Nutzen-Bewertung medizinischer Leistungen, das zu den unabdingbaren Bedingungen für einen Kassenwettbewerb gehört. Er wurde in seiner heute geltenden Form mit den ihm zugeordneten Einrichtungen mit dem Gesundheits-Modernisierungsgesetz (GMG) von 2003 institutionalisiert:

- Das Institut für Qualität und Wirtschaftlichkeit im Gesundheitswesen (IQWIG) beschäftigt sich Fragen der evidenzbasierten Medizin und entwickelt Methoden zur Kosten-Nutzen-Bewertung von Arzneimitteln.
- Das Institut für das Entgeltsystem im Krankenhaus (InEK) und das Institut des Bewertungsausschusses (InBA) entwickeln leistungsorientierte Vergütungssysteme in der stationären bzw. ambulanten Versorgung.

Auch wenn der Aufbau dieser Institute noch nicht vollständig abgeschlossen ist und sich vieles noch einrütteln muss, so sind damit doch wesentliche Voraussetzungen für eine funktionierende Qualitätssicherung auf Basis des Grundsatzes einer evidenzbasierten Medizin geschaffen worden. Mittlerweile hat sich der G-BA mit seinen Einrichtungen unter Fachleuten auch außerhalb Deutschlands einen sehr guten Ruf erworben. Damit hat Deutschland nicht nur Anschluss an die internationale Spitze in der Qualitätssicherung gefunden. Mit wachsendem Interesse wird zudem in anderen europäischen Ländern verfolgt, wie das Prinzip der Selbstverwaltung im G-BA funktioniert. Der G-BA ist insofern ein Original, als seine Aufgaben andernorts von Regierungsbehörden wahrgenommen werden. Dort wird das deutsche G-BA-Modell von Fachleuten aufmerksam beobachtet, weil die Einbindung von Ärzten, Krankenhäusern und Krankenkassen in Entscheidungen darüber, was medizinisch erforderlich und Stand des Wissens ist, für deren Legitimation und Akzeptanz immer wichtiger wird. Daher sollte auch bei einer zunehmenden Steuerfinanzierung der GKV die relative Unabhängigkeit des G-BA mit seiner Einbindung der Akteure im Gesundheitswesen strikt beibehalten werden.

Das GKV-WSG hat den ordnungspolitischen Rahmen des Kassenwettbewerbs mit dem Gesundheitsfonds und seinem verbesserten Ausgleich von Morbiditätsrisiken nachhaltig gestärkt. Der 1996 eingeführte RSA glich diese anhand der Kriterien Alter und Geschlecht sowie Erwerbsunfähigkeit aus; hinzu kam eine besondere Berücksichtigung von Disease Management-Programmen (DMP). Diese Struktur hatte sich als unzureichend zur Abwehr von Risikoselektion erwiesen, weil sie faktisch unterstellt, dass in jeder Altersgruppe alle Personen das gleiche Krankheitsrisiko haben. Aus der Sozialepidemiologie weiß man aber, dass es hier insbesondere sozial bedingte große Unterschiede gibt (Mielck 2005), die zur Benachteiligung von Kassen mit einer entsprechenden Klientel geführt haben. Bei der Verteilung der Finanzmittel aus dem Gesundheitsfonds auf die einzelnen Kassen werden nunmehr auch direkte Morbiditätsbezüge wirksam. Unter Gesundheitsökonomen gilt ein solcher M-RSA international als Voraussetzung für einen funktionierenden Kassenwettbewerb (Van de Veen und Ellis 2000); übrigens nicht nur in der sozialen, sondern auch in der privaten Krankenversicherung, wie eine von der Bundesregierung eingesetzte Kommission zur Reform des Versicherungsvertragsrechts feststellte (VVG-Kommission 2004).

Mit diesen wegweisenden Reformen von 2003 und 2007 sowie dem programmatischen Titel eines „GKV-Wettbewerbsstärkungsgesetzes" hat sich die Große Koalition selbst unter Druck gesetzt, den Spielraum der Kassen beim Anschluss von Verträgen zu erhöhen, wenn sie nicht den Eindruck erwecken will, eigentlich eine Einheitsversicherung anzustreben, dieses Ziel aber hinter wolkiger Wettbewerbsrhetorik zu verstecken. In dieser Hinsicht sei der Gesetzgeber zu kurz gesprungen, meinen Kritiker aus der Wissenschaft (Cassel et al. 2008). Gemessen an ordnungspolitischen Grundsätzen der allgemeinen Wettbewerbstheorie stimmt das wohl. Unbeschadet der Frage, ob Vorstellungen der Lehrbuchökonomie vom Wettbewerb als einem sich selbst regulierenden System überhaupt eine geeignete Grundlage für die gesundheitspolitische Praxis sein können – siehe oben der Kernsatz von Evans et al. – , kann der Maßstab für die Politik nicht die Kompatibilität ihrer Reformgesetze mit der Vorstellungswelt von Ökonomieprofessoren sein, sondern die realen politischen Möglichkeiten zur Durchsetzung von bestimmten Zielen. Die Implementierung wettbewerblicher Elemente in das Vertragssystem der GKV hat Erblasten des korporatistischen GKV-Systems zu bewältigen, die sich nicht mit einem politischen Kraftakt aus der Welt schaffen lassen, sondern nur über einen sehr langwierigen Prozess von kleinen Schritten, der auch gelegentliche Irrwege nicht ausschließt. Mit dem Gesundheitsfonds und dem G-BA hat der Kassenwettbewerb einen sachgerechten, ausbaufähigen ordnungspolitischen Rahmen erhalten. Risikoselektion wird nicht mehr belohnt, und die von den Kassen angebotenen Leistungen müssen den vom G-BA festgelegten Qualitätsstandards entsprechen.

Allerdings geht die Vorstellung etlicher Ökonomen, auf dieser Basis könne man die Kassen in den freien Vertragswettbewerb entlassen und sie von allen im SGB V immer noch vorhandenen Zwängen zum gemeinsamen und einheitlichen Handeln befreien, an der Versorgungsrealität vorbei. Dieses Postulat impliziert Einkaufsmodelle, in denen die Kassen mit Leistungserbringern selektiv, d. h. nicht gemeinsam und einheitlich, Verträge über Preise bzw. Vergütungen sowie Leistungsmengen und Angebotsqualität schließen. Das kann in der Versorgung mit Arznei- und Hilfsmitteln funktionieren, wo der Gesetzgeber den Kassen weitgehende Vertragsfreiheiten eingeräumt hat. Mittlerweile gibt es Rabattverträge großer Kassen mit Arzneimittelherstellern oder Verträge einzelner Kassen mit Anbietern von Hilfsmitteln, mit denen ein beträchtliches Einsparpotenzial realisiert werden kann, auch wenn noch nicht alle Hindernisse aus dem Weg geräumt sind (Coca et al. 2008, Dietz 2008, Kötter und Maßing 2008). Ganz anders sieht es in der ärztlichen Versorgung aus. Ein selektives Vertragssystem wäre mit der Einschränkung der freien Arztwahl verbunden, weil es für die einzelnen Kassen nur dann wirtschaftlich attraktiv ist, wenn sie Exklusivverträge mit bestimmten Ärzten oder Krankenhäusern anbieten können. Arztpraxen hätten dann nicht mehr Schilder mit der Aufschrift „Alle Kassen", sondern mit Auflistungen der Kassen, deren Versicherte willkommen sind. Das wäre ein Bruch mit dem für die Akzeptanz der GKV in der Bevölkerung sehr wichtigen Prinzip der freien Arztwahl, was per se schon auf Widerstand stoßen dürfte. Wenn damit jedoch Verträge verbunden sind, die den Versicherten eine bestimmte Versorgungsqualität garantieren und z. B. die Wartezeiten für einen Facharzttermin auf einen kurzen Zeitraum begrenzen, könnte sich ein solches Vertragssystem schon das nötige Vertrauen bei den Patienten erwerben. Das belegen erfolgreiche Projekte von Kassen, die entsprechende Abkommen mit Arztgruppen oder Medizinischen Versorgungszentren (MVZ) geschlossen haben.

Ein solches System von kassengebundenen Versorgungsnetzen kann jedoch grundsätzlich nur in Großstädten funktionieren, weil allein dort Wettbewerb unter Versorgungseinrichtungen entstehen kann und Exklusivverträge mit Kassen für Arztnetze bzw. integrierte Versorgungssysteme wirtschaftlich attraktiv sind. Das sieht in Kleinstädten und auf dem Land ganz anders aus. Dort gibt es meist nur ein Krankenhaus, und die Bürger sind froh, wenn sie nicht nur einen Hausarzt haben, sondern auch Spezialisten in erreichbarer Nähe finden können. Wettbewerb kann es schon mangels Vertragspartnern nicht geben. Dementsprechend unverzichtbar ist hier der Grundsatz, dass die Kassen gemeinsam und einheitlich handeln und Verträge abschließen müssen. Das wiederum ist in einem wettbewerblichen GKV-System leichter gesagt als getan. Es liegt auf der Hand, dass Kassen, die in bestimmten Regionen nur wenige Versicherte haben, weniger Interesse an gemeinsamer Verantwortung haben als dort stärker vertretene Kassen. Im Unterschied zur Bundesebene, wo das GKV-WSG mit dem Spitzenverband der GKV eine Institution geschaffen hat, die für gemeinsame Aufgaben aller Kassen zuständig ist, ist ein solcher Apparat auf der für die konkreten Versorgungsfragen entscheidenden Landesebene nicht vorhanden. Dort gibt es nach wie vor nur Arbeitsgemeinschaften der Kassenverbände. Deren Aushandlungsprozesse sind ausgesprochen mühselige Angelegenheiten und erschweren die Entscheidungsfindung über Probleme der Sicherstellung der medizinischen Versorgung auf Landesebene erheblich. Angesichts der drängenden Probleme insbesondere in dünn besiedelten Regionen wird man nicht umhinkommen, diese Ungereimtheit – Spitzenverband auf Bundesebene, Kassen-AG auf Landesebene – zu beseitigen und auch in den Ländern einen Spitzenverband als Körperschaft des öffentlichen Rechts unter Aufsicht der Landesregierungen einzurichten.

3 Sicherstellung der medizinischen Versorgung: Wer hat den Hut auf?

Eine solche Bündelung der gemeinsamen Aufgaben der Krankenkassen ist umso wichtiger, als mit der Bedeutung selektiver Vertragsabschlüsse zwangsläufig die Sicherstellung der ambulanten Versorgung in ihre Hände fällt. Das Gesetz gibt hier den Kassenverbänden und den Kassenärztlichen Vereinigungen (KV) zwar formal eine gemeinsame Verantwortung. Aber durch das System der Gesamtvergütung, die an die KV mit entlastender Wirkung gezahlt wird, wird der Sicherstellungsauftrag auf die KV übertragen, was bei den Kassen die Illusion genährt hat, sie seien damit von ihm befreit und jeder Verantwortung in dieser Hinsicht ledig. Das wird in dem Maß nicht mehr gelten können, wie Kassen Selektivverträge mit Arztgruppen außerhalb der Gesamtvergütung schließen und ihnen für diesen Versorgungsbereich der Sicherstellungsauftrag zwangsläufig zufällt. Da diese Verträge für beide Seiten ökonomisch attraktiv sein müssen, um zustande zu kommen, käme es bald zu einer nicht tragbaren regionalen Risikoselektion und einem zweigeteilten Sicherstellungsauftrag. Die lukrativen und problemlosen Versorgungsaufträge, z. B. in wohlhabenden Regionen oder Stadtteilen, würden mit Einzelverträgen abgedeckt, während in der Gesamtvergütung und damit in der Zuständigkeit der KV die weniger attraktiven Versorgungsfelder verbleiben. Die für die Überwachung des Sicherstellungsauftrages verantwortlichen Länder haben ihrerseits angesichts des fortlaufenden Konzentrationsprozesses in der GKV auch bei den Regionalkassen immer weniger wirksame Instrumente zur Steuerung dieser Entwicklung in der Hand, weil länderübergreifende Kassen zumeist der Aufsicht des BVA unterliegen. Sie können zudem das Vertragsgeschäft der Krankenkassen nur bedingt kontrollieren, da diese die Aufsicht nur auf Nachfrage darüber informieren müssen und die Verträge zudem rechtswidrig sein müssten, um sie zu unterbinden. Die Länder geraten dadurch in eine prekäre Lage: Sie haben die im Grundgesetz festgelegte Verantwortung für die allgemeine Daseinsvorsorge, zu der auch das Gesundheitswesen gehört, können aber diesen Verfassungsauftrag in der ambulanten medizinischen Versorgung mit den ihnen zur Verfügung stehenden Instrumenten nicht erfüllen.

Diese relative Ohnmacht der Länder in der Sicherstellung der ärztlichen Versorgung wird noch durch die Entwicklung in der Medizin verstärkt, die die Trennung in ambulante und stationäre Versorgung zunehmend obsolet macht. Immer mehr medizinische Eingriffe, die früher mit einem längeren Krankenhausaufenthalt verbunden waren, können heute ambulant bzw. teilstationär durchgeführt werden. Auch die allgemeine demografische Entwicklung mit dem Trend zu chronischen Krankheiten und einer wachsenden Zahl von multimorbiden Menschen erfordert zunehmend integrierte Versorgungsformen, die in das alte Schema von ambulanten und stationären Einrichtungen nicht mehr passen.

Hinzu kommt, dass in dünn besiedelten Regionen eine Integration von stationärer und ambulanter Versorgung auch aus ökonomischen Gründen erforderlich ist. Facharztpraxen lohnen sich dort oft angesichts einer abnehmenden Bevölkerungszahl nicht. Es sind einfach nicht mehr genügend Patienten da, um eine moderne Arztpraxis wirtschaftlich betreiben zu können. Das gilt auch für kleinere Krankenhäuser, die einerseits für eine möglichst wohnortnahe Versorgung erforderlich sind, andererseits aber zu geringe Fallzahlen haben, um eine wirtschaftliche und qualitativ angemessene Behandlung gewährleisten zu können. Was liegt da näher, als sie nach skandinavischem Vorbild in regionale Versorgungszentren umzubauen, die sowohl die ambulante Versorgung wahrnehmen, als auch stationäre Basisleistungen anbieten können? Das aber ist mit Investitionen verbunden, die nach Lage der Dinge weder von den Krankenhausträgern, noch von Arztnetzen erbracht werden können. Vor diesem Hintergrund ist die traditionelle Arbeitsteilung in der Sicherstellung der medizinischen Versorgung – die KV und die Kassen sind für die ambulante, die Länder für die stationäre Versorgung zuständig – überholt. Die einzig tragfähige Alternative ist der gemeinsame Sicherstellungsauftrag von Krankenkassen und Ländern für die gesamte medizinische Versorgung, in der die Kassen für das Vertragsgeschäft zuständig sind, während die Länder die Versorgungsqualität überwachen und ggf. auch Mittel für die Gewährleistung der Versorgung in wirtschaftlich unattraktiven bzw. dünn besiedelten Regionen bereit stellen. Das kann aber nur funktionieren, wenn den Landesbehörden nicht eine Vielzahl von bundesweit organisierten, nicht ihrer Rechtsaufsicht unterliegenden Kassen gegenüber steht, sondern mit entsprechenden Kompetenzen ausgestattete Landesverbände der Krankenkassen unter der Aufsicht der Länder.

4   Fazit: Jede Deregulierung hat eine neue Form der Regulierung zur Folge

Die insgeheime Vorstellung vieler Politiker, sie könnten durch eine Deregulierung öffentlicher Aufgaben Verantwortung abwälzen, ist eine Illusion. Das gilt für das Gesundheitswesen in besonderer Weise. Dabei entsteht das Paradoxon, dass die Privatisierung von Risiken und die Partikularisierung von Verantwortung durch Wettbewerb eher zu mehr staatlicher Verantwortung führt, wenn man dem Anspruch einer Zivilgesellschaft genügen will, allen Bürgern eine angemessene medizinische Versorgung zur Verfügung zu stellen. Findet sich keine politische Mehrheit für ein einheitliches Krankenversicherungssystem für alle Bürger, bleibt es also bei der Trennung in GKV und PKV, ist – siehe oben – der Weg in ein mehr und mehr über Steuern finanziertes Gesundheitswesen vorgezeichnet.

Anders wäre die GKV nur mit unakzeptabel hohen, sie immer weiter schwächenden Beitragssätzen zu finanzieren. Mit der Steuerfinanzierung wächst aber auch die direkte Verantwortung von Regierung und Parlament für das operative Geschäft im Gesundheitswesen, und zwar sowohl auf der Bundes- als auch auf der Landesebene. Das Prinzip der Selbstverwaltung drohte zur Farce zu werden, würde man aus dieser wachsenden Verantwortung der Politik keine ordnungspolitischen Konsequenzen ziehen. Die Neuordnung des Zusammenspiels und der Aufgabenteilung von staatlicher Exekutive und den Institutionen des Gesundheitswesens gehören nach der Bundestagswahl 2009 ganz oben auf die gesundheitspolitische Agenda. Es wird dabei zwar kaum darum gehen können, kurzfristig komplette Lösungen anbieten zu können. Dafür ist der allgemeine Diskurs zu diesem Topos noch nicht weit genug entwickelt. Aber die Auseinandersetzung über die ordnungspolitischen Konsequenzen der seit 1992 erfolgten Reformen im GKV-System sollte zumindest beginnen.

Literatur

Cassel, Dieter/Ebsen, Ingwer/Gress, Stefan/Jacobs, Klaus 2008: Vertragswettbewerb in der GKV. Möglichkeiten und Grenzen vor und nach der Gesundheitsreform der Großen Koalition. Bonn.
Coca, Valentina/Nink, Katrin/Schröder, Helmut 2008: Ökonomische Aspekte des deutschen Arzneimittelmarktes, in: Schwabe, Ulrich/Paffrath, Dieter (Hrsg.): Arzneiverordnungsreport 2008. Heidelberg, 144-198.
Dietz, Ulrich 2008: Kurze Geschichte der Arzneimittel Rabattverträge und Mutmaßungen über die weitere Entwicklung. Gesundheits- und Sozialpolitik 62/4, 41-47.
Engelen-Kefer, Ursula (Hrsg.), 2004: Reformoption Bürgerversicherung, Hamburg.
Evans, Robert G. et al. 1994: Health Care Reform – Comment. Health Economics 3, 359-360.
Greß, Stefan/Manouguian, Maral/Walendzik, Anke/Wasem, Jürgen 2008: Gesundheitsfonds und GKV-Finanzierung im GKV-WSG, in: G+G-Wissenschaft 8/3, 16-23.
Greß, Stefan/Wasem, Jürgen 2007: Weg von der Beitrags- hin zur Steuerfinanzierung? Konsequenzen einer Strukturreform aus ökonomischer Sicht, in: Felix, Dagmar (Hrsg.): Die Finanzierung der Sozialversicherung. Berlin.
Knieps, Franz 2007: Der Gesundheitsfonds aus der Sicht der Politik, in: Göpffarth, Dirk/Greß, Stefan/Jacobs, Klaus/Wasem, Jürgen (Hrsg.): Jahrbuch Risikostrukturausgleich 2007 – Gesundheitsfonds. Sankt Augustin, 9-26.
Kötter, Claudia/Maßing, Elke 2008: Wettbewerb im Hilfsmittelmarkt – Ausschreibungen abschreiben? Gesundheits- und Sozialpolitik 62/4, 48-52.
Mielck, Andreas 2005: Soziale Ungleichheit und Gesundheit. Empirische Ergebnisse, Erklärungsansätze, Interventionsmöglichkeiten. Bern et al.
Reiners, Hartmut 2009: Mythen der Gesundheitspolitik. Bern et al.

Rothgang, Heinz/Cacace, Mirella/Grimmeisen, Simone/Wendt, Claus 2006: Wandel von Staatlichkeit in den Gesundheitssystemen von OECD-Ländern, in: Leibfried, Stephan/Zürn, Michael (Hrsg.): Transformation des Staates? Frankfurt a. M., 309-355.

SVR-W, 2008: Sachverständigenrat zur Begutachtung der gesamtwirtschaftlichen Entwicklung: Die Finanzkrise meistern – Wachstumskräfte stärken. Jahresgutachten 2008/2009. Bundestagsdrucksache 10/10985 vom 16.11.2008. Berlin.

Van de Veen, Wynand/Ellis, Randall P. 2000: Risk Adjustment in Competitive Health Plan Markets, in: Culyer, Anthony J./Newhouse, Joseph P. (Hrsg.): Handbook of Health Economics 1A. Amsterdam, 755-845.

VVG-Kommission, 2004: Kommission zur Reform des Versicherungsvertragsrechts Bericht der Kommission vom 19. 4. 2004 (http://www.bmj.de/files/-/647/AB%20VVG%20Komm.pdf, abgerufen am 7. Mai 2009).

Wilensky, Harold L. 2002: Rich Democracies. Political Economy, Public Policy and Performance. Berkeley/Los Angeles/London.

Wille, Eberhard, 2008: Die Basis auf Dauer sichern. Gesundheit und Gesellschaft 11/11, 37-41.

Stefan Etgeton

Perspektiven der Sicherung und Entwicklung von Qualität und der Einbezug der Patientensicht – ein Zukunftsmodell?

Der Wettbewerb zwischen den gesetzlichen Krankenkassen, der Mitte der Neunziger Jahre eingeführt wurde, wird durch die jüngsten Gesetzgebungen ergänzt um einen *Wettbewerb zwischen Leistungserbringern und Kostenträgern* um verbesserte Angebote und günstigere Vertragskonditionen. Während bislang die Versorgung im Wesentlichen „gemeinsam und einheitlich" zwischen den Verbänden der Gesetzlichen Krankenversicherung und denen der Leistungserbringer ausgehandelt wurde, werden nun die einzelnen Krankenkassen zunehmend in die Lage versetzt, sich ihre Ärzte und Einrichtungen auszusuchen – zumindest in den innovativen Versorgungsbereichen. Der nachfolgende Beitrag betrachtet das Thema Qualitätssicherung primär unter dem Gesichtspunkt, welche Bedeutung die Qualität und ihre Darstellung im Wettbewerb für die Verbraucherinnen und Verbraucher hat. Es geht daher weniger um die Bedeutung der Qualitätssicherung für Leistungserbringer oder Kostenträger, und auch nicht darum, dass Versicherte und Patientinnen[*] in der Versorgung eine gesicherte Qualität erwarten – das tun Sie selbstverständlich. Im Zentrum des Beitrages steht aber die Frage, wie die Qualität der Versorgung so erhoben und dargestellt werden kann, dass eine informierte und qualifizierte Wahlentscheidung der Verbraucherinnen und Verbraucher im Gesundheitswesen künftig besser möglich ist. Zuvor möchte ich aber einige grundsätzliche Fragen zu dem der Diskussion zugrunde liegenden Wettbewerbskonzept stellen, die über die hier behandelte Fragestellung hinausgreifen, aber doch den Kontext bilden, in dem sie zu erörtern ist.

1 Fragen an das vorherrschende Wettbewerbskonzept

Die „Schöne neue Welt" des Wettbewerbs ist gerade im Gesundheitswesen nicht ohne Risiken und Fallstricke, sowohl für die Akteure der Systems als auch für

---

[*] Aus Gründen der Einfachheit und besseren Lesbarkeit verwendet dieser Text gelegentlich nur die weibliche Sprachform. Es sind jedoch jeweils beide Geschlechter gemeint.

die Verbraucherinnen. Die gegenwärtige Phase der Systemgestaltung ist von einem hohen Maß an Inkonsistenz gekennzeichnet. Das liegt zum einen daran, dass die tragenden Parteien der Großen Koalition widerstreitende ordnungspolitische Rahmenkonzepte für das Gesundheitswesen vertreten. Zum anderen befindet sich das System selbst in einer Übergangsphase zwischen körperschaftlich-selbstverwalteter Sicherstellung auf der einen und dem Wettbewerb um gute Risiken, niedrige Preise und höhere Effizienz auf der anderen Seite. Das System erlebt gewissermaßen seine marktwirtschaftliche Pubertät. Auch die Akteure schwanken in ihrem Selbstverständnis ständig zwischen beiden Polen hin und her. Solche Ambivalenzen lösen zu Recht Angst aus – nicht zuletzt bei den Patientinnen und Patienten. Entscheidend für das Gelingen dieses Reformprozesses, für das Erwachsenwerden des Systems als eines *Marktes besonderer Ordnung* wird es sein, ein stimmiges Wettbewerbskonzept zu entwickeln und bislang eher fetischisierte Begriffe wie „Solidarität", aber auch den Begriff „Wettbewerb" selbst, kritisch daraufhin zu überprüfen, welche Bedeutung ihm im Gesundheitswesen künftig zukommt. Das jüngste Reformgesetz mit dem Namen „Wettbewerbsstärkungsgesetz" wirft diesbezüglich einige grundlegende Fragen nach dem dahinter stehenden Wettbewerbskonzept auf:

Welche gesundheitspolitischen *Ziele* können und sollen durch inter- oder intrasektoralen Wettbewerb sowie den Wettbewerb innerhalb der Krankenkassen und Krankenversicherungen erreicht werden? Geht es um Qualitätsverbesserung, mehr Nutzerorientierung, Effizienzsteigerung oder doch im Wesentlichen um Kostendämpfung?

Wie müssen Vertragsbedingungen zwischen Leistungserbringern und Kostenträgern in Zukunft ausgestaltet sein, um die gewünschten Wettbewerbsziele zu erreichen? Sind dafür weitere Rahmenvorgaben zur Vertragsgestaltung erforderlich oder regelt das der Markt? Wo liegen Risiken eines solchen Wettbewerbs, z. B. für die Erhaltung des Solidarprinzips in der gesetzlichen Krankenversicherung? Welche ordnungspolitischen *Rahmenbedingungen* sind essenziell für einen *fairen* Wettbewerb?

Welche Formen, Strukturen und Instanzen der *Regulierung* sind künftig notwendig, um die Einhaltung dieser Rahmen- und Vertragsbedingungen im Wettbewerb zu garantieren? Kann die (Gemeinsame) Selbstverwaltung als Agentur der Akteure diese Aufgabe noch bewältigen? Muss der Staat stärker steuernd eingreifen? Oder bedarf es wie in anderen liberalisierten (allerdings netzgebundenen) Märkten einer Art „Regulierungsbehörde" für das Gesundheitswesen?

Der Vertragsselektion seitens der Krankenkassen entsprechen *zusätzliche Wahloptionen für Versicherte und Patienten* im Hinblick auf Versicherungstarife und Versorgungsangebote: Bonusprogramme für gesundheitsbewusstes Verhalten, strukturierte Behandlungsprogramme für chronisch kranke Menschen, Modellvorhaben für integrierte Versorgung, private Zusatzversicherungen und seit 2007 eine Vielzahl von Wahltarifen. Die Wahlfreiheit der Versicherten gegenüber der Krankenkasse bzw. -versicherung und der Patientinnen im Hinblick auf Arzt, Krankenhaus oder Pflegeeinrichtung gewinnt somit als wesentliches Verbraucherrecht im Gesundheitswesen eine ganz neue Bedeutung und wirft weitere prinzipielle Fragen auf:

Welche Rolle kommt der *Verbraucherin* als Versicherter, Patientin oder Kundin im Rahmen einer fairen solidarischen Wettbewerbsordnung im Gesundheitswesen zu? Will das System den *homo oeconomicus*, der nach dem Motto „Geiz ist geil" handelt? Oder soll sie sich weiterhin als Glied einer Solidargemeinschaft begreifen? Wie lassen sich Gemeinsamkeiten und Unterschiede zu anderen Märkten beschreiben, um die Verhaltensanreize für Verbraucherinnen richtig zu setzen? Welches Maß an *Eigen- und Systemverantwortung* ist der Einzelnen zuzuschreiben bzw. zuzumuten und wo stößt die individuelle Handlungskompetenz an Grenzen?

Stehen die durch den verschärften Wettbewerb erhöhten *Orientierungskosten*, die derzeit allein auf die Verbraucherinnen abgewälzt werden, in einem angemessenen Verhältnis zu den Vorteilen einer Erweiterung von Wahlmöglichkeiten? Welche Unterstützungsangebote, wie etwa eine unabhängige Verbraucher- und Patientenberatung, sind notwendig, um die Stellung der Verbraucherinnen im Wettbewerb zu behaupten? Wie sollen diese Angebote künftig finanziert werden, um ihre Unabhängigkeit zu garantieren?

Soll die gestärkte Gestaltungsmacht der Krankenkassen nicht allein dazu dienen, die Leistungserbringer unter erhöhten finanziellen Druck zu setzen, sondern vor allem zu einer qualitativ verbesserten Versorgung führen, geht es also um Qualitäts- und Effizienz-, statt reinem Preis- und Kostenwettbewerb, dann gewinnt die *Ermittlung und Darstellung der Behandlungsqualität* für die Orientierung der Nachfrage seitens der Kostenträger, aber auch der Verbraucherinnen erheblich an Bedeutung. Wettbewerb setzt *Transparenz über Qualität* und unabhängige Vergleichsmöglichkeiten voraus. Nicht nur Krankenkassen und zuweisende Ärztinnen, sondern auch Patientinnen, Pflegebedürftige und ihre Angehörigen sind bei ihren Wahlentscheidungen neben der individuellen Erfahrung, dem Rat der Ärztin zunehmend auf objektive Informationen über Umfang und Qualität des jeweiligen Leistungsangebotes angewiesen. In den vergangenen Jahren hat daher der Gesetzgeber die Anforderungen an die Erhebung, Sicherung und Darstellung der Leistungsqualität systematisch erweitert. Auch hier stellen sich weitere Fragen:

Lassen sich die Leistungen im Gesundheitswesen als Produkte definieren und qualitativ vergleichen wie in anderen Märkten? Welche Formen der unabhängigen vergleichenden *Qualitätsdarstellung* von Leistungen sind im Gesundheitswesen notwendig und sinnvoll, um Verbraucherinnen eine informiert Wahlentscheidung zu ermöglichen?

Welches Maß an *Transparenz* kann die Öffentlichkeit, können die Versicherten in Bezug auf die im Rahmen der Qualitätssicherung und Versorgungssteuerung erhobenen Daten beanspruchen? Wie transparent müssen bzw. können die Konditionen von Selektivverträgen sein, deren Akteure im Wettbewerb stehen? Gelten hier die üblichen betriebswirtschaftlichen Geheimhaltungsinteressen? Oder haben in einem beitragsfinanzierten System Versicherte und Patienten ein Recht auf die Offenlegung dieser Informationen?

Im Folgenden können diese Fragen nicht alle beantwortet werden; das war auch nicht der Sinn dieser ausführlichen Vorbemerkung. Es ging vielmehr darum, den Kontext zu skizzieren, innerhalb dessen sich die Fragestellung des Beitrags zur Qualitätstransparenz im Gesundheitswesen bewegt.

2 Verbrauchersouveränität durch Qualitätstransparenz

Bei der gerade von Patientenorganisationen erhobenen Forderung nach mehr und besserer Qualitätstransparenz im Gesundheitswesen geht es nicht darum, einem ausschließlich marktorientierten Gesundheitssystem Vorschub zu leisten oder durch einen stringenten Leistungsvergleich von Krankenhäusern und Praxen zu Marktbereinigungen beizutragen. Wäre die Patientin Kundin im üblichen Sinne, erhielte das heilberuflich tätige Gegenüber wie auf jedem anderen Markt die Quittung für die eigene Angebotsqualität unmittelbar im Auf und Ab der Nachfrage. Im *triangulierten* Gesundheitsmarkt, in dem aus guten sozialpolitischen Gründen zwischen Leistungserbringerin und -empfängerin der Kostenträger als dritter Akteur tritt, regeln nur sehr bedingt Angebot und Nachfrage das Geschäft. Zwar wird durch die freie Arzt- und Krankenhauswahl die Kundensouveränität der Patientin gestärkt; sie selbst ist aber anders als bei vielen anderen Dienstleistungen schon bei der Definition ihres Bedarfs auf die Einschätzung der Ärztin angewiesen und daher kaum in der Lage, die Qualität ihrer Leistung im Vorherein einzuschätzen. Ohne den Rückgriff auf Erfahrungswerte über die Qualität in der Vergangenheit könnte eine bewusste Auswahl nicht getroffen werden. Das wiederum unterscheidet den Gesundheitssektor nicht so wesentlich von anderen Dienstleistungsmärkten – auch hier kauft die Verbraucherin häufig genug die „Katze im Sack". Aber ein Missgriff lässt sich in der Regel leichter verschmerzen, als wenn es um die eigene Gesundheit geht.

Patientinnen sind als Versicherte ihrer Krankenkasse die eigentlichen Auftraggeberinnen im Gesundheitswesen, ihre Anforderungen müssen im Mittelpunkt stehen, ihre Lebensqualität und ihr Überleben hängen von guter Versorgung ab. Die Kranken- und Pflegeversicherung ist nur Sachwalterin ihrer Interessen; aber die Patientin muss der Anbieterin vertrauen können, dafür muss diese sichtbar machen, dass das Vertrauen gerechtfertigt ist. Wer mündige Verbraucherinnen im Gesundheitswesen will, muss sich um transparente Märkte bemühen, auf denen ein informationelles Gleichgewicht zwischen Angebots- und Nachfrageseite besteht. Das Ziel der Forderung nach mehr Qualitätstransparenz ist daher, die Patientenorientierung im System insgesamt zu stärken und den Zugang zum jeweils richtigen Angebot weniger als bisher dem Zufall des Hörensagens, dem Versichertenstatus oder gar dem Geldbeutel zu überlassen. Dabei geht es nicht um eine Rangliste der 100 Spitzenmediziner oder -kliniken, sondern darum, die für den eigenen Bedarf geeigneten Anbieter zu finden.

Vor dem Hintergrund der politisch gewollten verstärkten Eigenverantwortung von Versicherten und Patientinnen sowie differenzierter vertraglicher Verhältnisse zwischen Kostenträgern und Leistungserbringern steigt der Bedarf an unabhängiger, nutzerorientierter und sachgerechter Information über die Qualität von Einrichtungen und Leistungen im Gesundheitswesen sowie die zu erwartenden Kosten. Schon die Veröffentlichung vorhandener Daten über Struktur-, Prozess- und Ergebnisqualität, vor allem aber die von Kostenträgern oder Leistungserbringern unabhängige Verortung solcher Transparenzplattformen als Navigationshilfe für Verbraucher im System der gesundheitlichen Versorgung stößt bei den klassischen Akteuren im Gesundheitswesen auf zum Teil erhebliche Vorbehalte.[1] Die Daten seien ursprünglich nur zur internen Nutzung erhoben worden und für die Veröffentlichung nicht geeignet. Das stimmt zumindest teilweise; aber es provoziert doch die Gegenfrage, weshalb mit hohem Aufwand alljährlich Daten erhoben, gesammelt, ausgewertet und verwaltet werden, mit denen die eigentlichen Nutzerinnen des Systems gar nichts anfangen können. Die Strategie, zur Immunisierung der Qualitätssicherung vor Transparenzforderungen den Informationsgehalt der „eigenen" Datensätze schlecht zu machen, dürfte sich über kurz oder lang als Bumerang erweisen. Im Gegenteil wird sich erweisen, dass sich mit der schrittweisen Veröffentlichung von Qualitätsdaten auch deren Qualität verändern und im Sinne der Patientenorientierung verbessern muss.[2]

---

[1] Ein Beleg: die Auseinandersetzung um die am 19. Juni 2008 schlussendlich beschlossene Freigabe der maschinenlesbaren XML-Datensätze der Krankenhaus-Qualitätsberichte durch den Gemeinsamen Bundesausschuss und deren Verwertung im Rahmen des von maßgeblichen Patientenorganisationen gemeinsam mit der Bertelsmann Stiftung durchgeführten Projektes „Weisse Liste" (www.weisseliste.de): vzbv-Pressemitteilung 23.11.2007: http://www.vzbv.de/go/presse/945/4/17/index.html
G-BA-Pressemitteilung 27.11.2007: http://www.g-ba.de/informationen/aktuell/pressemitteilungen/212/
[2] Dazu haben Patientenvertreterinnen in Berlin bereits eigene zum Teil sehr konkrete Vorschläge gemacht: http://www.sekis-berlin.de/Qualitaetsberichte_der_Kranken.259.0.html

Mit der Einrichtung einer fachlich unabhängigen Institution zur sektorübergreifenden Qualitätssicherung (§ 137 a SGB V – 2007) hat der Gesetzgeber die strukturellen Grundlagen für eine umfassende Qualitätssicherung und -berichterstattung, aber auch für mehr Transparenz geschaffen. Gleichzeitig hat er die Ausgestaltung dieses Vorhabens allerdings in die Hände der Gemeinsamen Selbstverwaltung und damit derjenigen gelegt, die bisher eine unabhängige, nutzerorientierte und vergleichbare Darstellung von Qualitätsdaten – um es vorsichtig auszudrücken – zumindest nicht forciert haben. Wie der Auftrag der neuen Institution, die Ergebnisse der Qualitätssicherung zu veröffentlichen und die relevanten Akteure zu beteiligen, konkret umgesetzt wird, ist derzeit noch unklar. Vor diesem Hintergrund haben die maßgeblichen Patienten- und Verbraucherorganisationen zusammen mit der Bertelsmann Stiftung ein nicht kommerzielles, unabhängiges Internet-Portal (www.weisse-liste.de) entwickelt, das sich am Bedarf und den Bedürfnissen seiner Nutzer orientiert und, beginnend mit dem Krankenhausbereich, neben Strukturinformationen zur Ausstattung sowie zum Leistungsspektrum auch die vorhandenen Daten zur Behandlungsqualität der Leistungserbringer abbildet. Dabei sollen nach und nach auch die systematisch erhobenen Erfahrungen der Patientinnen und Patienten in die Transparenzinformationen einbezogen werden.[3] Obwohl Verbraucherinnen inzwischen gewohnt sind, sich eigenständig Informationen über Leistungsangebote zu verschaffen, sagen die nackten Daten oft wenig, sondern verwirren sogar. Das bedeutet, dass die Informationen zum einen gut aufbereitet und nutzerbezogen präsentiert werden müssen; zum anderen bedarf es gerade im Gesundheitswesen darüber hinaus einer ergänzenden von Akteursinteressen unabhängigen Beratung und Navigationshilfe. Hier besteht im Gesundheitswesen noch erheblicher Investitionsbedarf, wenn man bedenkt, dass seit 2001 die Gesetzliche Krankenversicherung pro Jahr gerade einmal fünf Millionen Euro für eine modellhafte Erprobung der unabhängigen Verbraucher- und Patientenberatung nach § 65b SGB V ausgibt, aber nach Auskunft des BKK-Bundesverbandes allein in den ersten drei Quartalen des Jahres 2008 bereits mehr als 30 Millionen Euro für Werbung.[4] Für Arzneimittelwerbung sind 2007 sogar insgesamt fast 623 Millionen Euro eingesetzt worden.[5] Das macht die Relationen und den Stellenwert deutlich, den unabhängige Information und Beratung der Verbraucherinnen und Verbraucher derzeit einnimmt.

---

[3] Die Bertelsmann Stiftung hat dazu einen eigenen kurzen, aber methodisch validierten Fragebogen entwickelt (Patient Experience Questionaire, PEQ: http://www.weisse-liste.de/patientenbefragung-peq.100.html), der allen Krankenhäusern zur freien Nutzung zur Verfügung steht.
[4] Quelle: BKK-Faktenspiegel Januar 2009 (www.bkk.de/faktenspiegel)
[5] Quelle: Universen 2008 – Handel und Verbrauch in Deutschland; Nielsen Corporate Communications (www.de.nielsen.com)

3   Die Rolle der Patientenerfahrung im Rahmen des Qualitätssicherung

Die unabhängige Darstellung der Qualität von Versorgungsangeboten hat Rückwirkungen auch auf die Erhebung der entsprechenden Qualitätsdaten. Indikatoren und Instrumente der Qualitätssicherung werden, sofern die Ergebnisse einer Veröffentlichung zugeführt werden, von vorneherein anders konzipiert als in Zeiten, da es nur um ein internes Benchmarking ging. Insofern hat die Veröffentlichung einen gewissen Rückkopplungseffekt auf die Prozesse und Verfahren der Qualitätssicherung selbst. In Zukunft wird mehr nach Indikatoren gesucht werden, die sich für eine Veröffentlichung eignen und daher auch stärker am Erkenntnisinteresse der Patientinnen und Patienten orientiert sind. Deswegen werden künftig neben den Struktur-, Prozess- und Ergebnisdaten die Patient Reported Outcomes eine zentrale Rolle spielen. Vielleicht kann man sogar nach und nach auf den einen oder anderen weniger aussagekräftigen medizinischen Ergebnisindikator zugunsten jener verzichten.

Über den Härtegrad der auf der Basis individueller Patientenerfahrung erhobenen Daten lässt sich nur in Relation zu deren Aussageradius urteilen. Geht es um die Einhaltung bestimmter Prozessregeln bei der Diagnose oder Indikationsstellung, das Teilergebnis im Rahmen eines bestimmten operativen Eingriffs oder um die Qualität eines gesamten, möglicherweise sogar sektorübergreifenden Behandlungsverlaufes? Das Letztere dürfte in der Regel für die sich orientierende Patientin von höherem Interesse sein. Es zeigt sich daran, dass bisher nicht vom Erkenntnisinteresse der Patientinnen her gefragt wurde, sondern der Qualitätssicherung das relativ spezifische Handlungsspektrum der behandelnden Ärztinnen zugrunde lag. Auch die methodischen Anforderungen der Qualitätssicherung müssten sich daher grundlegend ändern. Der Aussagewert von Partialergebnissen über einzelne operative Eingriffe mag auf diese bezogen „hart" sein, im Hinblick auf den Gesamtprozess der Behandlung wird ein solches Datum immer „weicher", je komplexer sich der Prozess gestaltet. Darum erscheint es gerade unter dem Vorzeichen sektorübergreifender Qualitätssicherung sinnvoll und notwendig, Indikatoren zu entwickeln, die in der Lage sind, Ergebnisse solcher komplexen Behandlungsverläufe zu bündeln. Die „weichen", subjektiven Ergebnisindikatoren auf Grundlage der Patientenerfahrung können unter diesen Umständen zu „harten" Daten avancieren, sofern sie methodisch schlüssig entwickelt, erhoben und ausgewertet werden. Das allerdings ist als Voraussetzung unbedingt festzuhalten: bloße Zufriedenheitsbefragungen, wie sie inzwischen schon fast üblich geworden sind, genügen einem solchen Anspruch keinesfalls.

Aus Patientensicht sollte eine umfassende sektorübergreifende, verständliche und vergleichende Qualitätsdarstellung möglichst alle Leistungsbereiche – ambulante ärztliche Versorgung, Krankenhäuser, Rehabilitation, Pflege und ergänzende Heilberufe – einschließen, dabei möglichst längere Zeiträume einbeziehen und sich an patientenrelevanten Endpunkten orientieren. Ergebnisqualität aus Patientenperspektive meint z. B. die Abbildung von indikationsbezogenen Angaben zur Reduzierung zusätzlicher Erkrankung (Morbidität) und Sterblichkeit (Mortalität). Ferner muss bei der Bestimmung von patientenrelevanten Endpunkten wesentlich mehr Aufmerksamkeit auf die Fähigkeit zur Teilnahme am gesellschaftlichen Leben, der Erhaltung oder Wiedergewinnung von Lebensqualität oder die Behandlung und Linderung von Schmerz gerichtet werden. Das legt allerdings die Latte für die zu erhebenden Daten und die Methoden ihrer Auswertung relativ hoch. Gemessen an diesem Anspruch sind die Befunde selbst der einigermaßen aufwändig betriebenen stationären Qualitätssicherung derzeit noch unzureichend.

4 Datenhoheit, Partizipation und informationelle Verbraucherrechte

„Wissen ist Macht" – neben der Verfügung über Geld sind daher Informationen in Gestalt verwertbarer Daten das wichtigste Gut, um soziale oder ökonomische Systeme zielgerecht zu steuern. Indem die Ergebnisse der sektoralen internen Qualitätssicherung nach und nach für öffentliche Qualitätsvergleiche herangezogen werden und damit auch ihre eigene Qualität verändern, verschärft sich die Frage nach dem Verfügungsrecht über diese Informationen: *Wem gehören die Daten der Qualitätssicherung?* Derzeit erheben Krankenhäuser, Krankenkassen oder Ärzteorganisationen Anspruch darauf, als einzige über deren Nutzung bestimmen zu können. Sie werden als „geistiges Eigentum" derjenigen betrachtet, die sie erheben. Aber ist eine solche Position zwingend? Kommt das Recht, Daten über die eigene Behandlung – insbesondere wenn diese sektorübergreifend erfolgt und die Daten daher ohne Patientenbezug nicht zu verknüpfen sind – für die Qualitätssicherung zur Verfügung zu stellen, nicht vielmehr einzig und allein den betroffenen Patientinnen zu? Die Nutzung für die Qualitätssicherung bedarf stets ihrer ausdrücklichen Einwilligung. Mit der flächendeckenden Einführung der elektronischen Gesundheitskarte und der Nutzung der freiwilligen Anwendungen werden Patientinnen in die Lage versetzt, die Behandlungsdaten der unterschiedlichen Ärztinnen und Einrichtungen in einer persönlichen Patientenakte zusammenzuführen, wenn sie es wollen. Erst auf dieser Grundlage können umfassende Behandlungsverläufe rekonstruiert werden; aber nur, wenn die Datenhoheit der Patientin gewahrt bleibt. So erlangen Patientinnen eine Schlüsselposition für die Durchführung sektorübergreifender Qualitätssicherungsmaßnahmen. Insofern könnten und sollten sich die Eigentumsverhältnisse im Hinblick auf die Daten der Qualitätssicherung grundsätzlich umkehren. Bei der Regelung der Verwertungs- und Nutzungsrechte an den Daten der Qualitätssicherung im Gesundheitswesen hätte der Grundsatz zu gelten: Informationen über die Qualität von Leistungen und Einrichtungen, die im Zuge der Behandlung durch Institutionen erhoben werden, welche dafür – zumindest überwiegend – das Geld der GKV-Versicherten verwenden, gehören, sofern sie keinen Personenbezug aufweisen, weder der erhebenden Einrichtung noch dem jeweiligen Kostenträger allein, sondern stellen ein öffentliches Gut dar, das allen frei zugänglich und für alle nutzbar sein muss.

Partizipation ist das entscheidende Prozesskriterium sowohl im Hinblick auf die konkrete Erfassung der Behandlungsqualität als auch bei der Bewertung der dafür zugrunde gelegten Qualitätsindikatoren. Es geht also nicht nur darum, durch geeignete Fragestellungen die Beteiligung der Patientin am Behandlungsgeschehen, das Ernstnehmen ihrer Belange und Bedürfnisse zu erfassen und in die Bewertung einzubeziehen. Partizipation setzt schon viel früher an: nämlich dort, wo die Fragestellungen, Indikatoren und Instrumente erarbeitet werden, mit denen dann Qualitätsaspekte zu erfassen sind. So wie heute Therapieleitlinien, sofern sie auf dem Stand der Zeit sind, Auskunft darüber erteilen, inwieweit sie unter Beteiligung der betroffenen Patientinnen erstellt wurden, genauso sollten künftig auch Qualitätsindikatoren und entsprechende Messinstrumente transparent machen, ob und in welcher Weise Patientenvertreterinnen daran beteiligt wurden. Das gilt unabhängig davon, ob die subjektive Patientenerfahrung oder andere Ergebnisparameter Gegenstand des jeweiligen Indikators sind. Jene Partnerschaft auf Augenhöhe, die nach und nach zur Regel ärztlichen Handelns wird, setzt ebenso auch den Goldstandard für die Entwicklung von Qualitätsindikatoren sowie die Art und Weise der Ergebnisdarstellung.

Schließlich wird das auch die Strukturen der Institutionen nicht unberührt lassen, die für die Erhebung und Darstellung der Versorgungsqualität verantwortlich sind. Die gesetzlichen Regelungen für die neue Institution zur sektorübergreifenden Qualitätssicherung trägt diesem Umstand insofern Rechnung, als bei der Entwicklung der Inhalte auch die maßgeblichen Patientenorganisationen zu beteiligen sein werden (§ 137a Abs. 3 SGB V). Welche Behandlungsbereiche in das Verfahren einer sektorübergreifenden Qualitätssicherung einbezogen werden, in welcher Weise eine vergleichende Darstellung unterschiedlicher Leistungserbringer ermöglicht wird oder welchen Qualitätsmerkmalen im Zuge einer Gesamtbewertung welche Priorität einzuräumen sei – all das sind eminent strategische Fragen, an deren Erörterung und Klärung auch die Interessenvertretung von Patientinnen und Patienten zu beteiligen sein wird. In dem Maße, wie die Akteure von Seiten der Kostenträger und Leistungserbringer ihre Partikularinteressen im Prozess der Qualitätssicherung durchzusetzen und damit die Resultate in ihrem Sinne zu beeinflussen versuchen, kommt den Patientenorganisationen dabei sogar eine Schlüsselstellung zu. Als Repräsentanten der Nutzerinnen stehen sie mehr als die anderen partikularen Akteure für die Systemrationalität des Ganzen ein.

Im Jahr 2030 werden die Organisationen zur Vertretung der Interessen von Patientinnen und Verbraucherinnen als derjenigen, welche die beiden wesentlichen Ressourcen zur Steuerung des Gesundheitswesens – nämlich ihr Geld und ihre Daten – zur Verfügung stellen, an den Prozessen und Strukturen dieser Systemsteuerung maßgeblich beteiligt sein, und zwar nicht nur über ihre Kundenrolle auf dem Markt, sondern als bestimmender Akteur der Systemregulierung. Dabei mag dahingestellt bleiben, ob diese Steuerung weiterhin durch Organe der Gemeinsamen Selbstverwaltung, den Staat oder durch eine Art Regulierungsbehörde ausgeübt wird.

Rainer Hess

Herausforderungen an ein qualitätsorientiertes Gesundheitssystem – die Rolle des Gemeinsamen Bundesausschusses

Internationale Vergleiche zeigen, dass auch die mit Deutschland vergleichbaren Industrienationen unabhängig von der Struktur ihres Gesundheitswesens ähnliche Probleme mit steigenden Ausgaben für die gesundheitliche Versorgung ihrer Bevölkerung und der Notwendigkeit ihrer Begrenzung haben (vgl. Busse 2006). Ursachen hierfür sind neben der demographischen Entwicklung der medizinische Fortschritt, der anders als in anderen Industriezweigen nicht zu einer Verbilligung, sondern wegen der dadurch häufig erst erreichbaren wesentlich verbesserten Behandlungsfähigkeit vieler Erkrankungen zur Verteuerung der Versorgung führt. Die Notwendigkeit, den zunehmenden medizinischen Fortschritt bei einer zunehmend älter werdenden Bevölkerung in einer vom Staat als Teil der öffentlichen Daseinsvorsorge mehr oder weniger umfassend gestalteten medizinischen Versorgung gewährleisten zu können, beschäftigt somit alle Industrienationen. Sie haben darauf unterschiedliche Antworten gefunden. Nationale Gesundheitsdienste, wie die in Dänemark, Finnland, Großbritannien, Kanada, Norwegen und Schweden, nehmen die Versicherten durch ein stringentes hausärztlich/pflegerisches „Gatekeeper" System mit bewusst einkalkulierten Wartezeiten für die fachärztliche Versorgung an entsprechend zentralisierten Einrichtungen, kombiniert mit Präventionsprogrammen zur Förderung gesundheitsbewussten Verhaltens stärker in die Pflicht. Der Leistungskatalog dieser Länder wird durch eine systematisierte an den Kriterien der evidenzbasierten Medizin (ebm) (vgl. Sackett 1996) ausgerichteten Kosten/Nutzenbewertung (KNB) nach qualitätsadjustierten Lebensjahren (QALY) (vgl. Schöffski/Graf 2008) überprüft und ggf. eingeschränkt. Andere Länder setzen wie Belgien, die Schweiz und Frankreich stärker auf freie Wahlrechte ihrer Bürger und eine Steuerung über erhöhte Zuzahlungen. Die Niederlande haben ihr Gesundheitssystem ab 2006 zwar privatisiert, sich durch die gesetzliche Vorgabe eines „Gatekeeper" Systems und staatlich aufgrund von KNB definierter Leistungspakete sowie eines staatlich festgesetzten Grundbeitrages die Steuerungsmöglichkeiten staatlicher Gesundheitssysteme erhalten.

1 Auswirkungen des GKV-Wettbewerbstärkungsgesetzes vom 26.03.2007

Deutschland hat meines Erachtens in der Gestaltung des Gesundheitswesens seinen Weg in das 21. Jahrhundert noch nicht gefunden. Dem Bürger wird in der Regelversorgung eine flächendeckende haus- und fachärztliche Versorgung mit einer durch Versichertenkarte garantierten freien Arztwahl und dem international wohl breitesten Leistungskatalog mit einer im internationalen Vergleich sehr niedrigen Selbstbeteiligung zugesichert. Er kann zurzeit unter 196 Krankenkassen wählen, die aus dem seit dem 01.01.2009 zentralisierten Beitragseinzug in einen Gesundheitsfonds je Versicherten einheitliche risikoadjustierte Beitragsmittel erhalten (Morbi-RSA). Können sie mit diesen Beitragszuweisungen aus dem Gesundheitsfonds ihre Ausgaben nicht decken, müssen sie von ihren Versicherten einen Zusatzbeitrag erheben. Dies würde ihren Versicherten aber einen kurzfristigen Kassenwechsel erlauben und ihre Wettbewerbsposition somit erheblich verschlechtern. Um dies zu vermeiden, sollen die Krankenkassen in einem Vertragswettbewerb mit den Leistungserbringern neben der Regelversorgung ihren Versicherten alternative effizientere Versorgungsstrukturen in Form von „Wahltarifen" (§ 53 Abs. 3 SGB V) anbieten. Der Versicherte soll freiwillig solche Versorgungsstrukturen wählen, obwohl sie seine Wahlrechte und Versorgungsansprüche aus der Regelversorgung einschränken. Dies betrifft wegen der Bindung an die von den Krankenkassen jeweils unter Vertrag genommenen Leistungserbringer insbesondere die hausarztzentrierte Versorgung nach § 73b SGB V, die arztgruppenzentrierte Versorgung nach § 73c SGB V, die integrierte Versorgung nach § 140a ff SGB V und spezielle Behandlungsprogramme für bestimmte chronische Erkrankungen (DMP nach § 137f SGB V). Gegenüber den Versicherten wird mit Prämienzahlungen, Zuzahlungsreduzierungen und einer besseren Qualität dieser Wahltarife geworben, obwohl deren qualitativen Ergebnisse im Vergleich zur Regelversorgung bisher nicht hinreichend evaluiert sind.

Das deutsche Gesundheitswesen befindet sich somit insgesamt in einem Versuchsstadium, zumal auch die Ausrichtung der neuen Vergütungs- und Risikoausgleichssysteme an der Morbidität der Versicherten (DRG; EBM; Morbi-RSA) in ihren Auswirkungen noch nicht gesichert beurteilbar sind.

2 Funktion und Struktur des G-BA

Die im Gemeinsamen Bundesausschuss vertretenen Patientenorganisationen (PatBeteiligungsV 19.12.2003) begrüßen auf der einen Seite zwar durchaus die den Versicherten angebotenen Wahlfreiheiten. Sie befürchten aber gerade wegen der fortbestehenden Begrenztheit der Mittel und dem bewusst gesetzgeberisch durch den Gesundheitsfonds erzeugten Wettbewerbsdruck auf die Krankenkassen, dass die Wahltarife eher zur Kostenreduzierung und nicht zur Qualitätsverbesserung genutzt werden und ihnen in der Regelversorgung das Notwendige nicht mehr garantiert wird. Ihre Forderung geht daher gerade wegen dieser wettbewerblichen Ausrichtung sehr stark in Richtung einer verbindlichen Definition des medizinisch Notwendigen, einer Sicherung der Versorgungsqualität durch einrichtungsübergreifende Maßnahmen der Qualitätssicherung und Gewährleistung einer umfassenden Transparenz ihrer Ergebnisse durch Richtlinien des Gemeinsamen Bundesausschusses.

2.1 Den Richtlinien des gesetzlich als oberstes Gremium der gemeinsamen Selbstverwaltung von Ärzten, Zahnärzten, Psychotherapeuten, Krankenhäusern und Krankenkassen auf Bundesebenen errichteten Gemeinsamen Bundesausschuss (G-BA) kommt damit für die Qualitätsorientierung des GKV-Systems eine wichtige Rolle zu[1]. Dies betrifft zum einen die Konkretisierung des vom Gesetzgeber nur abstrakt (z. B. ausreichende, zweckmäßige, notwendige und wirtschaftliche ärztliche Behandlung) definierten Leistungskataloges der GKV – insbesondere durch die Bewertung neuer Untersuchungs- und Behandlungsmethoden – und zum anderen die Vorgabe qualitativer Mindestanforderungen an die Struktur-, Prozess-, und Ergebnisqualität der medizinischen Versorgung (vgl. Donabedian 1980). Diesem gesetzlichen Richtlinienauftrag liegt die Erkenntnis zugrunde, dass Versicherte ihre Krankenkasse dann wählen, wenn sie gesund sind und zu diesem Zeitpunkt durchaus finanzielle Gesichtspunkte zur Grundlage für ihre Wahlentscheidung machen, wenn sie krank werden, jedoch auf die Leistungen ihrer Krankenkasse angewiesen sind und deswegen unabhängig von der Kassenzugehörigkeit einen Anspruch auf eine das medizinisch Notwendige abdeckende Regelversorgung haben müssen.

2.2 Die Zusammensetzung des G-BA und das von ihm in seiner Verfahrensordnung festgelegte Verfahren gewährleisten die Mitwirkung aller wesentlich am Verfahren zu Beteiligenden sowie die notwendige Transparenz des Entscheidungsprozesses und der tragenden Gründe getroffener Entscheidungen. Die für die vertrags(zahn)ärztliche Versorgung und für die Krankenhausbehandlung jeweils verantwortlichen Trägerorganisationen der gemeinsamen Selbstverwaltung auf Bundesebene (GKV-Spitzenverband, DKG, KBV, KZBV) entsenden jeweils paritätisch ihre Vertreter als stimmberechtigte Mitglieder in den G-BA.

---

[1] Die Verbindlichkeit dieser Richtlinien auch für die Versicherten war lange Zeit verneint worden, ist dann aber durch die Rechtssprechung. des BSG (BSGE 78, 70; 81, 240; 88, 51 = SozR 3-2500 § 27a Nr. 2; 88, 62 = SozR 3-2500 § 27a Nr. 3) bejaht und seit dem GMG gleichzeitig mit der Einführung einer Patientenvertretung im G-BA ausdrücklich gesetzlich verankert worden (§ 91 Abs. 6 SGB V).

(Bänke der Krankenkassen und Leistungserbringer mit je 5 stimmberechtigten Mitgliedern[2]). Die Patientenvertretungsorganisationen entsenden gemeinsam „sachkundige Personen" in gleicher Zahl wie die Krankenkassen in den G-BA; sie haben allerdings kein Stimmrecht, aber ein Antragsrecht und nehmen im Übrigen gleichberechtigt am Verfahren teil. Zur Gewährleistung mehrheitsfähiger Entscheidungen hat der G-BA einen hauptamtlichen unparteiischen Vorsitzenden und zwei weitere hauptamtliche unparteiische Mitglieder, auf die sich die Trägerorganisationen einigen müssen, wenn sie nicht durch das BMG bestellt werden sollen. Der G-BA hat acht Unterausschüsse[3] für die notwendigen Vorarbeiten zu den im Plenum zu beschließenden Richtlinien gebildet; sie sind vergleichbar besetzt wie das Plenum, allerdings mit je sechs Vertretern der Bänke und Patientenvertreter. Sie tagen unter dem Vorsitz jeweils eines der unparteiischen Mitglieder. Für die Vorbereitung ihrer Beschlussvorlagen für das Plenum können sie Arbeitsausschüsse oder Arbeitsgruppen bilden. Die wissenschaftliche Expertise liefert in grundsätzlichen Fragen das gem. § 139a SGB V vom G-BA im Rahmen einer privaten Stiftung errichtete unabhängige Institut für Qualität und Wirtschaftlichkeit im Gesundheitswesen (IQWiG). Für die von ihm im Auftrag des G-BA abzugebenden Empfehlungen und das hierfür maßgebende Verfahren definiert es die wissenschaftliche Methodik nach den Kriterien der ebm (s. o.) und veröffentlicht sie (www.iqwig.de). Wissenschaftliche Experten wirken aber auch an der Vorbereitung von Beschlussvorlagen für den G-BA in dessen Unterausschüssen, Arbeitsausschüssen und Arbeitsgruppen mit. Soweit im G-BA nicht vertretene Berufsgruppen, Industrieunternehmen oder Institutionen durch Entscheidungen des G-BA in ihren Rechten betroffen werden, ist ihnen vor den betreffenden Beschlüssen des G-BA Gelegenheit zur Stellungnahme zu geben; die Stellungnahmen sind in die Entscheidung einzubeziehen. Aus den tragenden Gründen muss sich ergeben, wie der G-BA damit umgegangen ist. Die Richtlinien des G-BA unterliegen der Rechtsaufsicht des BMG und der gerichtlichen Überprüfung durch die Sozialgerichtsbarkeit. Das Plenum des G-BA entscheidet in öffentlicher Sitzung; Entscheidungen und tragende Gründe sind im Internet abrufbar (www.g-ba.de).

---

[2] Von den fünf Mitgliedern der Bank der Leistungserbringer benennen die DKG zwei, die KBV zwei und die KZBV einen Vertreter sowie bis zu zwei Stellvertreter.
[3] Unterausschüsse für die Methodenbewertung, die Qualitätssicherung, die Arzneimittelversorgung, ambulant/stationär übergreifende ärztliche Versorgungsaufgaben, vertragsärztlich veranlasste Leistungen, die Bedarfsplanung, die vertragspsychotherapeutische Versorgung und die zahnärztliche Versorgung.

3 Weiterentwicklung des Leistungskataloges

Die Zuständigkeit des G-BA zur Weiterentwicklung des Leistungskatalogs lässt sich aus einer Zusammenfassung der drei hierfür maßgebenden §§ 92 Abs. 1, 135 Abs. 1, 135c SGB V in folgender Weise definieren:

Im Rahmen der Gewähr für eine ausreichende, zweckmäßige und wirtschaftliche Versorgung kann der G-BA die Erbringung und Verordnung von Leistungen oder Maßnahmen einschließlich Arzneimitteln durch normativ verbindliche Richtlinien *einführen/einschränken/ausschließen,*

> „…wenn nach dem allgemein anerkannten Stand der medizinischen Erkenntnisse der diagnostische oder therapeutische Nutzen, die medizinische Notwendigkeit oder die Wirtschaftlichkeit nicht nachgewiesen sind, sowie wenn insbesondere ein Arzneimittel unzweckmäßig oder eine andere wirtschaftlichere Behandlungsmöglichkeit mit vergleichbarem Nutzen verfügbar ist." (§ 92 Abs.1 Satz 1 Halbs. 3 SGB V)

Aus dieser dem G-BA insbesondere für ärztliche Untersuchungs- und Behandlungsmethoden, aber nach § 92 Abs. 1 ausdrücklich auch für Arzneimittel und nach § 138 für Heilmittel zugewiesenen Bewertungskompetenz, lassen sich zwei Grundsätze für die maßgebenden Bewertungsgrundlagen ableiten:

1. Der G-BA hat keine Kompetenz, medizinisch notwendige Leistungen auszuschließen, wenn keine wirtschaftlichere Behandlungsmöglichkeit mit vergleichbarem Nutzen verfügbar ist. Der G-BA kann deswegen die hohe Belastung der GKV mit Ausgaben für eine neue Untersuchungs- und Behandlungsmethode als solche nicht als Ausschlussgrund einer Leistungspflicht der GKV heranziehen. Ihm ist es insbesondere rechtlich nicht gestattet, auf der Grundlage einer zu hohen Kostenbelastung dadurch zusätzlich gewonnener Lebensjahre (QAlY,s.o.) Grenzwerte für die Erstattungsfähigkeit kostenaufwändiger Innovationen mit der Begründung zu ziehen, dass sich mit entsprechenden Finanzmitteln bei anderen Erkrankungen mehr zusätzliche Lebensjahre finanzieren ließen. Dies gilt dann folgerichtig auch für Altersgrenzen für die Erstattungsfähigkeit kostenaufwändiger Behandlungsmethoden (keine Kompetenz des G-BA zur Rationierung, sondern nur zur Rationalisierung).
2. Der G-BA hat seine Bewertungsentscheidung „nach dem allgemein anerkannten Stand der medizinischen Erkenntnisse" zu treffen. Er hat insoweit keine Kompetenz zur eigenen inhaltlichen Definition, sondern muss diesen wissenschaftlichen Erkenntnisstand ermitteln (vgl. BSG 19.02.2003). Die hierfür maßgebenden Kriterien sind die von der medizinischen Wissenschaft entwickelten „anerkannten Standards der evidenzbasierten Medizin

(ebm)". Dies ergibt sich inzwischen unmittelbar aus dem Gesetz für die Bewertung durch das IQWiG im Auftrag des G-BA (§§ 35b, 139a SGB V), aber auch für den G-BA selbst z. B. bei der Festbetragsgruppenbildung für Arzneimittel (§ 35Abs 1b SGB V). Die Verfahrensordnung des G-BA definiert diese Anforderungen als Grundlage aller Bewertungsentscheidungen wie folgt:

„Der Nutzen einer Methode ist durch qualitativ angemessene Unterlagen zu belegen. Dies sollen, soweit möglich, Unterlagen der Evidenzstufe 1 mit patientenbezogenen Endpunkten (z.b. Mortalität, Morbidität, Lebensqualität) sein. Bei seltenen Erkrankungen, bei Methoden ohne vorhandene Alternative oder aus anderen Gründen kann es unmöglich oder unangemessen sein, Studien dieser Evidenzstufe durchzuführen oder zu fordern. Soweit qualitativ angemessene Unterlagen dieser Aussagekraft nicht vorliegen, erfolgt die Nutzen-Schaden-Abwägung einer Methode aufgrund qualitativ angemessener Unterlagen niedrigerer Evidenzstufen. Die Anerkennung des medizinischen Nutzens einer Methode auf Grundlage von Unterlagen einer niedrigeren Evidenzstufe bedarf jedoch – auch unter Berücksichtigung der jeweiligen medizinischen Notwendigkeit – zum Schutz der Patienten umso mehr einer Begründung, je weiter von der Evidenzstufe 1 abgewichen wird. Dafür ist der potentielle Nutzen einer Methode insbesondere gegen die Risiken der Anwendung beim Patienten abzuwägen, die mit einem Wirksamkeitsnachweis geringerer Aussagekraft einhergehen." (§ 13 Abs.2 VerfO-G-BA 18.12.2008)

Diesen gesetzlich einheitlich und sektorenübergreifend formulierten Bewertungsgrundsätzen stehen jedoch unterschiedliche sektorenbezogene Besonderheiten gegenüber, die die Effizienz der Arbeit des G-BA beeinträchtigen:

1. Für die Bewertung medizinischer Untersuchungs- und Behandlungsmethoden, die im Rahmen der medizinischen Rehabilitation angewandt werden, ist der G-BA gesetzlich ausdrücklich nicht zuständig, obwohl es sich meistens um Methoden handelt, die auch in der Krankenbehandlung angewandt werden (§ 137d SGB V).
2. Auch für die Bewertung von Leistungen der Primärprävention hat der G-BA keine Zuständigkeit (insbes. § 20 f SGB V; Ausnahme: § 20d SGB V); seine Zuständigkeit beginnt erst bei Maßnahmen zur Früherkennung von Krankheiten (Sekundärprävention).
3. Für Hilfsmittel hat der G-BA nur eine sehr eingeschränkte Bewertungszuständigkeit (Sehhilfen, Hörhilfen); im Übrigen erfolgt die Aufnahme in den Leistungskatalog durch Eintragung in das beim GKV-Spitzenverband der Krankenkassen geführte Hilfsmittelverzeichnis (Ausnahme wiederum hiervon nach der Rspr des BSG, wenn im Vordergrund der Hilfsmittelanwen-

dung die Unterstützung einer ärztlichen Behandlungsmethode steht, BSG 26.9.2006).
4. Die Bewertung von Arzneimitteln durch den G-BA hat sich inzwischen wegen der Vielzahl ihm insoweit übertragener Steuerungsinstrumente zu einem Schwerpunkt der Arbeit des G-BA mit einem eigenen Unterausschuss entwickelt. Grund hierfür ist der in dieser liberalen Form nur noch in Deutschland praktizierte Beginn der Verordnungsfähigkeit eines Arzneimittels zu Lasten der GKV mit seiner Markt-Zulassung durch das BfArM nach dem AMG und zwar zu dem Preis, den der Hersteller selbst festsetzt. Die dem G-BA übertragenen Steuerungsinstrumente (Festbetragsgruppenbildung, Nutzenbewertung mit der Möglichkeit des Verordnungsausschlusses oder bei belegtem Zusatznutzen einer KNB als Grundlage einer Höchstbetragsfestsetzung, Zweitmeinungsverfahren, off-label-use Bewertung, Lifestyle-Präparateliste), greifen meist erst mehrere Jahre nach Marktzulassung und damit deren Verordnungfähigkeit zu Lasten der GKV. Die Abgabe zugelassener Arzneimittel, Heilmittel und Hilfsmittel im Rahmen einer stationären Krankenhausbehandlung erfolgt außerhalb der Bewertungszuständigkeit des G-BA.
5. Nur für die Anerkennung neuer Untersuchungs- und Behandlungsmethoden in der vertragsärztlichen Versorgung ist die Bewertung durch den G-BA verpflichtend in § 135 Abs. 1 SGB V vorgeschrieben (Erlaubnisvorbehalt). Dieselbe Methode kann im Krankenhaus ohne vorherige Bewertung durch den G-BA eingeführt werden (Begründung: notwendige Innovationsschiene Krankenhaus). Auf Antrag entscheidet der G-BA, wie bei Arzneimitteln, im Nachhinein, ob die Anforderungen nach § 137c SGB V erfüllt sind (Verbotsvorbehalt) (vgl. BSG 28.07.2008).

Die aufgezeigten Unterschiede sollten Anlass sein, bei einer Weiterentwicklung des Rechts der GKV eine Systematisierung der Zuständigkeit des G-BA für eine einheitlich strukturierte Bewertung medizinischer Leistungen vorzunehmen. Dabei bedarf es der Einführung einer Innovationsregelung, die medizinische Neuentwicklungen an dafür geeigneten Krankenhäusern ausdrücklich zulässt, gleichzeitig aber die Grundlage für ihre Bewertung unter Studienbedingungen auch durch Öffnung für die ambulante Behandlung schafft. Die Grundlagen für eine Kosten-/Nutzen-Bewertung und deren Konsequenzen für die Leistungspflicht der GKV sollten über den Arzneimittelbereich (§ 35b) hinaus vereinheitlicht werden.

4 Richtlinien zur Qualitätssicherung

Nach § 135a SGB V sind Vertragsärzte, medizinische Versorgungszentren, zugelassene Krankenhäuser, Erbringer von Vorsorgeleistungen oder Rehabilitationsmaßnahmen sowie Einrichtungen, mit denen ein Versorgungsvertrag nach § 111a SGB V besteht verpflichtet, nach Maßgabe für sie jeweils geltender sektorenbezogener Vorschriften des SGB V:

- sich an einrichtungsübergreifenden Maßnahmen der Qualitätssicherung (QS) zu beteiligen, die insbesondere das Ziel haben, die Ergebnisqualität zu verbessern und
- ein einrichtungsinternes Qualitätsmanagement (QM) einzuführen und weiterzuentwickeln.

Der G-BA hat nur für Vertragsärzte, medizinische Versorgungszentren (MVZ) und zugelassene Krankenhäuser eine entsprechende Richtlinienkompetenz. Für den Vorsorge- und Reha-Bereich erfolgt die Regelung in Verträgen zwischen den Krankenkassenverbänden und Reha-Trägern (§ 137d SGB V). Die Richtlinienkompetenz des G-BA umfasst für die vertragsärztliche Versorgung und für die Krankenhausbehandlung auch Kriterien für die indikationsbezogene Notwendigkeit und Qualität der durchgeführten diagnostischen und therapeutischen Leistungen, die Grundlage für Abrechnungsprüfungen sein sollen. Die Richtlinien waren jedoch bisher jeweils getrennt für die vertragsärztliche, für die vertragszahnärztliche und für die Krankenhausbehandlung in den jeweils dafür zuständigen Besetzungen des G-BA sektorenbezogen auf der Grundlage jeweils eigenständiger Rechtsvorschriften zu beschließen (§§ 136 – 137 SGB V). Die Klammer um diese sektorenbezogenen Zuständigkeiten bildete dabei für die vertragsärztliche Versorgung und die Krankenhausbehandlung ausschließlich § 137b SGB V, der den G-BA verpflichtet, neben einer Erfassung und Bewertung von Maßnahmen der Qualitätssicherung Empfehlungen für eine an einheitlichen Grundsätzen ausgerichtete sowie sektoren- und berufsgruppenübergreifende Qualitätssicherung im Gesundheitswesen einschließlich ihrer Umsetzung zu erarbeiten. Dies ist bisher aber nur in internen Arbeitspapieren geschehen.

a. Mit Wirkung vom 1.7.2008 wurden diese bisher sektorenbezogenen Regelungen nicht nur auf das alleinige Beschlussgremium des § 91 Abs. 2 SGB V übertragen. Sie sind auch inhaltlich gemäß § 137 Abs. 1 i.d.F. des GKV-WSG in einer sektorenübergreifend wirkenden QM/QS-Richtlinie des G-BA neu zu regeln. Dabei schafft das GKV-WSG erstmals in § 299 SGB V die datenschutzrechtliche Grundlage dafür, sektorenübergreifend pseudonymisierte Patientendaten aus der ambulanten Vor- und Nachbehandlung mit Daten aus der stationären Behandlung zu verbinden und damit den Behandlungsverlauf in ein QS-Verfahren zur Sicherung von Prozess- und Ergebnisqualität einzubeziehen. Der G-BA hat gemäß § 137a in der Fassung des GKV-WSG eine unabhängige Institution für QS zu beauftragen, hierfür die notwendige Methodik, die Datenstruktur, die Dokumentationsanforderungen und das Verfahren sowie die Ergebnistransparenz zu entwickeln und an der Durchführung der QS durch die hierfür maßgebenden Länderorganisationen mitzuwirken. Für die Erteilung dieses Auftrages bedurfte es vergaberechtlich eines europaweiten Vergabeverfahrens, obwohl nach § 137a Abs.1 SGB V bereits existierende Einrichtungen einbezogen werden sollen.

b. Für die **Krankenhausbehandlung** sieht § 137 SGB V vier zusätzliche Instrumente der Qualitätssicherung vor.

- die Erstellung von Qualitätsberichten für Krankenhäuser im zweijährigen Abstand beginnend für das Jahr 2004;
- die Einführung von Mindestmengen für planbare Leistungen am Krankenhaus als Abrechnungsvoraussetzung entsprechender Leistungen;
- die Ausgestaltung eines jeweils im Abstand von fünf Jahren zu erbringenden Nachweises über die Erfüllung der Fortbildungspflicht der am Krankenhaus angestellten Fachärzte und Psychotherapeuten analog § 95d für die vertragsärztliche Versorgung;
- die Erstellung von Grundsätzen zur Einholung von Zweitmeinungen vor Eingriffen.

c. § 136 Abs. 2 SGB V enthält für die **vertragsärztliche Versorgung** die Verpflichtung der KV, nach Maßgaben von Richtlinien des G-BA für bestimmte Leistungen (Radiologie etc.) die Qualität der Leistungserbringung im Einzelfall durch Stichproben zu überprüfen.

d. Nicht als Richtlinie, sondern ebenfalls als nicht dem § 94 unterliegender Beschluss, erfolgt die Festlegung von Qualitätskriterien für die Versorgung mit Füllungen und **Zahnersatz** nach § 137 Abs. 4 SGB V.

e. Der zur Vorbereitung dieser Neustrukturierung errichtete Unterausschuss hat zunächst durch eine sektorenübergreifende Richtlinie nach § 137 Abs. 1 die allgemeinen Rechtsgrundlagen für sektorengleiche QS/QM Maßnahmen auch für die ab 1. 7. 2008 auf den G-BA übergehende Kompetenz zur Qualitätssicherung ambulanter Operationen und stationsersetzender Eingriffe und die Grundlagen für die zu einer sektorenübergreifenden QS notwendige Datenstandardisierung, Datenübermittlung, Datenauswertung und Datentransparenz, einschließlich der dazu notwendigen Beauftragung der Institution nach § 137a zu schaffen.

Auf der vorstehenden Grundlage sind bisher folgende Richtlinien durch den G-BA beschlossen worden:

Internes Qualitätsmanagement
- Vereinbarung zum internen Qualitätsmanagement der Krankenhäuser
- Richtlinie des internen Qualitätsmanagements in der Arztpraxis
- Richtlinie des internen Qualitätsmanagements in der Zahnarztpraxis

Externe Qualitätssicherung und Qualitätsbeurteilung
- Richtlinie Qualitätssicherung Dialyse im ambulanten Bereich
- Richtlinie zur Qualitätsbeurteilung im ambulanten Bereich (Stichprobenverfahren)
- Vereinbarung zur externen Qualitätssicherung im Krankenhaus (umfasst derzeit 26 Leistungsbereiche)
- Enge Zusammenarbeit mit der Bundesgeschäftsstelle Qualitätssicherung (BQS), die mit der Durchführung der externen stationären Qualitätssicherung beauftragt ist sowie MNC, die als Datenanalyst bei der Umsetzung der Dialyserichtlinie fungieren.

Weitere Vereinbarungen des G-BA im Bereich der Qualitätssicherung der Krankenhäuser
- Vereinbarung zum Qualitätsbericht der Krankenhäuser
- Mindestmengenvereinbarung (mit einer Evaluation in Form einer Mindestmengen-Begleitforschung)
- Vereinbarung zu Fortbildungspflichten der Fachärzte im Krankenhaus
- Strukturqualitätsvereinbarungen (z. B. Kinderonkologie, Versorgung von Früh- und Neugeborenen)
- Im Rahmen der Methodenbewertung wurden Methoden für den Krankenhaussektor zugelassen mit Qualitätsanforderungen: (z. B. PET NSCLC, ACI Kniegelenk)

Auf einer vom G-BA im Mai 2007 gemeinsam mit dem BMG durchgeführten Qualitätskonferenz sind folgende Richtungen für die Weiterentwicklung der Qualitätssicherung im Wesentlichen auch mit den Vertretern des BMG konsentiert gewesen.

1. kein Systembruch mit den bestehenden Instrumenten von Qualitätsmanagement und Qualitätssicherung, sondern Weiterentwicklung in Richtung auf eine sektorenübergreifende Struktur der Qualitätssicherung mit Augenmaß. Dies beinhaltet

- die Übernahme der teilweise erst in diesem Jahr beschlossenen sektorenbezogenen Richtlinien zu einem einrichtungsinternen QM, grundsätzlich einschließlich ihrer Laufzeiten mit einer Angleichung der Richtlinieninhalte erst nach Abschluss der jeweils ausdrücklich vorgesehenen Einführungs- und Erfahrungsphasen; das QS-Institut ist insoweit für die Durchführung nicht zuständig;
- die Fortführung der einrichtungsübergreifenden QS in der stationären Behandlung einschließlich der gerade erst begonnenen Einbeziehung der Ergebnisse in die Qualitätsberichte der Krankenhäuser; insoweit ist das QS-Institut nach § 137a Abs. 1 an der Durchführung der QS durch die Krankenhäuser zu beteiligen, wobei es nach § 137a Abs. 2 S. 1 Nr. 3 soweit erforderlich, die weiteren Einrichtungen nach S. 2 einzubeziehen hat;
- Voraussetzung einer Umstellung oder Weiterentwicklung auf sektorenübergreifende Maßnahmen ist die Erarbeitung entsprechender Verfahren zur Messung und Darstellung der Versorgungsqualität (sektorenübergreifend abgestimmte Indikatoren und Instrumente) für deren Durchführung mit entsprechenden Anforderungen an die Dokumentation (§ 137a Abs. 2 S. 1 Nr. 1, 2);
- die Fortführung der einrichtungsübergreifenden QS für die Dialysebehandlung mit der Maßgabe einer möglichst baldigen Umstellung der Verarbeitung anonymisierter Daten auf pseudonymisierte Daten auf der Grundlage von § 299 SGB V idF GKV-WSG zur Ermöglichung von Längsschnittauswertungen. Insoweit sollte die Einführung einer sektorengleichen und bei einem Wechsel der Dialyseeinrichtung auch sektorenübergreifenden QS unter Einbeziehung von Dialyseeinrichtungen an Krankenhäusern in Angriff genommen werden.
- die Fortführung der in § 137f Abs. 2 S. 2 Nr. 2 empfohlenen Maßnahmen der Qualitätssicherung für DMP bis zur Erarbeitung sektorenübergreifender Maßstäbe des QS-Insituts nach § 137a Abs. Nr. 1und 2 (vgl. § 137f Abs. 2 S. 2 Nr. 2 idF GKV-WSG); Wegen der durch Mammographie-Screening, DMP, einrichtungsübergreifender QS für die operative Therapie und Mitteilungen an Krebsregister bestehenden breiten Datenbasis der Erkennung und Behandlung von Brustkrebs sollte erwogen werden, diese Erkrankung als Modellprojekt einer sektorenübergreifenden QS unter Einbeziehung geeig-

neter Krebsregister als einzige Datenquelle eines einheitlich vorgegebenen Datensatzes zu nutzen.
- die Einführung einer sektorengleichen einrichtungsübergreifenden QS für ambulantes Operieren und stationsersetzende Eingriffe gem. § 115b SGB V möglichst bald nach Übertragung der Zuständigkeit auf den G-BA ab 1.4. 2008. An der Durchführung dieser gleichermaßen für zugelassene Vertragsärzte und zugelassene Krankenhäuser verbindlichen Qualitätssicherung ist das QS-Institut auf Bundesebene und sowohl die Landesstrukturen als auch die KVen zu beteiligen. LQS und KVen sind deswegen aufgefordert worden, sich schon vor Inkrafttreten einer Richtlinie des G-BA über eine Kooperation für die Durchführung auf Landesebene zu verständigen, damit die Richtlinien darauf Bezug nehmen können.

2. Erarbeitung eines Qualitätssicherungskonzeptes, das die verschiedenen Ebenen und Instrumente (QM, QS, Indikationssicherung, Mindestmengen, Berichte) so aufeinander abstimmt, dass kein überbürokratischer Aufwand entsteht, die Ärzte etc. zur Teilnahme motiviert werden, weil sie selbst Nutzen für ihre Arbeit davon haben, die hierfür notwendigen Daten auf das Notwendige begrenzt und aus einer elektronischen Dokumentation ohne Zusatzaufwand übermittelt werden können.

Ein solches Konzept muss spätestens dann erarbeitet sein, wenn vorhandene QS-Maßnahmen nach Maßgabe der Vorschläge des QS-Instituts durch eine sektorenübergreifende QS ergänzt oder abgelöst werden sollen.

Zu klären ist in diesem Zusammenhang,

- ob weiterhin an dem Modell der Vollerhebung der externen Qualitätssicherung festgehalten wird oder ob auch Stichproben der Datenerfassung eingesetzt werden können,
- inwieweit Routinedaten für die Qualitätssicherung genutzt werden können,
- wie eine Sicherstellung der Datenvalidität der Daten erfolgt, insbesondere dann, wenn diese für eine qualitätsgebundene Bezahlung der Leistung sowie eine transparente Veröffentlichung genutzt werden sollte,
- ob grundsätzlich
  - aus allen Leistungsbereichen eine bestimmte %-Zahl (Stichprobe) der
  - Leistungen qualitätsgesichert werden sollte,
  - nur die Leistungen qualitätsgesichert werden sollten, die als qualitativ problematisch angesehen werden (Hinweise auf Über-, Unter-, Fehlversorgung),

- nur oder im besonderen Maße hoch spezialisierte und besonders aufwändige Leistungen qualitätsgesichert werden sollten,
- welche Auswertungszeiträume, z. B. jährliche oder vierteljährliche Auswertungen, zur Verfügung gestellt werden können,
- wann eine Qualitätssicherungsmaßnahme wieder eingestellt werden kann oder freiwillig angeboten wird.

3. Erarbeitung der methodischen Grundlagen für die Bildung von Qualitätsindikatoren zur Beurteilung von Struktur-, Prozess- und Ergebnisqualität in einer sektorenübergreifenden Qualitätssicherung, die an patientenrelevanten Endpunkten ausgerichtet werden. Dies ist die dem QS-Institut ausdrücklich zugewiesene Aufgabe; die Unterausschüsse des G-BA können hierfür allerdings durch Modellprojekte Vorarbeit leisten (z. B. PTCA-Projekt).

4. Erarbeitung der datenschutzrechtlichen Grundlagen für eine sektorenübergreifende Verarbeitung pseudonymisierter Gesundheitsdaten nach Maßgabe der Anforderungen von § 299 SGB V.

5. Erstellung eines Priorisierungskonzeptes als Grundlage für die Auswahl der in eine sektorenübergreifende QS einzubeziehenden Krankheiten oder Leistungen. Ein solches Priorisierungskonzept ist erforderlich, weil schon aus finanziellen Gründen und begrenzten personellen Ressourcen eine sektorenübergreifende QS nur schrittweise eingeführt werden kann.

Dem UA sektorenübergreifende QS liegt ein Vorschlag zu einem öffentlichen Eingabeverfahren sowie einem Priorisierungs- und Auswahlverfahren von Themenvorschlägen zur Qualitätssicherung vor. Ein Kriterienkatalog konnte schon konsentiert werden, das weitere Verfahren muss noch ausgearbeitet werden.

6. Verbesserung der Transparenz der Ergebnisse von Qualitätssicherungsmaßnahmen durch Weiterentwicklung der Krankenhausberichte und Erarbeitung einer Informationsplattform, in die Krankenhäuser, Arztpraxen etc. anhand von risikoadjustierten Qualitätsindikatoren systematisierte Daten und Informationen einbringen können.

Die Umsetzung all dieser Maßnahmen wird mehrere Jahre in Anspruch nehmen. Allein die Beauftragung des Instituts für Qualitätssicherung hat wegen der erforderlichen europaweiten Ausschreibung und der im Gesetz ausgesparten Einbeziehung der Landesebene in die Umsetzung der Richtlinien des G-BA einenhalb

Jahre in Anspruch genommen. Die Richtlinie selbst soll in ihrer Grundstruktur Ende dieses Jahres in Kraft treten.

5 Ambulante Behandlung im Krankenhaus

Dem G-BA ist auch die Beschlussfassung einer Richtlinie übertragen, die für bestimmte hoch spezialisierte Leistungen, seltene Erkrankungen oder Erkrankungen mit besonderen Verläufen nach § 116b SGB V dafür zugelassenen Krankenhäusern die ambulante Behandlung zu Lasten der GKV ermöglicht. Die Zulassung erfolgt jeweils auf Antrag durch die für die Krankenhausplanung zuständige Landesbehörde. Eine Bedarfsprüfung bezogen auf die bestehenden Behandlungsmöglichkeiten der vertragsärztlichen Versorgung findet dabei nicht statt. Die Krankenhäuser müssen jedoch die in den Richtlinien des G-BA für die einzelnen Leistungsbereiche bzw. Krankheiten jeweils festgelegten Anforderungen an die Strukturqualität erfüllen (Qualifikation der Ärzte und Pflegekräfte, interdisziplinäre Zusammenarbeit, medizinisch-technische Ausstattung, und Mindestzahlen an Behandlungsfällen, Fortbildungsverpflichtungen). Insbesondere die Festlegung von Mindestmengen als Zulassungsvoraussetzung ist umstritten. Sie soll gewährleisten, dass nur dann Krankenhäuser zugelassen werden können, wenn sie für die betreffende Versorgung über ausreichende Erfahrungen verfügen und sich als ein Versorgungsschwerpunkt anbieten.

6 Schlussbemerkung

Einleitend wurde bereits darauf hingewiesen, dass in einem immer stärker auf Kassen- und Vertragswettbewerb ausgerichteten Gesundheitswesen die Qualität der Versorgung in den jeweiligen Vertragsstrukturen nicht nur in die Obhut der jeweils vertragsschließenden Krankenkasse gegeben werden darf, die schon aus Konkurrenzgründen die Ergebnisse von ihr abgeschlossener Verträge nicht uneingeschränkt transparent machen wird. Insbesondere als Grundlage für die gesetzlich in § 53 Abs. 3 SGB V dem Versicherten angebotener Wahlentscheidungen für einen der genannten Wahltarife muss deren Versorgungsqualität im Vergleich zur Regelversorgung evaluiert und transparent gemacht werden. Die Richtlinien des G-BA müssen daher auch im Rahmen derartiger Wahltarife die Mindestanforderungen an die Qualität der Versorgungsstrukturen und der Leistungserbringung verbindlich vorgeben können. Dies ist insbesondere für Verträge zur integrierten Versorgung nach §§ 140a ff SGB V bisher nicht gesetzlich gewährleistet. Der Versicherte muss aber als Grundlage seiner Wahlentscheidung einen Anspruch auf Transparenz der Qualität gerade in diesem Bereich haben.

Literatur

§ 13 Abs. 2 VerfO-G-BA (Verfahrensordnung des Gemeinsamen Bundesausschusses) 18.12.2008: 4. Abschnitt Entscheidungsfindung. Gesamtbewertung im Versorgungskontext. Siegburg

§ 92 Abs.1 Satz 1 Halbs. 3 SGB V 21.07.2004: Richtlinien der Bundesausschüsse.

Busse, Reinhard 2006: Health Financing in High Income Countries: Lessons for Countries in Transition, in: The European Journal of Health Economics 7(Suppl 1), S. 23.

BSG (Bundessozialgericht) 19.02.2003: (Az. B 1 KR 1/02 R). Urteil: Kostenübernahme für die operative Verkleinerung des Magenbandes (gastric banding).

BSG (Bundessozialgericht) 26.9.2006: (Az B 1 KR 3/ 06 R). Urteil: Die neuropsychologische Therapie gehörte in den Jahren 2003/2004 nicht zum Leistungskatalog der gesetzlichen Krankenversicherung.

BSG (Bundessozialgericht) 28.07.2008: (Az. B 1 KR 5/08 R). Urteil zu Qualitätsanforderungen/Methodenbewertung im Krankenhaus, Anspruch auf Versorgungsvertrag.

Donabedian, Avedis 1980: The definition of quality and approaches to its assessment. Explorations in quality assessment and monitoring. Health Administration. Ann Arbor, Michigan.

PatBeteiligungsV (Patientenbeteiligungsverordnung) 2003: (Az. BGBl. I S. 2753). Verordnung zur Beteiligung von Patientinnen und Patienten in der Gesetzlichen Krankenversicherung.

Sackett, David 1996: Evidence Based Medicine: What It Is and What It Isn't, in: British Medical Journal 13/1, 71-72.

Schöffski, Oliver/Graf, J.-Matthias (Hrsg.), 2008: Gesundheitsökonomische Evaluationen. Berlin/Heidelberg.

Klaus Koch, Peter T. Sawicki

Qualität im Gesundheitswesen basiert auf Wissenschaft

Zusammenfassung

Eine wichtige Voraussetzung für hohe Qualität in einem Gesundheitssystem ist, dass medizinische Technologien ausschließlich da eingesetzt werden, wo sie notwendig sind. Dieser Beschränkung steht die Pflicht gegenüber, das was notwendig ist, für die gesamte Bevölkerung durch die Solidargemeinschaft abzusichern. Ein zweiter Aspekt der Qualität besteht darin, die notwendigen Leistungen so zu erbringen, dass sie für den einzelnen Patienten den größtmöglichen Nutzen haben. Idealerweise fördert solch ein System die medizinische Forschung besonders da, wo dringender Bedarf an Verbesserungen besteht.

„Heilen, lindern, vermeiden, beistehen." Die Auflistung der ärztlichen Kerntätigkeiten wird heute meist zur Charakterisierung der Palliativmedizin verwendet, aber eigentlich beschreibt sie die generellen Aufgaben der Medizin. Ein Gesundheitswesen muss es Ärzten und Pflegern ermöglichen, dass sie diese vier Funktionen ausüben können. Und zwar so, dass jeder Patient das erhält, was gerade sein wirklicher Bedarf ist. Vor allem für Beistand braucht es Freiräume und die Möglichkeit zur Zuwendung. Strukturen, Arbeitsbedingungen, Vergütungssysteme, Ausbildung und Kapazitäten müssen so ausgestaltet sein, dass sie den Professionellen eine beistehende Medizin erlauben.

In unserer Skizze soll es jedoch nicht um diese Rahmenbedingungen gehen. Wir setzen schlicht voraus, dass alle äußeren Voraussetzungen auch für eine beistehende Medizin erfüllt seien: dass Ärzte und Pfleger so viel Zeit haben, wie ein bestimmter Patient gerade braucht, und dass diese Zeit angemessen vergütet wird.

Wir konzentrieren uns im Folgenden auf den Umgang mit medizinischen Technologien als Voraussetzung für Qualität. Technologien wie Arzneimittel, Diagnose- und Operationsverfahren sollen dazu eingesetzt werden, das Heilen, Lindern und Vermeiden zu unterstützen. Und nur dazu. Technologien sollen kein Ersatz für Beistand sein. Vielmehr ist es Fehlversorgung, wenn ein Patient, der eigentlich Beistand bräuchte, stattdessen Diagnostik und Therapie angeboten bekommt.

1 Schutz vor zu viel Medizin

Das ist unsere erste These: Ein Gesundheitssystem hoher Qualität schützt Kranke vor zuviel Medizin. Gut ist nicht die Versorgung, in der alles Vorhandene an einem Patienten praktiziert wird. Gut ist eine Versorgung, in der das Richtige richtig getan wird und den Patienten alles Unnötige erspart. Diese Aussage gilt für jedes Gesundheitswesen, gleichgültig, wie es aufgebaut und finanziert ist. Eine der Stärken eines solidarisch finanzierten Gesundheitswesens ist jedoch, dass aus der ur-ärztlichen Verpflichtung, einem Patienten unnötige (und damit meist schädliche) Medizin zu ersparen, auch eine juristische wird.

Unsere zweite These: Richtig verstandene Solidarität ist eine zentrale Triebkraft für ein gutes Gesundheitssystem. Wir verstehen Solidarität nicht als romantische Träumerei, sondern als Gebot der Vernunft. Wenn Junge und Gesunde eher die finanziellen Lasten tragen und Alte und Kranke eher die Leistungen benötigen, ist diese Solidarität der Jungen und Gesunden ein vorweggenommenes Eigeninteresse. Denn es kommen die Zeiten, in denen sie nicht mehr jung und nicht mehr gesund, sondern selbst auf Solidarität angewiesen sein werden. Diese Solidarität als Schlüsselelement der deutschen Krankenversicherung braucht Schutz, damit die heute Jungen und Gesunden nicht aus zu kurzfristigem Eigeninteresse die Solidarität verlieren, auf die sie aus langfristigem Eigeninteresse später angewiesen sein werden.

Zur Triebkraft für ein gutes Gesundheitswesen wird Solidarität gerade weil sie dazu zwingt, die Interessen des Einzelnen gegen die der Gemeinschaft abzuwägen. Die Prinzipien sind bereits im Sozialgesetzbuch (SGB) V formuliert: Eine Leistung muss „notwendig", „zweckmäßig" und „wirtschaftlich" sein. Die ersten beiden Bedingungen beinhalten die Perspektive des Einzelnen – er hat ein Recht auf das, was er braucht und was ihm hilft. Die dritte Bedingung beinhaltet die Perspektive der Gemeinschaft: Die Kosten müssen in einem vertretbaren Verhältnis zum Nutzen stehen.

2 Wissenschaft als Konsequenz der Solidarität

Solidarität sorgt durch dieses Spannungsverhältnis für eine Konstellation, deren rationale Konsequenz ein wissenschaftlich basiertes Gesundheitswesen ist.

Diese Logik ergibt sich aus dem Attribut notwendig: Notwendig beinhaltet, dass eine Leistung einen medizinischen Nutzen hat (siehe unten). Solidarität ist deshalb die Basis der Verpflichtung, nüchtern zwischen dem zu unterscheiden, was nutzt und dem was nicht nutzt.

Wenn etwas nutzt, soll es allen zur Verfügung stehen, die es benötigen. Wenn eine Technologie jedoch nicht heilt, lindert oder vermeidet, darf sie nicht von einem solidarischen System finanziert werden.

Wir gehen davon aus, dass dieser Umgang mit Technologie die Medizin auch humaner macht: Technologie wird nicht als Ersatz für etwas eingesetzt, was eigentlich Menschen übernehmen sollten.

Diese Vorstellung schließt ein, dass für neue Technologien ein geschützter Raum geschaffen wird, in dem sie experimentell eingesetzt werden können, um herauszufinden, ob und wem sie mehr nützen als schaden (siehe unten).

3 Ehrgeizige Ziele

These 3: Notwendige medizinische Leistungen sollen für die gesamte Bevölkerung durch die Solidargemeinschaft abgesichert sein. Das ist ein sehr ehrgeiziges Ziel. Unser Vorschlag muss keineswegs zu Einsparungen führen, sondern kann durchaus zur Folge haben, dass der finanzielle Bedarf für die als notwendig identifizierten Leistungen steigt.

Ebenso ehrgeizig ist es natürlich, den Katalog der heute eingesetzten Diagnose- und Behandlungsverfahren nach und nach darauf hin zu überprüfen, was notwendig ist und was nicht. Dafür müssen die folgenden 4 Kriterien erfüllt sein:

1. Das Gesundheitsproblem muss so schwerwiegend sein, dass solidarische Hilfe der Gemeinschaft angemessen ist.
2. Die Technologie muss einen nachgewiesenen Nutzen haben.
3. Dieser Nutzen muss eine gewisse Größe erreichen, also von klinischer Bedeutung sein.
4. Es darf keine Alternative mit vergleichbarem Nutzen existieren, die wirtschaftlicher ist.

Die Prüfung dieser Kriterien setzt allerdings voraus, dass Begriffe wie „schwerwiegend", „klinisch bedeutsam" und „wirtschaftlich" definiert sind. Dazu sind gesellschaftliche Abstimmungsprozesse nötig.

4 Enge Verbindung von Versorgung und Forschung

These 4: Das ideale Gesundheitswesen hat eine Kultur, jede Technologie so früh wie möglich und sinnvoll zu prüfen, ob die Kriterien für Notwendigkeit erfüllt sind.

Dabei hat die Bewertung des Nutzens eine Weichen stellende Bedeutung. Für den Nachweis und die Bewertung von medizinischem Nutzen existiert eine in den letzten Jahrzehnten ausgearbeitete Sammlung wissenschaftlicher Methoden der klinischen Epidemiologie. Diese Methoden werden seit Anfang der 1990er Jahre unter dem Begriff evidenzbasierte Medizin zusammengefasst.

Diese Methoden erlauben es, Technologien so miteinander zu vergleichen, dass andere, verzerrende Einflüsse weitgehend ausgeschaltet werden. Sie liefern dann verlässliche Auskunft, ob eine Technologie tatsächlich besser ist als eine Alternative.

Wenn bereits eine Technologie mit einem nachgewiesenen Nutzen existiert, dann lautet die Frage, ob die neue Technologie einen zusätzlichen Nutzen hat. Für die Prüfung dieser Frage spielt es keine Rolle, ob eine Technologie stationär im Krankenhaus oder ambulant eingesetzt werden soll.

Die Bewertung des Nutzens kann drei Ergebnisse haben:

1. Ein (Zusatz-)Nutzen ist belegt.
2. Es ist belegt, dass kein (Zusatz-)Nutzen existiert.
3. Es ist unklar, ob ein (Zusatz-)Nutzen besteht.

Im ersten Fall erfolgt dann die weitere Prüfung, ob der Nutzen ausreicht, um die Technologie auch als notwendig einzustufen. Wenn eine Leistung notwendig ist, sollte dann eine Kostenkontrolle einsetzen, um sie so wirtschaftlich wie möglich im Gesundheitssystem einsetzen zu können. Das kann zum Beispiel geschehen, indem Krankenkassen-Verbände direkt mit Firmen, Krankenhäusern und Praxisärzten angemessene Preise aushandeln.

Im zweiten Fall kann in der Regel keine Kostenübernahme zu Lasten der Solidargemeinschaft erfolgen.

Besonders interessant ist der dritte Fall. Hier sollte die Konsequenz sein, dass Technologien mit unklarem Nutzen „auf Probe" zu Lasten der Solidargemeinschaft angeboten werden können.

Das führt zu These 5: Versorgung und Forschung werden auf allen Ebenen des Gesundheitswesens so eng miteinander verzahnt, dass die Prüfung neuer Technologien für Ärzte und Patienten Teil des Alltags wird. Diese Forschung sollte so weit wie möglich unter den Alltagsbedingungen der Versorgung stattfinden und gleichzeitig die etablierten wissenschaftlichen Methoden beachten, um Verzerrungen zu vermeiden.

Neue Technologien könnten dann zum Beispiel unter Studienbedingungen zuerst in bestimmten Kliniken oder Praxen erprobt werden, so dass nach der Auswertung der Studiendaten entschieden werden kann, ob ein Nutzen vorliegt oder nicht. Das würde Forschung zu einem Standardelement des solidarischen Gesundheitswesens machen.

Solch ein direkter, alltäglicher Kontakt mit Forschung würde auch eine breitere Basis für Bemühungen schaffen, die Qualität der Versorgung sicherzustellen.

5   Das Richtige richtig tun

These 6: Wenn eine nützliche Technologie breit eingeführt wird, muss das Ziel sein, sie mit einer Qualität zu erbringen, die nötig ist, um den Nutzen tatsächlich zu erreichen. Das Richtige muss richtig getan werden.

Die alltägliche Einbindung in Forschung kann auch dazu genutzt werden, Routinestrukturen zu verbreitern, die sich zur Qualitätssicherung nutzen lassen. Ärzten und Kliniken könnte zum Beispiel durch (anonymisierte) Vergleiche mit anderen Praxen und Krankenhäusern auch zurückgemeldet werden, ob sie ihre Interventionen in der Praxis so erbringen, dass sie den gleichen Nutzen entfalten können, wie unter Studienbedingungen. Dabei wird es auch wichtig sein, die Indikationsqualität im Auge zu behalten: Sind es wirklich die richtigen Patienten, bei denen eine Technologie eingesetzt wird. Ein weiteres Ziel ist, durch ein solches System zum Beispiel durch gezielte finanzielle Anreize den medizinischen Fortschritt da zu fördern, wo Bedarf besteht.

In dieser Skizze wäre das Gesundheitswesen ein Versorgungs- und Forschungsverbund. Auch der Bevölkerung müsste deshalb vermittelt werden, was es heißt, aktiv an Forschungsprojekten teilzunehmen. Das bedeutet auch, dass offen über die Grenzen des Wissens gesprochen wird, statt voreilig falsche Sicherheit zu vermitteln. Patienteninformationen erhalten in so einem Umfeld einen ganz anderen Stellenwert. Sie dienen nicht mehr dazu, vor allem für „Compliance" zu sorgen, sondern sollen Patienten und Angehörigen die Informationen liefern, die nötig sind, um Fragen zu stellen und um – gemeinsam mit ihren Ärzten – eine Entscheidung zu treffen, die den eigenen Präferenzen entsprechen.

Dazu müssen die Informationen so aufgebaut sein, dass Patienten die Art und das Ausmaß des Nutzens erkennen und gegen den nötigen Aufwand abwägen können. Nein zu sagen, sollte eine völlig alltägliche Option werden, ohne Sorge um Sanktionen.

6 Fazit

Wenn alle diese Schritte umgesetzt sind, dann ist gewährleistet,

- dass Patienten nur solche Technologien angeboten werden, die bewiesenermaßen nützlich sind.
- dass informierte Patienten entscheiden können, ob und welche dieser Technologien sie in Anspruch nehmen möchten.
- dass die Preise für die Leistungen angemessen sind.
- dass das System Forschungsanreize für mehr Fortschritt bietet und so eine permanente Verbesserung der Leistungen anstrebt und
- dass die Qualität der Leistungserbringung überwacht wird.

Das Besondere an dieser Skizze ist, dass die Politik in den letzten Jahren alle nötigen Instrumente bereits im SGB V ermöglicht hat. Es ist jetzt Aufgabe der Selbstverwaltung der Krankenkassen, Ärzte und Krankenhäuser diese Instrumente konsequent einzusetzen.

Doris Pfeiffer

Herausforderungen an ein qualitätsorientiertes Gesundheitssystem der Zukunft aus Sicht des GKV-Spitzenverbandes

Zusammenfassung

Für die gesetzliche Krankenversicherung (GKV) kann das Jahr 2009 zu Recht als historischer Wendepunkt in ihrer bisherigen Entwicklung betrachtet werden. Insbesondere die Einführung des Gesundheitsfonds mit einem bundeseinheitlich vorgegebenen allgemeinen Beitragssatz und die Einführung eines morbiditätsorientierten Risikostrukturausgleichs wird die Kassenlandschaft nachhaltig verändern. Diese Regelungen sind integraler Bestandteil der Finanzierungsreform des Gesetzes zur Stärkung des Wettbewerbs in der gesetzlichen Krankenversicherung (GKV-WSG)[1]. Neben der Finanzreform sieht dieses Gesetz jedoch auch eine – von der Öffentlichkeit eher unbemerkte – Organisationsreform vor, die ebenfalls tiefgreifende Änderungen der bisherigen Organisationsstrukturen im deutschen Gesundheitswesen bewirken wird. Im Mittelpunkt dieser Veränderungen steht die Errichtung des GKV-Spitzenverbandes als Verband für alle gesetzlichen Kranken- und Pflegekassen in Deutschland. Ihm fällt die Aufgabe zu, in einem neuen ordnungspolitischen Gefüge die Rahmenbedingungen für die Versorgung, die Finanzierung und die Qualität in der GKV zu gestalten.

1 Der GKV-Spitzenverband

Die Errichtung des GKV-Spitzenverbandes ist als ein zentraler Umsetzungsschritt der ordnungspolitischen Leitvorstellung, einen stärkeren Konzentrationsprozess auf dem Krankenkassenmarkt insgesamt herbeizuführen, zu verstehen. Erklärter Wille des Gesetzgebers ist es, durch die Organisationsreform die traditionelle Gliederung der gesetzlichen Krankenkassen nach Kassenarten zu überwinden und kassenartenübergreifende Vereinigungen bzw. Fusionen von Kran-

---

[1] Gesetz zur Stärkung des Wettbewerbs in der gesetzlichen Krankenversicherung (GKV-Wettbewerbsstärkungsgesetz – GKV-WSG) vom 26. März 2007

kenkassen voranzutreiben[2]. Dies betrifft die Ebene der Einzelkasse ebenso wie deren übergeordneten Verbandsstrukturen. Die Funktion der bisherigen Spitzenverbände der Krankenkassen, die meist als Körperschaften des öffentlichen Rechts – jeweils für ihre Kassenart – nicht nur Lobbytätigkeiten, sondern auch im Sinne mittelbarer Staatsverwaltung gesetzliche Aufgaben erfüllt haben, wurde dem GKV-Spitzenverband als Dachorganisation aller gesetzlichen Krankenkassen übertragen.

Seit dem 1. Juli 2008 vertritt der GKV-Spitzenverband als Verband aller gesetzlichen Kranken- und Pflegekassen auch die Interessen der 70 Millionen Versicherten und Patienten und deren Arbeitgebern auf Bundesebene gegenüber Politik, Leistungserbringern wie Ärzten, Apothekern oder Krankenhäusern, sowie Medien. Darüber hinaus ist er Träger des Medizinischen Dienstes des Spitzenverbandes. Die bislang selbstständige Deutsche Verbindungsstelle Krankenversicherung – Ausland (DVKA) wurde zum 1. Juli 2008 in die Organisationsstruktur des neuen Verbandes eingegliedert. Der GKV-Spitzenverband übernimmt alle nicht wettbewerblichen Aufgaben auf Bundesebene für die Kranken- und Pflegekassen. Der umfassende Arbeitskatalog zählt derzeit über 160 verschiedene gesetzliche Aufgaben.

Zu den zentralen Aufgaben des GKV-Spitzenverbandes gehört es, das Kollektivvertragsrecht der GKV zu gestalten. Im Kern sind das die Rahmenverträge und Vergütungsvereinbarungen für die stationäre, ambulante ärztliche und zahnärztliche Versorgung. Der GKV-Spitzenverband bestimmt Festbeträge für Arznei- und Hilfsmittel und setzt Höchstbeträge für Arzneimittel fest. Er macht Vorgaben für die Vergütungsverhandlungen und Arzneimittelvereinbarungen auf Landesebene und unterstützt die Krankenkassen und deren Landesverbände bei der Erfüllung ihrer Aufgaben, wie der Sicherung des elektronischen Datenaustauschs. Zur umfangreichen Aufgabenliste gehören zudem die Aufgaben als Spitzenverband der Pflegekassen, die Definition von Grundsätzen zur Prävention und Rehabilitation sowie die Entscheidungen über grundsätzliche Fach- und Rechtsfragen zum Beitrags- und Meldeverfahren in der Sozialversicherung.

Die Bandbreite der unterschiedlichen Aufgaben verdeutlicht die unten stehende Tabelle.

---

[2] Begründet wird diese Fusionsoption über die Kassenartengrenzen hinweg mit der notwendigen Beschleunigung des Prozesses der Bildung dauerhaft wettbewerbs- und leistungsfähiger Einheiten. Die Begründung für diese organisationsrechtliche Änderung kann durchaus kritisch hinterfragt werden. Ob die Kassengröße letztendlich entscheidend ist, um den erhöhten Anforderungen eines stärkeren individuellen Vertragswettbewerbs oder der wirtschaftlicheren Organisation der Leistungserbringung gerecht zu werden, ist bislang für die gesetzlichen Krankenkassen noch nicht nachgewiesen worden. Ggf. ließe sich die notwendige Größe für ein wettbewerbs- und leistungsfähigeres Handeln durch vertraglich abgesichertes gemeinsames Handeln ebenso erreichen, wie die Gründung zahlreicher Servicegesellschaften durch gesetzliche Krankenkassen in jüngster Zeit vermuten lässt.

Tabelle 1: Übersicht über ausgewählte Aufgaben des GKV-Spitzenverbandes

Gestaltung der Versorgung	Interessenvertretung	Finanzen und Datenmanagement
• Entscheidungen über die konkrete Ausgestaltung der Versorgung im Gemeinsamen Bundesausschuss • Vergütungsvereinbarungen für den stationären Sektor (Fortentwicklung DRG, Kodierrichtlinien) • Vergütungsvereinbarungen für Vertragsärzte, Vertragszahnärzte • Fest- bzw. Höchstbeträge und weitere Rahmenvorgaben für Arznei-, Heil- und Hilfsmittel • Grundsätze der Prävention und Rehabilitation • Ausgestaltung der sozialen Pflegeversicherung • Bildung des Medizinischen Dienstes des GKV-Spitzenverbandes	• Aktive Begleitung von Gesetzgebungsverfahren und Politikberatung • Vertretung der Krankenkassen im Gemeinsamen Bundesausschuss • Kommunikation mit Medien	• Mitwirkung im GKV-Schätzerkreis • Festlegungen zur Beitragsbemessung, z. B. für freiwillig Versicherte • Datenbasis für den Risikostrukturausgleich • Meldewesen der amtlichen Statistiken (Datendefinition/-sammlung) • Telematik

Quelle: eigene Darstellung

Selbstverständnis und Rolle des GKV-Spitzenverbandes in einem wettbewerblichen und qualitätsorientierten Gesundheitswesen

Auch wenn der GKV-Spitzenverband selbst keine wettbewerblichen Aufgaben wahrnimmt und in diesem Sinne wettbewerbsneutral ist, gehört es zu seinem Selbstverständnis, wettbewerbliche Freiräume für seine Mitgliedskassen zu schaffen. Wettbewerb ist dabei jedoch kein Wert an sich, sondern ein Mittel zu dem Zweck, die Versorgung der Versicherten kontinuierlich zu verbessern – sowohl im Hinblick auf die Qualität als auch im Hinblick auf die Effizienz der Versorgung. Die gesetzlich vorgeschriebene Wettbewerbskompetenz des GKV-Spitzenverbandes liegt in der Schaffung von Rahmenbedingungen bei der Versorgung, der Finanzierung und der Qualität im deutschen Gesundheitswesen. Diese nimmt er wahr in den oben beschriebenen Aufgabenfeldern sowie unter anderem auch durch die Vertretung im Gemeinsamen Bundesausschuss oder die Trägerschaft des Medizinischen Dienstes des GKV-Spitzenverbandes. Gleichzeitig sieht der GKV-Spitzenverband aber die Notwendigkeit, sich neben der Setzung und Einhaltung von hohen (Qualitäts-) Standards auch für Freiräume der Krankenkassen einzusetzen, die eine kontinuierliche Weiterentwicklung von individualisierten Versorgungsangeboten als Reaktion auf sich stetig verändernde Versorgungsrealitäten ermöglichen. Der GKV-Spitzenverband strebt daher einen Ordnungsrahmen an, der aus einem Mix von staatlichen Rahmenvorgaben, globalen Steuerungsanreizen durch die gemeinsame Selbstverwaltung und verstärkten individuellen Gestaltungsmöglichkeiten besteht. Die (gemeinsame) Selbstverwaltung muss einerseits Regelungskompetenzen (etwa im stationären Bereich) vom Staat übernehmen, andererseits Kompetenzen an die einzelnen Akteure (einzelne Krankenkassen, einzelne Leistungserbringer und Gruppen von Leistungserbringern) abgeben.

Die Herausforderung an ein qualitätsorientiertes Gesundheitswesen der Zukunft wird es daher aus Sicht des GKV-Spitzenverbandes sein, die Anreize für alle Akteure auf allen Ebenen so zu setzen, dass ein Wettbewerb um eine qualitätsorientierte und gleichzeitig wirtschaftliche Versorgung in Gang gesetzt wird.

Auf der Ebene der Krankenkasse bedeutet dies beispielsweise, dass neben zusätzlichen Möglichkeiten für Einzelverträge auch neue Tarifformen zugelassen werden. Die neuen Wahltarife gemäß § 53 SGB V sollen die Handlungsalternativen der gesetzlichen Krankenkassen erhöhen, um im Wettbewerb durch attraktive Tarife und Versorgungsformen die Versicherten an sich zu binden. Der Gesetzgeber gibt somit einen neuen Wettbewerbsrahmen für die gesetzlichen Krankenkassen vor, der einerseits die Aktionsmöglichkeiten für die einzelnen Krankenkassen erhöht, andererseits die Möglichkeit eröffnet, den schon bislang weitgehend einheitlich und gemeinsam verhandelten Kollektivvertrag konsequent um die Differenzierungsmöglichkeiten der Kassenarten zu bereinigen.

Dieser neue, wettbewerbsorientierte Ansatz wird im GKV-WSG allerdings nicht durchgängig umgesetzt. Während beispielsweise bei den Hilfsmitteln eine konsequente Selektivvertragslösung umgesetzt wird, bleibt die stationäre Versorgung ein wettbewerblicher Ausnahmebereich. Im Arzneimittelsektor findet sich ein Nebeneinander von einzelvertraglichen Rabattvertragsoptionen und kollektivvertraglichen Elementen wie Fest- und Höchstbeträge usw. Hier wird es Aufgabe des GKV-Spitzenverbandes sein, einerseits die vorgesehenen gemeinsamen Steuerungselemente umzusetzen und andererseits den wettbewerblichen Lösungsansätzen den notwendigen Raum für eine sinnvolle Umsetzung zu geben. Es stellt sich also nicht die Frage des „entweder-oder", sondern es sind Lösungskonzepte gefragt, welche die Synergieeffekte der beiden Vertragsbereiche erschließen. Im ambulanten ärztlichen Sektor werden hierfür beispielsweise

Lösungsansätze konzipiert, die für Verträge der Krankenkassen mit einzelnen Ärzten oder Arztgruppen die Bereinigung der Gesamtverträge mit der Kassenärztlichen Vereinigung für Projekte der integrierten Versorgung ermöglichen, da es sonst zu nicht gewünschten Doppelfinanzierungen kommen würde.

Der verbal propagierten Stärkung des Wettbewerbs laufen zwei Entscheidungen des Gesetzgebers bei der Gestaltung der ambulanten Versorgung entgegen und bleiben insoweit unverständlich. Gemeint sind die verbindliche Vorgabe für die Krankenkassen, Hausarztverträge mit bestimmten Gruppierungen abzuschließen, und die für die Krankenkassen verpflichtende Öffnung der Krankenhäuser für ambulante Behandlung durch die Neufassung des § 116b SGB V. So sehr die Schaffung neuer Vertragsmöglichkeiten für neue Versorgungsformen zu begrüßen ist, kann dies als Zwangsmaßnahme nicht erfolgreich sein. Die Forderung, dass sich Einzelverträge nach einer Übergangsphase aus sich heraus rechnen sollen, ist zwar wünschenswert, kann sich bei einer verbindlichen Vorgabe einer bestimmten Vertragsform aber nur noch schwerlich erfüllen. Auch die Entscheidung, die Möglichkeit zu einer Öffnung der Krankenhäuser für ambulante Behandlungen von der Willensbildung des staatlichen Landesplaners abhängig zu machen, führt in die Irre. Hier sind vielmehr individualisierte, vertragliche Lösungen von Krankenkassen mit ambulanten und stationären Leistungserbringern gefragt.

2 Herausforderungen an ein qualitätsorientiertes Gesundheitssystem der Zukunft aus Sicht des GKV-Spitzenverbandes

Eine der zentralen Herausforderungen an ein qualitätsorientiertes Gesundheitssystem der Zukunft liegt darin, eine sinnvolle Balance aus staatlichen Rahmenvorgaben und individuellen Gestaltungsmöglichkeiten dauerhaft herzustellen bzw. zu erhalten. Hier bietet das selbstverwaltete Gesundheitssystem nach wie vor ein sinnvolles Organisationsprinzip.

Dass dieses Prinzip gut funktioniert, zeigt die Arbeit des Gemeinsamen Bundesausschusses (G-BA) als Gremium der gemeinsamen Selbstverwaltung von Ärzten, Krankenhäusern und Krankenkassen. Während der Gesetzgeber den Rahmen vorgibt, ist es die Aufgabe der gemeinsamen Selbstverwaltung, diesen Rahmen auszufüllen und für die konkrete Umsetzung der gesetzlichen Vorgaben zu sorgen. Der G-BA ist durch den Gesetzgeber beauftragt, über den Leistungsanspruch der gesetzlich Krankenversicherten zu entscheiden. Diese Entscheidungen fallen erst nach vielschichtigen Prüfungsverfahren. Der G-BA wendet bei der Beurteilung der Studienlage die Methoden der evidenzbasierten Medizin an. Ziel ist es, eine bestmögliche Versorgung bei größtmöglicher Sicherheit und zu einem bezahlbaren Preis zu erreichen. Denn ärztliche und zahnärztliche Leistungen dürfen zu Lasten der GKV nur erbracht werden, wenn sie die genannten Kriterien „diagnostischer und therapeutischer Nutzen", „medizinische Notwendigkeit" und „Wirtschaftlichkeit" erfüllen und der G-BA sie nach ihrer Bewertung empfiehlt (§ 135 Abs. 1 S. 1 SGB V). Der G-BA beauftragt bei neuen Untersuchungs- und Behandlungsmethoden von grundsätzlicher Bedeutung für die Versorgung – insbesondere bei sektorenübergreifend anwendbaren ärztlichen Methoden – in der Regel das Institut für Qualität und Wirtschaftlichkeit im Gesundheitswesen (IQWiG) mit der Bewertung des Nutzens. Die Bewertung durch das IQWiG erfolgt nach der von ihm wissenschaftlich erarbeiteten Methodik, die den Verfahrensgang und die zu Beteiligenden festlegt und nach einem breiten Diskurs veröffentlicht wird.

Auch die Strukturen des G-BA wurden im Zuge der Organisationsreform angepasst mit dem Ziel, eine Straffung der Entscheidungswege herbeizuführen sowie Handlungsblockaden durch eine zu stark ausgeprägte sektoral ausgerichtete Sichtweise zu vermeiden. So wurde weit mehr als bisher, eine konsequente Neuorientierung auf sektorenübergreifende Entscheidungsstrukturen vorgegeben.

Neben der Erhaltung und Weiterentwicklung solcher bereits institutionalisierter Wege und Strukturen sind aus Sicht des GKV-Spitzenverbandes Überlegungen zu unterstützen, die die bereits bestehenden Qualitätsmanagementmaßnahmen auf verschiedenen Ebenen sinnvoll fortentwickeln. Hier stellt sich die Frage, wie ein vernünftiges qualitätsbezogenes Anreizsystem aussehen kann, das zu einer tatsächlichen Verbesserung der Ergebnisqualität in der Versorgung führt. Diskutiert werden in diesem Zusammenhang die Ansätze, entweder über immaterielle oder über unmittelbar finanzielle Anreize Qualitätsverbesserungen in der Gesundheitsversorgung zu erreichen. Der zweite Ansatz, über finanzielle Anreize Qualitätsverbesserungen zu erreichen, wird in den letzten Jahren vor allem in den USA und Großbritannien verfolgt. Durch unmittelbar finanzielle Anreize sollen die Leistungserbringer motiviert werden, die Qualität der Versorgung in den Mittelpunkt zu stellen. Der Sachverständigenrat hat sich bereits in seinem Gutachten aus dem Jahr 2007[3] mit der so genannten qualitätsbezogenen Vergütung (pay for performance – P4P) befasst. Aus Sicht des GKV-Spitzenverbandes ist die qualitätsbezogene Vergütung grundsätzlich ein interessanter und zukunftsgerichteter Ansatz. Er macht allerdings nur dann Sinn, wenn er im Ergebnis nicht zu einer finanziellen Mehrbelastung des Gesamtsystems führt, sondern Kostenneutralität hergestellt werden kann. Überspitzt formuliert heißt das, wenn „gute Qualität" besser vergütet wird, muss „schlechtere Qualität" niedriger – oder im Extremfall gar nicht – vergütet werden. Voraussetzung hier-

---

[3] Sachverständigenrat (2007) Kooperation und Verantwortung – Voraussetzung einer zielorientierten Gesundheitsversorgung"

für ist allerdings die Messbarkeit von „guter" bzw. „schlechter" Qualität[4]. Die Indikatorenbildung dürfte sich als äußerst schwierig gestalten. Angesichts der Komplexität eines solchen Vorhabens schließt sich der GKV-Spitzenverband daher der Empfehlung des Sachverständigenrates an, der eine schrittweise Einführung von Elementen dieser Vergütungsform in Pilotprojekten mit intensiver Evaluation vorschlägt.

Ein geglückter Ansatz für die Setzung von immateriellen Anreizen ist die aktuell vereinbarte „Schulnotensystematik für die Darstellung der Qualität in der Pflege". So haben die Vertreter der stationären und ambulanten Pflegeeinrichtungen und der GKV-Spitzenverband Ende des letzten Jahres die Kriterien und die Bewertungssystematik zur Qualität der Pflegeheime sowie der ambulanten Pflege vereinbart. Die Prüfung wird in mehrere Qualitätsbereiche unterteilt, z. B. in Pflege und medizinische Versorgung sowie den Umgang mit demenzkranken Bewohnern. Ergänzt wird sie durch eine Befragung der Bewohner bzw. Kunden. Die Ergebnisse werden dann mit Schulnoten von sehr gut bis mangelhaft bewertet. Die Teilergebnisse fließen in eine Gesamtnote ein, wobei die Befragung der Bewohner bzw. Kunden separat in einer zweiten Gesamtnote berücksichtigt wird. Veröffentlicht werden diese künftig sowohl im Internet als auch an gut sichtbarer Stelle im Pflegeheim bzw. beim Pflegedienst. Pflegebedürftige und ihre Angehörigen können sich dann gezielt über pflegerelevante Kriterien im Internet und im Pflegeheim bzw. beim Pflegedienst informieren.

Die Vereinbarung des GKV-Spitzenverbandes über das Schulnotensystem in der Pflege hat in Deutschland durchaus pionierhaften Charakter und wurde daher in der Öffentlichkeit auch stark diskutiert. Festzuhalten bleibt, dass in keinem anderen Leistungsbereich bislang eine solche patientennahe Transparenz über ein Leistungsangebot erreicht werden konnte – zu groß war der Widerstand der Leistungsanbieter. Aus Sicht des GKV-Spitzenverbandes sind aber gerade solche Weichenstellungen wichtig, die wettbewerbliche Anreize zur Steigerung der Versorgungsqualität erzeugen. Der GKV-Spitzenverband wird sich daher auch zukünftig dafür einsetzen, sinnvolle Rahmenbedingungen für eine qualitätsorientierte und wirtschaftliche Versorgung in der GKV zu schaffen. Ziel muss es dabei sein, auf die unterschiedlichen Erfordernisse in geeigneter Art und Weise reagieren zu können, um starre Strukturen zu vermeiden und patientennahe Versorgungsangebote realisieren zu können.

---

[4] Die Kassenärztliche Bundesvereinigung setzt sich daher derzeit in dem Projekt der „Ambulante Qualitätsindikatoren und Kennzahlen – AQUIK" umfassend vor allem mit der Frage der Indikatoren- und Kennzifferbildung auseinander.

Frank Schulze Ehring, Christian Weber

„Zwei-Klassen-Medizin": Zur Diskussion von Leistungs- und Qualitätsunterschieden im deutschen Gesundheitswesen

1 Prolog: Qualitätssicherung plus Qualitäts- und Leistungsunterschiede – zwei Seiten „einer Medaille"! ODER Was hat „Zwei-Klassen-Medizin" mit Qualitätssicherung zu tun?

Die private Krankenversicherung beabsichtigt mit den ärztlichen Leistungserbringern einen neuen Qualitätsstandard PrivatMedizin im Gesundheitswesen zu implementieren. Ein Standard, der unter anderem die Qualitätssicherung privatärztlicher Versorgung sicherstellt, der „sprechenden" Medizin hohe Bedeutung beimisst und darüber hinaus außerordentlichen hohen Wert auf Komfort und Service legt.

Der Qualitätsstandard PrivatMedizin wird ein Beitrag zur Qualitätssicherung im deutschen Gesundheitswesen sein. Mit diesem Standard wird sich die PKV im Wettbewerb mit der GKV von der GKV abgrenzen. So suchen in einem Gesundheitswesen zwei Versicherungssysteme nach bestmöglichen und qualitativ hochwertigen Lösungen für ihre Versicherten. Dies dient letztendlich der Generierung von Effizienz. Ausdruck dieses Effizienz generierenden Wettbewerbs müssen allerdings auch Qualitäts- und Leistungsunterschiede sein. Denn ohne Unterschiede gibt es keinen Wettbewerb. Und: Ohne Unterschiede fehlt es an Vergleichsmaßstäben, auf die sich Qualitätssicherung bezieht.

Letztendlich sind damit Qualitätssicherung auf der einen und Leistungs- und Qualitätsunterschiede auf der anderen Seite zwei Seiten „einer Medaille". Und trotzdem sind Qualitäts- und Leistungsunterschiede in der Bevölkerung – sogar wenn Servicemerkmale wie schnellere Terminvergabe, Abendsprechstunde und kurze Wartezeiten angesprochen sind – nicht immer positiv besetzt. Relativ häufig sind Ängste vor einer sogenannten „Zwei-Klassen-Medizin" zu spüren. Ein politisches Schlagwort, das nicht präzise definiert ist und auch wohl deshalb häufig zum Vorwurf mutiert. Anlass genug, unter anderem zu Qualitätsunterschieden im Gesundheitswesen Stellung zu nehmen und sich dem Schlagwort „Zwei-Klassen-Medizin" in einer substantiellen Analyse zu nähern.

2 Öffentliche Wahrnehmung und der Vorwurf der „Zwei-Klassen-Medizin"

Der Begriff „Zwei-Klassen-Medizin" ist vor allem ein politisches Schlagwort. Wohl deshalb ist er auch nicht präzise definiert. Für die öffentliche Diskussion ist das aber nicht weiter von Belang, weil ihm von vornherein eine wertende Aussage zugrunde liegt. Es gehört gewissermaßen zum guten Ton, eine „Zwei-Klassen-Medizin" abzulehnen. Denn die „Begünstigten" einer „Zwei-Klassen-Medizin" gelten als Verursacher einer Benachteiligung anderer. Diese Wahrnehmung lässt sich auf Bereiche außerhalb des Gesundheitswesens bildhaft übertragen: Auf dem Immobilienmarkt wären die Begünstigten der „Zwei-Klassen-Medizin" diejenigen, die die Seegrundstücke kaufen und dann anderen den Zugang zum See versperren. Dies gilt gerade im Gesundheitswesen als Verstoß gegen alle Vorstellungen von Gerechtigkeit.

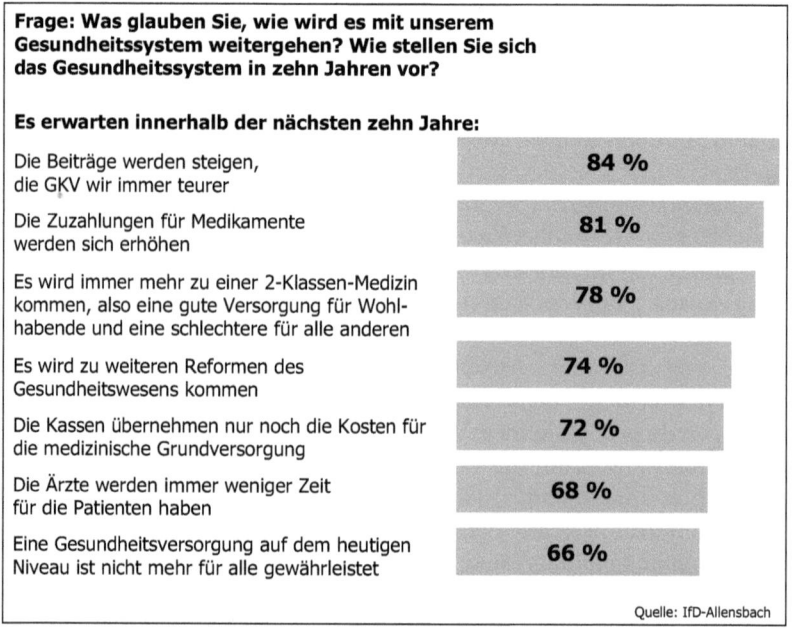

In der öffentlichen Diskussion löst deshalb der Vorwurf der „Zwei-Klassen-Medizin" Empörung und beim Beschuldigten eine Verteidigungshaltung aus. Wer so angegriffen wird, ist in der öffentlichen Wahrnehmung strategisch schon im Nachteil. Da hilft es weder, die geschilderten Unterschiede der zwei Klassen abzustreiten (= Verteidigung) noch auf die angeblich bunte Welt einer „Viel-Klassen-Gesellschaft" (= Vorwärtsverteidigung) zu verweisen. In der Öffentlichkeit ist der Vorwerfende immer der Gewinner. Man darf unterstellen, dass sich die Herausforderer der öffentlichkeitswirksamen Stärken dieses Arguments durchaus bewusst sind. Es ist deshalb an der Zeit, dem Vorwurf mit einer substantiellen Analyse zu begegnen.

Die Wahrnehmung einer „Zwei-Klassen-Medizin" ist kein Randphänomen der deutschen Gesellschaft. Gut 3/4 von 1900 befragten Bürgern erwarten nach einer repräsentativen Studie des renommierten und angesehenen Instituts für Demoskopie Allensbach vom November 2007, dass es in Deutschland immer mehr zu einer „Zwei-Klassen-Medizin" kommt. Dies ist offensichtlich eine Folge der Tatsache, dass 76 Prozent der Deutschen befürchten, dass es der Politik längerfristig nicht gelingt, eine gute Gesundheitsversorgung für alle sicherzustellen. Gegenstand der öffentlichen und politischen Diskussion sind daher insbesondere Privatversicherte, die angeblich eine andere oder eine bevorzugte medizinische Behandlung erfahren. Im Vorwurf der „Zwei-Klassen-Medizin" schwingt damit immanent der Verdacht mit, dass die bereits erlebten oder für die Zukunft erwarteten Verschlechterungen für gesetzlich Versicherte wahrscheinlich durch die Bevorzugung der PKV-Versicherten verursacht werden.

3 „Zwei-Klassen-Medizin": Was ist das?

3.1 „Ein-Klassen-Medizin" – realistisch?

Um differenzierter darauf zu antworten, was eine „Zwei-Klassen-Medizin" ist, empfiehlt es sich, zunächst einmal die Frage zu stellen, was eigentlich eine „Ein-Klassen-Medizin" ist. Von der kann theoretisch gesprochen werden, wenn jedes Mitglied einer Gesellschaft unabhängig vom Versicherungs- oder Sozialstatus oder von finanziellen Mitteln eine im Vorfeld definierte einheitliche Gesundheitsversorgung erhält (Einheitsmedizin). Das alleine reicht aber noch nicht aus. Wenn bestimmte Personenkreise zusätzliche und höherwertige medizinische Leistungen zukaufen, dann entsteht auch hier am Ende wieder eine Differenzierung. Folglich wäre dasselbe medizinische Angebot für alle eine zwar notwendige, aber keine hinreichende Bedingung für eine „Ein-Klassen-Medizin". Das Verbot des „Zukaufs" anderer oder zusätzlicher Produkte oder auch des Zukaufs von Bevorzugungen muss als weitere Bedingung gewährleistet sein.

Die Diskussion über die „Zwei-Klassen-Medizin" – wie sie zumindest von der Öffentlichkeit und in der Politik verstanden wird – kritisiert die Unterschiede in einer Gesundheitsversorgung und hat dabei theoretisch immer das Idealbild der Einheitsmedizin vor Augen. Dabei steht im Vordergrund, dass unterschiedliche Gruppen unterschiedliche Zugangsmöglichkeiten zu den Gesundheitsleistungen haben. Es stellt sich eine Leistungsdifferenzierung ein, die insbesondere bei sozialen Unterschieden an Bedeutung gewinnt und insbesondere dann wahrgenommen wird, wenn zum Beispiel einkommensstarke Gruppen einen leichteren Zugang zu Gesundheitsleistungen haben, während alle anderen zunehmend längere Wartezeiten, unter anderem bei der ärztlichen Terminvergabe, hinnehmen müssen. Die Leistungsdifferenzierung kann dann zum Gegenstand einer sozialpolitischen Verteilungsdiskussion werden – ungeachtet der Tatsache, dass sich die für eine „Ein-Klassen-Medizin" erforderliche umfassende Verbotspolitik in keinem freiheitlich organisierten Staat durchsetzen lässt.

Auch in Ländern mit einem staatlichen Gesundheitssystem, wie zum Beispiel Großbritannien, gibt es Gesundheitsleistungen, die gesondert hinzugekauft werden können. Gerade in diesen Ländern ist oft ein breit gefächertes Angebot an Ärzten und Krankenhäusern organisiert, die ihre Leistungen ausschließlich privat anbieten. Das Ausmaß der „Zwei-Klassen-Medizin" wird unter diesen Rahmenbedingungen oftmals als deutlich stärker ausgeprägt empfunden, als das in Deutschland der Fall ist. In allen Fällen gilt jedoch, dass die Frage des öffentlich wahrgenommenen Ausmaßes der „Zwei-Klassen-Medizin" stets eine Frage der Akzeptanz und damit des Niveaus des „staatlichen Versorgungsstandards" ist. Je höher dieses Niveau, desto weniger ausgeprägt ist das Bestreben nach einer alternativen oder einer höherwertigen Versorgung. Und umgekehrt formuliert: Je niedriger das Niveau des „staatlichen Versorgungsstandards" ist, desto größer die Nachfrage nach alternativen beziehungsweise höherwertigen Angeboten. Darüber hinaus gilt:

(1) Eine „Ein-Klassen-Medizin", die keine Leistungsdifferenzierung zulässt, darf auch keinen Wettbewerb zulassen. Denn jede Form des Wettbewerbs ist eine permanente Suche nach Leistungs- und Qualitätsdifferenzierung. Damit ist ein breites Leistungsangebot von Alternativen, in denen mit der Zahlungsbereitschaft die Nachfrage zur relevanten Größe wird, bereits systematisch im Wettbewerb selber angelegt.

(2) Die „Ein-Klassen-Medizin" lässt sich nur dann durchhalten, wenn die medizinischen Möglichkeiten nicht über das Finanzierbare hinauswachsen. Wachsen angesichts des Fortschritts die medizinischen Möglichkeiten hingegen schneller als das Finanzierbare, dann müssen Prioritäten gesetzt werden. In der Folge entstehen automatisch Leistungsangebote außerhalb des Einheitssystems.

Da kein modernes Gesundheitssystem auf die Effizienz schaffende Wirkung des Wettbewerbs verzichten kann und zugleich überall die medizinischen Möglichkeiten über das Finanzierbare hinauswachsen, ergeben sich zwei Schlussfolgerungen: Erstens, eine „Ein-Klassen-Medizin" (Einheitssystem) ist sachlogisch nicht durchzuhalten. Zweitens, bei einer realistischen Bewertung der wachsenden medizinischen Möglichkeiten ergibt sich – relativ zum Finanzierbaren – das Bild einer sich zunehmend „öffnenden Schere". Unvermeidlich folgt daraus, dass die vom Einheitssystem beziehungsweise von der „Ein-Klassen-Medizin" wegführenden Kräfte nicht nur existieren, sondern von der Dynamik her auch zunehmen werden.

3.2 „Zwei-Klassen-Medizin" oder Leistungs- und Qualitätsdifferenzierung?

Die „Ein-Klassen-Medizin" bleibt ein theoretisches Konstrukt, Leistungs- und Qualitätsdifferenzierung ist dagegen die Realität. Tatsächlich sind auch deshalb im deutschen Gesundheitswesen vielfältige Leistungsdifferenzierungen feststellbar. Vier Beispiele seien hier genannt:

1. GKV- und PKV-Versicherte erhalten dem Grundsatz nach vergleichbare medizinische Leistungen. Diese sind gleichwohl in den medizinischen Versorgungsbereichen mit Unterschieden verbunden. Das Spektrum reicht von der schnelleren Terminvergabe beim niedergelassenen Arzt bis zur Unterbringung im Ein-/Zweibettzimmer im Krankenhaus.
2. Die medizinische Versorgung weist auch innerhalb der GKV für die Versicherten Unterschiede auf. Viele gesetzliche Kassen bieten mittlerweile unterschiedliche Wahltarife an, weil sie ihre Zukunft vor allem darin sehen, ihr Leistungsangebot gegenüber den konkurrierenden Kassen zu differenzieren. Am bekanntesten sind derzeit die sogenannten Hausarzt- oder Selbstbehalttarife. Aber auch die Disease-Management-Programme oder die Konzepte zur integrierten Versorgung bieten den Kassen einen neuen Handlungsspielraum.
3. Die medizinische Versorgung der bei privaten Krankenversicherungen versicherten Personen unterscheidet sich ebenfalls, je nach dem, ob der Versicherte in der PKV einen „Luxustarif" oder einen „Grundschutz" gewählt hat.
4. Die ärztliche Versorgung von Personen ohne dauerhafte Aufenthaltsgenehmigung (Asylbewerberleistungsgesetz) unterscheidet sich von der der gesetzlich und privat Versicherten insofern, dass der Leistungsanspruch auf Behandlung akuter Erkrankungen, Schmerzzustände, Schwangerschaft und Mutterschaft beschränkt ist.

Diese vier Beispiele zeigen, dass sich die medizinischen Leistungen insbesondere je nach gewähltem Versicherungstarif oder Status (z. B. Aufenthaltsrecht) unterscheiden. Faktisch ist in der gesamten Versorgungslandschaft ein starker Trend der zunehmenden Leistungsdifferenzierung erkennbar. Insoweit geht es weniger um den Vorwurf der „Zwei-Klassen-Medizin" zwischen privat und gesetzlich Versicherten, sondern darum, wie eine Gesellschaft insgesamt mit einer sich weiter differenzierenden Versorgungslandschaft umgeht.

Grundsätzlich ist die Leistungsdifferenzierung von Angeboten in nahezu allen Lebensbereichen ein selbstverständlicher und auch akzeptierter Tatbestand. Das ist im Gesundheitswesen anders. Leistungsdifferenzierungen werden im Allgemeinen kritischer betrachtet, weil die Inanspruchnahme von Gesundheitsleistungen ein Grundbedürfnis darstellt und in aller Regel keine freie Konsumentenentscheidung ist beziehungsweise sein soll. Zudem gehört es zum ethischen Grundwert unserer Gesellschaft, dass jeder im Bedarfsfall alle notwendigen medizinischen Leistungen bekommt. Die Einkommens- und Vermögenssituation soll nicht über den Zugang zu lebensnotwendigen, lebensverlängernden oder den Gesundheitszustand verbessernden Leistungen entscheiden.

Nicht zuletzt deshalb liegen der öffentlichen Wahrnehmung der sogenannten „Zwei-Klassen-Medizin" stets zwei Teilaspekte zugrunde. Erstens die unmittelbare Beobachtung, dass jemand anderes einen besseren Zugang zur medizinischen Versorgung hat als man selbst. Das ist ein allgemeiner gesellschaftlicher Tatbestand und für sich genommen weniger kritisch. Zweitens – und das ist kritischer zu bewerten – die persönliche Befürchtung, dass im Bedarfsfall gegen den ethischen Grundwert, alle notwendigen medizinischen Leistungen bekommen zu können, verstoßen wird. Der Vorwurf der „Zwei-Klassen-Medizin" bringt dann vor allem zum Ausdruck, dass die Menschen für sich selbst befürchten, in Zukunft nicht mehr alle notwendigen Leistungen zu erhalten, d.h. im Bedarfsfall nicht mehr mit dem Notwendigen, sondern bestenfalls noch mit dem Notwendigsten versorgt zu werden. (*„Nur die, die es sich leisten können, bekommen noch alles"*). Gerade deshalb korreliert in allen repräsentativen Umfragen die Zustimmung zur These der „Zwei-Klassen-Medizin" auch stets mit der Erwartung einer medizinischen Grundversorgung. Der zentrale Gesichtspunkt der in den Umfragen zum Ausdruck kommenden Befürchtungen ist mithin weniger die Erwartung an die Politik, etwas gegen die „ärgerliche" Leistungsdifferenzierung zu tun, sondern zu garantieren, dass es in Zukunft nicht zu (weiteren) Einschnitten in der eigenen medizinischen Versorgung kommt. Das heißt: Die Zustimmung zu den Aussagen, dass in Zukunft immer mehr eine „Zwei-Klassen-Medizin" zu erwarten ist, stellt nichts anderes als die eigene Angst dar, zukünftig im Bedarfsfall nicht mehr das Notwendige, sondern nur noch das Notwendigste zu bekommen.

Politiker wissen auf diese Ängste geschickt zu antworten. Populistisch orientierte Politiker bedienen sich des Themas der „Zwei-Klassen-Medizin", um sich damit ungefragt zum *„Anwalt der Ängste"* der Menschen zu machen. Aufrichtige Politiker kümmern sich mehr um das Niveau und die Qualität der Grundversorgung. Das ist freilich mühsamer und medial zunächst weniger erfolgreich.
Damit stehen zwei Fragen im Mittelpunkt des Interesses:

1. Wie und in welchem Umfang wird der Anspruch der Gesellschaft auf freien Zugang zu allen notwendigen Gesundheitsleistungen eingelöst? (Niveau der Grundversorgung)
2. Welche Möglichkeiten bestehen, davon abweichende oder darüber hinausgehende Gesundheitsleistungen nachzufragen? (Leistungs- und Qualitätsdifferenzierung)

Der erste Punkt lässt sich mit dem Begriff Grundleistung umschreiben. Die Verwendung des Terminus „Grundleistung" soll keine Forderung nach einer „Schmalspurmedizin" oder nach etwaigen Einsparungen implizieren. Auch wenn alle, die das Wort Grundversorgung in den Mund nehmen, dahingehend interpretiert und missverstanden werden. Der Begriff „Grundversorgung" enthält tatsächlich keine Aussage über das in einer Gesellschaft für erforderlich gehaltene Niveau der gesundheitlichen Versorgung. Es ist vielmehr die Feststellung, dass eine solche Entscheidung über das gewünschte Niveau überhaupt getroffen werden muss. Bei knappen Ressourcen und zugleich steigenden und kostenintensiven medizinischen Möglichkeiten wird man sich dieser Frage immer weniger entziehen können.

Der zweite Punkt ist, wie beschrieben, eine gesellschaftspolitische Realität, wobei der Umfang der Leistungsdifferenzierung umgekehrt mit dem Niveau der Grundversorgung korreliert. Je höher das Niveau der Grundversorgung ist, desto niedriger der Leistungsumfang, der über die Grundleistungen hinausgehend nachgefragt wird. Daraus folgt: Je unzufriedener die Menschen mit dem Niveau der bestehenden Grundversorgung sind, desto mehr erwarten sie, dass sie sich für differenzierte Leistungen oberhalb der Grundversorgung entscheiden können. Das stellt nichts anderes dar als eine Leistungsdifferenzierung, die wiederum in der Öffentlichkeit als „Zwei-Klassen-Medizin" – etwas schon vom Wortlaut Negatives – wahrgenommen wird.

Entscheidend ist, wie beide Aspekte zueinander in Beziehung stehen. Das Niveau der Grundversorgung ist kausal für den Umfang der Leistungsdifferenzierung – umgangssprachlich der „Zwei-Klassen-Medizin" – in einer Gesellschaft. Diese lässt sich, wenn man einen solchen Zustand politisch nicht will, zumindest langfristig auch nicht wirksam durch Verbotsregelungen begrenzen. Die einzige wirksame Antwort wäre eine Veränderung des Niveaus der Grundversorgung. Und wenn man diese Kausalität einmal anerkennt, dann gilt ein weiterer Zusammenhang: Ein auf Basis unvermeidbar knapper Finanzmittel festgelegtes Niveau für die Grundversorgung findet umso eher Akzeptanz in einer Gesellschaft, je leichter die Zugangsmöglichkeit für alle zu einer anderen und/ oder höherwertigen Versorgung angelegt ist. Die „erlaubte" und erleichterte Nachfrage nach differenzierten Leistungen wird damit zum Ventil der gesellschaftlichen Akzeptanz einer Grundversorgung, die unterhalb des höchstmöglichen Niveaus verbleibt bzw. in Anbetracht der finanziellen Möglichkeiten verbleiben muss.

Im Ergebnis läuft der Begriff der „Zwei-Klassen-Medizin" ins Leere, wenn die öffentliche Wahrnehmung oder Diskussion auf medizinische Leistungs- und Qualitätsdifferenzierung abstellt. Mehrleistungen und Vielfalt sollten auch im Gesundheitswesen auf der Basis des Leistungsniveaus des Sozial- und Wohlfahrtstaats eine Selbstverständlichkeit sein. Ethisch ist die Grundversorgung geboten, das Verbot einer Leistungs- und Qualitätssicherungsdifferenzierung dagegen schadet vielen und hilft niemandem. Das wiederum heißt letztendlich, dass es – um die Diskussion über die „Zwei-Klassen-Medizin" zu versachlichen – eines anderen Kriteriums bedarf, um eine „Zwei-Klassen-Medizin" zu charakterisieren und zu definieren.

3.3 „Zwei-Klassen-Medizin" als Leistungs- und Qualitätsdifferenzierung zu Lasten Dritter

Medizinische Leistungsdifferenzierungen sind kritisch zu beurteilen, wenn eine Situation auftritt, in der sich die Kausalität zwischen dem Niveau der medizinischen Grundversorgung und dem Angebot anderer oder höherwertiger Leistungen umdreht. Dies ergibt sich, wenn bei gegebenen medizinischen Versorgungskapazitäten die Wahl einer höheren medizinischen Versorgung zu Lasten Dritter geht oder zur Verdrängung anderer führt. Die Grundversorgung erleidet dann Nachteile, weil es andere Gesundheitsleistungen gibt. Ökonomisch liegen dann sogenannte negative externe Effekte vor. Am konkreten Beispiel: Muss der Kassenpatient länger warten, weil der Privatpatient bevorzugt wird (= negativer externer Effekt) oder würde der Kassenpatient genau so lange warten müssen, wenn es den Privatpatienten nicht gäbe? Negative externe Effekte bezeichnen – technisch gesprochen – die unkompensierten negativen Auswirkungen (ökonomischer) Entscheidungen auf unbeteiligte Dritte. Extern heißt dabei, dass die Effekte (negative Nebenwirkungen) einer Wahlentscheidung nicht (ausreichend) in das Entscheidungskalkül des Verursachers einbezogen bzw. im Markt berücksichtigt werden. Die medizinische Grundversorgung würde also schlechter werden, hier Nachteile erleiden, weil es die anders geartete höherwertige medizinische Versorgung gibt. Gäbe es diese nicht, dann würde die Grundversorgung davon profitieren.

Für die medizinische Gesundheitsversorgung bedeutet die Existenz negativer externer Effekte, dass eine „Zwei-Klassen-Medizin" nur dann vorliegt, wenn es bei der Wahl einer Personengruppe einer relativ hohen medizinischen Versorgung <u>gleichzeitig</u> auch zu einer Verdrängung oder Schlechterstellung der medizinischen Versorgung anderer führt, die sich – vielleicht auch aus finanziellen Gründen – nicht für eine höherwertige medizinische Versorgung entschieden haben oder entscheiden können. Für die Existenz einer „Zwei-Klassen-Medizin" in einem Gesundheitssystem muss also nicht nur das Kriterium der Leistungs- und Qualitätsdifferenzierung, sondern zusätzlich auch das Merkmal der „negativen Externalität" erfüllt sein.

3.4 Leistungs- und Qualitätsdifferenzierung zum Vorteil Dritter

Medizinische Leistungs- und Qualitätsdifferenzierungen oberhalb eines gesetzlich vorgeschrieben Grundversorgungsniveaus können nicht nur zu Lasten Dritter, sondern auch zum Vorteil anderer führen. Ökonomisch liegen damit nicht <u>negative, sondern positive externe Effekte vor.</u> Diese bezeichnen die unkompensierten <u>positiven</u> Auswirkungen (ökonomischer) Entscheidungen auf unbeteiligte „Dritte". Für die medizinische Grundversorgung heißt das, dass eine Leistungsdifferenzierung oberhalb der Grundversorgung gleichzeitig zu einer Besserstellung der Personen führt, die sich nicht für eine höherwertige medizinische Versorgung entschieden haben. Dies wäre beispielsweise dann der Fall, wenn die medizinische Grundversorgung vom Angebot einer anderen und/oder höherwertigen Versorgung profitiert.

4 Bewertung in den Versorgungsbereichen

Die bisherigen Überlegungen und die exakte Definition der „Zwei-Klassen-Medizin" als Leistungsdifferenzierung zu Lasten Dritter haben gezeigt, dass sich hinter dem Vorwurf der „Zwei-Klassen-Medizin" sehr vielschichtige Aspekte verbergen. Deshalb lässt sich die Frage, ob ein differenziertes Versorgungssystem positive oder negative Auswirkungen hat, nicht pauschal beantworten. In diesem Abschnitt soll deshalb die Situation in Deutschland beurteilt werden.

4.1 Rationierung in der GKV – „Zwei-Klassen-Medizin" oder Leistungsdifferenzierung?

Die Wahrnehmung einer vermeintlichen „Zwei-Klassen-Medizin" in den einzelnen Sektoren der medizinischen Versorgung in Deutschland hat zunächst etwas mit den von der Bevölkerung zu „beobachteten" gesetzlichen Eingriffen in den Leistungskatalog der gesetzlichen Krankenversicherung zu tun. In diesem Zusammenhang wird häufig von Rationierung in der GKV – eine Einschränkung von medizinischen Leistungen – gesprochen. Und tatsächlich ist die Gesundheitspolitik der letzten 30 Jahre immer wieder davon geprägt, dass sie sowohl explizit (z. B. erhebliche Einschränkungen beim Zahnersatz; Praxisgebühr; Zuzahlungen) als auch implizit (z. B. Mengenbudgets) in den Leistungskatalog der GKV eingegriffen hat.

Die Rationierungen in der GKV sind oft für Versicherte zunächst kaum wahrnehmbar, führen aber schrittweise in eine veränderte Versorgungsqualität. Sie sind Ausdruck einer (politischen) Leistungssteuerung über das Prinzip „Knappheit" als Kostendämpfungsinstrument in der GKV. Die von der Politik vielfältig getroffenen Rationierungsentscheidungen folgen in der Regel einer immer wieder klar erkennbaren (inneren) politischen Logik:

(1) Rationierungen sind politisch unbeliebt. Deshalb wählt die Politik mit Vorliebe solche Rationierungen, die zunächst wenig bemerkt werden. Ein gutes Beispiel dafür sind Budgets: Über Leistungskürzungen entscheidet nicht mehr die Politik, sondern der behandelnde Arzt. Die Entscheidung über Leistungskürzung ist nicht mehr Gegenstand der parlamentarischen Diskussion, sondern wird auf die Ärzte vor Ort verlagert (pol. Outsourcing).

(2) Die Politik vermeidet den Begriff der Rationierung und spricht stattdessen beispielsweise von Anreizen für mehr Wirtschaftlichkeit oder – wie es Gesundheitsministerin Ulla Schmidt in der FAZ vom 19.5.2008 formuliert hat – vom *„rationellen Einsatz knapper Mittel"*. Dabei wird gleichzeitig darauf hingewiesen, dass die gesetzliche Krankenversicherung über einen außerordentlich hohen Leistungsstandard verfügt, der für jede (*sinnvolle?*) Innovation offen ist.

Alle aus dieser politischen Logik entstandenen Rationierungen in der GKV sind zunächst einmal Ausdruck eines unsicheren Leistungsversprechens in der GKV. Dabei entsteht eine medizinische Leistungsdifferenzierung, weil mit jeder Leistungseinschränkung in der GKV faktisch das gesetzliche Grundversorgungsniveau abgesenkt wird. Zu **Lasten oder zur Verdrängung Dritter** („Zwei-Klassen-Medizin") führt das nicht. Denn der Tatbestand, dass es in der privaten Krankenversicherung vertragliche Leistungssicherheit gibt, ist nicht für einen expliziten und gesetzlichen Leistungsausschluss in der GKV verantwortlich. Und die Charakterisierung der PKV als budget- und zielvereinbarungsfreie Zone ist nicht Auslöser einer eben solchen Budgetierung in der GKV.

4.2 Wartezeiten in der GKV- „Zwei-Klassen-Medizin" oder Leistungsdifferenzierung?

In der GKV existieren Ausgaben- und Mengensteuerungen durch Honorarbudgets, Zielvereinbarungen oder Richtgrößen – oft verknüpft mit Regressregelungen –, um die von Leistungserbringern insgesamt veranlassten Ausgaben implizit zu regulieren und zu begrenzen. Eine Mengenanpassung, die in der Konsequenz auch zu **Wartezeiten** führen. Wartezeiten sind damit in der GKV systemimmanent, wenn Ärzte aus einem nachvollziehbaren ökonomischen Anreiz heraus Patienten in das „Honorarbudget" des nächsten Quartals „schieben" (müssen) oder ihre Sprech- und Behandlungszeiten für GKV-Versicherte reduzieren.

Budgets gibt es in der PKV dagegen nicht. Im Gegensatz dazu können die Leistungen der PKV im ambulanten Bereich aufgrund der freieren Arztwahl, des höheren Leistungsumfanges und der vergleichsweise höheren Vergütung der Leistungserbringer durch die PKV je nach Tarif eine Mehrleistung gegenüber dem Leistungsanspruch der GKV-Versicherten darstellen. Von einer Verdrängung zu Lasten Dritter oder „Zwei-Klassen-Medizin" kann dabei allerdings keine Rede sein. Erst kürzere Wartelisten und Wartezeiten der Einen „zu Lasten" der längeren Wartezeiten der Anderen könnten auf eine „Zwei-Klassen-Medizin" bzw. auf einen Verdrängungseffekt hindeuten. Dann nämlich würde das Grundversorgungsniveau nicht durch den Gesetzgeber, das Budget oder sonst wen abgesenkt, sondern vom Wettbewerber – hier der PKV – determiniert. Die Fragen, die es zu stellen gibt, lauten also: Gibt es in den Arztpraxen eine Verdrängungskausalität zwischen Wartezeiten von PKV- und GKV-Versicherten? Verlängert sich die Wartezeit bei der Terminvergabe, wenn PKV-Patienten „vorgezogen" werden?

- Keine Verdrängung oder Verlängerung der Wartezeit von gesetzlich Versicherten findet statt, wenn Vertragsärzte zusätzliche Behandlungszeiten/(Samstags-)Sprechstunden für PKV-Versicherte einrichten. Denn zusätzliche Behandlungszeiten oder die ärztliche Samstagssprechstunde ausschließlich für Privatpatienten können zunächst einmal als besondere Serviceleistung bezeichnet werden. Sie ist Ausdruck einer Leistungs- und Qualitätsdifferenzierung ohne Benachteiligung Dritter. Wird sie abgeschafft, um Leistungs- und Qualitätsdifferenzierung zu vermeiden, dann würde das direkt zu (zusätzlichen) Kapazitätsengpässen und damit zu längeren Wartezeiten für alle Patienten innerhalb der Woche führen. Im Umkehrschluss heißt das, dass die Beseitigung einer falsch interpretierten „Zwei-Klassen-Medizin" – die Leistungs- und Qualitätsdifferenzierung – zu einer Schlechterstellung der Situation insgesamt führen kann.

- Keine Verdrängung oder Verlängerung der Wartezeit von gesetzlich Versicherten findet statt, wenn Ärzte unter der Vorgabe ihrer Budgets ihre Behandlungszeiten für GKV-Versicherte reduzieren. Dies geschieht nicht nur durch bloße Begrenzung der Behandlungszeiten in der Woche, sondern auch bei der Terminvergabe, wenn mit Blick auf die Budgetrestriktion in der GKV ein Termin erst im nächsten Quartal vergeben wird. Die Terminvergabe für privat und gesetzlich Versicherte ist ein voneinander unabhängiger Vorgang. Selbst wenn alle Privatpatienten auf einen Schlag auswandern würden, für die gesetzlich Versicherten würde sich nichts ändern. Der GKV-Versicherte erhielte immer noch einen relativ späten Termin. Entsprechend wird kein GKV-Versicherter auf der Terminliste plötzlich nach hinten verschoben, weil ein PKV-Versicherter um einen Termin nachgesucht hat. Terminabsagen, weil ein Privatversicherter um einen Termin nachsucht, kommen im Gesundheitswesen nicht vor.
- Verdrängung oder Verlängerung der Wartezeiten von gesetzlich Versicherten findet jedoch dann statt, wenn ein GKV-Versicherter *im Wartezimmer* deshalb länger warten muss, weil ein PKV-Versicherter *ohne Termin* vorgezogen wird. Nur dann entstehen Situationen zu Lasten Dritter (negative externe Effekte), die in Deutschland allerdings empirisch – auch von der BKK-Versichertenbefragung aus dem Juni 2008, die bei akuten Beschwerden eine im Durchschnitt 8minütige längere Wartezeit von GKV-Versicherten feststellt – nicht zu belegen sind.[1]

Im Übrigen gilt: Die Bedeutung einer schnelleren Terminvergabe für Privatpatienten sollte selbst dann nicht überbewertet werden, wenn sie mit Verdrängungseffekten zu Lasten Dritter verbunden wäre. Dies kann nebenstehende Beispiels- und Überschlagsrechnung – die rechnerische Verkürzung der Wartezeiten, wenn es die PKV nicht gäbe – verdeutlichen.

---

[1] Vgl. BKK-Bundesverband (2008), Bevölkerungsumfrage „Arztbesuche".

> **Die Verkürzung der Wartezeiten,
> wenn es die PKV nicht gäbe!**
>
> *In der privaten Krankenversicherung waren im Jahr 2006 8,5 Mio. (Marktanteil 10,8 %), in der GKV rund 70,5 Mio. Menschen (Marktanteil 89,2 %) versichert. Bei einem angenommenen Wartezeitenverhältnis zwischen privat und gesetzlich Versicherten von 1:3 (Feststellung der Lauterbach-Studie) oder 1:2,5 (Ableitung aus der WIdO-Studie) wartet dementsprechend ein Privatpatient beispielsweise 5 und ein gesetzlich Versicherter 15 Tage (WIdO: 12,5 Tage) auf eine ärztliche Behandlung. Angesichts dieser angenommenen Wartezeiten halten Ärzte für gesetzlich und privat Versicherte rechnerisch unterschiedliche Zeitkapazitäten vor. Diese unterschiedliche Vorhaltung oder Bevorzugung könnte man als Leistungsdifferenzierung zu Gunsten Dritter („Zwei-Klassen-Medizin") interpretieren. Würde man die PKV diesem Argument folgend auflösen und mit allen Mitteln in die GKV integrieren, ergäben sich überschlagsweise für alle 79 Mio. Versicherten Wartezeiten von (0,892 x 15 Tage) + (0,108 x 5 Tage) = 13,92, also fast 14 Tage (WIdO: 11,7 Tage). Fazit: Auch wenn man davon überzeugt ist, dass verkürzte Wartezeiten für Privatpatienten zu Lasten Dritter – nämlich der GKV-Versicherten – geht („Zwei-Klassen-Medizin"), würde eine strikte Gleichbehandlung die Wartezeit der gesetzlich Versicherten lediglich um 1 Tag oder weniger verkürzen. Umgekehrt formuliert: Einen Schaden im nennenswerten Umfang erleiden gesetzlich Versicherte durch verkürzte Wartezeiten der Privatpatienten definitiv nicht!*

In der Gesamtbetrachtung kann von einer „Andersversorgung" von Privatversicherten oder Leistungs- und Qualitätsdifferenzierung zu Lasten Dritter (negative externe Effekte) – also von „Zwei-Klassen-Medizin" – keine Rede sein. Im Gegenteil: Die Leistungsdifferenzierung oberhalb der Grundversorgung im deutschen Gesundheitssystem zum nicht unerheblichen Vorteil Dritter. Es liegen positive externe Effekte vor. Dabei ist insbesondere der Mehrumsatz im Bereich der Arzthonorare im ambulanten Bereich zu betrachten. Damit sind die Arzthonorare gemeint, die Ärzte dadurch zusätzlich erlösen, dass sie für Privatpatienten höhere Honorare als für gesetzlich Versicherte bekommen. Das heißt: Allein dadurch, dass es Privatpatienten gibt, flossen im Jahr 2006 den Ärzten zusätzliche Honorarmittel in Höhe von 4,4 Mrd. € zu. Indem sie für viele Leistungen höhere Preise und Arzthonorare zahlen, stärken Privatpatienten das Gesundheitssystem insgesamt. Dies ist nicht nur eine entscheidende wirtschaftliche Existenzgrundlage für die hausärztlichen und fachärztlichen Praxen, sondern schafft in vielen Fällen erst den nötigen Umsatz, um ausreichende Investitionsmittel für die Praxisausstattung (auch für den medizinisch-technischen Fortschritt) zu generieren.

5 Schlussfolgerung und Fazit

Die Diskussion über die „Zwei-Klassen-Medizin" vergegenwärtigt, dass die Menschen befürchten, heute und in Zukunft im Bedarfsfall nicht mehr mit den *notwendigen*, sondern bestenfalls noch mit den *notwendigsten* medizinischen Leistungen versorgt zu werden. Damit wird der Begriff der „Zwei-Klassen-Medizin" in Deutschland in der Regel grundlegend missverstanden. Denn bestehende und von den Menschen wahrgenommene Leistungsunterschiede in der Gesundheitsversorgung zu kritisieren, geht am Kern des Problems der „Zwei-Klassen-Medizin" vorbei. Zwar sind Leistungs- und auch Qualitätsdifferenzierungen als Teil eines Markt- und Wettbewerbskonzepts im Gesundheitswesen aufgrund des besonderen Charakters des Gutes „Gesundheit" nur begrenzt anwendbar. Aber solange ein Gesundheitssystem auf die Effizienz schaffende Wirkung des Wettbewerbs nicht verzichten kann und zugleich das medizinisch Mögliche über das Finanzierbare hinauswächst, sind Leistungs- und Qualitätsdifferenzierungen insbesondere durch die vom Gesetzgeber zu definierende medizinische Grundversorgung systematisch angelegt.

Gerade dieser Zusammenhang wird in Zukunft noch stärker gelten, weil sich die „Schere" zwischen dem theoretisch und medizinisch Möglichen und dem tatsächlich Bezahlbaren immer weiter öffnet. Angesichts dieser Entwicklung werden in einer Pflichtversicherung letztendlich Prioritäten zu setzen sein. Dabei gilt es zum einen stets die Frage zu beantworten, ob die obligatorische und garantierte Grundversorgung auf einem gesellschaftlich befriedigenden Niveau liegt und die Prioritäten in der Pflichtversicherung richtig gesetzt sind. Und zum anderen geht es darum, dass diejenigen Menschen, die für zusätzliche oder höherwertige medizinische Leistungen mehr Geld auszugeben bereit sind, daran nicht gehindert werden. Eine Grundversorgung lässt sich nämlich nur dann rechtfertigen und in einem freiheitlichen Staat „durchhalten", wenn jederzeit die Möglichkeit besteht, mit eigenen finanziellen Mitteln auch über die Grundversorgung hinausgehende medizinische Leistungen zu erhalten.

Schlussfolgernd bleibt damit festzustellen, dass das Schlagwort der „Zwei-Klassen-Medizin" unbegründet und fälschlicherweise die bestehenden Leistungsunterschiede in der Gesundheitsversorgung beanstandet. Das Problem der „Zwei-Klassen-Medizin" tritt letztendlich erst dann tatsächlich auf, wenn die über die Grundversorgung hinausgehenden Leistungen einen wie auch immer gearteten negativen Einfluss auf die Grundversorgung haben – also zu Lasten

Dritter gehen oder zur Verdrängung anderer führt. Das wäre beispielsweise genau dann der Fall, wenn gesetzlich Versicherte auf einen Arzttermin länger warten müssen, weil es Privatpatienten gibt. Genau dann erfährt die Grundversorgung Nachteile, weil es die anders geartete höherwertige medizinische Versorgung gibt. Ökonomisch lägen dann sogenannte negative externe Effekte vor.

Genau diese Kausalität ist im deutschen Gesundheitswesen aber nicht nachzuweisen und auch nicht gegeben. Deshalb ist das Schreckgespenst der „Zwei-Klassen-Medizin" zwar öffentlichkeitswirksam, aber kaum begründbar. Bei fairer und objektiver Betrachtung gilt: Vermeintliche Benachteiligungen sind nicht dem Tatbestand, dass es auch Leistungsangebote außerhalb der Grundversorgung gibt, geschuldet. Sie sind damit nicht der PKV anzulasten, sondern immer dem Gesetzgeber. Wer das Leistungsniveau für gesetzlich Versicherte verbessern will, muss die Grundversorgung in der Sozialversicherung verbessern oder den Menschen die Möglichkeit des Zugangs zur höherwertigen Versorgung in der PKV bieten. Das Verbot der höherwertigen Versorgung kann das Problem weder lösen noch ist es in einer freiheitlichen Gesellschaft erfolgreich durchsetzbar.

Ulrich Zorn

Zukunft eines qualitätsorientierten Gesundheitswesens aus Sicht der Ärzteschaft

1 Wandel der Bedeutung ärztlicher Qualitätssicherung

In den im Jahr 2008 im „Ulmer Papier" (111. Deutscher Ärztetag 2008) festgehaltenen gesundheitspolitischen Leitsätzen der deutschen Ärzteschaft wird konstatiert, dass

- das Gesundheitswesen keine Gesundheitswirtschaft oder Industrie ist,
- Ärzte keine Kaufleute und Patienten keine Kunden sind,
- Gesundheit und Krankheit keine Waren und Wettbewerb und Marktwirtschaft keine Heilmittel zur Lösung der Probleme des Gesundheitswesens sind,
- Diagnose und Therapie nicht zu einem Geschäftsgegenstand werden dürfen.

Folgerichtig ist auch der Qualitätssicherung medizinischer Leistungen ein besonderer Status inhärent. Eine Reihe von Argumenten spricht dagegen, die Diagnose und Therapie von Krankheiten undifferenziert in eine Linie mit Konsumgütern und beliebigen Dienstleistungen zu stellen:

1. Die Sicherung und kontinuierliche Verbesserung der Qualität zählt zum professionellen Selbstverständnis von Ärztinnen und Ärzten als Angehörige eines freien Berufs. Eine auf Grundlage der Kammer- und Heilberufsgesetze geltende Berufsordnung, in der das ärztliche Verhalten gegenüber Patienten, Kollegen, anderen Akteuren im Gesundheitswesen sowie gegenüber der Öffentlichkeit beschrieben ist, verankert explizit auch die Notwendigkeit einer ärztlichen Qualitätssicherung. Das Recht auf Vorgabe und Kontrolle solcher Maßnahmen ist dazu bei den Ärztekammern als Körperschaften öffentlichen Rechts auf Landesebene institutionalisiert.
2. Der Erfolg ärztlicher Bemühungen hängt entscheidend davon ab, dass ärztliches Handeln am sozialen Umfeld und an der Individualität der gesunden und der erkrankten Menschen ausgerichtet ist. Dies betrifft die Auswahl der prophylaktischen Maßnahmen, der Diagnostik und der Therapie. Die politi-

schen Versuche, das Gesundheitswesen zu regulieren, gehen von der fragwürdigen Vorstellung von der Natur des heilkundlichen Geschehens aus. Nahezu allen Reformgesetzen ist eine mechanistische Vorstellung des therapeutischen Geschehens und ein eher naives Verständnis des Herstellens und Wiederherstellens von Gesundheit in der Verantwortung des Arztes anzumerken. Da Gesundheit aber weder angeordnet noch hergestellt werden kann, weil sie unter anderem vom Mitwirken des Patienten abhängig ist, kann diese Begegnung nicht standardisiert erfolgen.
3. Die Medizin ist keine exakte Naturwissenschaft, die nur streng kausalen Regeln folgt und deren Ergebnisse in einer festen Versuchsanordnung jederzeit reproduzierbar sind. Medizin ist vielmehr eine praktische Erfahrungswissenschaft, die sich naturwissenschaftlicher Methoden ebenso bedient wie der Erkenntnisse der Psychologie, der Sozial- und Kommunikationswissenschaften, allgemein der Geisteswissenschaften und im bestimmten Umfang auch der Theologie. Daher spielen bei allen Entscheidungsprozessen in der Medizin neben wissenschaftlichen Erkenntnissen auch Wertungen und Haltungen eine wichtige Rolle.
4. Medizin ist kein Industrieprodukt, sondern eine individuelle Dienstleistung, deren Ergebnis maßgeblich von der Interaktion zwischen den beiden Akteuren Patient und Arzt bestimmt wird – basierend auf dem Vertrauen des Patienten in den Arzt sowie der Empathie des Arztes für den Patienten. Für den Patienten steht die individuelle Zuwendung des Arztes im Vordergrund. Erwartet wird nicht nur Fachkompetenz und eine dem jeweiligen Stand der Wissenschaft entsprechende Anwendung medizinischer Möglichkeiten auf den persönlichen Krankheitsfall, sondern auch Zeit und Menschlichkeit. In dieser Perspektive liegt der Wunsch, im Bedarfsfall das individuelle Gut der Gesundheit möglichst auf Anhieb in die Hände einer vertrauenswürdigen Profession legen zu können. Anders als bei den meisten Produkten oder Dienstleistungen sind Umtausch oder Reklamation keine gängigen Optionen, eine nicht ausreichend erhaltene Qualität auszugleichen. Ärztinnen und Ärzte übernehmen also mit der Ausübung ihres Berufs eine ganz besondere Verantwortlichkeit, die unter anderem im Gutachten des Sachverständigenrats zur Begutachtung der Entwicklung im Gesundheitswesen von 2007 „Kooperation und Verantwortung" auch unter dem Begriff „Accountability" diskutiert worden ist (SVR-Gesundheit 2007).
5. Medizinische Interventionen sind von Natur aus gefahrengeneigt und damit nicht selten für die Patienten existentiell risikobehaftet. Patientensicherheit ist stets integraler Bestandteil der medizinischen Qualitätssicherung und kein isoliertes, neu zu implementierendes Betätigungsfeld, was im Zuge po-

litischer Kampagnen häufig ausgeblendet wird, um Kontrolle und Einfluss zu erlangen.

Dass die Qualitätssicherung in der Medizin ein äußerst komplexes, multifaktorielles Geschehen mit hohen methodischen Anforderungen ist, schützt nicht vor der Frage nach guter und schlechter Qualität bzw. der Frage nach Möglichkeiten der Qualitätsverbesserung. Folgt man etwa den Überlegungen des Sachverständigenrats zur Begutachtung der Entwicklung im Gesundheitswesen in seinen regelmäßigen Ausführungen, z. B. in seinem besonders populär gewordenen Gutachten des Jahres 2001 zu „Über-, Unter- und Fehlversorgung" (SVR-Gesundheit 2001), so ist die Qualität der Versorgung im Gesundheitswesen durchaus noch steigerungsfähig und auch -bedürftig. In einem späteren Gutachten von 2007 wird ein möglicher Lösungsweg in Form „externer Anreize" vorgeschlagen, etwa mittels Rankinglisten (Public Disclosure) oder auch mittels der Koppelung von Qualität an die Leistungsvergütung (Pay for Performance).

Ein solcher Vorschlag und die genannten Instrumentarien verdienen eine eingehende Betrachtung, festzuhalten ist aber unabhängig von deren Ergebnis bereits an dieser Stelle, dass damit die bisherige Sichtweise auf die ärztliche Qualitätssicherung substantiell in Frage gestellt wird. Dies gilt vor allem für das langjährig etablierte Verständnis von Qualitätssicherung und Qualitätsmanagement als Weg einer fortlaufenden Verbesserung, erreicht insbesondere durch eine kritische Selbstbeobachtung in Verbindung mit dem externen Vergleich im geschützten Raum (anonymes Benchmarking und Lernen vom Besten). Die Charakteristika dieses Verständnisses von Qualitätssicherung sind durch innere Überzeugung der Akteure, Freiwilligkeit und methodische sowie fachliche Professionalität gekennzeichnet.

Das Werben für „externe Anreize" im Sinne einer Ergänzung dieses Systems klingt wohlmeinend und unbedenklich, da mit dem erklärten Ziel einer Steigerung von Qualität lediglich ein quantitativer Effekt suggeriert wird. Es droht aber eine Abkehr von bisher gültigen Prinzipien, die nicht ergänzt und damit bereichert, sondern vielmehr substituiert werden sollen. Treibende Kraft ist hierbei in erster Linie eine politisch gewünschte – und dabei von den jeweiligen Koalitionen bemerkenswert unabhängige – stärkere Marktorientierung des Gesundheitswesens. Kennzeichnend für die jüngeren Reformen des Gesundheitswesens, namentlich das am 01.04.2007 in Kraft getretene GKV-Wettbewerbsstärkungsgesetz (GKV-WSG), ist eine Betonung des Wettbewerbs als neuer, zentraler Steuerungsmodus für das deutsche Gesundheitswesen. Die enthaltenen staatlich zentralistischen Steuerungselemente, etwa die Festlegung einheitlicher Beitragssätze in der GKV mit dem strategischen Ziel einer Einheitsversicherung, stehen dem erklärten Vorhaben stellenweise nicht nur diametral entgegen, sondern bedeuten auch die Ablösung des für das deutsche Gesundheitswesen bislang prägenden Selbstverwaltungsprinzips.

Für die Qualitätssicherung ist zu beobachten, dass deren Provenienz als Entwicklung aus der ärztlichen Selbstverwaltung durch eine zunehmende Adaption seitens der Sozialgesetzgebung immer weniger erkennbar wird. Qualitätssicherung wird der Öffentlichkeit vom Gesetzgeber stattdessen als Ergebnis extern angestoßener Reformen präsentiert. In der Folge werden jedoch sozialrechtlich begründete Parallelstrukturen geschaffen, die mit unkoordinierten, oft nur auf Einzelziele zugeschnittenen Dokumentationspflichten einhergehen und so unter anderem zu einer Vervielfältigung der ärztlichen Verwaltungsaufgaben führen – zu Lasten der eigentlichen Patientenversorgung. Dies färbt negativ auf die Akzeptanz der zahlreichen Maßnahmen zur ärztlichen Qualitätssicherung ab, die zunehmend nur noch als redundante Kontrollmechanismen erlebt werden. Ein intern getriggerter Mechanismus, dessen Wirkprinzip üblicherweise modellhaft durch den von dem US-amerikanischen Ingenieur Walter A. Shewhart (1891-1967) ersonnenen und bis heute gültigen Plan-Do-Check-Act-Zyklus zusammengefasst wird, mutiert zum externen Steuerungsinstrument. Vordergründig mag dabei die Qualität nach wie vor im Mittelpunkt stehen, nunmehr allerdings als Mittel zum Zweck, der etwa aus Sicht von Politik und Krankenkassen durchaus auch in einer Marktbereinigung unter Kostenaspekten liegen kann, aus Sicht von Leistungsanbietern, etwa privat kapitalisierten Klinikketten, in einer Maximierung monetärer Gewinne. Dies mag sich punktuell mit Bedarf und Bedürfnissen von Bevölkerung und Patienten decken, kann aber auch zu einschneidenden und eher nachteiligen Versorgungsänderungen führen, allein schon beim Zugang zu bestimmten Leistungen. Damit dient die Qualitätssicherung neuer Prägung am Ende als Werkzeug der (heimlichen, da politisch geleugneten) Rationierung.

2 Bereich Krankenhaus

Im Bereich der Krankenhausplanung wird angesichts der Kräfte des Marktes das Prinzip der Daseinsvorsorge – die staatliche Aufgabe zur Bereitstellung der notwendigen Grundversorgung der Bürgerinnen und Bürger mit Gütern und Leistungen, darunter die Versorgung von Kranken – zunehmend in Frage gestellt. Mit der sukzessiven Einführung des DRG-Preissystems wurde zunächst ein Verdrängungswettbewerb mit der Folge einer zunehmenden Fusionierung von Krankenhäusern und mit dem Trend zur Privatisierung ausgelöst. Das auch von den Ländern in Anbetracht des Investitionsstaus gewünschte Ergebnis einer Verkürzung der Verweildauer und des Abbaus von Bettenkapazitäten konnte damit zwar erreicht werden. Ein weitergehender Preiswettbewerb ist im stationären

Sektor durch den Kontrahierungszwang für die Krankenkassen bzw. die Sicherstellungsverpflichtung der Krankenhäuser jedoch ausgeschlossen. Die politisch gewollte stärkere Wettbewerbsorientierung kann sich hier nur auf die Parameter Qualität und Leistungen beziehen. Allerdings wurden im Rahmen der integrierten Versorgung gemäß § 140d SGB V erstmals Selektivvertragsmöglichkeiten auch für stationäre Leistungen eröffnet. Darüber hinausgehend wird nun im Zusammenhang mit der Etablierung eines neuen ordnungspolitischen Rahmens nach dem Ende der DRG-Konvergenzphase von Seiten der Krankenkassen und des Bundesministeriums für Gesundheit vorgeschlagen, den Kontrahierungszwang für elektive Leistungen aufzuheben.

Insgesamt wird damit der stationäre Sektor zunehmend vom Trend zur wettbewerblichen Ausrichtung und dezentralen Koordination zwischen Leistungserbringern, Krankenkassen und der Nachfrage der Patienten bestimmt. Dieser Kurs ist „Ausdruck eines gewandelten Rollenverständnisses des Staates, bei dem der Staat zukünftig weniger eine Erfüllungsverantwortung als eine Gewährleistungsverantwortung wahrnimmt" – so der Sachverständigenrat zur Begutachtung der Entwicklung im Gesundheitswesen (SVR-Gesundheit 2007). In einigen Bundesländern werden ein Rückzug aus der dualen Finanzierung der Krankenhäuser und die „Selbstbegrenzung" auf eine Rahmenplanung diskutiert. Zum Erhalt der regionalen Versorgung der Bevölkerung sollte die Steuerung des Leistungsgeschehens durch eine monistische Finanzierung jedoch nicht den Krankenkassen überlassen werden. Vielmehr sollte statt einer bettenzentrierten Planung auf eine stärker leistungsbezogene Rahmenplanung mit der Möglichkeit der Anpassung an landesspezifische Besonderheiten und Erfordernisse gesetzt werden.

Ein Beitrag der Qualitätssicherung hierzu könnte in der Anwendung sogenannter „area-Indikatoren" liegen, auch dies eine Anregung des Sachverständigenrats von 2007 (SVR-Gesundheit 2007). Dabei soll aus transsektoraler Perspektive, also nicht nur unter einer rein stationären Fixierung, ein Monitoring der Gesamtversorgung einer Region ermöglicht werden. Solche Indikatoren, deren Entwicklung in den Aufgabenbereich des neuen Instituts nach § 137 a SGB V fallen würde, wären möglicherweise eine Alternative zu anderweitigen Überlegungen, etwa aus Richtung der Gesundheitsministerkonferenz der Länder (GMK), die Krankenhauslandschaft mit Zertifizierungen als Zulassungskriterium für Krankenhäuser zu regulieren (GMK 2007). Hier besteht das Risiko einer Kommerzialisierung der Vergabe von Gütesiegeln, die aus methodischen Gründen jedoch kaum zur Abbildung medizinischer Ergebnisqualität taugen. Der bereits jetzt zu beobachtenden Wildwuchs diversester Zertifizierungen, sogenannter „Zentren", für den ein dringender Klärungsbedarf besteht, verdeutlicht die Risiken eines solchen Vorgehens.

3   Mindestmengen als Instrument der Qualitätssicherung?

Auch die Anwendung gesetzlich festgelegter Mindestmengen für medizinische Leistungen in Krankenhäusern entpuppt sich bei näherer Betrachtung nicht als das universelle Steuerungswerkzeug, das unter dem Signum der Qualitätssicherung zahlreiche Befürworter gefunden hat. Die überaus eingängige Formel, über Leistungsmenge auf Erfahrung und von da aus auf erhöhte Qualität zu schließen, verstellt leicht den Blick darauf, dass weitere, eventuell maßgeblichere Einflussfaktoren auf das jeweilige Versorgungsergebnis unberücksichtigt bleiben. Wissenschaftliche Belege für den Zusammenhang von Menge und Qualität sind weitaus spärlicher als die Vehemenz, mit der von vielen Seiten Mindestmengen eingefordert werden. Methodische Exaktheit wird an dieser Stelle mit Verweis auf einen vorgeblichen akuten Handlungsdruck oft für nachrangig erklärt, was zu dem gewachsenen wissenschaftlichen Anspruch, der mittlerweile in die Sozialgesetzgebung Einzug gehalten hat, nicht passen mag.

Liegen wissenschaftliche Beurteilungen vor, etwa als Berichte des Instituts für Qualität und Wirtschaftlichkeit im Gesundheitswesen (IQWiG), so leiden diese prinzipiell methodisch hochwertigen Ergebnisse regelmäßig unter zielgerichteten Interpretationsversuchen. Bei den Beratungen des G-BA zur Festsetzung von Mindestmengen bei der Versorgung von Neugeborenen mit sehr niedrigem Geburtsgewicht war beispielsweise zu beobachten, dass die klare Aussage des zugehörigen IQWiG-Berichts (2008), wonach der beobachtete Zusammenhang zwischen Leistungsmenge und Ergebnisqualität lediglich eine statistische Assoziation und keinen kausalen Zusammenhang darstelle, mitunter schlicht ignoriert wurde (Klakow-Franck/Wetzel 2008).

Die Verhandlungen um die Versorgung von Neugeborenen mit sehr niedrigem Geburtsgewicht, deren Ergebnisse in der jeweils gültigen Fassung einer vom G-BA verabschiedeten Vereinbarung festgehalten sind (G-BA 2008), haben exemplarisch den beträchtlichen öffentlichen Erwartungsdruck verdeutlicht, unter dem der Gemeinsame Bundesausschuss und mit ihm das IQWiG stehen. Bezeichnend ist auch, dass eine ältere Fassung der Mindestmengenvereinbarung des G-BA aus dem Jahr 2003 noch vorsah, dass für die Festlegung einer Mindestmenge der Nachweis eines kausalen Zusammenhangs in besonderem Maß zwischen der Menge der erbrachten Leistung und der Qualität des Behandlungsergebnisses zu fordern sei. Dabei müsse die erklärbare Varianz des Parameters „Qualität des Behandlungsergebnisses" im überwiegenden Teil auf den Parameter „Menge der erbrachten Leistung" zurückzuführen sein. Die auf Betreiben der Krankenkassen Ende 2005 revidierte und vom G-BA als Verfahrensgrundlage akzeptierte neue Mindestmengenvereinbarung sieht dagegen lediglich vor, dass die Qualität des Behandlungsergebnisses in besonderem Maß von der Menge der erbrachten Leistung abhängig sein soll. Dies eröffnet einen erweiterten Interpretationsspielraum und ermöglicht eine Festlegung nicht hinreichend evidenzbasierter und damit politischer Mindestmengen.

4 Ambulanter Bereich

Den niedergelassenen Arzt werden zukünftig insbesondere eine wachsende Diversifizierung und ein sektorenübergreifender Wettbewerb in die Rolle eines „multiplen Vertragsarztes" versetzen, der sowohl am Sicherstellungsauftrag der Kassenärztlichen Vereinigungen mitwirkt als auch direkte Verträge mit einzelnen Krankenkassen über besondere Versorgungsinhalte bzw. Strukturen abschließen kann. Dies betrifft etwa eine besondere hausarztzentrierte Versorgung oder die diversen Modelle integrierter Versorgung. Letztere sollten als sinnvolle Ergänzung, nicht als Alternative zu der im Kollektivvertragssystem erbrachten Versorgung betrachtet werden. Ein Schwachpunkt ist bislang der Mangel an Transparenz über die Qualität der im Rahmen integrierter Versorgungsverträge erbrachten Versorgung. Während sowohl die von den Kassenärztlichen Vereinigungen im ambulanten Bereich überwachte Qualitätssicherung als auch die in das langjährig etablierte System einer externen vergleichenden Qualitätssicherung eingebundenen Krankenhäuser unter einer Fülle von Auflagen arbeiten, die dabei aber wenigstens Ergebnis eines breiteren Konsenses der Beteiligten sind, muss bei den Qualitätssicherungsauflagen von Verträgen für die integrierte Versorgung ein besorgniserregender Mangel an Koordination und Methodik beobachtet werden. Dies wird besonders aus der Perspektive der Ärzte verständlich, für die es eine wirtschaftliche Notwendigkeit bedeutet, möglichst das vollständige Spektrum der Krankenkassen abzudecken und damit für alle Patienten erreichbar zu sein. Da die Vorstellungen von Qualitätssicherung unter den einzelnen Kassen durchaus differieren, die Thematik insgesamt aber als Profilierungsmöglichkeit wahrgenommen wird, sehen sich Ärzte zunehmend mit einer bunten Fülle von Auflagen konfrontiert, deren Nutzen und Anwendbarkeit als zweifelhaft eingestuft werden müssen.

Hier macht sich das Fehlen eines Korrektivs bemerkbar, wie es z. B. mit den bewusst unterschiedlich zusammengesetzten Fachgruppen bei der Bundesgeschäftsstelle Qualitätssicherung, in denen die Umsetzung und Bewertung von Qualitätssicherungsmaßnahmen entwickelt wird, langjährig implementiert ist. Die im Rahmen der integrierten Versorgung erbrachten Leistungen sollten daher in die externe vergleichende, sektorübergreifende Qualitätssicherung einbezogen werden. Es sollten dabei auch sektorübergreifende Versorgungspfade auf Basis qualitativ hochwertiger Leitlinien zugrunde gelegt werden, wie sie etwa im Programm für Nationale Versorgungsleitlinien seit 2002 im Auftrag der ärztlichen Selbstverwaltung erarbeitet werden (ÄZQ 2009).

Wie im stationären Bereich gilt insgesamt auch hier, dass der Gesetzgeber mit dieser Diversifizierung von Versorgungsstrukturen weniger auf eine medizinisch-inhaltliche Optimierung patientenzentrierter Versorgungsinhalte und Abläufe zielt, sondern vielmehr auf eine Steuerung von Leistungen und der damit verbundenen Ausgaben. Aus Sicht der Krankenkassen – und auch unter den Vorzeichen einer gesamteuropäischen Liberalisierung des Dienstleistungssektors unter Einschluss medizinischer Leistungen – werden damit Qualitätssicherung und Qualitätsmanagement zu Instrumenten des Wettbewerbs bzw. zu Stellschrauben des Marktzugangs.

5 Zukunft der Qualitätssicherung

In den vergangenen 20 Jahren wurde das System der gesetzlichen Krankenversicherung in Deutschland mehr als einem Dutzend Gesetzesänderungen, denen das Etikett „Reform" anheftet, unterworfen. Damit liegt die Halbwertszeit der gesetzlichen Planungsgrundlage, die auch die Weiterentwicklung der Qualitätssicherung nach dem Sozialrecht betrifft, unter zwei Jahren. Langfristige Vorhersagen, etwa bis ins Jahr 2030, müssen also allein aufgrund dieser Empirie als höchst spekulativ betrachtet werden. Wie bereits dargelegt, verändert sich die Qualitätssicherung nicht allein aufgrund intern methodischer Entwicklungsfortschritte, sondern wird zugunsten anderweitiger Interessen, etwa der Steuerung von Patienten und Ausgaben oder der territorialen Abgrenzung innerhalb der Leistungserbringer, instrumentalisiert. Einige derzeit zu beobachtende Entwicklungen werden sich aber vermutlich fortsetzten und zumindest mittelfristig Bestand haben.

6 Sektorenübergreifende Qualitätssicherung

Die Einführung einer sektorübergreifenden Qualitätssicherung ist als Folge des GKV-WSG zum 01.07.2008 als gesetzlicher Auftrag an den G-BA ergangen. Als wesentlicher Vorteil gilt die Möglichkeit der Longitudinalbeobachtung von Patienten, was insbesondere für ein Monitoring von Ergebnisqualität hilfreich wäre. Bisher stellt sich vor allem für Krankenhäuser das Problem, dass der Erfolg oder auch die Nebenwirkungen der Behandlungen fast ausschließlich innerhalb des Zeitraums beurteilt werden müssen, in dem der Patient im Krankenhaus verweilt. Der unter DRG-Bedingungen herrschende Trend zu immer kürzeren Verweildauern belastet diese ohnehin schon schwierige Beobachtung. Wäre es hingegen möglich, Daten über die weitere Krankengeschichte aus der vertragsärztlichen Nachbetreuung oder der Rehabilitation zu erhalten und zusammenzuführen, wäre dies aus Sicht der Qualitätssicherung ein großer Fortschritt.

Trotz der offenkundigen Vorzüge eines solchen Verfahrens, das unisono von den Beteiligten des Gesundheitswesens gefordert und begrüßt wird, ist die Umsetzung alles andere als trivial. Erwartungsgemäß gestaltet sich die Handhabung der Daten schwierig, wobei weniger die technischen Fragen im Vordergrund stehen, sondern vor allem die der Datenhoheit. Die Konfliktlinien sind hierbei vielgestaltig und verlaufen vor allem zwischen dem ambulanten und dem stationären Sektor, dem Recht der Patienten auf informationelle Selbstbestimmung und größtmöglicher Transparenz sowie schließlich zwischen zentralistischen und regionalisierten Datenverwaltungsansprüchen, d. h., zwischen Institutionen der Bundes- und der Landesebene. Der Gesetzgeber hat versucht, mittels des gleichfalls im Zuge des GKV-WSG neu eingeführten § 299 SGB V eine gesetzliche Grundlage zum Umgang mit den Daten der Qualitätssicherung zu schaffen. Ob die neue Vorschrift tatsächlich dazu taugt, das Ziel einer höheren Transparenz durch ergebnisorientierte Langzeitbeobachtungen zu erreichen, ist bislang durch praktische Erfahrungen noch nicht belegt worden. Bereits erkennbar ist aber schon jetzt, dass zur Umsetzung des § 299 SGB V die Schaffung einer neuen Infrastruktur sowie insbesondere von Verfahren zur Pseudonymisierung der Patientendaten notwendig werden. Dies betrifft etwa die von bereits vorhandenen Akteuren, etwa den Krankenkassen und Kassenärztlichen Vereinigungen, räumlich, organisatorisch und personell zu trennenden Vertrauensstellen. Damit wird ein an anderer Stelle ebenfalls per GKV-WSG verankertes Zeichen des Gesetzgebers, die Weiterentwicklung der Qualitätssicherung nicht durch hypertrophes Wachstum neuer und zusätzlicher Einrichtungen zu belasten (§ 137a Abs. 1 Satz 2: „Bereits existierende Einrichtungen sollen genutzt ... werden."), in Frage gestellt.

Der prinzipielle Nutzen einer sektorenübergreifenden Qualitätssicherung ist also unstrittig, im Detail gehen die Vorstellungen der derzeitig das sektorale Geschehen bestimmenden Beteiligten aber noch auseinander und gelten eher dem Festhalten am Status quo. Die sektoral geprägte Denkweise, die in Deutschland über Jahrzehnte kultiviert und mit getrennten Finanzierungsflüssen auch zementiert worden ist, wird kurzfristig nicht zu überwinden sein. Hier könnten die Ärztekammern, die sektorenunabhängig arbeiten, künftig als neutrale Moderatoren den Entwicklungsprozess unterstützen. Die Bundesärztekammer hat in 2008 gemeinsam mit Partnern aus der ärztlichen Selbstverwaltung Eckpunkte für eine sektorenübergreifende Qualitätssicherung formulieren können, um im Sinne eines Minimalstandards die Ausarbeitung der Richtlinie des Gemeinsamen Bundesausschusses zu unterstützen (Diehl/Klakow-Franck 2009).

Die Richtlinie des Gemeinsamen Bundesausschusses zur sektorenübergreifenden Qualitätssicherung lag auch ein Jahr nach Inkrafttreten des GKV-WSG nicht vor, so dass Aussagen zu den Inhalten noch nicht möglich sind. Es sind aber Tendenzen erkennbar, die in eher zentralistischen Steuerungselementen die Lösung für die komplexe Aufgabe sehen. Eine per Gesetz angeordnete Gleichschaltung der oft kritisierten Heterogenität in den Ländern mag für die Bundesebene verlockend sein, verkennt aber, dass Qualitätssicherung nur dann Wirkung entfaltet, wenn sie auch vor Ort umgesetzt werden kann. So wird es nicht damit getan sein, lediglich Daten abzuschöpfen und an einer zentralen Stelle zu sammeln. Wichtig ist die Rückmeldung auf lokaler Ebene als Voraussetzung für die angestrebte ständige Verbesserung der Qualität. Dazu sind ein enger Kontakt der Akteure und ein gegenseitiges Vertrauen unabdingbar.

7 Pay for Performance, Public Disclosure und Routinedaten

Gegenseitiges Vertrauen als intrinsische Bedingung für Qualitätssicherung, damit etwa eine Offenlegung von Qualität über einen kollegialen Austausch zu kritischer Selbstreflexion und damit Verbesserung der eigenen Leistung führen kann, ist auch ein wichtiger Faktor im Zusammenhang mit Trends in der Qualitätssicherung, die über Schlagworte wie Pay for Performance und Public Disclosure ausgedrückt werden. Die Sprachwahl lässt die Provenienz aus dem US-amerikanischen Gesundheitswesen erahnen, und obwohl es in Europa eher zum guten Ton gehört, die Krankenversorgung in den USA insbesondere unter Gerechtigkeitsaspekten zu geißeln, erfreuen sich die von dort regelmäßig importierten Konzepte ungebrochener Popularität in Deutschland. Der bereits zitierte Sachverständigenrat zur Begutachtung der Entwicklung im Gesundheitswesen (SVR-Gesundheit 2007) nennt Rankinglisten (Public Disclosure) oder auch die Koppelung von Qualität an die Leistungsvergütung (Pay for Performance) als diskussionswürdige Anreize, um die Qualität der Versorgung im Gesundheitswesen zu steigern. Die Kassenärztliche Bundesvereinigung hat sich öffentlich zur Einführung eines Systems mit Zu- und Abschlägen für gute und weniger gute Qualität bekannt (KBV 2008). Als vergleichbar unmittelbare Maßnahme in Krankenhäusern überlegen die Kassen, beispielsweise Folgekomplikationen von Behandlungen, etwa Wundinfektionen, nicht mehr zu bezahlen. Davon unabhängig sollen die Budgetverhandlungen der einzelnen Krankenhäuser zunehmend enger an die Qualität aller Leistungen geknüpft werden, für die als Voraussetzung dafür eine stärkere Transparenz hergestellt werden muss. Dies soll mit einem öffentlichen Berichtswesen geschehen, in dem jedes Krankenhaus regelmäßig standardisierte Qualitätsberichte bzw. die entsprechenden Daten auf elektronischem Weg abgibt. Eine gesetzliche Berichtspflicht existiert bereits gemäß § 137 Abs. 3 Nr. 4 SGB V, doch ist eine Offenlegung von Qualität über Qualitätsindikatoren erstmals 2007 erfolgt, und dies auch nur für einen kleinen Bereich von Krankenhausleistungen. Diese Beschränkung der Indikatoren hatte vorwiegend methodische Gründe und war anhand eines von der Bundesgeschäftsstelle Qualitätssicherung entwickelten Bewertungsverfahrens erfolgt (BQS 2007). Eine Verbreiterung des Angebots öffentlicher Indikatoren ist geplant, der Aufwand, angefangen von der Entwicklung der Indikatoren durch Experten über die Dokumentation in den Krankenhäusern bis zur Interpretation der Ergebnisse, ist allerdings beträchtlich. Eine vollständige Erfassung und Veröffentlichung aller Leistungen von Krankenhäusern, die häufig als Selbstverständlichkeit dargestellt und entsprechend ultimativ eingefordert wird, dürfte damit kaum realistisch sein.

Nicht ganz deckungsgleich mit den realen Erwartungen dürfte auch der vornehmlich von Politik und Verbraucherschutzorganisationen kolportierte Wunsch von Versicherten und Patienten sein, für jedes Krankenhaus eine vollständige Darlegung erbrachter Leistungen zu erwarten, um sich auf dieser Basis ein Haus für eine Behandlung auswählen zu können. Abgesehen von der ohnehin in der GKV eingeschränkten Wahlmöglichkeit, die schon bald durch selektive Einkaufsverträge der Kassen erst recht zur Makulatur werden könnte, ist eine solche Erwartungshaltung empirisch bisher kaum zu stützen gewesen. Systematisch erhobene Erkenntnisse sorgen eher für Ernüchterung, seien es Daten aus den USA, nach denen weniger als 10% der Patienten Krankenhausberichte für ihre Entscheidungen nutzen (KFF 2008), oder Daten aus Sachsen, nach denen noch deutlich weniger als 10% der Patienten solche Berichte überhaupt lesen (Eberlein-Gonska 2006). Starke Fürsprecher für ein umfassendes Berichtswesen finden sich hingegen bei kommerziell orientierten Interessenten, die sich über vorwiegend internetbasierte Such- und Bewertungsportale als Informationsbroker gerieren möchten.

Unbesehen vom tatsächlichen Verhalten von Versicherten, Patienten oder auch zuweisenden Ärzten bleibt die Transparenzdebatte nicht ohne Wirkung auf die deutschen Krankenhäuser. Marktorientierte Häuser, allen voran die privaten Ketten, treten hier die Flucht nach vorn an und veröffentlichen Qualitätsberichte, die deutlich über das verlangte gesetzliche Maß hinausgehen. Eine solche marketingorientierte Berichterstattung hat nicht nur positive Folgen für das Wesen der Qualitätssicherung. Der Focus der Qualitätssicherung wendet sich vom betriebsinternen Verbesserungsmechanismus zu einer eher auf Medienwirksamkeit ausgerichteten Leistungsschau. Damit besteht das Risiko, dass sich die Qualitätssicherung nur noch mit solchen Themen befasst, die das öffentliche Interesse am besten bedienen können. Dazu kommt die stete Versuchung, durch geschickte Darstellungsweisen und eine bewusst vage gehaltene Methodik Spielräume für möglichst gefällige Ergebnisse offenzuhalten. In der Summe werden die Versicherten und Patienten künftig mit einer drastisch gestiegenen Menge von Daten und Informationsangeboten konfrontiert sein, deren Tauglichkeit für Rückschlüsse auf Qualität allerdings in gleichem Maß abzunehmen droht.

Mit der direkten Koppelung von Erlösen an die dokumentierte Qualität wird auch der Tunnelblick auf bewertete Versorgungsaspekte noch zunehmen. Auf Seiten der Ärzte kann Pay for Performance zu einer Aushöhlung der professionellen Motivation ihres Berufsstandes führen (Mannion/Davies 2008). Für die Patienten, insbesondere für absehbar komplikationsbehaftete oder multimorbide, kann dies einen Selektionsmechanismus mit der Folge eines eingeschränkten Zugangs zur Versorgung in Gang setzen. Wie schwierig es ist, derartige Selektionsmechanismen auszugleichen, zeigt sich bei der Einführung des Gesundheitsfonds, wo man auf Seiten der Krankenkassen Ausgleichsmöglichkeiten für die kostenträchtige Versorgung von z. B. chronisch Kranken zu finden versucht. Das System reagiert mit einer Infragestellung des Status quo der bisher gültigen Diagnosen („Rightcoding"), ohne dass sich hierzu die medizinischen Grundlagen geändert hätten.

Letzteres Beispiel weist auf die Bedeutung von Datenvalidität hin und leitet über zu einem dritten wesentlichen Aspekt einer künftigen Qualitätssicherung, der Verwendung sogenannter Routinedaten. Üblicherweise sind damit Daten gemeint, die als Voraussetzung für die Abrechnung von Leistungen erhoben werden und die, zumindest im Krankenhausbereich, inzwischen mit Hilfe einer beträchtlichen elektronischen Infrastruktur auf hohem Niveau verwaltet werden. Qualitätssicherungsdaten hingegen werden weitaus weniger einheitlich umsorgt, der Umgang mit ihnen bedeutet nicht selten viel Aufwand ohne unmittelbar erkennbare Gegenleistung. Als Lösung wird daher zunehmend propagiert, auf eine separate Erhebung von Qualitätssicherungsdaten zu verzichten und die Qualität statt dessen aus den ohnehin anfallenden Routinedaten herauszulesen. Private Klinikbetreiber und Krankenkassen werben zum Teil gemeinsam für eine solchermaßen bestechend wirkende Effizienz (AOK Bundesverband et al. 2007). Insbesondere das Argument, wonach der unter dem Einfluss von Public Disclosure und Pay for Performance gestiegenen Versuchung einer Beschönigung der eigenen Leistungen durch die quasi automatisierte Abrechnungsmaschinerie die Grundlage entzogen sei, klingt zunächst überzeugend.

Trotzdem sollten mehrere Punkte nicht übersehen werden. Viele differenzierte Fragen nach der Qualität von Leistungen, die über simple Outcomeparameter wie Mortalität oder die Wiedereinweisungsrate hinausgehen, lassen sich nicht aus Abrechnungsdaten filtern (Jonitz/Klakow-Franck 2005, Zorn 2007).

Oft wird zur Beurteilung eines Behandlungsergebnisses ein Risikoprofil des Patienten und damit eine Risikoadjustierung benötigt, die sich aus den Abrechnungsdaten aber nicht erstellen lässt. Und schließlich verbleibt die Frage nach der Objektivität der Abrechnungscodes selber. Dass auch hier ein gerichteter Bias (in Richtung eines natürlicherweise möglichst ökonomischen Handelns) seine Wirkung nachteilig für die Qualitätssicherung entfalten könnte, wird naturgemäß seitens der Krankenhäuser und – an diesem Punkt in Allianz mit Krankenkassen, die möglichst leichtgewichtige Formen der Qualitätssicherung favorisieren – nicht so gesehen.

8 Fazit

Insgesamt ist festzuhalten, dass Qualitätssicherung in der Verantwortung derjenigen liegen muss, die auch für die Leistungen verantwortlich sind. Es handelt sich um eine professionelle Aufgabe, die umfassende Methodenkenntnisse und Überzeugung bei den Beteiligten voraussetzt. Eine politische, außerhalb des Systems stehende Qualitätssicherung dient hingegen der Durchsetzung von Interessen, die bestenfalls eine Versorgungssteuerung nach ökonomischen Gesichtspunkten verfolgen, möglicherweise aber auf eine verdeckte Rationierung von Leistungen hinauslaufen. Insofern wird es eine Qualitätssicherung auch im Jahr 2030 noch geben – sie ist auch angesichts zunehmend ungünstigerer Verhältnisse von Einnahmen und Ausgaben keine Luxusfrage – sie wird nur ihre Bedeutung gewandelt haben.

Literatur

111. Deutscher Ärztetag 2008: Gesundheitspolitische Leitsätze der Ärzteschaft – Ulmer Papier (www.bundesaerztekammer.de/downloads/UlmerPapierDAET111.pdf, abgerufen am 7. Mai 2009).
ÄZQ, 2009: Ärztliches Zentrum für Qualität in der Medizin: Programm für Nationale Versorgungsleitlinien (www.aezq.de, abgerufen am 7. Mai 2009).
AOK-Bundesverband/FEISA/Helios-Kliniken/WIdO (Hrsg.), 2007: Qualitätssicherung der stationären Versorgung mit Routinedaten (QSR). Bonn (http://www.aok-gesundheitspartner.de/inc_ges/download/dl.php/bundesverband/krankenhaus/imperia/md/content/gesundheitspartner/bund/krankenhaus/qualitaetssicherung/qsr_abschlussbericht.pdf, abgerufen am 7. Mai 2009).
BQS, 2007: Bundesgeschäftsstelle Qualitätssicherung: QUALIFY. (http://www.bqs-online.com/public/leistungen/qualify, abgerufen am 7. Mai 2009).

Diehl, Franziska/Klakow-Franck, Regina, 2009: Sektorenübergreifende Qualitätssicherung – Gestaltungsspielraum für regionale Besonderheiten. Berlin (www.bundes aerztekammer.de).

Eberlein-Gonska, Maria et al. 2006: Qualitätsbericht 2004 – Viel Text, wenig Orientierungshilfe, in: Ärzteblatt Sachsen 17/2, 57-58

G-BA, 2008: Gemeinsamer Bundesausschuss: Vereinbarung des Gemeinsamen Bundesausschusses über Maßnahmen zur Qualitätssicherung der Versorgung von Früh- und Neugeborenen (http://www.g-ba.de/downloads/62-492-328/Vb-NICU-2008-12-18.pdf, abgerufen am 7. Mai 2009).

GMK, 2007: Gesundheitsministerkonferenz der Länder: Zukunft der Krankenhausversorgung (http://www.gmkonline.de/_beschluesse/80-GMK_Sonder-GMK_2007-03-08_TOP1.pdf, abgerufen am 7. Mai 2009).

Institut für Qualität und Wirtschaftlichkeit im Gesundheitswesen, 2008: Zusammenhang zwischen Leistungsmenge und Ergebnis bei der Versorgung von Früh- und Neugeborenen mit sehr geringem Geburtsgewicht – Abschlussbericht (http://www.iqwig. de/download/V07-01_Abschlussbericht_Menge_und_Ergebnis_bei_der_Versorgung_von_Fruehgebore nen.pdf, abgerufen am 7. Mai 2009).

Jonitz Günther/Klakow-Franck Regina, 2005: Qualitätsberichte der Krankenhäuser – Information versus Marketing, in: Deutsches Ärzteblatt 102/ 43, A 2902 (http://www.aerzteblatt.de/v4/archiv/artikel.asp?id=48860, zuletzt abgerufen am 7. Mai 2009).

KBV, 2008: Kassenärztliche Bundesvereinigung: Anreize sind immer besser als Sanktionen. Pressemitteilung vom 24. April 2008 (www.kbv.de/presse/11903.html, abgerufen am 7. Mai 2009).

Klakow-Franck Regina/Wetzel, Hermann, 2008: Mindestfallzahlen bei Frühgeborenen: Keine Evidenz für konkreten Schwellenwert, in: Deutsches Ärzteblatt; 105/44, A-2322.

Mannion Russel/Davies, Huw T. O., 2008: Payment for Performance in Health Care, in: British Medical Journal 336/7639, 306-308.

SVR-Gesundheit, 2001: Sachverständigenrat zur Begutachtung der Entwicklung im Gesundheitswesen 2001: Bedarfsgerechtigkeit und Wirtschaftlichkeit. Band III: Über-, Unter- und Fehlversorgung. Gutachten. Baden-Baden.

SVR-Gesundheit, 2007: Sachverständigenrat zur Begutachtung der Entwicklung im Gesundheitswesen: Kooperation und Verantwortung – Voraussetzungen einer zielorientierten Gesundheitsversorgung. Gutachten. Baden-Baden.

KFF, 2008: The Kaiser Family Foundation 2008 Update on Consumers' Views of Patient Safety and Quality Information (www.kff.org/kaiserpolls/posr101508pkg.cfm, abgerufen am 7. Mai 2009).

Zorn, Ulrich, 2007: Qualitätssicherung: Routinedaten noch keine Alternative zum BQS-Verfahren, in: Deutsches Ärzteblatt 2007; 104/31-32, A-2172.

Richard Zimmer

Krankenhaussektor – Kernbereich der Gesundheitswirtschaft

1 Gesundheitswirtschaft mit erheblichem Wachstums- und Innovationspotential

Die Gesundheitswirtschaft in Deutschland hat sich zur größten Branche der deutschen Volkswirtschaft mit erheblichem Wachstums- und Innovationspotential entwickelt. In Deutschland arbeiten rund 4,6 Millionen Beschäftigte im Gesundheitswesen. Allein in Nordrhein-Westfalen sind es über eine Million Menschen – das sind mehr als im Bausektor oder in der Versicherungswirtschaft.

Im Gesundheitssektor wurden von 1980 bis zum Jahr 2000 eine Million neue Arbeitsplätze geschaffen. Prognostiziert werden von namhaften Instituten bundesweit weitere 800.000 neue Arbeitsplätze in den nächsten Jahren. Für Nordrhein-Westfalen wird von der Landesregierung bis zum Jahr 2015 mit einem Wachstum von bis zu 200.000 zusätzlichen Arbeitsplätzen gerechnet.

2 Kliniken – tragende Säule der medizinischen Versorgung und des medizinischen Fortschritts

Der Kernbereich der Gesundheitswirtschaft in Deutschland und in Nordrhein-Westfalen ist der Krankenhaussektor mit 2087 Krankenhäusern (432 Krankenhäusern in NRW) und über einer Million Beschäftigten (rund 250.000 Beschäftigten in NRW). Die Kliniken sind die tragende Säule der medizinischen Versorgung und des medizinischen Fortschritts in Deutschland. Sie sind Motor für Einführung von Innovationen, für die Aus-, Fort- und Weiterbildung im ärztlichen und pflegerischen Bereich sowie Triebfeder für Forschung und Entwicklung. Sie gewährleisten allen Bürgern und mehr als 17 Millionen Patienten einkommensunabhängig Zugang zu vielfältigen, komplexen Leistungen auf internationalem Spitzenniveau.

Landesweit sind die nordrhein-westfälischen Krankenhäuser mit einem Jahresumsatz von über 14 Milliarden Euro in vielen Städten einer der bedeutendsten Arbeitgeber und leistungsstarker Beschäftigungsanbieter mit vielfältigen Ausbildungsplätzen. Mit rund 18.000 Auszubildenden nehmen die Kliniken in NRW auch ihre gesellschaftliche Verantwortung für die Ausbildung wahr und beschäftigen z. B. jeweils mehr Menschen als das Versicherungsgewerbe und die Autobranche.

3 Krankenhäuser im internationalen Vergleich

Nordrhein-Westfalen strebt aufgrund dieser Rahmenbedingungen deshalb an, zu einem führenden Standort der Gesundheitswirtschaft in Europa zu werden. Vor allem soll auch die seit Jahren bereits intensiv praktizierte Kooperation mit den Benelux-Staaten weiterentwickelt werden. Im internationalen Vergleich brauchen die Krankenhäuser in Deutschland und vor allem auch die Krankenhäuser in NRW den internationalen Vergleich nicht zu scheuen, denn nach offiziellen Zahlen der OECD zeichnen sich die Kliniken durch hohe Wirtschaftlichkeit und Produktivität im Vergleich zu anderen Industriestaaten aus.

- Die Krankenhausausgaben als Anteil am Bruttoinlandsprodukt (BIP) sind mit 3,7 Prozent in Deutschland seit mehr als 10 Jahren konstant. Zum Vergleich: In den europäischen Nachbarländern wie z. B. Frankreich (4,7 Prozent), Österreich (4,1 Prozent) und Italien (3,9 Prozent) müssen deutlich höhere Anteile des BIP für die stationäre Versorgung aufgewendet werden.
- Auch die Krankenhauskosten pro Fall liegen in deutschen Kliniken im internationalen Vergleich im Mittelfeld. In 2005 wurden in Deutschland im Durchschnitt pro Patient 5.478 Dollar aufgewendet. Im Gegensatz dazu müssen in den Vereinigten Staaten (13.452 Dollar), in Luxemburg (11.640 Dollar), in Kanada (10.334 Dollar), in Italien (6.803 Dollar) oder in Schweden (5.674 Dollar) deutlich mehr für die stationäre Versorgung pro Fall aufgewendet werden.
- Einen Spitzenplatz belegen die Krankenhäuser international auch beim wirtschaftlichen Einsatz des Krankenhauspersonals: 11 Krankenhausmitarbeiter je 1.000 Einwohner sichern in Deutschland die stationäre Versorgung. In anderen Gesundheitssystemen – etwa in Österreich (15,3) oder USA (16,1) – liegt der Personaleinsatz wesentlicher höher. Die hohe Personalproduktivität der deutschen Krankenhäuser zeigt sich auch darin, dass ein Mitarbeiter 20 Patienten versorgt. Im ärztlichen Dienst kommen auf jeden Krankenhausarzt im Durchschnitt 146 Entlassungen. Der Median der Vergleichsländer liegt nur bei 103 Entlassungen. Die Kehrseite dieser Medaille ist aber, dass wir uns in Deutschland wegen der Budgetierung auf eine Medizin und Patientenversorgung „im Laufschritt" zubewegen – dieser

Trend gefährdet mittel- und langfristig eine angemessene Patientenversorgung und muss gestoppt werden.

4 Gefährdung der hohen Wachstums- und Beschäftigungspotentiale

Die Politik muss allerdings Voraussetzungen schaffen, dass die hohen Wachstums- und Beschäftigungspotentiale des Krankenhausbereichs sowie die internationale Wettbewerbsfähigkeit der deutschen Krankenhäuser erhalten bleiben und nicht durch gesetzliche Rahmenbedingungen eingeschränkt werden. So tangiert bereits jetzt die enorm hohe Belastung der Mitarbeiter in den deutschen Krankenhäusern im Vergleich zu anderen Ländern die Patientenversorgung erheblich.

Zentrale Ursachen für diese Situation in den Kliniken sind die immer neuen Spargesetze sowie die Finanzierung unseres Gesundheitswesens nur über den Faktor Arbeit. Dies ist ein volkswirtschaftlicher Anachronismus, denn zwischen dem medizinischen Bedarf einer immer älter werdenden Gesellschaft mit der Zunahme multimorbider Patienten und den Beitragszuwächsen aus Lohn- und Gehaltsentwicklung gibt es keinen schlüssigen Zusammenhang. Dieses überholte Modell hat aber zur Folge, dass die Betriebsausgaben der Krankenhäuser über die Entwicklung der Löhne und Gehälter der GKV-Versicherten finanziert werden müssen – eine volkswirtschaftliche Basis, die durch Globalisierung und internationale Arbeitsteilung – immer weiter erodiert: Die Bruttolohn- und Gehaltssumme (BLGS) am Bruttoinlandsprodukt (BIP) sinkt seit Jahren jedes Jahr um ca. 0,5 Prozent – auf nur noch 39,4 Prozent in 2007.

Die seit 1994 gesetzlich vorgegebene Festschreibung der Krankenhausausgaben an die Steigerungsrate der Einnahmen der gesetzlichen Krankenkassen hat die finanzielle Situation der Krankenhäuser kontinuierlich verschärft. So sind mit einem durch die Grundlohnrate gedeckelten Budgetzuwachs von 0,64 Prozent im Jahre 2008 und 1,4 Prozent in 2009 finanzielle Belastungen in Höhe von circa 5 Prozent durch Personal- und Sachkostensteigerung, die Mehrwertsteuererhöhung und den Sanierungsbeitrag der Krankenhäuser nicht zu finanzieren und führen allein für die Jahre 2008/2009 bundesweit zu einem Fehlbetrag von 6,7 Milliarden Euro in den deutschen Kliniken.

Die Folgen dieser Entwicklung sind, dass nach dem aktuellen „Krankenhausbarometer 2008" des Deutschen Krankenhausinstituts rund 65 Prozent der Krankenhäuser in Deutschland keine Überschüsse erzielen und dass in den Krankenhäusern nach offiziellen Zahlen des Statistischen Bundesamtes immer mehr Patienten von immer weniger Personal behandelt werden müssen.

5 Folgen der unzureichenden Investitionsfinanzierung der Länder

Auch die Länder dürfen sich aufgrund der volkswirtschaftlichen und auch internationalen Bedeutung der Kliniken bei der Krankenhausfinanzierung im Rahmen der gesetzlich vorgegeben Investitionsförderung nicht immer weiter zurückziehen. Im Vergleich zu 1991 (3,6 Mrd. Euro) fuhren die Länder bis 2006 die Krankenhausfinanzierung um real (minus) 44,3 Prozent zurück und seit 1972 ist die Investitionsförderquote in NRW von 24,9 Prozent auf heute ca. 4 Prozent abgesunken.

Demgegenüber hat die Bundesregierung auf der Basis eines von ihr bei Prof. Rürup in Auftrag gegebenen Gutachtens konstatiert, dass die Investitionsmittel bundesweit von 2,7 Milliarden Euro (2007) auf 5 Mrd. Euro aufgestockt werden müssen, um ein adäquates Investitionsniveau zu erhalten.

Danach ergibt sich für NRW eigentlich die Notwendigkeit, die Fördermittel für die Krankenhäuser um jährlich zusätzlich 696,13 Millionen Euro für dringend notwendige Investitionen aufzustocken. Ansonsten wird sich der Investitionsstau in Höhe von 14,6 Mrd. Euro für NRW (bundesweit von 50 Mrd. Euro) weiter vergrößern. NRW liegt bei der Krankenhausförderung seit der Neuregelung der Krankenhausfinanzierung 1972 bundesweit in Bezug zur Bevölkerungszahl NRW auf einem enttäuschenden 14. Platz und mit 74.702 Euro pro Planbett im Zeitraum von 1991 bis 2007 liegen die NRW-Kliniken sogar auf dem letzten Platz.

Diese Zahlen belegen, dass einem der leistungsfähigsten Krankenhauswesen der Welt ohne Not seine Perspektiven und sukzessive auch seine Wachstums- und Beschäftigungschancen genommen werden und das, obwohl nach der aktuellen Studie der PROGNOS AG „Makroökonomische Auswirkungen zusätzlicher Investitionen im Krankenhausbereich im Jahr 2009" Investitionen in die Krankenhäuser eine nachhaltige Wirkung auf die Konjunktur und die Arbeitsplätze in Deutschland haben.

In der Studie heißt es dazu, dass zusätzliche Investitionen in das Krankenhauswesen zu einem überproportionalen Anstieg des Bruttoinlandsprodukts führten. Mit 1 Mrd. Euro für die Kliniken würden 2,8 Mrd. Euro bewegt, die 34.000 Arbeitsplätze sicherten. Bei breiten über die Volkswirtschaft gestreuten öffentlichen Ausgaben liege dieser Multiplikator oftmals nur in der Nähe von 1 und nicht wie bei den Krankenhäusern bei 1,8. Der hohe Multiplikator für das Krankenhauswesen begründe sich im Wesentlichen damit, dass durch diese spezifische Ausrichtung der Investitionen in besonderem Maße heimische Wertschöpfung gestärkt werde.

6 Kein richtungsweisender ordnungspolitischer Schritt durch das Krankenhausfinanzierungsreformgesetz

Auch mit dem Krankenhausfinanzierungsreformgesetz (KHRG) ist der erwartete richtungsweisende ordnungspolitische Schritt für den Krankenhausbereich und zur Festigung dieses leistungsfähigen Krankenhauswesens am Ende der Einführung der umfassendsten Vergütungsreform im Gesundheitswesen nicht erfolgt. Viele Fragen sind weiterhin offen und ungeklärt.

Das KHRG wurde von Bundesgesundheitsministerin Ulla Schmidt auf dem Ärztetag am 21. Mai 2008 in Ulm als Hilfsprogramm angekündigt und nach dem Kabinettsbeschluss am 24. September 2008 einen Tag vor der Großdemonstration des Aktionsbündnisses zur Rettung der Krankenhäuser mit über 120.000 Teilnehmern auf 3 Mrd. Euro beziffert.

Im Laufe des Gesetzgebungsverfahrens wurde das Hilfspakt entscheidend durch die Festlegung des Bundesgesundheitsministeriums im Schätzerkreis des Gesundheitsfonds, die Mehrausgaben für Krankenhäuser im Jahre 2009 auf 3,5 Mrd. Euro zu begrenzen, verwässert. Das KHRG wurde zu einem Kostendämpfungsgesetz mit falschen ordnungspolitischen Weichenstellungen für die Kliniken, obwohl gesetzliche Regelungen wie zu Neueinstellungen von Pflegekräften, zu Finanzierungshilfen für die psychiatrischen Krankenhäuser sowie zur Vergütung im Bereich der Kinderambulanzen positive Aspekte für die Kliniken beinhalten.

Hierbei bleibt festzuhalten, dass das tatsächliche Finanzvolumen für die Krankenhäuser maximal nur 1,7 Mrd. Euro umfasst, da in den 3,5 Mrd. Euro u. a. mit dem Grundlohnanstieg in 2009, mit der Abschaffung der Rechnungsabschläge für die Integrierte Versorgung sowie des „Sanierungsbeitrags" der Krankenhäuser für die Krankenkassen vom BMG Beträge mitberücksichtigt wurden, die den Krankenhäusern nach geltendem Recht ohnehin zustehen.

Weitgehend unverändert geblieben sind im KHRG dagegen die ordnungspolitischen Positionen, nämlich die

- Ablösung der Veränderungsrate durch den statistischen Orientierungswert,
- Kalkulation von Investitionspauschalen als Förderungsoption für die Länder,
- Einführung des pauschalierenden Entgeltsystems in der Psychiatrie.

Mit dem KHRG werden damit die Erwartungen der Krankenhäuser an einen beständigen und stabilen Ordnungsrahmen für das leistungsorientierte Vergütungssystem noch nicht erfüllt. Mit diesem Gesetz wird darüber hinaus das Morbiditätsrisiko auch aus Kostendämpfungsgründen stärker als je zuvor den Krankenhäusern insbesondere durch die einjährige Verlängerung der Konvergenzphase überantwortet, obwohl die demografische Entwicklung in den Krankenhäusern längst angekommen ist und die Behandlungsmöglichkeiten stetig zunehmen.

Hinzukommt, dass mit den Finanzhilfen der Koalition für die Tarifsteigerungen nur etwa die Hälfte des Personalkostenanstiegs refinanziert wird. Mit der anderen Hälfte, ca. 2 Mrd. Euro, sowie mit dem Anstieg der Sachkosten werden die Krankenhäuser alleingelassen. Dies kann bei einem Personalkostenanteil von über 65 Prozent nur über einen weiteren Arbeitsplatzabbau kompensiert werden.

Gleichwohl ist sind mit der eingeleiteten Möglichkeit zur Abschaffung der Grundlohnratenbegrenzung und der Abkehr von hausindividuellen Basisfallwerten sowie mit den angestrebten Investitionspauschalen ordnungspolitisch richtige Richtungen eingeschlagen worden. Allerdings sind die vorgesehenen Ermächtigungen für das Bundesgesundheitsministerium bei der Grundlohnratensteuerung nach wie vor kritisch zu bewerten. Letztlich wird sich die Deckelung der Krankenhausausgaben unter anderen Vorzeichen fortsetzen.

Mit dem Vertragsarztänderungsgesetz und mit dem GKV-Wettbewerbsstärkungsgesetz sind die gesetzlichen Möglichkeiten der Krankenhäuser zur Weiterentwicklung der Versorgungsstrukturen im Bereich der ambulanten Behandlungen, insbesondere mit der Neukonzeption der spezialärztlichen ambulanten Leistungen gemäß § 116b SGB V, verbessert worden.

Zum Ende der 16. Legislaturperiode ist aber festzustellen, dass die praktischen Umsetzungshemmnisse nach wie vor intensiv sind und nur wenige Kliniken eine Zulassung zur Erbringung von § 116 b-Leistungen haben. Die Krankenhäuser wirken intensiv an der Errichtung von Medizinischen Versorgungszentren (MVZ) im Rahmen der nach wie vor bestehenden vertragsärztlichen Zulassungsrestriktionen mit. Ebenso nutzen sie die Möglichkeiten zur Einbindung niedergelassener Ärzte in die stationären Leistungen (Konsiliar- und Kooperationsärzte).

Keine Entlastungen haben die Krankenhäuser bei den Bürokratielasten erfahren. Im Gegenteil. Mit dem KHRG wurde den Krankenhäusern ohne nachvollziehbare Begründung der Einzug der Krankenhauszuzahlungen zahlungsunwilliger Mitglieder der gesetzlichen Krankenkassen aufgeladen – eine politische Fehlentscheidung zu Lasten der Ressourcen der Kliniken, die für die Behandlung von Patienten sinnvoller eingesetzt werden können.

Die Krankenhäuser setzen große Hoffnungen in eine inhaltliche Weiterentwicklung der Gesundheitspolitik in der nächsten Legislaturperiode und hier insbesondere bei der „Verzahnung" des ambulanten und stationären Sektors durch § 116b Abs. 2 SGB V und durch Medizinische Versorgungszentren.

Bei der ambulanten Erbringung hochspezialisierter Leistungen, der Behandlung seltener Erkrankungen und Erkrankungen mit besonderen Krankheitsverläufen nach § 116b Abs. 2 SGB sind die Umsetzungshindernisse konsequent abzubauen. Erforderlich ist eine gesetzliche Klarstellung, dass bei Vorliegen der qualitativen Anforderungen die Zulassungen durch die Landesbehörden unabhängig von der vertragsärztlichen Bedarfsdeckung zu erteilen sind. GKV-Spitzenverband und DKG müssen ermächtigt werden, ergänzende Regelungen zur Vergütung, zu Arzneimittelverordnungen und zu Wirtschaftlichkeitsprüfungen eigenständig zu vereinbaren. Es kann nicht länger akzeptiert werden, dass den Krankenhäusern Rezeptformulare von Krankenkassen bzw. Kassenärztlichen Vereinigungen vorenthalten werden.

Ebenso dürfen die Möglichkeiten zur Errichtung von Medizinischen Versorgungszentren (MVZ) durch Krankenhäuser nicht eingeschränkt werden, da sich die Möglichkeiten zur ambulanten Leistungserbringung in von Krankenhäusern getragenen Medizinischen Versorgungszentren bewährt haben. Diese Form der ambulanten Leistungserbringung profitiert von der Nähe zu Krankenhäusern fachlich wie organisatorisch. Auch Krankenhäuser in Rechtsform einer Kapitalgesellschaft müssen weiterhin berechtigt bleiben, Medizinische Versorgungszentren zu betreiben.

7   Krankenhäuser als tragende Säule der medizinischen Versorgung

Für die Krankenhäuser als die tragende Säule der medizinischen Versorgung muss zukünftig ebenfalls gewährleistet sein, dass sie als Motor des medizinisch-technischen Fortschritts auch künftig Innovationen unverzüglich in die Versorgung integrieren können, damit diese den Patienten weiterhin zeitnah zur Verfügung gestellt werden können.

Es ist höchst problematisch, dass z. B. die zentralen Aufgaben der Selbstverwaltung – Innovationszulassung und Qualitätssicherung – auf ein einziges Beschlussgremium im Gemeinsamen Bundesausschuss konzentriert werden. Wie soll ein Gremium, in dem die Krankenhausmedizin in einer hoffnungslosen Minderheit ist, sachgerecht zu Qualitätsstandards für die Transplantationsmedizin entscheiden? Hier muss zu den fachspezifischen Beschlussgremien zurückgekehrt werden. Dies ist für die Kliniken auch deshalb von großer Bedeutung, da die stationäre Versorgung heute auf einem Markt stattfindet, der von stetigem Anpassungszwang und hartem Wettbewerb geprägt und von richtungsweisenden Entscheidungen des GBA mit beeinflusst wird.

8 Für den Wettbewerb um die beste Qualität

Zwischen den Krankenhäusern gibt es schon heute einen sehr intensiven Wettbewerb, insbesondere in den Ballungsräumen in Nordrhein-Westfalen. Dieser Wettbewerb um die Patienten muss auch zukünftig als Wettbewerb um die beste Qualität und nicht als Preiswettbewerb ausgestaltet sein. Krankenhäuser stellen sich dem Wettbewerb, der nach Einführung eines leistungsorientierten Vergütungssystems vermehrt um Leistungen und Qualität geführt wird. Ein ruinöser Preiswettbewerb – und damit eine „Aldisierung" der Medizin – muss im Interesse der Patienten strikt abgelehnt werden.

Schon heute kommen in den deutschen Krankenhäusern eine Vielzahl von Qualitätsmanagement- und Qualitätssicherungsverfahren zur Anwendung. Die Vielfalt der Qualitätssicherungsverfahren dürfte weltmeisterliches Niveau haben.

9 Externe Qualitätssicherung

Die externe einrichtungsübergreifende Qualitätssicherung im Krankenhaus gem. § 137 SGB V, das sog. „BQS-Verfahren", umfasst mittlerweile 1.600 Krankenhäuser und fast 3,6 Millionen Datensätze. Dies bedeutet, dass mehr als jeder 5. Behandlungsfall in deutschen Krankenhäusern in das Verfahren einbezogen ist. Die Krankenhäuser in NRW waren Pioniere dieses Verfahrens und blicken hierbei auf eine mittlerweile 20-jährige Erfahrung zurück. Das Verfahren wurde ständig weiter entwickelt und ergänzt (z. B. um ein Verfahren zur Datenvalidierung) und bezieht zwischenzeitlich auch Patientenverbände mit ein. In keinem anderen Land der Welt gibt es derzeit ein vergleichbares bewährtes national und international anerkanntes Verfahren zur Qualitätsdarstellung, mit dem gezielt Verbesserungspotentiale ermittelt und Maßnahmen zur Qualitätsverbesserung eingeleitet werden. Auch wenn bei verschiedenen Indikatoren in Einzelfällen Handlungsbedarf besteht, bescheinigt die BQS den deutschen Krankenhäusern insgesamt regelmäßig „eine Versorgung auf hohem Qualitätsniveau." Trotz öffentlicher Kritik an der Intransparenz des Verfahrens hat sich die auf Motivation und Verantwortlichkeit setzende Qualitätsstrategie des BQS-Verfahrens als der richtige Weg erwiesen, da sich die Behandlungsergebnisse durchweg verbessert haben und die Zahl der festgestellten Qualitätsmängel sich in vielen Bereichen nur noch im Promillebereich bewegt.

10 Transparenz des Leistungsgeschehens der Krankenhäuser

Zum Qualitäts- und Leistungswettbewerb gehört selbstverständlich auch die Bereitschaft zur Transparenz und zur Offenlegung der eigenen Leistungen. In keinem Leistungsbereich des deutschen Gesundheitswesens gibt es zwischenzeitlich eine solche Transparenz über die Leistungen und die Qualität wie bei den Krankenhäusern.

Alle zwei Jahre legt jedes Krankenhaus einen ausführlichen „Strukturierten Qualitätsbericht" gem. § 137 SGB vor, der umfassende Angaben zum Leistungsspektrum und den verschiedenen Qualitätsmaßnahmen enthält. Zudem enthält der Bericht die Ergebnisse von aktuell 27 Qualitätsindikatoren aus der externen Qualitätssicherung. Fakultativ werden weitere Qualitätsergebnisse publiziert. Künftig wird der strukturierte Qualitätsbericht voraussichtlich jährlich veröffentlicht.

Darüber hinaus beteiligen sich viele Krankenhäuser, gerade in Nordrhein-Westfalen, auf freiwilliger Basis an verschiedenen Krankenhausführern und -verzeichnissen, z. B. Deutsches Krankenhausverzeichnis, Klinikführer Rheinland, Klinikführer Rhein-Ruhr. Die Kliniken kommen damit den Forderungen nach mehr Transparenz der Behandlungsergebnisse und einer verstärkten Patientenorientierung nach.

11 Qualitätsmanagement- und Zertifizierungsverfahren

Darüber hinaus finden in den Krankenhäusern verschiedene Qualitätsmanagement- und Zertifizierungsverfahren nahezu flächendeckend Anwendung. Mehr als 600 Krankenhäuser haben sich dem umfassenden Zertifizierungsprozess der KTQ GmbH (Kooperation für Transparenz und Qualität im Gesundheitswesen GmbH) bzw. von proCumCert unterzogen, in dem insbesondere Struktur- und Prozessqualität von unabhängigen Experten geprüft werden. Außerdem werden in vielen Krankenhäusern insbesondere das DIN EN ISO- und das EFQM-Verfahren (European Foundation for Quality Management) eingesetzt.

12 Internes Qualitätsmanagement

Nahezu alle Krankenhäuser haben in Deutschland ein internes Qualitätsmanagement eingerichtet, welches die Vielzahl der verschiedenen Maßnahmen zur Sicherung und kontinuierlichen Verbesserung der Patientenversorgung und Behandlungsprozesse koordiniert. Über die Maßnahmen im Einzelnen geben u. a. die Strukturierten Qualitätsberichte der Krankenhäuser Auskunft.

13 Zukunftsthema „Sektorenübergreifende Qualitätssicherung"

Nach den Vorgaben des GKV-Wettbewerbsstärkungsgesetzes (GKV-WSG) soll die Qualitätssicherung künftig grundsätzlich sektorenübergreifend ausgestaltet werden. Dies bedeutet, dass die bislang sektorspezifischen Qualitätssicherungsverfahren im vertragsärztlichen und stationären Bereich zusammengeführt und aufeinander abgestimmt werden sollen. Entsprechend wurden die Entscheidungsstrukturen im Gemeinsamen Bundesausschuss (G-BA) angepasst und ein einziges sektorenübergreifend besetztes Beschlussgremium eingerichtet.

Die neue Ausrichtung stellt für alle Beteiligten eine Herausforderung dar, da nicht nur verschiedene Verfahren, sondern auch unterschiedliche „Qualitätskulturen" zusammen wachsen müssen.

Dringend erforderlich ist, dass bei der Ausgestaltung der zukünftigen sektorübergreifenden Qualitätssicherung durch den Gemeinsamen Bundesausschuss eine kontinuierliche Einbeziehung der Landesebene gewährleistet wird, um die bestehenden bewährten Strukturen auf Landesebene bei den Umsetzungsüberlegungen zur sektorübergreifenden Qualitätssicherung zu berücksichtigen.

In NRW haben die KGNW, die Kassenverbände, die Ärztekammern und die Kassenärztlichen Vereinigungen Nordrhein und Westfalen-Lippe frühzeitig eine Arbeitsgruppe gebildet, in der Vorschläge zur Ausgestaltung der sektorenübergreifenden Qualitätssicherung erarbeitet werden. Beispielhaft soll ein Pilotprojekt im Bereich der invasiven Kardiologie durchgeführt werden.

14 Zukunftsthema „Qualität aus Routinedaten"

Angesichts der ständig steigenden Dokumentationsanforderungen im Krankenhaus und der daraus resultierenden Arbeitsbelastungen für das Krankenhauspersonal rückt zunehmend das Thema „Qualität aus Routinedaten" in den Fokus. Dies bedeutet die Gewinnung von qualitätsrelevanten Ergebnissen aus bereits vorliegenden „Routinedaten", z. B. DRG-Daten gem. § 21 KHEntG. Hierzu sind verschiedene Verfahren entwickelt worden, sowohl im Krankenhausbereich (z. B. Helios), als auch von Krankenkassen (z. B. WIdO) und gewerblichen Anbietern. Dabei haben sich jedoch auch die Grenzen des Verfahrens und die teilweise eingeschränkte Aussagekraft der einzelnen Indikatoren gezeigt.

Gleichwohl ist davon auszugehen, dass auch der G-BA mittelfristig Qualitätssicherungsverfahren aus „Routinedaten" vorgeben wird. Eine vollständige Umstellung der Qualitätssicherung auf dieses Verfahren wäre jedoch verfehlt. Sinnvoll erscheint vielmehr eine Abstimmung und Nutzung der verschiedenen Verfahren entsprechend ihrer Möglichkeiten und individuellen Stärken.

15 Nebeneinander unterschiedlicher Qualitätsverfahren

Neben den vorgenannten Qualitätssicherungsverfahren kommen noch eine Vielzahl weiterer Maßnahmen der Qualitätssicherung in den Krankenhäusern zur Anwendung, z. B. Strukturvorgaben und Mindestmengenregelungen des G-BA sowie landesspezifische Vorgaben (z. B. für Brustzentren und für die onkologische Qualitätssicherung/das epidemiologische Krebsregister) und Zertifizierungsverfahren der medizinischen Fachgesellschaften. Diese sind mit erheblichem finanziellen und personellen Aufwand verbunden und führen im Ergebnis in einzelnen Leistungsbereichen zu einem unkoordinierten Nebeneinander verschiedener Qualitätssicherungsverfahren. So müssen nordrhein-westfälische Krankenhäuser bei der Behandlung von Brustkrebs-Patientinnen bis zu fünf verschiedene Dokumentationen vornehmen. Diese unnötige Dokumentationslast zeigt, dass die Verfahren dringend besser aufeinander abgestimmt werden müssen.

Weitere Herausforderungen ergeben sich für die Krankenhäuser in NRW durch die Vorgaben von § 7 KHGG NRW, der die Entwicklung zusätzlicher Qualitätsmerkmale und -indikatoren durch den Landesausschuss für Krankenhausplanung ermöglicht, um den Patienten einen direkten Vergleich zwischen Krankenhäusern zu ermöglichen.

16 Qualität – Megathema der Zukunft

Insgesamt ist festzustellen, dass in den deutschen Krankenhäusern, insbesondere in Nordrhein-Westfalen, bereits heute eine Vielzahl von Qualitätssicherungsverfahren zur Anwendung kommen, die z. T. deutlich über das gesetzlich vorgegebene Maß hinaus gehen.

Unstreitig ist, dass die Qualitätssicherung im Rahmen des sich ständig verschärfenden Wettbewerbes unter den Leistungsanbietern im Gesundheitswesen eine zunehmende Bedeutung erfährt und damit zum „Megathema der Zukunft" wird. Die Krankenhäuser werden – ebenso wie die übrigen Leistungsanbieter – künftig voraussichtlich in immer größerem Maße sowohl gegenüber den Kostenträgern als auch gegenüber der Öffentlichkeit und der Politik die Qualität Ihrer Leistungen und die Einhaltung vorgegebener Qualitätskriterien nachweisen müssen, wenn sie künftig auf dem „Gesundheitsmarkt" bestehen wollen.

Um so mehr kommt es darauf an, valide, risikoadjustierte und aussagefähige Indikatoren zur Darlegung der Qualität der Krankenhausbehandlung zu entwickeln, die dazu geeignet sind, nicht nur den Fachexperten, sondern auch der Öffentlichkeit und den (potentiellen) Patienten verlässliche Aussagen über die Qualität eines Krankenhauses an die Hand zu geben.

Zukünftig ist aber auch zu berücksichtigen, dass der Dokumentationsaufwand für die Qualitätsverfahren in einem sinnvollen Verhältnis zu den Ergebnissen stehen muss. Es wäre kontraproduktiv, die Krankenhäuser mit immer neuen Qualitätsanfordernissen und -verfahren zu überziehen, die im Ergebnis zu einem immer größeren administrativen Aufwand und letztlich zu einer Reduzierung der Behandlungskapazitäten des medizinischen und pflegerischen Personals für die Patienten führen würde.

17 Ausblick

Im Kontext dieser Diskussion und im sich verschärfenden Wettbewerb der Krankenhäuser untereinander und mit anderen Leistungserbringern steht für die die bedeutende Rolle der Qualität der Leistungserbringung außer Frage und wird durch die zentrale Forderung der Krankenhäuser bei der zukünftigen Ausgestaltung des ordnungspolitischen Rahmens unterstrichen:

Demgegenüber zielen die Vorstellungen der Kassen auf Preisnachlässe und Rabatte ab; oder noch deutlicher: auf Preisdumping! Aus Krankenhaussicht ist aber eine positive Zielsetzung bei Einzelverträgen für die Versorgung der Versicherten nicht erkennbar. Vielmehr überwiegen die negativen Folgen wie:

- eine Verschlechterung der Behandlungsqualität,
- die Beschneidung der Wahlfreiheit der Patienten und
- eine Verschärfung der bestehenden Unterfinanzierung der Kliniken, sowie
- eine Verschlechterung der ärztlichen Weiterbildung.

Die Krankenhäuser brauchen keinen Preiswettbewerb, sondern einen Qualitätswettbewerb, um auch zukünftig eine flächendeckende und auf hohem Qualitätsniveau stehende Patientenversorgung sicherstellen zu können. Darüber hinaus sind aber zukünftig stabile Rahmenbedingungen in der Finanzierung für die Klinken notwendig, denn die Krankenhäuser brauchen Planungssicherheit. Hier steht die Politik in der Verantwortung und muss endlich die permanente Unterfinanzierung der Krankenhäuser durch weitsichtige, am Bedarf orientierte Finanzierungsregelungen beenden. Hier hoffen die Krankenhäuser auf einen gesundheitspolitischen Neuanfang nach den Bundestagswahlen.

Joachim M. Schmitt

Stärkere Qualitätsorientierung in der MedTech-Versorgung

Medizinprodukte umfassen eine große Bandbreite von medizintechnischen Produkten und Verfahren, die Leben retten, heilen helfen und die Lebensqualität der Menschen verbessern. Beispiele sind Geräte für Diagnostik, Chirurgie, Intensivmedizin, Implantate, Sterilisation sowie Verbandmittel, Hilfsmittel oder OP-Material. Zu Medizinprodukten gehören nach dem Medizinproduktegesetz (MPG) darüber hinaus auch Labordiagnostika.

Die Welt der Medizintechnologien ist faszinierend. Kardiologische Implantate bringen schwache Herzen wieder in Rhythmus. Die Endoprothetik bringt kranke Gelenke zum schmerzfreien Bewegen. Künstliche Linsen und die refraktive Chrirurgie bringen erblindete Augen zum Sehen. Moderne Implantate und Geräte bringen taube Ohren zum Hören. Neue MedTech-Verfahren und -Produkte verbessern die Lebensqualität, ja sie retten und erhalten oftmals Leben.

Medizinprodukte leisten nicht nur einen wichtigen Beitrag für eine effiziente Gesundheitsversorgung, sie sind auch ein bedeutender Wirtschafts- und Arbeitsmarktfaktor. Die Unternehmen der Medizintechnologie tragen damit zu einer positiven Entwicklung der Gesundheitswirtschaft in Deutschland bei. Die Medizintechnikindustrie beschäftigt in knapp 1.250 Betrieben mit mehr als 20 Beschäftigten pro Betrieb 95.000 Menschen. Hinzu kommen annähernd 10.000 Kleinunternehmen mit rund 75.000 Beschäftigten. Die Kernbranche beschäftigt damit insgesamt in Deutschland rund 170.000 Menschen in über 11.000 Unternehmen. Weitere 29.000 Mitarbeiter sind im Einzelhandel für medizinische und orthopädische Güter tätig.

Die Gesundheitsausgaben im Bereich der Medizinprodukte (ohne Investitionsgüter) betrugen in Deutschland im Jahr 2006 insgesamt über 22 Milliarden Euro. Davon entfallen auf Hilfsmittel rund 10,9 Milliarden Euro und auf den sonstigen medizinischen Bedarf 9,7 Milliarden Euro. Hinzu kommen rund 1 Milliarde Euro für den Verbandmittelbereich, der unter Arzneimitteln erfasst ist. Der Ausgabenanteil der Gesetzlichen Krankenversicherung liegt bei über 14 Milliarden Euro.

1 Qualitätssicherung bei Medizinprodukten durch die CE-Kennzeichnung

Die „große Unbekannte" in der Qualitätsdiskussion über Medizinprodukte ist die so genannte „CE-Kennzeichnung". Wofür steht die CE-Kennzeichnung auf Medizinprodukten?

Aufgrund der Vorgaben des Medizinproduktegesetzes (MPG), das 1995 in Kraft trat, müssen Medizinprodukte die CE-Kennzeichnung tragen um „verkehrsfähig" zu sein, um also im europäischen Wirtschaftraum (EWR), faktisch aber auch außerhalb Europas, vertrieben und angewendet werden zu dürfen. Die CE-Kennzeichnung garantiert als rechtliches Verwaltungszeichen den freien Warenverkehr CE-gekennzeichneter Industrieerzeugnisse im EU-Binnenmarkt.

Anders als bei anderen sektoralen EU-Richtlinien, beispielsweise Bauprodukten, steht die CE-Kennzeichnung auf Medizinprodukten nicht nur für die Erfüllung einzelner Produktsicherheitsaspekte oder für die Beachtung einer entsprechenden europäischen Norm, sondern sie steht für die „integrierte Sicherheit" eines Medizinprodukts in allen vorhersehbaren Aspekten, also in Bezug auf den Patienten, den beruflichen Anwender und Dritte.

Weiterhin, und darin unterscheidet sich die CE-Kennzeichnung für Medizinprodukte fundamental von allen übrigen wirtschaftssektoralen EU-Richtlinien mit einer CE-Kennzeichnung, steht sie auch für die „Leistungsfähigkeit" von Medizinprodukten, d. h. für die medizinisch-technische Funktionstauglichkeit zu dem vom Hersteller vorhergesehenen Zweck. Alle Leistungsmerkmale, die ein Hersteller auslobt, müssen nachweislich vorhanden sein. Ansonsten erlischt die Verkehrsfähigkeit des Produkts und es muss durch die nationalen Überwachungsbehörden vom Markt genommen werden.

2 Steuerungsinstrumente im deutschen Gesundheitssystem

Im heutigen Gesundheitssystem spielen Qualitätsparameter in den Vergütungssystemen bedauerlicherweise noch eine eher untergeordnete Rolle. Letztlich geht es um die Allokation von Mitteln in den verschiedenen Versorgungsbereichen, die weitgehend gegeneinander abgegrenzt sind. So genannte Steuerungsinstrumente wie Budgets, Mengenbegrenzungen, Listen, Ausschreibungen oder Rabattverträge sind Instrumente, deren primärer Zweck die Kostensenkung oder zumindest die Kostenbegrenzung ist.

Qualitätsparameter werden allenfalls flankierend genannt und spielen keine bedeutende Rolle. Eine Qualitätssicherung, die den Patienten und seinen Versorgungsweg im Blick hat oder sogar von ihm gesteuert wird, existiert nicht.

3 Qualität setzt grundlegende Systementscheidungen voraus

Untrennbar verbunden mit der Frage der Qualitätssicherung im Gesundheitssystem 2030 sind grundsätzliche Systementscheidungen. Sie geben die Rahmenbedingungen vor, an denen sich die Qualitätsparameter zukünftig messen lassen müssen. Denn an die Qualität einer Grundversorgung müssen andere Parameter angelegt werden als an die Qualität einer Maximalversorgung.

Letztlich stehen wir vor folgenden Leitfragen: Welche Art der medizinischen (medizintechnischen) Versorgung wollen wir? Wer hat Zugang zur Versorgung? Was darf diese Versorgung kosten. Und wer finanziert diese Kosten?

Die Antworten auf diese Fragen werden – abhängig vom Blickwinkel des Betrachters – naturgemäß unterschiedlich ausfallen. Da Qualitätssicherung ein langwieriger, über viele Jahre dauernder Prozess ist, ist es sinnvoll, diese Fragen frühzeitig zu beantworten. Sie sind auch eine Systementscheidung für die Entwicklung der Qualität.

4 Die Sicht von Patienten, Versicherten und Arbeitgebern

Aus Sicht des Patienten ist immer eine bestmögliche Versorgung mit innovativen Produkten in bester Qualität gewollt. Je schwerer und existenziell bedrohlicher Krankheiten für den Patienten sind, umso größer ist der Wunsch, dass für die Versorgung das medizinisch Mögliche unabhängig vom Geldbeutel getan wird.

Schon etwas anders ist der Blickwinkel des Versicherten. Denn bevor der Versicherte zum regelmäßigen Patienten wird, stehen andere Dinge im Fokus. Der gesunde, oft junge Versicherte ist eher an einer möglichst geringen monatlichen Kostenbelastung durch die Krankenversicherungs- und Gesundheitsvorsorgekosten interessiert. Er benötigt das Geld für andere Zwecke: Familiengründung, höhere Wohn- und Fahrtkosten oder zur Erfüllung von Konsumwünschen. Die Vorstellung, ernsthaft krank zu werden, ist meist weit entfernt. Er wählt eine gesetzlich vorgeschriebene Versorgung (gesetzliche Krankenversicherung oder private Pflichtversicherung). Eine etwas darüber hinausgehende Absicherung beispielsweise durch Zusatzkrankenversicherungen ist oft schwer vermittelbar. Das Bewusstsein hierfür wächst erst mit der Zahl der Lebensjahre. Die Versorgungsqualität wird eher an weichen Faktoren wie dem Arztzugang, Wahlmöglichkeiten oder Wartezeiten gemessen.

Die Arbeitgeber, die einen Teil der Krankenversicherungskosten der Mitarbeiter tragen, sind daran interessiert, dass die Lohnzusatzkosten und die Ausfallzeiten der Mitarbeiter gering sind. Für den Arbeitgeber ist Planbarkeit der Kosten einer der wichtigen Faktoren. Auch die Politik ist bislang meist an einer Begrenzung der Lohnzusatzkosten und damit der für die Gesetzliche Krankenversicherung zur Verfügung stehenden Mittel interessiert. Damit soll eine Versorgung mit ausreichenden, zweckmäßigen und wirtschaftlichen Leistungen sichergestellt werden, die das Maß des medizinisch Notwendigen nicht überschreiten dürfen (Wirtschaftlichkeitsprinzip). Hieran könnte der Qualitätsmaßstab angelegt werden.

5 Qualität als Markenzeichen der Gesundheitswirtschaft

Die Gesundheitswirtschaft rückt inzwischen mehr in den Fokus der politisch Handelnden. Gerade die aktuelle Wirtschafts- und Finanzkrise hat dazu geführt, die Gesundheitswirtschaft als einen Wachstumsmarkt zu begreifen. Hier gilt Qualität als positiver Faktor im internationalen Wettbewerb. Ein starker Heimatmarkt ist dafür unabdingbar.

Eine andere Möglichkeit für das Anlegen des Qualitätsmaßstabes ist also die medizinisch bestmögliche Versorgung im deutschen Gesundheitsmarkt. Dies sollte nicht gleich reflexartig mit der Argumentation der fehlenden Finanzierbarkeit verneint werden. Viele Patienten sind bereit, für eine bessere Versorgung mehr zu bezahlen. Die Qualität der Versorgung und die Zufriedenheit (subjektives Qualitätsempfinden) steigen, wenn der Patient eine höherwertige Versorgung wählt, obwohl er einen Teil dieser Versorgung selbst tragen müsste.

6 Steuerbegünstigtes Innovationssparen

Es besteht ein großer Bedarf an zusätzlichen Leistungen, die über den GKV-Leistungskatalog hinausgehen. In diesem Zusammenhang regen wir an, Sparen im Gesundheitsbereich, ähnlich wie bei der Riester-Rente, steuerlich zu fördern. Damit würde insbesondere für jüngere Menschen ein wichtiger Impuls geschaffen, rechtzeitig vorzusorgen.

Bestimmte innovative, wünschenswerte und im Komfort über den Leistungsumfang der Gesetzlichen Krankenversicherung hinaus gehende Leistungen würden damit gefördert, was den so genannten zweiten Gesundheitsmarkt beflügeln könnte. Die Patienten bekommen mehr Wahlfreiheit, sich eine höherwertige Versorgung zu wählen und leisten zu können. Für die Qualität würde dies auch einen großen Schub bedeuten.

7 Neue Untersuchungs- und Behandlungsmethoden im Kontext der Qualität

Neue Untersuchungs- und Behandlungsmethoden mit Medizintechnologien sind der Schlüssel zu medizintechnischem Fortschritt. Aus der heutigen Sicht werden Innovationen zumeist als Kostentreiber im Gesundheitswesen angesehen die zusätzliche Ressourcen in Anspruch nehmen. Dabei wird oftmals vergessen, dass Prozessinnovationen mit Medizintechnologien die Kosten senken können – sowohl aus mikroökonomischer Sicht des Innovators, beispielsweise die Verkürzung der Liegezeiten im Krankenhaus, als auch aus makroökonomischer Sicht, beispielsweise eine geringere Rehospitalisierungquote mit dem entsprechenden volkswirtschaftlichen Nutzen.

Produktinnovationen, die einen höheren Ressourcenverbrauch generieren, müssen einen erhöhten Nutzen nachweisen, um akzeptiert zu werden. Eine Innovation liegt nach Ansicht der medizintechnischen Industrie dann vor, wenn sowohl ein medizinisch-technischer Fortschritt bzw. Nutzen vorliegt und gleichzeitig ein ökonomischer Fortschritt erreicht werden kann. Innovationen in der Medizintechnologie werden in der Zukunft nur dann erfolgreich sein, wenn ein höherer medizinischer Nutzen vorliegt und dieser entweder zu gleichen bzw. geringeren Kosten erreicht wird oder der Nutzenzuwachs größer ist als der Kostenzuwachs.

Grundvoraussetzung für die flächendeckende Einführung von Innovationen ist die Übernahme des Prinzips „Erlaubnis mit Verbotsvorbehalt", das bisher bereits für den stationären Bereich Anwendung findet, auch für den ambulanten Bereich.

8 Innovationseinführung im ambulanten Bereich mit Qualitätssicherung

Anders als in der akutstationären Versorgung galt für die vertragsärztliche Regelversorgung bisher ein Erlaubnisvorbehalt für neue Untersuchungs- und Behandlungsmethoden. Das bedeutet, dass Vertragsärzte neue Untersuchungs- und Behandlungsmethoden nur dann zu Lasten der GKV erbringen dürfen, wenn der Gemeinsame Bundesausschuss diese anerkannt und per Richtlinie in den vertragsärztlichen Leistungskatalog aufgenommen hat.

Dieses Verfahren hat sich in der Praxis wenig bewährt, da sich der Zeitraum bis zur Aufnahme dieser neuen Technologien in den Leistungskatalog als zu lang erwiesen hat. Zudem sind bedingt durch den schnellen technologischen Wandel der Produkte – Stichwort: Schrittinnovationen – die Bewertung der Verfahren erheblich schwieriger durchzuführen.

Als Lösung bietet sich eine Zulassung von Neuen Untersuchungs- und Behandlungsmethoden im ambulanten Bereich unter den Aspekten der Qualitätssicherung an. Neben den Bedingungen der Struktur- und Prozessqualität wird zukünftig die Dokumentation der Ergebnisqualität für diese Verfahren verbindlich werden müssen. Damit können auch die Aspekte der Versorgungsforschung und der Evidenz mitberücksichtigt werden.

9 Sektorenübergreifender Qualitätssicherungsansatz

Bisherige zaghafte Ansätze von Qualitätsvereinbarungen in der Gesetzlichen Krankenversicherung sind an die „Einrichtungs- und Sektorengrenzen" gestoßen. Auch der vom Gesetzgeber gewollte sektorenübergreifende Qualitätssicherungsansatz ist zwar ein guter Gedanke. Er ist aber letztlich in der Schaffung einer weiteren Institution aufgegangen.

Das neue Qualitätssicherungsinstitut wird vom Gemeinsamen Bundesausschuss beauftragt und ist ihm auch berichtspflichtig. Nach einer lang währenden Ausschreibungsphase für das neue Institut steht in Zukunft der Aufbau sinnvoller Strukturen und Qualitätsparameter auf der Tagesordnung. Die vorhandenen Daten müssen ausgewertet und neue Daten generiert werden. Dies wird in einigen Bereichen längere Zeit in Anspruch nehmen, so dass mit ersten Daten bzw. Auswertungen in absehbarer Zeit kaum zu rechnen ist.

10 Qualitätssicherungsprojekt Endoprothesenregister

Um in einigen Bereichen schneller Ergebnisse generieren zu können, soll auf bestehende Projekte und Planungen aufgesetzt werden. Das seit Jahren geplante, bisher am Datenschutz gescheiterte Endoprothesenregister für künstliche Hüft- und Kniegelenke wird eines der ersten Projekte der neuen Qualitätssicherung werden. Grund dafür ist, dass sich in diesem Bereich Ärzte, Patienten, Hersteller und Kassen weitgehend darüber einig sind, dass dies ein sinnvolles Instrument zur Qualitätssicherung ist.

Mit der letzten Gesundheitsreform wurden auch die gesetzlichen Rahmenbedingungen für eine sichere und pseudonymisierte Datenverarbeitung geschaffen. Eine Projektgruppe Endoprothesenregister bei der Bundesgeschäftsstelle Qualitätssicherung (BQS), an der auch der BVMed beteiligt war, hat eine Konzeption für ein Register entwickelt. Der BVMed setzt sich für eine zügige und pragmatische, weniger formalistische Umsetzung des Registerprojekts ein.

11 Qualitätssicherungsansatz des Endoprothesenregisters

Ein wichtiger Faktor bei der Qualitätssicherung ist die Datenqualität. Die Daten sind nur so gut, wie sie ermittelt wurden. Im Gesundheitsbereich müssen die Daten oft von Ärzten erstellt und eingespeist werden. Um mit dem Endoprothesenregister nicht übermäßig viele neue Daten zu generieren und die Akzeptanz der Beteiligten bei der Datenerhebung zu erhöhen, wird das bestehende BQS-Datenerhebungsverfahren um wenige Datensätze ergänzt. Als Hauptkriterium der Erfassung der Qualität wird die so genannte Standzeit einer Endoprothese ermittelt. Das heißt, es wird die Zeitspanne zwischen der Implantation einer Endoprothese und einer notwendigen Revisionsoperation im Krankenhaus gemessen. Für die Unternehmen sind diese Daten eine sinnvolle Ergänzung, um die bestehende hohe Qualität noch zu verbessern.

Dabei handelt es sich um einen relativ einfachen, aber auch praktikablen Ansatz der Qualitätssicherung. Es wird damit allerdings noch keine sektorenübergreifende Qualitätssicherung geben. Das Zurechtkommen der Patienten mit der Endoprothese, die Dauer der Rehabilitation, zwischenzeitliche Probleme der Patienten mit der Endoprothese oder eine etwaige Lockerung der Endoprothese werden im Rahmen der Qualitätssicherung nicht erfasst. Dies zeigt, dass mit der Qualitätssicherung oft nur ein kleiner Ausschnitt der Qualität dargestellt werden kann. Mittelfristig sollte daran gedacht werden, dass die weiteren genannten Parameter in das Verfahren einfließen und langfristig belastbarere Ergebnisse generiert werden.

12 Bestimmung der Daten und Auswertungskriterien

Wichtig ist in diesem Zusammenhang auch, wer die zu erfassenden Daten und Auswertungskriterien festlegt. Sowohl Herstellern als auch Ärzten kommt in diesem Prozess aufgrund der Sachkompetenz eine Schlüsselstellung zu. Nur im Zusammenspiel eines guten Produktes und einer fachgerechten Operation lässt sich eine entsprechende Versorgungsqualität erzielen. Eventuelle, wenn auch seltene Qualitätsmängel können in beiden Bereichen auftreten. Bei der Auswertung durch das Qualitätssicherungsinstitut sind Ärzte und Hersteller deshalb angemessen zu beteiligen, um die fachliche Qualität der Datenbewertung sicherzustellen. Die Ergebnisse sind auch entsprechend patientengerecht aufzuarbeiten, damit zukünftige Patienten eine Entscheidungsmöglichkeit für bestimmte Versorgungen haben. Nur der informierte Patient kann tatsächlich von den Möglichkeiten der Qualitätssicherung profitieren.

13 Qualitätssicherung im Hilfsmittelbereich

Rund sechs Millionen Menschen in Deutschland sind auf Hilfsmittel angewiesen. Bislang entschieden sie selbst, bei welchem Sanitätshaus, Homecare-Unternehmen oder Apotheke sie ihre Hilfsmittel beziehen. So entstanden enge Kundenbindungen zum wohnortnahen Anbieter.

Vor der Gesundheitsreform 2007 (GKV-WSG) konnte jeder zugelassene Leistungserbringer die Versicherten der Gesetzlichen Krankenversicherung (GKV) mit Hilfsmitteln versorgen – und zwar unabhängig davon, ob ein direktes Vertragsverhältnis mit der jeweiligen Krankenkasse bestand. Der Wettbewerb zwischen den Leistungserbringern war daher vor allem durch einen Qualitätswettbewerb sowohl in Bezug auf das Produkt als auch auf die mit der Versorgung notwendige Dienstleistung gekennzeichnet.

Zum 1. April 2007 hat sich dieses Wettbewerbsbild im Hilfsmittelbereich grundlegend geändert. So ist die Zulassung als solche entfallen – und damit auch die uneingeschränkte Wahlfreiheit der Patienten. Dafür wurden Ausschreibungen verpflichtend als erste Vertragsoption für Krankenkassen eingeführt. Bei den im GKV-WSG geregelten Ausschreibungen nach § 127 Abs. 1 SGB V können die Krankenkassen sich nun für den Anbieter entscheiden, der das Ausschreibungsverfahren gewonnen hat. Die Folge: Hat das Sanitätshaus eines Patienten keinen Vertrag mit der Krankenkasse des Betroffenen, so kann es diesen Patienten nicht mehr versorgen, es sei denn, der Patient wechselt seine Krankenkasse oder leistet Zuzahlungen. Diese Regelungen führen dazu, dass die Versorgungsbeziehungen zwischen Betroffenem, Arzt, Therapeut, Techniker und Versorger aufgegeben werden. Langjährig gewachsene Versorgungsstrukturen werden schlichtweg zerstört. Dies widerspricht der erforderlichen Qualitätsorientierung im Gesundheitsmarkt.

14 Die Folge: Preiskämpfe und mangelnde Qualität

Seit der Neuregelung durch die Gesundheitsreform 2007 gab es rund 30 Ausschreibungen, beispielsweise im Bereich der aufsaugenden Inkontinenzprodukte. Um den Ausschreibungsgewinner zu küren, orientieren sich die Krankenkassen verstärkt am niedrigsten Preis. Bei fast allen Ausschreibungen ist der Preis das alleinige Zuschlagskriterium. Der günstigste Anbieter erhält den Zuschlag und darf versorgen. Anbieter mit Dumpingpreisen, die zwangsläufig auf Kosten der Qualität gehen, werden so bevorzugt. Denn es werden Preise geboten, zu denen eine dem Stand der Technik entsprechende Versorgung nicht mehr möglich ist.

Dadurch entsteht die Gefahr, dass die Qualität in der Praxis keine Rolle mehr spielt. Qualitätskriterien, die mit den Spitzenverbänden der Krankenkassen vereinbart wurden, werden ignoriert oder nicht hinreichend geprüft. Verbindliche bundeseinheitliche Dienstleistungsstandards im Hilfsmittelverzeichnis fehlen noch. Die Folge sind mangelhafte Versorgungen insbesondere bei komplexen Hilfsmittelversorgungen. Diese zunehmenden Fehlversorgungen können die Folgekosten sowohl für die Krankenkassen als auch für das Gesundheitssystem insgesamt erhöhen.

15 Das Ziel: Stärkere Qualitätsorientierung und Qualitätssicherung

Um mittel- und langfristig eine patientenorientierte und qualitativ hochwertige Versorgung sicherzustellen, sehen die Unternehmen der Medizintechnologie dringenden Handlungsbedarf. Der niedrigste Preis darf nicht mehr alleiniges Zuschlagskriterium für Verträge sein. Denn ein kostengünstiger Anbieter, der oftmals auch noch weit entfernt sitzt, kann oft nicht die notwendige patientenindividuelle Versorgung garantieren und bieten.

Dies hat auch der Gesetzgeber erkannt, der im Winter 2008 Neuregelungen und Nachbesserungen beschloss:

Die wesentlichsten Änderungen:

- Einführung eines einheitlichen Präqualifizierungsverfahrens mit abschließendem Charakter: Durch den Wegfall redundanter Prüfungen wird der bürokratische Aufwand verringert und die Krankenkassen dürfen an zertifizierte Leistungserbringer keine zusätzlichen Anforderungen stellen. Die Gestaltung des Präqualifizierungsverfahrens soll zwischen dem GKV Spitzenverband der Krankenkassen und den maßgeblichen Spitzenorganisationen der Leistungserbringer auf Bundesebene vertraglich vereinbart werden. Damit sind die Spitzenorganisationen der Leistungserbringer erstmalig gleichberechtigte Verhandlungspartner und stehen den Kassen auf Augenhöhe gegenüber.
- Informationsrecht und Beitrittsrecht zu Verträgen nach § 127 II SGB V für alle qualifizierten Leistungserbringer: Die Krankenkassen sind auf Anfrage des Leistungserbringers zur Offenlegung ihrer auf dem Verhandlungsweg zustande gekommenen Verträge (§ 127 Abs. 2 SGB V) verpflichtet. Die Leistungserbringer können den Verträgen ihrer Wahl durch einseitige Willenserklärung beitreten. Ein willkürlicher Ausschluss durch die Krankenkassen ist somit nicht mehr möglich.

- Verlängerung der echten Übergangsfrist bis zum 31. Dezember 2009: Alle Leistungserbringer, die am 31. März 2007 über eine Zulassung nach § 126 in der zu diesem Zeitpunkt geltenden Fassung verfügten, bleiben bis zum 31. Dezember 2009 zur Versorgung der Versicherten berechtigt, soweit keine Ausschreibungen nach § 127 I SGB V erfolgen.
- Umwandlung der Soll-Vorschrift in eine Kann-Vorschrift bei der Durchführung von Ausschreibungen nach § 127 I SGB V: Diese Regelung bringt die notwendige Handlungssicherheit, Hilfsmittelverträge auch auf dem Wege von Vertragsverhandlungen abschließen zu können. Durch die vom Spitzenverband Bund der Krankenkassen und der Spitzenorganisationen der Leistungserbringer auf Bundesebene zu erarbeitenden gemeinsamen Empfehlungen zur Zweckmäßigkeit von Ausschreibungen wird die Transparenz und Rechtssicherheit stark erhöht. Auch hier haben die Leistungserbringerorganisationen erstmalig die Möglichkeit, sich gleichberechtigt bei der Definition des Begriffes „Zweckmäßigkeit" einzubringen.

Diese gesetzlichen Nachbesserungen sind ein Schritt in die richtige Richtung. Auch die gesetzliche Regelung, dass im Hilfsmittelverzeichnis nicht nur die Produkt- sondern auch die Versorgungsqualität abgebildet werden soll, stellt ein weiteres Qualitätssicherungsinstrument dar. Es ist jedoch bedauerlich, dass diese Regelung seit ihrer Einführung zum 1. April 2007 bisher noch nicht umgesetzt worden ist. Die Definition von Mindeststandards der Versorgung im Hilfsmittelverzeichnis würde ein gewisses Qualitätsniveau sichern und dem Qualitätsverfall Einhalt gebieten.

Eine qualitativ höherwertige Versorgung ist nicht nur wünschenswert, sondern auch möglich. Aber alle gesetzlichen Regelungen, die Qualität sicherstellen sollen, nützen dem Versicherten nur dann, wenn auch verbindliche Qualitätssicherungsinstrumente gesetzlich eingeführt werden. Nur durch gezielte und kontinuierliche Überprüfung der Qualität erhält der Versicherte auch die Qualität, die er braucht und ihm gesetzlich zusteht. Wichtig ist, dass diese Mindeststandards und die Qualitätssicherungsmaßnahmen in der Hilfsmittelversorgung verbindlich für alle Beteiligten sind. Zudem sollten die Krankenkassen im Zeitalter des Gesundheitsfonds auch daran denken, dass eine qualitativ hochwertige Versorgung ihrer Versicherten auch einen Wettbewerbsvorteil für sie darstellen kann.

16 Qualitätssicherung durch eStandards im Gesundheitswesen

Einen besonderen Beitrag zur Qualitätssicherung stellt die Nutzung moderner Kommunikationstechniken und Verfahren dar, die mit Begriffen wie E-Business oder auch E-Health nur sehr allgemein beschrieben wird. Gemeint ist die systematische und breit angelegte Verwendung von Standards für die elektronische Übertragung und Verwaltung von Geschäfts- und Produktdaten.

Ein Beispiel ist die Einführung einheitlicher Kennzeichen zur automatischen Identifizierung (Auto-ID) von Produkten, beispielsweise durch Barcode-Scanner oder RFID-Tags. Während die Radiofrequenz-Technologie im Gesundheitswesen noch weitgehend Zukunftsmusik ist, macht die Verwendung von Barcodes auf Medizinprodukten Fortschritte. Die Vorteile der maschinenlesbaren Produktkennzeichnung liegen auf der Hand: Durch die automatische Identifizierung per Scanner oder Kamera wird die Aufnahme der Produktdaten beim Anwender beschleunigt; durch den Wegfall des „menschlichen Faktors" wird die Fehlerquote bei der Übernahme der Daten wesentlich reduziert und durch die Standardisierung der Dateninhalte und -formate werden die Informationen eindeutig und unverwechselbar.

Der Nutzen liegt dabei nicht nur in einer effizienteren und kostengünstigeren Warenwirtschaft. Durch die rasche, eindeutige und unaufwändige Identifizierung können Produkte auch zuverlässig medizinischen Anwendungen und Patienten zugeordnet werden. So wird der Einsatz eines falschen Produktes, beispielsweise bei einer Operation vermieden, Sterilgut kann eindeutig über die Anzahl seiner Aufbereitungszyklen überwacht werden, die Rückverfolgung der Produkte im Falle von Vorkommnissen wird erleichtert und die Patientendokumentation vereinfacht. Auch ein Einsatz von Auto-ID-Systemen zur Vermeidung von Produktfälschungen ist denkbar.

Im Jahr 2005 haben sich weltweit Unternehmen der Gesundheitswirtschaft unter dem Dach der Standardisierungsorganisation GS1 Global zusammengefunden, um die Entwicklung von Kommunikationsstandards im Gesundheitswesen voranzutreiben. Diese Initiative, in der Industrieunternehmen gleichermaßen mitwirken wie Vertreter von medizinischen Einrichtungen und Behörden, bietet die Chance für eine zügige und praxisnahe Nutzung der Potenziale von Auto-ID-Systemen, da Experten und Praktiker gemeinsam entscheiden können, welche Maßnahmen prioritär mit vertretbarem Aufwand und dem größtmöglichen Nutzen umgesetzt werden sollten. Im Jahr 2008 wurde ein GS1-Standard für die Anwendung von Auto-ID-Systemen im Gesundheitswesen vorgelegt; er soll im Jahr 2009 Bestandteil der GS1-Spezifikationen werden. Es ist zu wünschen, dass die Vorgaben zur Aufbringung und Nutzung maschinenlesbarer Kennzeichen sukzessive nach den Maßgaben des größten Nutzenpotenzials umgesetzt werden, im Einvernehmen von Herstellern und Anwendern im Gesundheitsmarkt.

17 Fazit: Qualitätsorientierung im Gesundheitsmarkt kann gelingen!

Prozessoptimierung und stärkere Qualitätsorientierung in der Gesundheitsversorgung können gelingen, wenn es als eine gemeinsame Aufgabe von Krankenkassen, Ärzten, Krankenhäusern und MedTech-Unternehmen gesehen wird. Wir brauchen den Wettbewerb um die bestmögliche medizintechnische Versorgung und müssen mit gemeinsamen Projekten dem Trend zur Billigmedizin entgegenwirken – zum Wohle der Patienten.

Das Jahr 2009 sorgt mit der Einführung des Gesundheitsfonds zwar für große Unsicherheiten auf Seiten der Krankenkassen. Es bietet aber auch die Gelegenheit, dass die Krankenkassen sich wieder stärker darauf besinnen, ihre Leistungen für die Patienten herauszustellen. Das erste Jahr der Fondseinführung bietet die Chance, neue Allianzen für optimierte Prozesse, verbesserte Qualität und medizinischen Fortschritt im Gesundheitsmarkt voranzutreiben. Dafür brauchen wir mehr Miteinander von Krankenkassen, Krankenhäusern, Ärzten und MedTech-Unternehmen, um eine qualitativ hochwertige Versorgung der Menschen mit modernen Medizintechnologien zu sichern.

Dazu müssten Kriterien für einen echten Qualitätswettbewerb entwickelt und konkret festgeschrieben werden. Ein positives Beispiel hierfür sind die Qualitätsstandards in der Hilfsmittelversorgung, die von den Leistungserbringern gemeinsam mit den Spitzenverbänden der Krankenkassen und dem Medizinischen Dienst entwickelt werden. Dazu gehören aber auch die Leitlinien der medizinischen Fachgesellschaften sowie Projekte wie das Endoprothesenregister, die im Bereich der Versorgungsforschung neue Erkenntnisse bringen werden. Diese Entwicklungen müssten in die Arbeit des neuen Instituts für die sektorenübergreifende Qualitätssicherung einfließen.

Langfristiges Ziel muss es sein, die Verteilung der Mittel nicht nach den verschiedenen Versorgungsbereichen, sondern nach den medizinischen Erfordernissen, nach den Bedürfnissen der Patienten und nach Qualitätsparametern vorzunehmen. Wir brauchen Steuerungsinstrumente, die nicht dazu da sind, den Preis auf Kosten der Qualität weiter zu drücken, sondern die geeignet sind, Qualität messbar zu machen und gute Qualität zu vergüten. Und wir brauchen gemeinsame Projekte zur Prozessoptimierung. Das ist auch ökonomisch sinnvoller, da eine qualitativ hochwertige Versorgung hilft, Folgekosten zu vermeiden.

Wir müssen gemeinsam mit den Krankenkassen und den Anwendern Instrumentarien entwickeln, um die Nutzen- und Kosteneffekte moderner Medizintechnologien über den Gesamtverlauf einer Behandlung oder Krankheit zu ermitteln und zu belegen. Denn moderne Verfahren, die einen medizinischen wie ökonomischen Nutzen haben, führen zu einer Reduzierung von Fehlzeiten, verkürzen die Genesungszeiten der Patienten und ermöglichen es ihnen daher, schneller wieder am gesellschaftlichen Leben teilzuhaben und an den Arbeitsplatz zurückzukehren.

Medizintechnologien sind hierbei von herausragender Bedeutung. Medizinprodukte sind unentbehrlich für Gesundheit und bessere Lebensqualität. Medizintechnologien sind eine Investition in das Leben und die Leistungsfähigkeit der Menschen. Deswegen müssen insbesondere innovative Medizintechnologien allen Patienten, die sie benötigen, zeitnah zur Verfügung gestellt werden. Gesundheit gestalten – das heißt auch: Besser, gesünder und länger leben.

Heinz-Günter Wolf

Unabhängigkeit und persönliche Verantwortung garantieren pharmazeutische Qualität und Verbraucherschutz in Apotheken

1 Einleitung

Apotheken sind integraler Bestandteil der Gesundheitsversorgung und genießen in der Bevölkerung außerordentlich hohes Ansehen. Dies liegt vor allem daran, dass der Apotheker als freier Heilberufler in persönlicher Verantwortung und fachlich unabhängig den Patienten berät. Der Apotheker ist die letzte Kontrollinstanz für das Arzneimittel auf dem Weg vom Arzneimittelhersteller bis zur Anwendung beim Patienten. Damit kommt ihm eine entscheidende Funktion sowohl für die Sicherheit des Arzneimittels als auch für seine Anwendung zu. Durch sachgerechte Information und Beratung kann der Apotheker die Akzeptanz eines Arzneimittels sowie seine richtige Anwendung verbessern. Das Zusammenspiel des Apothekers mit anderen Gesundheitsberufen wird dabei immer wichtiger.

2 Aufgaben und Ansprüche

Schon in den frühesten Kulturen haben Menschen versucht, Krankheiten zu heilen und Schmerzen zu lindern. Die Wirkstoffe dafür wurden aus Pflanzen, Tieren oder Gesteinen gewonnen. Zunächst waren es Priester, später dann Ärzte, die für das gesamte Spektrum der Heilkunst zuständig waren. Vor rund 750 Jahren dekretierte Kaiser Friedrich II. von Hohenstaufen, die Herstellung der Arzneien von der Ausübung der Heilkunde zu trennen. Apotheker und Arzt sind seitdem zwei völlig verschiedene und klar getrennte Berufsbilder. Die Arzneimittelkunde hat sich von einer nicht immer nachvollziehbaren Handwerkskunst zu einer anerkannten Naturwissenschaft entwickelt. Heute versteht man unter „Pharmazie" die Lehre von der Entwicklung, Herstellung, Wirkung und Anwendung von Arzneimitteln.

Die Pharmazie ist und bleibt auch im 21. Jahrhundert ein notwendiges und wichtiges Element des Gesundheitswesens in allen Teilen der Welt. Diese Gesundheitssysteme weisen eine hohe Komplexität auf. Jeder Staat hat dabei ein durchaus ökonomisches Interesse an einem hohen Grad an Gesundheit seiner Bevölkerung. Zugleich trägt er eine ethische und humanitäre Verpflichtung gegenüber jedem seiner Bürger. Aufbau und Pflege eines funktionierenden Gesundheitswesens liegen daher in der zentralen Verantwortung jedes Staates. Regierungen versuchen deshalb, im Gesundheitswesen mehrere Ziele zu optimieren.

Eine umfassende und flächendeckende Versorgung der Menschen gehört zu diesen Zielen. Auch die Sicherheit spielt eine sehr wichtige Rolle. Eng damit verbunden ist die Qualität der Produkte und Leistungen, die auch vom Gesetzgeber definiert werden. Nicht zuletzt geht es um die Finanzierbarkeit, wenn man bedenkt, dass das System nicht nur in der Gegenwart, sondern auch in der Zukunft funktionieren soll. Diese und andere Ziele gelten natürlich auch hinsichtlich der Arzneimittelversorgung. Hier werden die Ziele einerseits hinsichtlich der Produkte selbst, also der Arzneimittel, angestrebt. Andererseits sichert die Gestaltung des Vertriebssystems, dass die „produzierte" Arzneimittelqualität den Patienten erreicht und die Medikamente optimal eingesetzt werden.

3 Rolle des Apothekenwesens

Dem Apotheker kommen vielfältige Rollen zu – je nach Betrachtungsweise. Als Heilberufler besitzt er akademische Kompetenz. Als Freiberufler ist er gemeinwohlorientiert. Als Inhaber einer Apotheke ist er mittelständischer Arbeitgeber und Steuerzahler. Gegenüber dem Patienten ist der Apotheker Medikationsmanager, Verbraucherschützer, Arzneimittelexperte, Präventionsfachmann und Ansprechpartner für Gesundheitsprobleme. Nicht selten ist ein Apotheker auch der nette Nachbar, der einfach gut zuhören kann.

Alle modernen Staaten dieser Welt binden die letzte Stufe des Vertriebs von Arzneimitteln – deren Abgabe an Patienten – in mehr oder weniger engem Umfang an Apotheken. Dabei handelt es sich nicht um eine Privilegierung bestimmter Marktbeteiligter, sondern um einen bewussten Ausschluss des freien und unkontrollierbaren Handels aus Sicherheitsgründen. Völlig zurecht spricht man von „vorbeugendem Verbraucherschutz".

Die konkrete Ausgestaltung des hiesigen Apothekenwesens orientiert sich wiederum an den generellen Zielen des Gesundheitswesens. Zwei Instrumente des Verbraucherschutzes sind dabei besonders wichtig: Unter den systemimmanenten Patientenschutz fallen das Fremd- und Mehrbesitzverbot sowie die Arzneimittelpreisverordnung. Institutioneller Patientenschutz beschreibt die Vorgaben aus der Apothekenbetriebsordnung.

4 Systemimmanenter Verbraucherschutz

Der Verbraucherschutz im deutschen Apothekenwesen basiert auf folgenden Grundüberzeugungen: Das Arzneimittel ist eine Ware besonderer Art. Für seinen sachgerechten Einsatz müssen Rahmenbedingungen geschaffen werden, so dass ethisch-pharmazeutische Aspekte das Verhalten des Apothekers dominieren. Das wird am besten erreicht, wenn der Apotheker eigenverantwortlich und unabhängig handelt. Zugleich muss seine Existenzgrundlage gesichert sein. Freie Marktwirtschaft wird nur erlaubt, soweit sie den Zielen der ordnungsgemäßen Arzneimittelversorgung nicht widerspricht.

Der Beruf des Apothekers ist als so genannter Freier Beruf ausgestaltet – wie auch bei Ärzten, Rechtsanwälten oder Architekten. Diese Berufsgruppen sind keineswegs besonders frei, sondern historisch bestenfalls vom Beamtentum befreit und deshalb immer staatlich stark reglementiert. Jeder Apotheker ist Pflichtmitglied in einer dem Gemeinwohl verpflichteten Kammer. Diese Körperschaft öffentlichen Rechts muss beispielsweise die flächendeckende Nacht- und Notdienstbereitschaft der Apotheken organisieren. Freie Berufe sind dem Berufsethos besonders eng verpflichtet.

Um störende Einflüsse auf den Vorrang des Versorgungsauftrags zu vermeiden, verpflichtet das Apothekengesetz den Leiter einer Apotheke, diese persönlich und eigenverantwortlich zu leiten. Dieses Grundprinzip bietet die Möglichkeit, den Zielkonflikt zu lösen, in dem jeder Apotheker steht. Einerseits verdient er mit Absatzsteigerungen persönlich mehr Geld, andererseits ist aber weder aus objektiver Patientensicht noch gesellschaftlich erwünscht, dass mehr Arzneimittel „konsumiert" werden, als tatsächlich erforderlich sind.

Unter dem Verbot von Fremdbesitz versteht man, dass eine Apotheke von niemandem anderen als einem Apotheker geführt werden darf. Gegen das Verbot von Mehrbesitz würde verstoßen, wenn ein Apotheker mehr als eine Apotheke führen würde. Eine Abweichung davon ist nur der seit 2004 erlaubte Betrieb von maximal drei Filialen in einem engen lokalen Umfeld. Grundsätzlich gilt weiterhin: Ein Apotheker führt eine Apotheke. Weder Berufsfremde noch Kapitalgesellschaften sind zum Betrieb einer Apotheke zugelassen. Auch der Abschluss von Verträgen, die Dritte an den Betriebsergebnissen einer Apotheke beteiligen, ist verboten. In einem Urteil vom 19. Mai 2009 hat der Europäische Gerichtshof das Fremdbesitzverbot mit ausdrücklichem Hinweis auf den Verbraucherschutz bestätigt.

Die Arzneimittelpreisverordnung kombiniert marktwirtschaftliche und regulatorische Elemente. So lässt sie die Preise der pharmazeutischen Hersteller frei, während sie den Apotheken einen Festzuschlag bei verschreibungspflichtigen Medikamenten vorschreibt. Einerseits sichert sie also die wirtschaftliche Existenz der Apotheker und erhöht die Wahrscheinlichkeit von unabhängigen pharmazeutischen Entscheidungen. Andererseits garantiert sie einheitliche Apothekenabgabepreise für rezeptpflichtige Arzneimittel und schützt somit den Patienten vor Benachteiligung.

5 Institutioneller Verbraucherschutz

Neben dem systemimmanenten Patientenschutz ist auch der Apothekenbetrieb selbst wichtig. Qualität und Sicherheit der Arzneimittelversorgung werden maßgeblich von der Ausgestaltung der Abgabestelle bestimmt. Hier geht es um die personelle und sächliche Ausstattung sowie die Voraussetzungen für die Inbetriebnahme einer Apotheke.

Der Verkehr mit Arzneimitteln bedarf aus Gründen der Arzneimittelsicherheit einer intensiveren Überwachung als der Handel mit Konsumgütern. Dies setzt voraus, dass alle Betriebe und Personen den staatlichen Überwachungsbehörden bekannt sind. Daher benötigt jedermann, der eine Apotheke betreiben will, die Erlaubnis der zuständigen Behörde. Der Antragsteller muss eine deutsche oder gleichwertige Approbation besitzen und über die erforderlichen Apothekenbetriebsräume verfügen. Bei voller Niederlassungsfreiheit muss jeder Apotheker selbst einschätzen, ob Standort und Konzept rentabel sein werden.

Auch personell stellt der Gesetzgeber Anforderungen an die Apotheke. Insbesondere muss ausreichend pharmazeutisches Personal zur Verfügung stehen. Ihm sind alle wesentlichen Arbeiten im Zusammenhang mit der Arzneimittelversorgung vorbehalten, insbesondere auch die Arzneimittelabgabe und -beratung. Damit wird sichergestellt, dass für alle arzneimittelbezogenen Tätigkeiten die erforderliche Qualifikation besteht.

Die Räumlichkeiten einer Apotheke müssen nach ihrer Art, Größe, Zahl und Einrichtung geeignet sein. Sie müssen eine einwandfreie Entwicklung, Herstellung, Prüfung, Lagerung und Verpackung von Arzneimitteln ermöglichen sowie eine ordnungsgemäße Abgabe und Beratung erlauben. Vorgeschrieben sind mindestens 110 Quadratmeter Fläche, die sich aufteilen auf mindestens eine Offizin, ein Labor, Lagerraum und ein Nachtdienstzimmer. Die Räume müssen zusammenhängen und von anderen Nutzflächen abgetrennt sein.

6 Versorgung von Patienten

Für die pharmazeutisch richtige Versorgung des Patienten sind die Strukturmerkmale des Apothekenwesens ebenso bedeutsam wie der reguläre Entscheidungsspielraum des Apothekers bei der Substitution und Ausnahmemöglichkeiten im Einzelfall.

Am bedeutsamsten für die Entscheidung zur Abgabe eines spezifischen Präparates – verschreibungspflichtig wie nicht verschreibungspflichtig, Erstanbieterprodukte wie Generika – ist das Ziel des Heilberuflers und die für ihn verbindliche Vorschrift, seine Patienten pharmazeutisch richtig zu versorgen. Rechtlich ist diese Voraussetzung in der Pflicht des Apothekers zur „ordnungsgemäßen Arzneimittelversorgung der Bevölkerung" verankert. Zwar ist jeder Apotheker als Inhaber einer Apotheke auch Kaufmann. Als solcher hat er seine gewerbliche Tätigkeit jedoch immer und uneingeschränkt dem Ziel der geordneten Arzneimittelversorgung der Bevölkerung unterzuordnen.

Ein wichtiges Kriterium, an dem sich Apotheker bei Warenbestellung und Abgabeentscheidung im Rahmen der rechtlichen Vorgaben orientieren, ist die kontinuierliche Versorgung seiner Patienten mit dem gewohnten Arzneimittel. Ziel ist, dass Persistenz und Compliance des Patienten und damit der Therapieerfolg möglichst nicht beeinträchtigt werden.

Für die richtige pharmazeutische Versorgung von Bedeutung ist auch, dass bei begründeten pharmazeutischen Bedenken im Einzelfall ein anderes als das durch einen so genannten Rabattvertrag begünstigtes Arzneimittel abgegeben werden kann. Dieser Forderung der Apotheker wurde mit dem neuen Rahmenvertrag vom 1. April 2008 Rechnung getragen.

Zur pharmazeutisch richtigen Versorgung des Patienten zählt neben der pharmazeutisch objektiven Beratung und Auswahl der abgabefähigen Arzneimittel aber auch die Notwendigkeit, das benötigte Arzneimittel möglichst zeitnah an den Patienten abzugeben. Die Lieferfähigkeit eines Arzneimittels ist damit für die Apotheke eine *conditio sine qua non*. In dieser Einsicht begründet liegt die im Jahr 1994 für dringliche Fälle im Nacht- und Notdienst eingeführte Regelung. Aus selbigem Grund ermöglicht der Rahmenvertrag über die Arzneimittelversorgung den Apotheken, bei Nichtverfügbarkeit eines rabattbegünstigten Arzneimittels in der Akutversorgung und im Notdienst ein anderes, wirkstoffgleiches Präparat abzugeben.

7 Pharmazeutische Bedenken

In der Neufassung des Rahmenvertrages zum 1. April 2008 wurden Forderungen der Apotheker nach mehr Flexibilität in der Akutversorgung und nach Handlungsmöglichkeiten bei mit dem Austausch verbundenen klinisch relevanten Risiken umgesetzt. Danach ist die Apotheke weiterhin vertraglich verpflichtet, Rabattarzneimittel vorrangig abzugeben, wenn diese die Voraussetzungen zum Austausch erfüllen. Von der Verpflichtung zur Abgabe eines rabattbegünstigten Arzneimittels kann allerdings in drei Ausnahmesituationen abgewichen werden: in Fällen der Akutversorgung, im Notdienst sowie bei pharmazeutischen Bedenken.

Pharmazeutische Bedenken bestehen, wenn durch den Präparateaustausch trotz zusätzlicher Beratung des Patienten der Therapieerfolg oder die Arzneimittelsicherheit im konkreten Einzelfall gefährdet sind. In bestimmten Situationen sollte der Austausch mit einem rabattbegünstigten Arzneimittel vor dem Hintergrund pharmazeutischer Bedenken kritisch überprüft werden. Eine Nichtabgabe eines rabattbegünstigten Arzneimittels kann aus einem schwerwiegenden Problem oder – häufiger – aus einer Kombination mehrerer Probleme aus verschiedenen Problemkategorien resultieren.

Die Einführung der pharmazeutischen Bedenken ist ein wichtiger Schritt, um die Arzneimittelsicherheit und -wirksamkeit beim Austausch eines verordneten Arzneimittels gegen ein Rabattarzneimittel zu gewährleisten. Nicht jeder Austausch, der aufgrund von Rabattverträgen möglich ist, ist unproblematisch und ohne Risiken. Durch die Möglichkeit, pharmazeutische Bedenken zu äußern, können arzneimittelbezogene Probleme identifiziert und verhindert werden. Die im Rahmenvertrag verankerte Möglichkeit, pharmazeutische Bedenken zu äußern, stärkt die pharmazeutische Kompetenz und den freien Heilberuf des Apothekers; sie bedeutet daneben sicher auch wirtschaftliche Zuständigkeit. Diese muss von der Apotheke verantwortlich und vertragsgemäß im Sinne der Patienten und des Systems genutzt werden.

Durch eine verstärkte Verordnung von Wirkstoffen durch Ärzte kann der Apotheker auf der wirtschaftlichen Seite mehr Verantwortung übernehmen. Hierdurch lassen sich nicht nur Einsparungen für das System erzielen. Der Apotheker als der Fachmann für die Arzneimitteltherapie kann nach der Indikationsstellung und der Wirkstoffauswahl durch den Arzt die Auswahl der Arzneimittel noch präziser und patientenindividueller abstimmen. Das gilt im Falle des Vorhandenseins mehrerer Rabattverträge je Wirkstoff und bei „aut idem".

8 Medikationsmanagement

Das Aufgabenspektrum der Apotheken geht heutzutage weit über die bloße Abgabe von Arzneimitteln hinaus. Eine umfassende, individuelle Betreuung der Patienten gehört ebenso dazu wie eine fachübergreifende Zusammenarbeit mit Ärzten und Krankenkassen. Medikationsmanagement ist dabei ein wichtiges Konzept, das teilweise schon gelebt wird, aber in jedem Fall ein erhebliches Wachstumspotential ins sich birgt.

Besonders chronisch Kranke und Patienten mit einer Pflegestufe sind in der Regel multimorbid. Diese Patienten werden häufig nicht nur von ihrem Hausarzt, sondern auch von Fachärzten betreut. Alle verordnen in der Regel Arzneimittel. Außerdem findet zusätzlich eine nicht zu unterschätzende Selbstmedikation statt. Ziel jeder Arzneimitteltherapie muss es sein, bei bestmöglicher Versorgungsqualität gleichzeitig auch möglichst wirtschaftlich zu sein. Wissenschaftliche Studien auf der ganzen Welt konnten zeigen, dass ein Medikationsmanagement für chronisch Kranke durch Apotheker einen erheblichen Beitrag dazu leisten kann. Da mit der Anzahl der angewendeten Arzneimittel auch die potenziellen Risiken überproportional steigen, müssen besonders ältere und pflegebedürftige Patienten durch ein Medikationsmanagement besonders geschützt werden.

Ziel ist es damit, den Nutzen der Arzneimitteltherapie für den einzelnen Patienten zu optimieren und eine Stabilisierung und Verbesserung des Krankheitsbildes zu erreichen. Dadurch können älteren Patienten über einen längeren Zeitraum das Leben in ihrem gewohnten Umfeld ermöglicht und so die Kosten für die sozialen Sicherungssysteme reduziert werden.

Beim Medikationsmanagement handelt es sich um eine Analyse der gesamten Medikation des Patienten, einschließlich Präparaten der Selbstmedikation, mit dem Ziel, arzneimittelbezogene Probleme zu erkennen und für die Zukunft zu lösen. Des Weiteren sollen Complianceprobleme erkannt sowie Grundlagen für das Selbstmonitoring und Selbstmanagement erarbeitet werden. Für Versicherte, die vom Angebot des Medikationsmanagements Gebrauch machen, ist in der Apotheke eine Medikationsdatei zu führen und ein Medikationsprofil zu erstellen. Für die Erstellung der Medikationsdatei erhebt die Apotheke die Daten des Patienten und der aktuellen Medikation. Das Medikationsprofil ist eine graphische Darstellung der Einnahmedauer aller Arzneimittel anhand ihrer Packungen und Dosierung.

Anhand der Daten von Medikationsdatei und Medikationsprofil führt die Apotheke ein „Medikationsmanagement" durch. Die Apotheke führt eine Prüfung der Medikation u. a. auf kritische Wechselwirkungen, Kontraindikationen, Nebenwirkungen und Fehldosierungen durch. Das Medikationsprofil ermöglicht die Prüfung auf Doppelverordnungen, Über- und Unterdosierung, Non- oder Hyper-Compliance sowie Arzneimittelmissbrauch. Auffälligkeiten beurteilt der Apotheker aufgrund seiner pharmazeutischen und pharmakologischen Kompetenz und berät den Patienten sowie bei Bedarf den verordnenden Arzt.

Neben den Grundleistungen des Medikationsmanagements können ergänzende Leistungen zwischen den Krankenkassen und/oder deren Verbänden und den Landesapothekerverbänden als Ergänzung vertraglich vereinbart werden, z. B. ein Check-up Service: Die Apotheke bestimmt auf Wunsch des eingeschriebenen Versicherten alle sechs Monate den Body-Mass-Index, den systolischen und diastolischen Blutdruck sowie die Blutglukosekonzentrationen.

9 Hausapothekenmodell

Mit der Umsetzung des Konzepts der Hausapotheke beschritten die Apotheker im Jahr 2004 erstmals bundesweit den Weg zu einer neuen Versorgungsform. Kern des Hausapothekenmodells ist die engere Bindung des Patienten an „seine" Apotheke. Der Apotheker wird damit besser in die Lage versetzt, alle Informationen zu erhalten, die für die optimale Beratung und pharmazeutische Betreuung des Patienten erforderlich sind. Mit der stärkeren Bindung des Patienten an die Apotheke kann auch eines der zentralen Probleme des Gesundheitswesens, die mangelhafte Compliance des Patienten, begegnet werden.

Die neuen und verbesserten Leistungen bieten auch die Chance der intensiveren Kommunikation sowohl zwischen Apotheke und Patient als auch zwischen Apotheke und Arzt. Damit kann der Apotheker unter uneingeschränkter Beachtung der Therapiehoheit des Arztes durch seine Beratungsleistungen in seinem originären Aufgabengebiet ganz wesentlich zur optimalen Anwendung der Arzneimittel beitragen Die Hausapothekenverträge legen zudem das Fundament für gemeinsame Präventions- und Aufklärungsmaßnahmen. Werden die Hausapotheken in Präventionskampagnen der Krankenkassen einbezogen, werden sie einen erhöhten Kundenzulauf verzeichnen.

Die Arzneimitteltherapie kann zudem dadurch gefährdet werden, dass Schwierigkeiten bei der richtigen Anwendung durch den Patienten auftreten, z. B. Probleme mit der Handhabung oder unerwünschte Arzneimittelwirkungen. Um diese Probleme zu vermeiden, muss die Arzneimitteltherapie längerfristig und kontinuierlich begleitet werden. Dieses Konzept einer längerfristigen und kontinuierlichen Beratung und Betreuung wurde unter dem Begriff „Pharmaceutical Care" bzw. „Pharmazeutische Betreuung" bekannt. Ziel ist es, die arzneimittelbezogenen Bedürfnisse und Probleme des Patienten zu identifizieren sowie Wissensdefizite im Selbstmanagement auszugleichen. In Zusammenarbeit mit dem Arzt soll so die Therapiemitarbeit und die Qualität des Krankheitsmanagements des Patienten erhöht werden.

Verträge mit Krankenkassen oder deren Verbänden auf Bundes- und Landesebene, die teilweise schon abgeschlossen, teilweise noch in Vorbereitung sind, bieten den organisatorischen Rahmen für die Umsetzung des Hausapothekenmodells. Die Einbindung der Krankenkassen erleichtert die Umsetzung des Modells in vielfältiger Weise. Sie ermöglicht da, wo es erforderlich ist, eine angemessene Honorierung der Leistungen. Ferner können die Verträge einheitliche Maßstäbe für die Qualität und den Umfang der zu erbringenden Leistungen bieten. Die Krankenkassen können auch durch eigene Leistungen, insbesondere Datenlieferungen, die Leistungen der Apotheken unterstützen. Darüber hinaus können die Krankenkassen zusätzlich zur Apotheke die Versicherten zur Wahl einer Apotheke als Hausapotheke motivieren. Die Krankenkassenverträge unterstützen so das Konzept der Hausapotheke.

Der Arznei-Service und das Pharmazeutische Management stellen den pharmazeutischen Kern des Hausapothekenkonzepts dar. Für jeden Patienten, der sich in einer Hausapotheke einschreibt, wird in dieser Apotheke eine persönliche Patientendatei eingerichtet. Erst mit diesen Angaben lassen sich viele arzneimittelbezogene Probleme erkennen und damit lösen. Bei der Umsetzung der Rabattverträge kann über die Speicherung der Arzneimittel in der Hausapotheke zudem eine größtmögliche Kontinuität in der Patientenversorgung erreicht werden. Zuweilen kann die Apotheke bei der Abgabe zwischen verschiedenen Arzneimitteln, für die ein Rabattvertrag besteht, wählen. Mit Hilfe der Daten der Patientendatei kann soweit möglich immer das gleiche Rabattarzneimittel abgegeben werden.

Die Hausapotheke stößt auch in Deutschland auf großes Interesse. Sie bietet insbesondere für den chronisch Kranken ein interessantes Versorgungskonzept, da durch die individuelle Beratung viele Probleme frühzeitig erkannt oder verhindert werden können. Auf diese Weise wird ein wichtiger Beitrag zur Arzneimittelsicherheit und -effektivität geleistet. Ziel ist es, die Qualität der Versorgung zu verbessern und Wirtschaftlichkeitsreserven zu erschließen. Damit stärken Hausapothekenverträge die Position des Apothekers im Beziehungsfeld Arzt-Patient-Krankenkasse. Sie unterstreichen die Verantwortung für die Patientenbetreuung.

10 Fazit und Ausblick

Der Qualitätswettbewerb ist die entscheidende Komponente bei der Arzneimittelversorgung. So wird derzeit ein bundeseinheitliches Qualitätsmanagementsystem für alle Apotheken etabliert. Es baut auf den bereits bestehenden Qualitätsmanagementsystemen der Landesapothekerkammern auf und harmonisiert diese. Somit wird nicht nur die Qualität gesichert, sondern auch erkennbar gemacht.

Sowohl die Gesundheitspolitik als auch die Rechtsprechung verlangen von den Pharmazeuten permanente Um- und Neuorientierung. Apotheken sind deutlich flexibler, als manche Kritiker zugeben wollen. Das müssen sie sein, um im Qualitätswettbewerb bei ihren Patienten vor Ort bestehen zu können. Die Politik ihrerseits steht in der Verantwortung, einen sicheren Rechtsrahmen vorzugeben.

Für eine unabhängige Arzneimittelversorgung braucht man klare Regeln, Planungssicherheit und Stabilität.

Die Regelungshoheit für die Sozialsysteme liegt nicht bei der Europäischen Union, sondern bei ihren Mitgliedsstaaten. Dieser Auffassung folgte Anfang September 2008 auch der Europäische Gerichtshof, als er die Ausgrenzung ausländischer Apotheken von der Arzneimittelversorgung deutscher Krankenhäuser für zulässig erklärte, weil der einzelstaatlich verfolgte Gesundheitsschutz vor den europäischen Binnenmarktfreiheiten kommt. Das am 19. Mai 2009 ergangene EuGH-Urteil zum Fremdbesitzverbot von Apotheken bestätigte diese Argumentation noch einmal. Unabhängig von Luxemburg müssen Politiker und Verbraucherschützer in Deutschland jedoch klar Position beziehen: Wünschen sie sich eine konzernunabhängige Arzneimittelversorgung oder profitorientierte „Heuschrecken" und die faktische Abschaffung des Mittelstandes?

Neben einer sicheren und flächendeckenden Arzneimittelversorgung übernehmen die inhabergeführten Apotheken auch weniger attraktive Leistungen wie den Nacht- und Notdienst, die Rezepturherstellung sowie die Überwachung und Meldung von arzneimittelbezogenen Problemen. In der Apotheke arbeiten Fachleute des Gesundheitswesens, die kompetent und herstellerunabhängig zu Medikamenten informieren, Tests durchführen, Präventionsmaßnahmen anbieten und Gesundheitsberatung leisten. Hinzu kommt das soziale Miteinander von Mensch zu Mensch. Die Patienten bewerten das Apothekensystem mit der Note „gut". Das ist Anerkennung für erbrachte Leistungen und Ansporn für noch bessere.

Die politisch gewollte Neutralstellung des Apothekers durch ein Fixhonorar ist das tragende Fundament für die zukünftige Ausrichtung des Berufsstandes. Sie bildet den Rahmen für gesellschaftlich gewünschte Leistungen und zeichnet die zukünftige Ausrichtung des Apothekers vor. Für eine intensivere Nutzung der pharmazeutischen Kompetenz sind vielversprechende Möglichkeiten vorhanden, wie z. B. häufigere Wirkstoffverordnungen, der Ausbau des Hausapothekenmodells und eine stärkere Einbindung der Apotheker in die integrierte Versorgung und in die Ausgestaltung von Verträgen zwischen Kassen und Herstellern.

Auch in Zukunft wird die zentrale Aufgabe der Apotheker die bestmögliche Versorgung der Patienten mit Arzneimitteln sein. Eine wichtige Anforderung an die Apotheker ist zudem, für noch mehr Arzneimittelsicherheit zu sorgen. Grundlage hierfür ist unter anderem eine intensivierte Zusammenarbeit von Arzt und Apotheker und die intensivere Nutzung der pharmazeutischen Kompetenz, z. B. durch Dienstleistungen wie dem Medikationsmanagement. Nicht zuletzt müssen Apotheker auch dazu beitragen, die Arzneimittelkosten bei gleichbleibend hoher Qualität zu senken. Der Apotheker steht als aktiver und konstruktiver Partner bereit.

Cornelia Yzer

Den medizinischen Fortschritt zum Menschen bringen

Qualität hat ihren Preis. Das gilt überall. Vor allem bei der Gesundheit. Da ist es beruhigend zu wissen, dass bis zum Jahr 2030 – und darum soll es nachfolgend ja gehen – die qualitativ hochwertige Gesundheitsversorgung um unzählige neue, innovative Medikamente bereichert sein wird. Für diese Prognose muss man kein Prophet sein, sondern man braucht nur einen Blick in die Labore der forschenden Pharmaunternehmen zu werfen.

Die Frage ist daher nicht, ob Innovationen *kommen* – sondern ob sie im Alltag der Gesundheitsversorgung bei den Patienten auch *ankommen*. Wer über die bestmögliche Qualität in der medizinischen Versorgung der Zukunft spricht, muss also in erster Linie darüber sprechen, ob der medizinische Fortschritt die Patienten ohne Verzögerung und in ausreichendem Maße erreicht. Dies gilt für ärztliches Wissen genauso wie für die flächendeckende Versorgung mit medizinischen Leistungen oder den Zugang zu innovativen Therapien.

1 Ausgangslage: Neue Chancen durch pharmazeutische Innovationen

In den Jahren 2007 und 2008 haben forschende Arzneimittelhersteller in Deutschland mehr als 60 neue Präparate mit neuen Wirkstoffen zur Zulassung gebracht. Darunter waren in erster Linie innovative Medikamente gegen schwere und lebensbedrohliche Krankheiten, etwa neue Antibiotika und Mittel die verschiedene Krebsarten *[Brust-, Darm- und Prostata-]* besser als zuvor bekämpfen. Diabetespatienten können mit neuartigen Medikamenten ihren Blutzuckerspiegel ohne das Risiko von „Unterzucker" senken. Aber auch Medikamente gegen Thrombosen, Epilepsie und AIDS gehören zu den Innovationen, auf die unsere Forscher zu Recht stolz sind.

In klinischen Studien erproben forschende Pharmaunternehmen zurzeit rund 300 weitere Behandlungsmöglichkeiten, die bis 2012 zugelassen werden könnten. Davon gut ein Viertel gegen Krebserkrankungen, jeweils rund ein Sechstel gegen Herz-Kreislauf-Erkrankungen und gegen Infektionskrankheiten. Bei rund 93 Prozent der Projekte geht es um neue Chancen gegen schwere, zum Teil lebensbedrohliche Erkrankungen.

Aber nicht nur Krankheiten, an denen vergleichsweise viele Menschen leiden, etwa die so genannten „Volkskrankheiten", stehen im Fokus, sondern auch verstärkt Erkrankungen, von denen zum Teil nur sehr wenige Menschen betroffen sind. Auch hier gab es in den letzten Jahren große Durchbrüche, teilweise wurden Krankheiten durch „Orphan Drugs" das erste Mal überhaupt behandelbar. Hier wird es auch in der Zukunft für immer mehr Menschen zu ersten echten Therapieoptionen kommen. Und wir setzen alles daran, dass es immer mehr solcher Therapieoptionen in bestmöglicher Qualität zum Nutzen der Patienten geben wird.

Aber was nützen alle Forschungserfolge, die es bis 2030 hoffentlich geben wird, wenn sie die Patienten nicht erreichen können? Zwar sinken die Preise der Medikamente in Deutschland seit Jahren (allein im Jahr 2008 sind die Herstellerpreise gegenüber 2006 um 2,7 Prozent gesunken), aber dies führt nicht automatisch zu sinkenden Arzneimittel-Ausgaben!

Schon heute kostet die Entwicklung eines neuen Medikaments rund 800 Millionen US-Dollar. Rund 12 Jahre vergehen von der ersten Idee für einen Wirkstoff bis es als fertiges Medikament in den Markt gelangt. Umfangreiche klinische Studien mit zum Teil mehreren tausend Probanden in der ganzen Welt liegen der Zulassung zugrunde. Und auch nach der Zulassung steht der neue Wirkstoff unter ständiger Beobachtung: Wie verhält es sich in der Praxis mit Millionen Patienten? Treten bisher unbekannte Nebenwirkungen auf? Gibt es Patienten, bei denen es anders wirkt als beabsichtigt? Medikamentenentwicklung erfordert sehr viel Arbeit, Forschungseinsatz und eben auch Geld. Die neuen Medikamente werden die Arzneimittelausgaben nicht senken können.

2 Personalisierte Medizin

Es ist eine Binsenweisheit, das jeder Mensch anders ist. So ist es nur natürlich, dass Medikamente bei jedem Mensch unterschiedlich wirken. Hier setzt seit einigen Jahren die Forschung an der so genannten „personalisierten Medizin" an. Personalisierte Medizin' bedeutet, dass die Wahl der Therapie nicht mehr nur von der Krankheit abhängt, sondern auch von der jeweiligen Konstitution, dem Stoffwechsel und den Genen des Patienten.

Für personalisierte Medizin muss man nicht für jeden Patienten ein eigenes Medikament entwickeln. Man muss erforschen, wie sich schon vor der Therapie austesten lässt, welches der möglichen Medikamente für einen bestimmten Patienten am besten geeignet ist. Pharmafirmen erforschen dazu, ob die Wirksamkeit und Verträglichkeit ihrer Präparate von bestimmten Gen- oder Bluttestwerten abhängt. Das findet heute schon bei rund einem Viertel aller Neuentwicklungen von Medikamenten statt, und dieser Prozentsatz wird sicher noch steigen. In Zukunft werden wir also keine maßgefertigten Medikamente haben, aber Medikamente für kleinere Patientengruppen. Personalisierte Medizin wird die Qualität der Behandlung verbessern: Sie ist gut für die Patienten, denen wirkungslose Behandlungsversuche oder schwerwiegende Nebenwirkungen erspart bleiben. Sie ist gut für den Arzt, denn er kann seinen Patienten schneller und zuverlässiger helfen.

Personalisierte Medizin dürfte deshalb eine Erhöhung der Erfolgsquoten in der Behandlung mit sich bringen. Die Kosteneffekte sind allerdings noch nicht absehbar: Sicher werden Zusatzkosten für die Vortests vor der Verschreibung dazu kommen. Eine größere Zahl von Medikamenten muss für immer kleinere Patientengruppen erforscht werden.

Experten rechnen damit, dass im Jahr 2030 rund 25 Prozent aller Patienten von der personalisierten Medizin profitieren werden.

3 Die Forschung geht weiter

Die meisten Medikamente, die heute und in den nächsten Jahren von forschenden Pharmaunternehmen zur Zulassung gebracht werden, haben bis 2030 ihren Patentschutz verloren. Nachdem die Forschung und Entwicklung der Originalpräparate bis dahin – hoffentlich – refinanziert wurden, sind sie durch preisgünstige Generika ersetzt worden. Die Forschungsanstrengungen der pharmazeutischen Industrie werden allerdings nicht nachlassen. Das gesamte Geschäftsmodell der Unternehmen beruht ja darauf, medizinisch-pharmazeutischen Fortschritt zu entwickeln. Ohne Innovationen werden die Unternehmen nicht überleben. Deshalb setzen sie ihre gesamte Exzellenz ein, um Medikamente zu entwickeln, die besser verträglich, lebensverlängernd oder Krankheiten heilend sind. Bislang sind erst ein Drittel der rund 30.000 bekannten Krankheiten heilbar oder adäquat behandelbar. Der Bedarf ist also da und wird auch bei größten Anstrengungen so schnell nicht befriedigt werden können.

Deutschland hat sich in den letzten Jahren im Bereich Forschung und Entwicklung gut entwickelt. Wir sind die Nummer 1 bei der klinischen Forschung in Europa und die Nummer 2 weltweit in der Biotechnologie. Damit dies auch in Zukunft so bleibt, ist die Politik gefordert, die Rahmenbedingungen für medizinische Forschung in Deutschland stetig weiterzuentwickeln. Ein abgestimmtes Vorgehen von Wirtschafts- Gesundheits- und Forschungspolitik ist nötig, um Deutschland auch in Zukunft als exzellenten Standort für medizinische Innovationen zu erhalten.

Die pharmazeutische Industrie zählt in Deutschland – aber auch weltweit – zu den Branchen, die am stärksten in Forschung investiert. Unter den 50 forschungsstärksten Unternehmen der Welt findet man insgesamt 16 aus der Pharma/Biotech-Branche. Allein daran kann man ablesen, welchen Stellenwert die Gesundheitswirtschaft weltweit hat. Und Deutschland besitzt hier alle Chancen, in einem der wichtigen weltweiten Zukunftsmärkte eine herausragende Rolle zu spielen!

4 Herausforderung Demografie

Wir sorgen für bestmögliche Qualität: Die neuen Medikamente wirken. Und sie verlängern die Lebenszeit. Krankheiten, die vor ein paar Jahren nur selten oder gar vereinzelt auftraten, werden zu Volkskrankheiten, etwa die Alzheimer-Demenz. Heute forschen wir daran, diese Krankheiten zu verhindern, zu überwinden oder zumindest ihren Verlauf zu verzögern und die Lebensqualität der Betroffenen zu verbessern. Wenn es uns gelingt, hier Fortschritte zu erzielen, kann dies nicht nur dem Einzelnen helfen, sondern auch die Sozialsysteme und die Gesellschaft an anderer Stelle entlasten. Ausgaben für innovative Medikamente sind Investitionen in die Zukunft unserer Sozialsysteme!

Im Jahr 2009 leben ca. 50 Millionen Menschen im „erwerbsfähigen Alter" in Deutschland. Im Jahr 2050 werden nur noch rund 35 – 40 Millionen Menschen zu dieser Altersklasse gehören. Gleichzeitig aber steigt – dank des medizinischen Fortschritts – die Zahl der über 80-jährigen von zurzeit rund 4 Millionen auf etwa 10 Millionen. Mit allen Folgen für die Finanzierung der Gesetzlichen Krankenversicherung: Ein 80-jähriger verursacht etwa 6 bis 7 mal höhere Gesundheitskosten als ein 20-jähriger. Selbst wenn durch bessere Therapien und Vorsorgemaßnahmen dafür gesorgt wird, dass ältere Menschen gesünder und damit leistungsfähiger sind als heute. Wenn also das Renteneintrittsalter in vielen Berufen von 65 bzw. 67 Jahren weiter erhöht werden und der durchschnittliche Eintritt in die Pflegebedürftigkeit ein paar Jahre nach hinten verschoben werden kann, selbst dann wird unser bestehendes Gesundheitssystem nicht wie bisher finanziert werden können. Schon gar nicht, wenn man die zu erwartenden Innovationen auch allen Patienten zugänglich machen möchte.

5 Wie soll das bezahlt werden?

Will man – wovon ausgegangen werden sollte – also auch in Zukunft die bestmögliche Qualität des Gesundheitswesens gewährleisten, muss das deutsche

Gesundheitssystem auf die Herausforderung durch die demografische Entwicklung reagieren.

Im heutigen System entgehen der gesetzlichen Krankenversicherung schätzungsweise 26 Mrd. Euro, indem bestimmte Versichertengruppen bzw. Versicherte aus sozial- oder familienpolitischen Gründen keinen oder nur einen ermäßigten Beitrag entrichten.

Höchste Dringlichkeit besitzt daher die Abkopplung der Krankenversicherungsbeiträge vom Lohneinkommen. Diese Verknüpfung ist nicht nur überkommen, sondern erschwert zunehmend die Finanzierung des Systems der gesetzlichen Krankenversicherung: Eine immer kleinere Zahl von Bürgern muss die Leistungen eines immer größeren Teils mit bezahlen, der nur einen eingeschränkten oder gar keinen Beitrag leistet.

An Stelle der lohneinkommensbasierten Finanzierung sollte die Zahlung einheitlicher, lohnunabhängiger Prämien treten. Jeder Bürger würde so transparent den Beitrag leisten, den die Gesamtbevölkerung zur Deckung der Gesundheitsausgaben benötigt – unabhängig davon, welche Einkommensart er erhält. Der erforderliche soziale Ausgleich würde über das Steuersystem erfolgen: Die Versicherungsbeiträge zum Beispiel für Kinder oder sozial schwache Menschen würden so ganz oder zumindest teilweise von staatlichen Stellen übernommen.

6 Der Arzneimittelmarkt der Zukunft – Vorschlag einer Reform

Um die für die Gesellschaft notwendigen pharmazeutischen Innovationen in Zukunft in ausreichendem Maße möglichst zügig zu den Patienten zu bringen, ist auch eine Reform des Arzneimittelmarkts notwendig. Der deutsche Arzneimittelmarkt heute ist überreguliert: Er ist gekennzeichnet durch eine Vielzahl unterschiedlicher Reglementierungen. Teilweise zielen diese Regulierungen auf die Arzneimittelpreise, teils auf die Menge der verordneten Präparate, teils auf die Struktur des Verordnungssortiments.

Adressaten der Regelungen sind durchweg direkt oder indirekt die pharmazeutischen Unternehmer. In hohem Maße werden aber durch Reglementierungen auch die Ärzte in ihrem Verordnungsverhalten gesteuert. Ihre Therapiefreiheit wurde Stück für Stück eingeschränkt und zurückgedrängt. Parallel wurden Apotheker mit Vorgaben belegt, außerdem Krankenkassen und Patienten.

Im Ergebnis stehen...

- Arzneimittelfestbeträge,
- Zuzahlungsbefreiungsgrenzen,

- Herstellerabschlag von 6 Prozent,
- Herstellerabschlag von 10 Prozent,
- Nutzenbewertung und Kosten-Nutzen-Bewertung,
- (Erstattungs-) Höchstbeträge,
- Parallelimportförderung,
- Aut-idem Substitution,
- Arzneimittelrichtgrößen,
- Arzneimittelrichtlinien und,
- Arzneimittelvereinbarungen,
- Arzneimittelrabattverträge

nebeneinander und heben sich teils im Ergebnis gegenseitig auf oder verstärken sich ungeplant in ihrer Wirkung.

So entwerten sich Festbeträge und Zuzahlungsbefreiungsgrenzen gegenseitig und beide gemeinsam behindern die Rabattverträge, die ihrerseits wiederum die Arzneimittelvereinbarungen aushöhlen. Zudem sind die Rabattverträge – als erste wettbewerbliche Elemente – unsystematisch im hochregulierten Umfeld implementiert.

Dieses vielschichtige, in seinen Effekten weitgehend intransparente Regulierungssystem bietet nicht den ordnungspolitischen Rahmen, in dem sich wettbewerbliche Instrumente funktionsgerecht entfalten können – es besteht eine dysfunktionale und daher instabile Mischung aus zentral-administrativen und wettbewerblich-dezentralen Steuerungsinstrumenten. Das bestehende Regulierungssystem vermag den Leitbildern einer zielorientierten Gesundheitsversorgung nicht mehr zu genügen, es weist im Gegenteil augenfällige Defizite hinsichtlich Nachhaltigkeit und Stabilität, Effizienz, Transparenz, Rechts- und Planungssicherheit sowie Konsistenz und Fairness auf.

Alle Akteure – Krankenkassen und Leistungserbringer – sehen sich mit einer Rahmenordnung konfrontiert, der eine belastbare Grundlage fehlt, den Entscheidungsträgern eine längerfristige Orientierung unmöglich macht und in ihren Steuerungswirkungen in vieler Hinsicht willkürlich erscheint.

Über diese Funktionsdefizite hinaus ist festzustellen, dass das geltende Regulierungssystem auch den Pharmastandort Deutschland schädigt: Er wird als überreguliert, innovationskritisch und interventionistisch wahrgenommen. Umfragen unter Entscheidern belegen, dass die Regelungen positive Maßnahmen zur Stärkung des Pharmastandortes Deutschland in anderen Politikbereichen überlagern und sich investitionshemmend auswirken.

Daher wäre dringend eine Deregulierung notwendig: Zentrale Instrumente – wie z. B. Festbeträge, Höchstbeträge oder Herstellerabschläge (Zwangsrabatte) – müssten mit dem Ziel abgeschafft werden, ein durchgehend wettbewerblich organisiertes Gesundheitssystem zu schaffen, in das ein wettbewerblicher Arzneimittelmarkt eingebettet wäre. Das Leitbild dafür wäre eine qualitätsgesicherte, patientenorientierte, differenzierte Versorgung der Bürger.

Wichtig wäre zudem, dass sich ein fairer Wettbewerb entfalten könnte, in dem die beteiligten Pharma-Unternehmen und Krankenkassen ihre Angelegenheiten durch selektives Kontrahieren, also die Möglichkeit Einzelverträge abzuschließen, regeln. Die Rahmenbedingungen für diesen Wettbewerb würden dort gesetzt, wo sie im Patienteninteresse oder aus kartellrechtlichen Gründen geboten wären.

7 Dezentrale Entscheidungen statt zentraler Regulierungen!

Wenn die zentralen (Preis- und Mengen-) Regulierungen abgeschafft würden, müssten dezentrale Verhandlungen ihren Platz einnehmen: Krankenkassen würden aktiv mit den Arzneimittelherstellern verhandeln um die Versorgung ihrer Mitglieder zu gewährleisten. Ein wesentlicher Vorteil dezentraler Verhandlungen wäre dabei ein größeres Spektrum an Wahlmöglichkeiten – starre Vorgaben „von oben" würden zugunsten höchst möglicher Flexibilität abgeschafft: Jede Krankenkasse könnte sich – innerhalb bestimmter Mindeststandards – ein eigenes Profil geben. Auch im Arzneimittelmarkt gilt: Weg von der Einheitsversorgung, hin zur bedarfsgerechten Versorgung!

Um einer zu befürchtenden Bildung von Monopolen oder Oligopolen entgegenzutreten, müsste der Übergang zu einer vertragswettbewerblichen Steuerung des GKV-Arzneimittelmarktes (wie der anderer Versorgungsbereiche auch) mit einer klaren kartell- bzw. wettbewerbsrechtlichen Weichenstellung einhergehen.

Beim Abschluss von Einzelverträgen im Allgemeinen und von Versorgungs- und Rabattverträgen für Arzneimittel im Besonderen sollten Krankenkassen als Unternehmen im Sinne des „funktionalen Unternehmensbegriffs" des GWB (Gesetz gegen Wettbewerbsbeschränkungen) gelten und in vollem Umfang sowohl dem nationalen, als auch dem europäischen Kartell- und Wettbewerbsrecht unterliegen. Dementsprechend müsste auch eine ausschließliche Zuständigkeit der Kartellbehörden und Zivilgerichte gelten.

Denn: Wenn Krankenkassen unternehmerisch handeln, muss auch der entsprechende Rahmen gesetzt werden – die Regeln des Sozialgesetzbuches sind dafür nicht geeignet.

Oberstes Ziel eines wettbewerblichen Gesundheitssystems ist die qualitativ hochwertige Versorgung der Patienten, die den Herausforderungen der Zukunft – wie beispielsweise dem Abbau von Unterversorgung im Bereich verbreiteter Volkskrankheiten – gerecht wird.

Dazu gehört, dass jede Krankenkasse – unabhängig davon, wie sie sich im Wettbewerb positioniert – ein breites therapeutisches Spektrum anbietet. Folglich können auch im Wettbewerb einzelne Arzneimittel nur dann nicht im Programm einer Krankenkasse enthalten sein, wenn sie gleichwertige Therapiealternativen bereithält.

Ein Verzicht auf Therapieoptionen und damit eine Verkürzung des Leistungsanspruchs des Versicherten wäre nicht möglich und eine etwaige Risikoselektion der Krankenkassen wäre ausgeschlossen.

Um festzustellen, welche Medikamente vergleichbar sind, wäre in diesen Fällen nicht nur ihre Zulassung für eine bestimmte Indikation entscheidend, sondern auch ein im Bezug auf den Behandlungserfolg gleichwertiges Wirkungs- und Nebenwirkungsprofil sowie eine übereinstimmende Anwendungsform und Gesamtverträglichkeit.

Das von einer Krankenkasse anhand dieser Vorgaben definierte Programm würde eine generelle Richtschnur bieten, die es dem Arzt in begründeten Ausnahmefällen auch ermöglichen würde, Medikamente zu verordnen, die außerhalb dieses Programms lägen. Nur so könnte die Breite der Behandlungsanforderungen auf der einen Seite und der Therapiemöglichkeiten auf der anderen Seite erfasst und zur Deckung gebracht werden.

Krankenkassen in einem wettbewerblichen Gesundheitssystem würden so vom „Payer" zum „Player": Sie könnten die Versorgung ihrer bestehenden Mitglieder aktiv gestalten und neue Mitglieder über Preis und Leistung werben.

Kassen hätten jedoch weiterhin vielfältige Möglichkeiten, sich voneinander durch Effizienz oder Leistung abzugrenzen: So könnten sich Kassen – oberhalb des durch politische Rahmenbedingungen garantierten Mindeststandards – zum Beispiel als qualitäts- oder preissensitiv positionieren. Auch innerhalb ein und derselben Kasse wären verschiedene Tarife möglich, etwa um neben der Grundversorgung weitere Arzneimittelalternativen als Wahlleistung anzubieten – dann zum Beispiel durch einen höheren Beitrag.

Ebenso zahlreich wie die neuen Möglichkeiten der Krankenkassen wären die Anreize der Bürger, davon Gebrauch zu machen: Während der eine eher auf den Preis achtet – und daher eine Versorgung mit günstigsten Arzneimitteln bevorzugt –, ist ein anderer bereit, für die Erstattung von höherwertigen Präparaten einen Zusatzbeitrag zu zahlen.

Von herausragender Bedeutung bei diesen Überlegungen ist jedoch, dass die Arzneimittelversorgung innovationsoffen und -freundlich ist. Innovative Arzneimittel sind ein wichtiger Bestandteil einer hochqualifizierten Versorgung und das Charakteristikum des medizinischen Fortschritts.

Daher müssen innovative Arzneimittel von ihrer Markteinführung an grundsätzlich allgemein verordnungs- und erstattungsfähig sein. Dadurch wird eine neue Therapieoption zunächst auf jeden Fall gesichert. Zugleich wird die Innovationsoffenheit des Standorts garantiert. Dies ist essentiell, wenn Deutschland zum Nutzen unserer Volkswirtschaft Exportweltmeister für pharmazeutische Produkte und Leitmarkt in Europa bleiben soll.

Das Leitbild der Zukunft muss eine hochqualifizierte, patientenorientierte, differenzierte Arzneimittelversorgung sein. Sie lässt sich mit einem wettbewerblichen Ansatz erreichen. Einzelverträge zwischen Krankenkassen und Pharma-Unternehmen innerhalb eines durch den Gesetzgeber bestimmten Rahmens wären dafür die notwendige Basis. Ärzten und Patienten würden daraus Therapiemöglichkeiten erwachsen, die eine qualitätsgesicherte, hochwertige Gesundheitsversorgung auch im Jahr 2030 gewährleistet. Wir forschenden Pharmaunternehmen arbeiten bereits heute mit Hochdruck daran, mit der Erforschung medizinischer Innovationen unseren Beitrag für eine solche Qualitätsversorgung zu leisten.

Henning Fahrenkamp

Perspektiven des Arzneimittelmarktes in Deutschland: Aktuelle Politik und strategische Optionen

I.

Die pharmazeutische Industrie in Deutschland zeichnet ein heterogenes Bild. Sie ist zwar in der öffentlichen Wahrnehmung von international tätigen Konzernen geprägt, wird aber zahlenmäßig von häufig inhabergeführten kleinen und mittleren Unternehmen dominiert, die – obwohl standortorientiert – zunehmend ihre Umsätze im Auslandsgeschäft erwirtschaften. In diesem Zusammenhang verzeichnet die Herstellerlandschaft Unternehmen, die sich in den verschiedenen Marktsegmenten mit ihren unterschiedlichen Portfolios als Teil- und Vollsortimenter bewegen.

In den letzten 15 Jahren können wir allerdings eine sich beschleunigende Marktkonzentration der Branche durch Akquisitionen und Fusionen beobachten. Denn die seit 2003 andauernden Reformbestrebungen der zunächst informellen, dann faktischen großen Koalition stärken nur zu kleinen Teilen ein marktwirtschaftlich ausgerichtetes Gesundheitssystem, das mit sozialen Härtefallregelungen auf eventuelle individuelle Überforderungen reagiert. Dies hat Auswirkungen auf die Arzneimitteltherapie, auf die Therapievielfalt und auf alle pharmazeutischen Unternehmen, insbesondere auch den pharmazeutischen Mittelstand. Von nachhaltigen Lösungen sind wir – sowohl bei der Versorgung als auch bei der Finanzierung – noch immer weit entfernt.

Diese Beobachtungen korrespondieren mit gravierenden Veränderungen in der privaten Krankenversicherung: Mit der Einführung des Basistarifs, Kontrahierungszwangs und der Portabilität der Altersrückstellungen soll die PKV offensichtlich der gesetzlichen Krankenversicherung angeglichen werden. Das politische Ziel ist eindeutig: Vereinheitlichung der beiden Versicherungssysteme auf niedrigerem Niveau.

Für die zukünftige Entwicklung des Pharmastandortes Deutschland ist diese Entwicklung bedrohlich. Denn für Pharmaunternehmen sind innovative Ansätze in Diagnostik und Therapie von entscheidender Bedeutung – sie werden aber durch die gegenwärtig herrschende Kostendämpfungspolitik immer schwieriger.

Die bereits durch das AVWG provozierte Marktkonsolidierung, von der vor allem wenige große Anbieter profitieren, führt dazu, dass die Anbietervielfalt langfristig verloren gehen wird. Am Ende dieses Prozesses werden die Preise angesichts des übrig bleibenden Anbieteroligopols früher oder später zwangsläufig wieder steigen. Diese Einschränkung des Wettbewerbs wird langfristig eher zu Preissteigerungen als zu Preissenkungen führen.

Wir müssen uns also fragen, ob vor diesem Hintergrund der Unternehmensstandort Deutschland für die Pharmaindustrie seine wirtschaftliche Bedeutung für das Wachstum bewahren kann. Tatsächlich werden mit dem GKV-WSG die Zäune vor allem für den überlebenswichtigen Bereich der Innovation und der Innovationsförderung erneut enger gesetzt: Innovative, auf die einzelnen Erkrankungen immer mehr maßgeschneiderte und deshalb höherpreisige Medikamente sollen z. B. nur nach einer Zweitmeinung verordnet werden können. Mit der so genannten Kosten-Nutzen-Bewertung innovativer Arzneimittel soll deren Marktdurchdringung wirkungsvoll gebremst werden. Und das in einer Situation, in der die Frage, wie eine Arzneimittelinnovation zu definieren ist, umstritten bleibt, und vieles dafür spricht, dass gerade Schrittinnovationen – die z. B. durch Einordnung der Produkte in das Festbetragssystem keine adäquate Honorierung und damit auch keinen Innovationsanreiz finden – erst den Weg der großen innovativen Sprünge, wie z. B. in den Fortschritten der Krebstherapie oder der Behandlung des Morbus Alzheimer, in die breite Anwendung bahnen.

Selbst unter diesen erschwerten Bedingungen werden die pharmazeutischen Unternehmen durch die Entwicklung medizinischer Innovationen und zeitgemäßer Produkte zur Heilung, Prophylaxe, Rehabilitation und zur Gesundheitspflege ihrer gesellschaftlichen Verantwortung für eine moderne und qualitätsorientierte Gesundheitsversorgung gerecht. Dies setzt jedoch Rahmenbedingungen voraus, die vor allem eines bieten: Planbarkeit und Planungssicherheit. Dies wird von politischer Seite aufgrund der immer wieder virulent werdenden Finanzierungsprobleme in der GKV zu häufig ignoriert. Die gesundheitspolitischen Entscheidungen werden den Handlungsmaximen Kostendämpfung und Beitragssatzstabilität untergeordnet.

Diese Tendenz wird sich vor den aktuellen Gegebenheiten des Gesundheitsfonds weiter verstärken: Gerade vor Wahlen werden die Kassen die Politik nach Belieben vor sich her treiben können, da nichts für die jeweils regierende Koalition fataler wäre, als die Notwendigkeit zu einer nun politisch zu verantwortenden Beitragssatzanpassung unmittelbar vor dem Urnengang. Es bleibt also bei der grundsätzlichen gesundheitspolitischen Strategie der beiden großen Volksparteien: Fragen nach der Zukunftsfähigkeit unseres Gesundheitswesens werden nicht beantwortet, sondern in unverantwortungsvoller Weise weiter auf die lange Bank geschoben. Die große Koalition hat ihr selbst gestecktes Ziel einer nachhaltigen Finanzierung nicht erreicht. Spätestens in einem Jahr werden wir deshalb wieder die gleichen Diskussionen um die Zukunft unseres Gesundheitswesens führen müssen. Im Arzneimittelbereich wird die Zukunftsfähigkeit durch die bereits genannten Maßnahmen strukturell deutlich gebremst.

Eine Strukturreform müsste stattdessen Zielgrößen definieren und intelligente Regelmechanismen zwischen den Marktteilnehmern entwickeln, die eine Erreichung dieser Ziele ermöglichen. Ziel einer echten Strukturreform muss es sein, Öffnungen für marktwirtschaftliche Ordnung zu schaffen. Die Beiträge zur Krankenversicherung vom Lohnbezug zu entkoppeln und das Versicherungsangebot zu differenzieren, sollte eine Folge sein. Der Versicherte muss als Kunde gestärkt werden und die Möglichkeit erhalten, neben einem Standardleistungspaket seine individuell gewünschte Versorgungsleistung durch Zuwahlen zu komplettieren. Dem müssen die Organisations- und die Rechtsform der Krankenversicherer Rechnung tragen.

II.

Wenn aber dieser Weg zu mehr Markt beschritten werden soll, gehört hierzu vor dem Hintergrund der aktuellen Wirtschaftskrise auch das Wissen darüber, dass sich die Herausforderungen in der Gesundheitswirtschaft von den Problemen der allgemeinen Wirtschaftskrise grundsätzlich und fundamental unterscheiden. Ein Blick auf die Dax-Liste dieses Frühjahrs macht dies eindrucksvoll deutlich: In den Olymp der börsennotierten Unternehmen aufgestiegen ist der Gesundheitskonzern Fresenius, und absteigen musste dafür die Postbank. Damit verschiebt sich auch die Bedeutung der Gesundheitswirtschaft im wichtigsten deutschen Aktienindex: Gesundheit wird als Wirtschaftsfaktor immer wichtiger, während die Bedeutung der Finanzbranche momentan abnimmt.

Allerdings sollten wir aus diesem Makro-Trend nicht die falschen Schlüsse ziehen. Innerhalb der Gesundheitsbranche nämlich wird der Druck gerade auf die Industrie und die pharmazeutischen Hersteller nochmals deutlich zunehmen. Worauf sich also die Pharmaindustrie in den nächsten Jahren wird einrichten müssen, ist ein wachsender Preis- und Margendruck innerhalb einer im Prinzip weitgehend krisenfesten Branche. Die scheinbare Robustheit der Gesundheitswirtschaft in der gegenwärtigen globalen Krise täuscht über die tatsächlichen Herausforderungen in der Pharmabranche hinweg.

Vor allem die bekannte, aber politische geleugnete Unterfinanzierung des Gesundheitsfonds – die tatsächlich unter den Bedingungen der Wirtschaftskrise noch zunehmen dürfte – wird die gesundheitswirtschaftlichen Szenarien der nächsten Jahre bestimmen. Dieser bewusste und gewollte Kostendruck wird dazu führen, dass die Kassen als „Einkäufer" im Gesundheitssystem den Druck auf ihre

"Geschäftspartner" – Ärzte, Krankenhäuser und Industrie – noch weiter verstärken werden. Und die Daumenschrauben hierfür sind nicht allein die kartell- und vergaberechtlich problematischen Rabattverträge, sondern in viel stärkerem und gefährlicherem Maße die immer wichtiger werdenden Selektivverträge.

Nicht nur allein der „Rabatt-Paragraph" 130a SGB V wird also den pharmazeutischen Unternehmen das Leben schwermachen, sondern in wachsendem Maße die Paragraphen 73b, 73c und 140a-d – also Hausarztverträge, Facharztverträge und Verträge zur Integrierten Versorgung. Denn in all diesen Verträgen kann die Kasse die mit ihr kontrahierenden Leistungserbringer unmittelbar an generierten Einsparungen – beispielsweise im Arzneimittelbereich – beteiligen. Der Rezeptblock des Arztes wird damit u. a. zum Steuerungsinstrument für sein eigenes Einkommen – und zum Sparschwein der Kassenbudgets.

Aus dieser Verknüpfung zwischen Leistungserbringern und Kostenträgern werden in Zukunft „Verträge zulasten Dritter" erwachsen, die den Druck im Arzneimittelmarkt nochmals deutlich erhöhen werden. Die eigentliche Herausforderung der Industrie heißt derzeit also nicht „Überleben in der Wirtschaftskrise", sondern „Positionieren in Zeiten der selektivvertraglichen Versorgung"! In diesem Zusammenhang dürfte – und das wäre ein positiver Aspekt – die Qualitätsfrage verstärkt an Bedeutung gewinnen: Nur solche Produkte werden sich vor dem Hintergrund des „Einspar-Contractings" am Markt halten können, die ihre Überlegenheit bei der Patientenbehandlung entweder in therapeutischer oder in finanzieller Hinsicht zweifelsfrei belegen können.

III.

Hier aber tut sich ein weiteres gravierendes Problem in der deutschen Versorgungslandschaft auf, das wieder in erster Linie den Unternehmen der pharmazeutischen Industrie auf die Füße fallen dürfte: Es wäre nämlich in Deutschland dringend an der Zeit, zu engeren Kooperationen in der Versorgungsforschung zu kommen. Denn erst, wenn wir nicht nur jeden Versorgungssektor einzeln und isoliert auf seine Wirtschaftlichkeit hin untersuchen, sondern auch aufzeigen können, was Ausgaben im einen Bereich möglicherweise an Einsparungen in einem anderen bringen, sind wir in der Lage, nicht – wie bisher – jede Leistung als Kostenfaktor zu bewerten, sondern ihr auch Einsparpotenziale an anderer Stelle zuzuordnen. Die Verantwortlichen der Gesundheitspolitik scheinen jedoch von einer solchen Betrachtungsweise noch weit entfernt zu sein – und das zum Nachteil des therapeutischen Instruments „Arzneimittel". Denn auf diese Weise wird die gesundheitliche und volkswirtschaftliche Wertschöpfung von Arzneimitteln verdeckt, während die Arzneimittel-"Kosten" offen bilanziert und ausgewiesen werden. Es fehlen kommunizierende Röhren, die den Aufwand in einem Bereich mit dem Nutzen im anderen in Beziehung setzen.

Anders aber als mit einem solchen System von kommunizierenden Röhren wird es kaum möglich sein, zu einem Gesundheitssystem zu kommen, das einerseits effizient organisiert und damit finanzierbar ist, das sich aber zum anderen als produktiver Wirtschaftsfaktor in die übrigen Branchen der Volkswirtschaft einbettet. Denn in der bisher praktizierten Budgetierung der Gesundheitsausgaben spricht sich tatsächlich altes Denken in Kosten-Kategorien aus. Ein neues Bilanzierungskonzept der kommunizierenden Röhren würde dagegen die Gesundheitswirtschaft – wie andere Branchen auch – als produktiven Teil der wirtschaftlichen Wertschöpfung begreifen und entsprechend behandeln. Solche volkswirtschaftlichen Aspekte liegen allerdings dem bisherigen Denken und vor allem der Struktur des Systems selbst gänzlich fern. Nach wie vor steht „Gesundheit" auf der Kostenseite des Staatshaushaltes. Auch die Erwähnung der Gesundheitsbranche als wichtiger Wirtschaftszweig im Koalitionsvertrag und die Hinwendung des Wirtschaftsministeriums zur Branche der Gesundheitswirtschaft können nicht darüber hinwegtäuschen, dass die gesamte Anlage des Systems sich bisher eher unter dem Stichwort „Wohlfahrt" als in der Kategorie „Wirtschaft" rubrizieren lässt.

Dabei haben wir Werkzeuge, um auch die Gesundheitsleistungen in volkswirtschaftlichen Kategorien wirkungsvoll zu benchmarken. Mit einer Betrachtung der Arbeitsausfalltage beispielsweise ließe und lässt sich bereits ein großer Teil an Präventionsmaßnahmen messen und bewerten. Auch der Sinn therapeutischer Leistungen lässt sich – zumindest für den erwerbstätigen Teil der Bevölkerung – mit dieser Messgröße recht gut definieren. Viele weitere solcher eher ganzheitlich orientierten, sektorenübergreifenden Fragestellungen sind denkbar. Das Problem von Bewertungsinstituten wie dem IQWiG und mancher akademischer Experten ist allerdings die Tatsache, dass sie solche volkswirtschaftlichen Aspekte gar nicht, oder nur sehr nachrangig in ihre Betrachtungen mit einschließen. Hier vollzieht sich die Beurteilung medizinischer Leistungen und Erfolge noch sehr an ausschließlich medizinischen Parametern.

In der Gesundheitsversorgung werden jedoch tatsächlich ausschließlich übergreifende Fragestellungen zu vernünftigen, an der Lebenswirklichkeit orientierten Ergebnissen führen. Gerade diesen Fragen scheint aber in unserem kameralistisch aufgebauten System eher nachrangige Bedeutung zuzufallen.

IV.

Aus diesen Entwicklungen leiten sich einige Überlegungen ab, die ein Spektrum der möglichen strategischen Antworten auf die aktuelle Situation aufzeigen mögen:

Integration ist in diesem Zusammenhang nicht nur ein Schlagwort. Tatsächlich neigt sich das Silo-Denken im deutschen Gesundheitswesen dem Ende zu. Die starren Mauern zwischen den einzelnen Versorgungssektoren verwischen, und mit dieser Veränderung verwischen sich auch die starr geregelten Finanzierungsbudgets, die sinnvolle medizinisch-pharmazeutische Kooperationen bislang nahezu unmöglich gemacht haben. Auch die finanziellen Grenzen zwischen den Sektoren sind durchlässiger geworden. Doch Durchlässigkeit muss keine Einbahnstraße sein. Warum also sollten mit jeder Schleusenöffnung immer nur Mittel aus dem Arzneimittelbereich abgezogen werden? Die gesetzlichen Rahmenbedingungen machen es den Unternehmen der pharmazeutischen Industrie deutlich schwerer, auf anderes Terrain vorzudringen, aber sie werden auch weiterhin alle zur Verfügung stehenden Möglichkeiten ausloten.

So lassen sich beispielsweise in strategischen Allianzen mit Versorgungspartnern aus anderen, benachbarten Sektoren größere Marktanteile abdecken, als sie allein – technisch, logistisch und rechnerisch – darstellbar wären. Kooperationen mit Apothekennetzwerken, mit Hilfsmittelherstellern, mit Distributoren oder auch mit Ärztenetzen und Ärzteverbänden bieten sich an. Für Unternehmen mittlerer Größe lassen sich ebenfalls die passenden Kooperationspartner finden. Die Ärztegenossenschaft Schleswig-Holstein beispielsweise hat sich mit Q-Pharm ein eigenes Arzneimittelunternehmen aufgebaut. Warum also nicht partnerschaftlich mit anderen Ärztenetzen zusammenarbeiten?

Aber auch bei pharmazeutischen Herstellern untereinander können strategische Partnerschaften und Kooperationen zu echten Win-win-Situationen führen und die unternehmerische Wertschöpfung optimieren. Ob Fertigung oder Vertrieb: Noch immer existieren innerhalb der pharmazeutischen Industrie Doppelstrukturen, die sich – gerade für Hersteller von Nischenprodukten zu größeren Kooperationen bündeln ließen.

Wie aber lassen sich in einem sinnvoll aufgebauten und kontinuierlich gepflegten Partnernetzwerk die Herausforderungen einer selektivvertraglichen Versorgungsausrichtung strategisch nutzen und in Wettbewerbsvorteile umwandeln? Dies wird der pharmazeutischen Industrie gelingen, wenn sie die bereits erwähnten Selektivverträge nicht nur als Bedrohungs- sondern auch als Gestaltungspotenzial begreift. Selektivverträge können vernünftigerweise nur zwei Zielsetzungen verfolgen: Entweder eine wirtschaftlich günstigere oder eine qualitativ höherwertige Versorgung – im Idealfall eine Kombination von beiden Elementen. So vermitteln es derzeit die Vertragsparteien. Aber will die pharmazeutische Industrie etwas anderes? Die Mitgliedsunternehmen des BPI nehmen für sich und ihre Produkte in Anspruch, dem Patienten eine bessere und langfristig auch wirtschaftlichere Versorgung zu ermöglichen.

Es kann also eigentlich nicht sein, dass alle Versorgungspartner die gleiche Zielsetzung verfolgen, aber auf dem weiteren Weg dann nicht zusammenkommen. Natürlich sind die Rollen unterschiedlich verteilt: Für die Kassen wird eher die Wirtschaftlichkeit im Fokus stehen, während die sogenannten Leistungserbringer eher Aspekte der Qualität ins Zentrum ihrer Argumentation stellen. Trotzdem ziehen im Grund alle Beteiligten im Rahmen der medizinischen Versorgung am gleichen Strang. Es muss möglich sein, diese im Prinzip gleichgerichteten Interessen auch bei so unterschiedlichen Partnern wie Kassen, Ärzten und Industrie zu starken Versorgungspartnerschaften zusammen zu schließen.

V.

Letztlich aber können Innovationen kaum unter einem noch immer überwiegenden „Gesundheitssozialismus" gedeihen, der alle Prozesse dem Dogma des „einheitlich und gemeinsam" unterwirft. „Einheitlich und gemeinsam" ist man zu DDR-Zeiten Trabbi gefahren – das Innovationspotenzial der realsozialistischen Automobilindustrie ist bekannt...

Die Innovationspotenziale, die es in der deutschen Gesundheitswirtschaft gibt, kann man nur heben, wenn sich differenzierte Finanzierungsmodelle durchsetzen, die dem Verbraucher die Möglichkeit zu einer individuellen, selbstbestimmten Entscheidung geben. Hier wird man sich spätestens mit Beginn der nächsten Legislaturperiode mit der Politik zusammensetzen müssen, um – unabhängig von der ermüdenden Diskussion um Kopfpauschale oder Bürgerversicherung – aus der Reihe der Vorschläge, die inzwischen vorliegen, praxisfähige Modelle zu entwickeln.

Es stehen eine Reihe von Krankenkassen bereit, die ihre Versicherten mit maßgeschneiderten Tarifangeboten individuell bedienen. Auch im Bereich der Innovationen wird das Dogma einer „Einklassenmedizin" längst vom realen Wildwuchs einer unsozialen, weil ungezügelten Selektion einer „Versorgung nach Kontostand" überholt. Standortorientierte Innovations- und Gesundheitspolitik würde hier zu abgestuften, sozialverträglichen Finanzierungsmodellen kommen, die neue Ansätze in der medizinisch-therapeutischen Versorgung finanzierbar und vor allem evaluierbar machen. Auch hierüber wird mit den neuen politisch Verantwortlichen zu reden sein.

Dabei könnte dann auch gleich ein Missstand in Augenschein genommen werden, der schon seit längerem dem Forschungsstandort Deutschland für Biotech-Unternehmen das Leben schwer macht: Ein tiefer Graben trennt Wissenschaft und Markt in der deutschen Gesundheitslandschaft. In anderen Ländern – beispielsweise den USA – sieht man das wesentlich pragmatischer. Das deutsche Problem, dass die Forschungsförderung sich zurückzieht, sobald die ersten Anzeichen von Marktfähigkeit am Horizont auftauchen, wird dort nicht nur mit Kopfschütteln, sondern auch mit Investitionshunger zur Kenntnis genommen. Es gibt genügend Beispiele, wo innovative und kreative deutsche BioTech-Unternehmen sich kurz vor der Marktreife ausländischen Investoren in die Hände geben mussten, eben weil deutsche Finanzierungs- und Förderungsinstitutionen noch nicht oder nicht mehr bereit sind, die letzten Meter bis zum Markt finanziell zu begleiten. Auch das ist ein Stück Innovationspolitik in Deutschland, über das zu reden sein wird.

Im Zentrum aller Überlegungen für strategische Antworten auf den derzeitigen Umgestaltungsprozess muss jedoch das Bewusstsein stehen, dass die pharmazeutische Industrie sich systemisch stärker in das Versorgungsgeschehen einbringen und integrieren muss. Ziel und Aufgabe aller strategischen Antworten, die wir in der aktuellen Situation geben können, kann es nur sein, die systemische Integration der pharmazeutischen Industrie in die bundesdeutsche Gesundheitswirtschaft konzentriert zu stärken und nachhaltig zu fördern.

Mit anderen Worten: Wer eng und gestaltend mit allen Partnern der Versorgungslandschaft kooperiert, wer dem System mit konzentrierten Forschungsleistungen echte Innovationen zur besseren Patientenversorgung zur Verfügung stellt, wer durch ethische Kompetenz bewiesen hat, dass er sich nicht nur den Patienten, sondern auch den Kostenträgern der Solidargemeinschaft als verantwortungsbewusster Entwickler und Hersteller hochwertiger volkswirtschaftlich bedeutender Produkte präsentiert, der wird sich auch in Zukunft erfolgreich auf dem schwierigen deutschen Arzneimittelmarkt halten können. In diesem Wettbewerb wird es Verlierer geben, die Politik aber ist aufgefordert, die Rahmenbedingungen so zu setzen, dass qualitativ hochwertige, innovative Leistungen zum Wettbewerbsvorteil werden. Den Weg dahin kann nur ein Gesundheitssystem markieren, das stärker durch Differenzierung und Angebotsvielfalt gekennzeichnet ist. Den Gefahren einer drohenden Einheitsversorgung muss – aus demokratischer, aus therapeutischer und aus wirtschaftlicher Perspektive – auch in Zukunft entschlossen Einhalt geboten werden.

Peter Schmidt

Generika: Garanten einer hochwertigen und kosteneffektiven Arzneimittelversorgung

1 Einleitung

Seit die ersten Generika vor rund 35 Jahren auf den deutschen Markt kamen, haben die qualitativ hochwertigen, aber preiswerten Folgeprodukte patentfreier Medikamente den deutschen Arzneimittelmarkt geradezu revolutioniert. Heute können rund zwei Drittel aller chronischen Krankheiten und viele Krebserkrankungen leitliniengerecht, also auf dem aktuellen Stand der medizinischen Erkenntnisse, mit Generika behandelt werden.

Jahr für Jahr entlasten Generika die Krankenkassen in erheblichem Umfang. Sie verschaffen der Gesetzlichen Krankenversicherung (GKV) damit auch die finanziellen Freiräume, die sie angesichts knapper Ressourcen dringend benötigt, um ihren Versicherten ohne Rücksicht auf deren Geldbeutel weiterhin die Teilhabe am medizinisch-pharmazeutischen Fortschritt zu ermöglichen. Trotz dieser von niemandem bestrittenen Leistungen für das Gesundheitswesen sieht sich die Branche einer Gesundheitspolitik ausgesetzt, die drauf und dran ist, ihre Leistungsfähigkeit zu untergraben. Denn mit dem Nebeneinander einer Vielzahl inkonsistenter, nicht aufeinander abgestimmter gesetzlicher bzw. kollektivvertraglicher zentraler Steuerungsinstrumente (Beispiele: Festbeträge, Herstellerabschläge, Zuzahlungsfreistellung und Arzneimittelzuzahlungen der Patienten) einerseits und dezentraler wettbewerblicher Steuerung (Arzneimittelrabattverträge) andererseits hat der Gesetzgeber die Generikaindustrie in einen Schraubstock gespannt, der ihre finanziellen Potenziale Zug um Zug zerquetscht. Der künstlich überhitzte Wettbewerb, der eine rasante Erosion der Generikapreise und der Margen und Gewinne der Hersteller ausgelöst hat, gefährdet nicht nur den Generikastandort Deutschland. Mittel- und langfristig geht er auch zu Lasten der Qualität der Arzneimittelversorgung.

2 Was ist ein Generikum?

Nach arzneimittelrechtlicher Definition ist ein Generikum ein Arzneimittel, das die gleiche Zusammensetzung der Wirkstoffe nach Art und Menge und die gleiche Darreichungsform wie das Referenzarzneimittel des Erstanbieters (im Folgenden als patentfreies Erstanbieterprodukt bezeichnet) aufweist und dessen Bioäquivalenz durch entsprechende Bioverfügbarkeitsstudien nachgewiesen wurde (vgl. § 24b Abs. 2 Satz 1 AMG). Der Wirkstoff eines Arzneimittels ist die Substanz, die dazu bestimmt ist, im Organismus die Reaktion auszulösen, die mit dem Präparat erreicht werden soll (z. B. die Heilung, Linderung oder Verhinderung der Verschlimmerung einer Krankheit).

Generika sind von ihrer pharmazeutischen Qualität her den Ursprungsmedikamenten absolut ebenbürtig. Sie werden vom Körper ebenso schnell aufgenommen und ebenso schnell an den Wirkort transportiert wie die patentfreien Erstanbieterprodukte. Dieser Nachweis, den Generikahersteller im Rahmen des Zulassungsverfahrens durch Bioverfügbarkeitsstudien erbringen müssen, ist die Voraussetzung dafür, dass die Ärzte ohne medizinische Bedenken Generika statt der Erstanbieterprodukte verordnen können. Zudem sind sie Grundlage für die „Aut-idem-Regel", nach der Apotheken unter gesetzlich bzw. kollektivvertraglich definierten Voraussetzungen Erstanbieterprodukte gegen Generika und Generika gegen Generika austauschen dürfen.

Generika dürfen prinzipiell immer dann auf den Markt kommen, wenn die Erstanbieterprodukte ihren Patentschutz verlieren. Dies ist 20 Jahre nach der Anmeldung des Wirkstoffpatents der Fall. Da die forschenden Arzneimittelhersteller ihre innovativen Produkte wegen der klinischen und vorklinischen Studien, die für die arzneimittelrechtliche Zulassung vorgeschrieben sind, in der Regel erst acht bis zehn Jahre nach Patentanmeldung auf den Markt bringen, bleiben ihnen im Mittel zehn bis zwölf Jahre, ihre Investitionen in Forschung und Entwicklung zu amortisieren. Danach stehen sie im Preiswettbewerb mit den Generikaherstellern.

Üblicherweise setzen die Generikahersteller ihre Preise bei Markteinführung ungefähr 25 Prozent unter dem Preis des Erstanbieterproduktes bei Patentablauf an. Der intensive Preiswettbewerb im Generikamarkt (bei umsatzstarken Wirkstoffen konkurrieren mitunter mehr als 40 Unternehmen miteinander) führt zu permanent weiter sinkenden Preisen. Heute kosten einige Generika nur noch 20 Prozent des Preises der patentfreien Erstanbieterprodukte.

Die günstigen Generikapreise sind einmal darauf zurückzuführen, dass die Hersteller keine kostenträchtige Forschung betreiben müssen und von vereinfachten Zulassungsverfahren profitieren. Hinzu kommen Kostenvorteile, die sich aus modernsten Produktionsanlagen und -prozessen ergeben. Der entscheidende

Faktor der Preisbildung im Generikamarkt ist allerdings der Preiswettbewerb der Hersteller. Mit der Aut-idem-Regelung hat der Gesetzgeber wirkstoffgleiche Generika nämlich rechtlich und faktisch als homogene Güter deklariert. Denn die patentfreien Erstanbieterprodukte und ihre Generika weisen denselben Wirkstoff, dieselbe Dosierung und dieselben oder eine vergleichbare Darreichungsform auf und sind unter medizinisch-pharmazeutischen Aspekten grundsätzlich gegeneinander substituierbar. Sie unterscheiden sich allenfalls bei den pharmazeutisch inaktiven Hilfssubstanzen voneinander. Generikafähige Arzneimittel mit demselben Wirkstoff, derselben Wirkstoffmenge und denselben oder einer vergleichbaren Darreichungsform befriedigen – identische arzneimittelrechtliche Zulassungen vorausgesetzt – denselben (therapeutischen) Bedarf.

Unter dem Blickwinkel ihrer pharmazeutischen Qualität und ihres medizinisch-pharmakologischen Nutzens gibt es also weder für den Arzt noch für die Apotheke noch für die Krankenkasse einen sachlichen Anlass, ein bestimmtes Generikum aus einer Gruppe wirkstoffgleicher Produkte zu bevorzugen. Aus der Sicht des Patienten können allerdings bestimmte Produkteigenschaften (wie z.B. die Größe und Oberflächenbeschaffenheit von Tabletten), die die Applikation erleichtern oder erschweren, für die Bevorzugung eines bestimmten Generikums mit dem jeweiligen Wirkstoff sprechen. Wesentlichstes und wichtigstes Unterscheidungsmerkmal wirkstoffgleicher Generika mit derselben Dosierung und derselben oder einer vergleichbaren Darreichungsform ist jedoch ihr Preis. Unter diesen Rahmenbedingungen liegt es auf der Hand, dass der Wettbewerb im Generikamarkt seit eh und je primär über den Preis ausgetragen wird.

Preiswettbewerb ist stets darauf gerichtet, Marktanteile zu sichern oder auszubauen. Preiswettbewerb bedeutet, entweder selbst die Preisführerschaft zu übernehmen oder Preisvorteile von Wettbewerbern zu egalisieren, zumindest aber zu verringern. Er kann prinzipiell in zwei Spielarten ausgetragen werden: Zum einen durch generelle Preissenkungen für alle Kunden, zum anderen durch individuelle Preiszugeständnisse (Rabatte) an bestimmte, in aller Regel marktmächtige Kunden. Schon vor dem Inkrafttreten des Gesetzes zur Verbesserung der Wirtschaftlichkeit in der Arzneimittelversorgung (AVWG) am 01.05.2006 haben generelle Preissenkungen die Preispolitik der Generikaindustrie gekennzeichnet. Das AVWG hat die Generikapreise auf eine beschleunigte Talfahrt geschickt. Diese Preiserosion ist sowohl den Festbetragssenkungen – alle Festbeträge müssen seit dem 1. Mai 2006 im unteren Preisdrittel angesiedelt sein – als auch der Freistellung von Arzneimitteln von der Zuzahlung geschuldet, wenn ihr Apothekenverkaufspreis den Festbetrag um mindestens 30% unterschreitet. Bei diesem Schwellenwert entfällt zudem der so genannte Generikaabschlag gemäß § 130a Abs. 3b SGB V. Mit dem GKV-WSG ist zu den auf generelle Preisreduzierungen angelegten dirigistischen Steuerungsmechanismen das Element individueller kassenbezogener Preisnachlässe hinzu getreten.

Für Krankenkassen und Patienten bedeuten Generika allerdings nicht nur eine finanzielle Entlastung. Die Patienten können nämlich stets darauf vertrauen, mit erprobten und sicheren Wirkstoffen behandelt zu werden. Denn oftmals treten unerwünschte Arzneimittelwirkungen nicht unter den artifiziellen Bedingungen der klinischen Zulassungsstudien, die an handverlesenen Probanden durchgeführt werden, sondern erst nach dem Markteintritt im Versorgungsalltag auf, wenn sie bei inhomogenen, multimorbiden Patientenkollektiven angewandt werden. Spektakuläre Marktrücknahmen nach Todesfällen sind bei Generika, deren Wirkstoffe mindestens seit 10 Jahren auf breiter Front zum Einsatz gekommen sind, daher nicht zu erwarten.

Generika sind also pharmazeutisch hochwertige, sichere, bewährte und preisgünstige Arzneimittel.

3 Generika ermöglichen durchgängige leitliniengerechte Pharmakotherapie

Sowohl unter dem Blickwinkel der Gesundheitsökonomie als auch aus der Sicht des einzelnen Patienten steht und fällt die Qualität der Pharmakotherapie damit, dass alle Patienten, die an einer bestimmten Krankheit leiden, ausreichend, zweckmäßig und wirtschaftlich versorgt werden, wobei das Maß des Notwendigen nicht überschritten werden darf (vgl. z. B. die §§ 2 Abs. 4 und 12 Abs. 1 Satz 1 SGB V). Das Maß des medizinisch Notwendigen wird vielfach durch evidenzbasierte Behandlungsleitlinien oder Pharmakotherapieempfehlungen der wissenschaftlichen Fachgesellschaften definiert. Nicht zuletzt, um Wirtschaftlichkeitsprüfungen wegen der Überschreitung ihrer jeweiligen fachgruppenspezifischen Arzneimittelrichtgröße und sich daraus ggf. ergebende Arzneimittelregresse zu vermeiden, rationieren Ärzte offen oder versteckt Arzneimittel, deren Verordnung sie selbst als medizinisch notwendig erachten. Diese Rationierungspraxis betrifft in erster Linie teure patentgeschützte Präparate.

Wie die nach Markteintritt von Generika häufig sprunghaft nach oben schnellenden Verordnungen belegen, versetzen erst diese preisgünstigen Medikamente die Ärzte in die Lage, Patienten mit einer bestimmten Indikation durchgängig leitliniengerecht zu therapieren. Es ist dem Berliner IGES-Institut zu verdanken, dass die unhaltbare Behauptung der Krankenkassen nun auch wissenschaftlich widerlegt ist, dass Generika zu einer Mengenausweitung bei Arzneimitteln beitragen. Diese Argumentation ist wohl eher reinem Kostendenken als der berechtigten Sorge vor Überversorgungen geschuldet. Das IGES-Institut konnte jedenfalls anhand mehrerer Krankheiten exemplarisch nachweisen, dass die Ärzte erst nach dem Markteintritt kostengünstiger Generika auf eine leitliniengerechte Therapie umgestiegen sind. So hat das IGES am Beispiel der Bluthochdrucktherapie im Arzneimittel-Atlas 2008 nachgewiesen, dass sich die Zahl der behandelten Patienten dank der Generika in nur zehn Jahren verdoppelt hat und heute nahezu auf dem Niveau liegt, das bei leitliniengerechter Therapie zu erwarten ist. Zu ähnlichen Ergebnissen kam das IGES bei Lipidsenkern, Säurehemmern und Antidiabetika.

Generika leisten mithin einen unverzichtbaren Beitrag zur Beseitigung der unter anderem von der Bundesärztekammer immer wieder beklagten Unterversorgung in der Arzneimitteltherapie. Die IGES-Zahlen sind umso überzeugender, als der Arzneimittel-Atlas vom Verband der Forschenden Arzneimittelhersteller (VFA) finanziert wird. Der VFA wiederum steht aber nicht wirklich im Verdacht, die Interessen der Generikaindustrie zu fördern.

Generika beseitigen also Qualitätsdefizite bzw. bauen sie zumindest ab.

4 „Headroom for Innovation"

Generika tragen wesentlich dazu bei, teure Innovationen sowohl in der Arzneimittelversorgung als auch in anderen Leistungssektoren bezahlbar zu halten. Nur sie federn den anhaltenden Ausgabendruck ab, der von den patentgeschützten Arzneimitteln ohne Festbetrag und den patentfreien Erstanbieterprodukten ohne Generikakonkurrenz ausgeht. Das Jahr 2008 ist in dieser Hinsicht ein Rekordjahr. Generika haben die GKV nämlich in der noch nie da gewesenen Höhe von 11 Milliarden Euro entlastet. Das entspricht immerhin 1,1 Beitragssatzpunkten. Generika schaffen somit die finanziellen Freiräume, die die GKV angesichts ihrer knappen finanziellen Ressourcen dringend benötigt, damit alle Versicherten ohne Rücksicht auf ihren Geldbeutel am medizinisch-pharmazeutischen Fortschritt teilhaben können. Generika sorgen demnach dafür, dass der gesetzliche Anspruch der GKV-Versicherten auf eine Versorgung eingelöst wird, die dem allgemein anerkannten Stand der medizinischen Erkenntnisse entspricht und den medizinischen Fortschritt berücksichtigt (vgl. § 2 Abs. 1 Satz 3 SGB V).

Generika stellen somit einerseits selbst eine hochwertige Versorgung mit patentfreien Wirkstoffen sicher. Andererseits tragen sie dazu bei, dass das Gesundheitssystem den Patienten kostenintensive innovative Arzneimittel zur Verfügung stellen kann. Einsparungen bei den Generika können allerdings die Ausgabenzuwächse nicht kompensieren, die von den patentgeschützten Arzneimitteln und den patentfreien Arzneimitteln ohne Generikakonkurrenz ausgehen. Dies gilt zumal für den Ausgabenschub, den der prognostizierte Anstieg des

Anteils teurer Biopharmazeutika an den GKV-Arzneimittelausgaben in den nächsten drei bis vier Jahren auslösen wird. Gesellschaft, Politik und Akteure im Gesundheitswesen sind gut beraten, sich darauf einzustellen, dass die GKV-Arzneimittelausgaben sowohl wegen des medizinisch-pharmazeutischen Fortschritts als auch infolge der Alterung unserer Gesellschaft weiter steigen werden.

5 Generika: Preisdruck ohne Qualitätsverluste

Mit dem am 01.04.2007 in Kraft getretenen GKV-WSG sind zu den auf generelle Preisreduzierungen angelegten dirigistischen Steuerungsmechanismen individuelle kassenbezogene Preisnachlässe hinzu getreten. Arzneimittelrabattverträge sind derzeit unter dem Strich einzig und allein darauf angelegt, Effizienzreserven zu aktivieren, die mit Regulierungsaktivitäten (noch) nicht erschlossen und mobilisiert worden sind. Der durch die §§ 19-21 des Gesetzes gegen Wettbewerbsbeschränkungen (GWB) kartellrechtlich nur rudimentär gezügelten Marktmacht der Kassen korrespondiert ein massiver Druck auf die Generikahersteller, ihre homogenen Produkte bei Ausschreibungen mit Tiefstpreisangeboten im jeweiligen Krankenkassenmarkt zu platzieren. Besonders vorteilhaft fällt für die Krankenkassen und die Politik dabei ins Gewicht, dass das Ausschöpfen von Effizienzreserven durch Rabattverträge im Arzneimittelmarkt wegen des strengen arzneimittelrechtlichen Zulassungsverfahrens sowie der intensiven in- und externen Qualitätssicherung der Herstellungsverfahren und der Produkte nicht mit Abstrichen an der Qualität und Sicherheit der Rabattarzneimittel erkauft wird. In diesem Punkt unterscheiden sich Arzneimittel fundamental von Hilfsmitteln, bei denen Patienten zumindest gelegentlich mit minderwertigen Produkten versorgt worden sind.

6 Auswirkungen von Rabattverträgen auf den Generikamarkt

Die Krankenkassen sitzen im generikafähigen Markt seit dem GKV-WSG am längeren Hebel. Sie profitieren vom „Gefangenendilemma" der Industrie, das die Politik massiv verstärkt hat und dem die Branche nicht entrinnen kann. Rabattverträge, zumal aber die Variante „Molekülvertrag" beschleunigen den Preisverfall in Richtung Grenzkosten auf eine zuvor kaum für möglich gehaltene Geschwindigkeit. Dieses seit eh und je sehr wettbewerbsintensive Marktsegment ist nunmehr vollends zu einem Nachfragemarkt geworden. Die gesamte Generikaindustrie steht seit dem „Doppelschlag" von AVWG und GKV-WSG, der binnen eines Jahres erfolgte, unter einem massiven finanziellen Druck. Einer IMS HEALTH-Studie zufolge haben die mit dem AVWG neu implementierten bzw. verschärften Regulierungsmechanismen die Generikapreise auf eine rasante Talfahrt geschickt. Im Zeitraum vom März 2006 bis zum März 2007 haben die Generikahersteller ihre Preise um durchschnittlich 31% gesenkt und die Kassen dadurch um 835 Millionen Euro entlastet. Seither haben die Hersteller ihre Listenpreise auch wegen der Festsetzung neuer Festbeträge und Zuzahlungsfreistellungen bzw. der Anpassung von Festbeträgen und Zuzahlungsfreistellungen weiter reduziert. So haben die Spitzenverbände der Krankenkassen zum 01.06.2008 die Festbeträge für 59 Festbetragsgruppen und die Zuzahlungsfreistellungsgrenzen für 47 Festbetragsgruppen gesenkt; dabei wurden die Festbeträge der Festbetragsgruppen im Mittel um satte 30% reduziert, die mit einer Zuzahlungsfreistellung verknüpft sind.

Hinzu kommen die Umsatz- und Gewinneinbußen, die Rabattverträgen geschuldet sind. Die tiefsten Einschnitte ergeben sich bei Molekülverträgen, hier können sich die Kassen Angebotsvielfalt im Generikamarkt zunutze machen, um die Hersteller auszupressen wie Zitronen. So werden die „generischen Blockbuster" wie Simvastatin von mehreren Dutzend Herstellern vermarktet. Das vom AOK-System zuletzt praktizierte „Highlander-Prinzip" – je Gebietslos erhält nur ein Hersteller den Zuschlag – verschärft den Druck auf die Hersteller außerordentlich, sich mit Tiefstpreisen, in den AOK-Arzneimittelmarkt „einzukaufen". Für Insider ist es ein offenes Geheimnis, dass eine Reihe von pharmazeutischen Unternehmen Angebote gemacht hat, die unter den Herstellungskosten liegen. Es liegt auf der Hand, dass das Nebeneinander von Dirigismus und selektivem Kontrahieren die Abwärtsspirale der Generikapreise in immer schnellere Drehung versetzt. Die aktuellen Wirkstoffrabattverträge der AOK beschleunigen diese Entwicklung außerordentlich. Im Ergebnis nähern sich die Generikapreise mit noch größeren Sprüngen den Grenzkosten. Die Generikaindustrie steckt im Moment in einer „Rentabilitätsfalle". Und das kann weit reichende Folgen haben.

6.1 Beschleunigung und Intensivierung des Konzentrationsprozesses/Verdrängungswettbewerbs in der Branche

Mit dem AVWG und dem GKV-WSG hat der Gesetzgeber der Globalisierung des deutschen Generikamarktes Tür und Tor geöffnet. Er rüttelt damit zugleich an dessen Grundfesten. Gravierende Verwerfungen und Umbrüche im Markt sind vorprogrammiert, möglicherweise steht sogar seine völlige Neustrukturierung ins Haus. Dabei sind die Chancen der Marktteilnehmer auf Seiten der Industrie strukturell sehr unterschiedlich verteilt.

Großen Teilen der Generikaindustrie droht die Gefahr, dem Zangenangriff aus Dirigismus und Rabattverträgen zum Opfer zu fallen. Dies gilt insbesondere für die mittelständischen Unternehmen. Da die deutsche Pharmaindustrie (noch) mittelständisch geprägt ist, können AVWG und GKV-WSG weite Teile der jetzigen Industriestruktur zerstören. Der Gesetzgeber selbst hat den Konsolidierungs- und Konzentrationsprozess beschleunigt, der sich weltweit (auch) in der Generikaindustrie abspielt. Auf mittlere Sicht deuten die Auspizien auf eine Oligopolisierung des deutschen Generikamarktes hin. Diesen Standpunkt hat auch das Bundeskartellamt in seiner Stellungnahme zum GKV-WSG eingenommen. Es hat eingeräumt, dass die gemeinsame Beschaffung von Arzneimitteln durch marktmächtige Krankenkassenverbünde zwar kurzfristig zu Kosteneinsparungen führen könne. Zu berücksichtigen seien jedoch auch die mittel- und langfristigen negativen Folgen für den Markt, einzelne Marktteilnehmer und die Versicherten, wenn der selektive Vertragswettbewerb außerhalb einer effektiven kartell- und wettbewerbsrechtlichen Kontrolle stattfinde. Dieselbe Warnung hat auch der Wissenschaftliche Beirat des Bundeswirtschaftsministeriums ausgesprochen: Kurzfristige Kostenvorteile würden langfristig mit kostentreibenden Strukturen erkauft.

Formiert sich dieses Oligopol tatsächlich, wird die GKV auf längere Sicht mit steigenden Arzneimittelpreisen die Einsparungen teuer bezahlen, die ihr das AVWG und das GKV-WSG jetzt und in der nächsten Zeit in den Schoß legen. Welche die Player diesen ggf. Zirkel bilden, wird sich im Markt entscheiden. Kleinere und mittlere Unternehmen (KMU) haben dabei die schlechteren Karten: Sie können in einem Kampf, in dem es einzig und allein um Marktanteile geht, nicht mit den international aufgestellten in- und ausländischen Branchenriesen mithalten.

6.2 Kostensenkungsprogramme

Die absehbare weitere Preis- und Erlöserosion wird alle Generikahersteller zwingen, noch schärfer auf die Kostenbremse zu treten. Zudem hat die Industrie mit starken Kostensteigerungen zu kämpfen. So haben sich z.B. nicht nur die Aufwendungen für die arzneimittelrechtliche Zulassung und deren Erhaltung, sondern auch die Lohn- und Energiekosten deutlich erhöht. Bei den Biosimilarherstellern kommt hinzu, dass die Kosten für die von der Zulassungsbehörde geforderten Post-Authorisation-Safety-Studies mit erheblichen Beträgen zu Buche schlagen. Die Konsequenz: alle kostenrelevanten Strukturen und Prozesse befinden sich auf dem Prüfstand.

6.2.1 Produktion

Das kann gravierende Auswirkungen auf den Standort haben. Bislang werden die in Deutschland abgegebenen Generika weit überwiegend im Inland hergestellt. Will sie mit ihren auf den deutschen Markt drängenden kostengünstiger produzierenden internationalen Wettbewerbern Schritt halten, bleibt der deutschen Generikaindustrie auf längere Sicht indes gar keine andere Wahl, als ihre Produktion Zug um Zug in Billigländer zu verlagern. In den international operierenden Unternehmen geben die Ergebnisse des internen Standortwettbewerbs für solche Entscheidungen den Ausschlag. So hat einer der größeren Player kommuniziert, er beziehe 60% seiner Produkte seit März 2008 aus Indien. KMU und deren Lohnhersteller, die diese Option nicht besitzen, werden auf der Strecke bleiben. Der Produktionsstandort Deutschland schwebt in akuter Gefahr. Wertvolles Know-how und teils hoch qualifizierte Arbeitsplätze stehen auf dem Spiel. Nicht zuletzt im Interesse einer jederzeit gewährleisteten Versorgungssicherheit sollte der Generikaproduktionsstandort Deutschland aber erhalten bleiben.

6.2.2 Vertrieb

Einige Unternehmen, die über einem Pharmaaußendienst verfügen, haben einerseits ihre Vertriebskosten reduziert, indem sie ihre Vertriebsmannschaften verkleinert oder ihre Sales Forces sogar komplett aufgelöst haben. Damit überlassen sie dem quantitativ ohnehin dominierenden Vertriebspersonal der forschenden Arzneimittelhersteller in den Arztpraxen allerdings das Feld entweder ganz oder räumen ihm verstärkte Einflussmöglichkeiten ein. Andererseits bedingt der professionelle Umgang mit Ausschreibungen von Arzneimittelrabattverträgen den Aufbau eines qualifizierten Contract-/Key-Account-Managements.

6.3 Entwicklung neuer Generika

Bislang konnten Politik und Krankenkassen darauf vertrauen, dass Generika unmittelbar nach Patentablauf in Deutschland zur Verfügung stehen, wenn der jeweilige Wirkstoffmarkt lukrativ erscheint. Im Zeichen sich rapide verschlechternder Margen und Gewinne werden Generikahersteller in Zukunft aller Voraussicht nach in diesem Punkt zurückhaltender agieren. Die Anforderungen an die Profitabilität einer generikafähigen Substanz werden steigen, die eine oder andere Investition in die Entwicklung eines neuen Generikums wird unterbleiben.

6.4 Optimierung patentfreier Arzneimittel

Bis dato haben die Generikahersteller patentfreie Arzneimittel sehr häufig durch galenische Verbesserungen so optimiert, dass sie ihren Referenzarzneimitteln pharmazeutisch überlegen sind. Diese „generische Innovation" betrifft insbesondere die bessere Verträglichkeit oder Applikation der Medikamente. Darüber hinaus hat die Generikaindustrie neue Darreichungsformen (Beispiele: Retard- oder Fortepräparate) entwickelt. Alle diese Optimierungen kosten Geld. Diese Investitionen zahlen sich für die Industrie bei Wirkstoffrabattverträgen aber nicht mehr aus. Denn sie sind nicht mehr refinanzierbar, wenn Krankenkassen versuchen, mit diesen Vereinbarungen den letzten Cent aus dem Generikamarkt herauszuquetschen. Molekülverträge zeichnen mithin den Weg vor, die kostengünstigste Alternative eines Generikums zu produzieren: nämlich die simple Kopie, die bloße Initiation des patentfreien Erstanbieterprodukts.

Dadurch werden Patienten aus betriebswirtschaftlichen Sachzwängen heraus an sich mögliche Verbesserungen der Arzneimitteltherapie vorenthalten. Sie sind die Leidtragenden dieser Entwicklung.

6.5 Biosimilars

Für die Großen der Branche dürfte sich darüber hinaus die Frage stellen, ob sie in ihrem klassischen Geschäftsfeld mit „chemisch synthetisierten Arzneimitteln noch hinreichende Erträge erzielen, um den finanziellen Kraftakt zu stemmen, Biosimilars zu entwickeln und zu produzieren. Der Entwicklungsprozess dieser Arzneimittel dauert 6 Jahre bis 9 Jahre und verschlingt 80 Millionen Euro bis 120 Millionen Euro. Zudem müssen in die Produktionsanlage bis zu 50 Millionen Euro investiert werden. Dieses Geld müssen die Biosimilarhersteller im Geschäft mit konventionellen Generika verdienen. Denn die Durchsetzung von Biosimilars gestaltet sich im Markt ähnlich langwierig und schwierig wie die Durchsetzung der Generika vor über 30 Jahren. Auch diesmal werden von interessierter Seite Zweifel geweckt und geschürt, ob die Produkte sicher und wirksam sind. Die Marktanteile, die die Biosimilars gewonnen haben, dürften derzeit jedenfalls nicht groß genug sein, um die Investitionen in diese Produkte zu refinanzieren.

Da den extrem teuren biologischen Arzneimitteln die Zukunft gehört, ist es indes um so wichtiger, dem Gesundheitssystem mit Biosimilars therapeutisch gleichwertige, aber wesentlich preisgünstigere Alternativen zur Verfügung zu stellen. Experten und die GKV erwarten durch Biosimilars ein zusätzliches Einsparpotenzial von mehreren Milliarden Euro im Jahr. Wenn das Nebeneinander von staatlichen Dirigismen und Rabattverträgen der jetzigen Prägung aber nicht schnellstmöglich beseitigt wird, werden die Unternehmen nicht mehr die Ressourcen haben, Biosimilars zu entwickeln, zu produzieren und zu vermarkten. Eine kurzsichtige Gesundheitspolitik ist auf dem besten Weg, Milliarden Euro an Einsparpotenzialen einfach zu versenken, die mit Biosimilars langfristig generiert werden könnten. Die Sparwut der Gesundheitspolitik kann deshalb auf längere Sicht dazu führen, dass die Versorgung der Bevölkerung mit biologischen Arzneimitteln eine Domäne der forschenden Hersteller bleibt.

6.6 Markengenerika

Die dominierende Rolle der Generika in der Arzneimittelversorgung beruht nicht zuletzt darauf, dass es sich bei deutschen Generika um Markenprodukte handelt. Deutschland weist in der Arzneimittelversorgung traditionell eine ausgeprägte Markenkultur auf. Marken versprechen Qualität und Sicherheit. Marken stiften Vertrauen. Alle Pharmahersteller bringen ausschließlich Markenprodukte auf den Markt. Bei Generikaanbietern fungiert zumeist der Firmenname als Dachmarke. Im Markt stehen ausschließlich patentgeschützte oder patentfreie Markenprodukte mit generischen (Dach-)Markenprodukten im Wettbewerb. Die Ärzte verordnen ausschließlich Markenprodukte, die Apotheker geben ausschließlich Markenprodukte ab und die Patienten werden ausschließlich mit Markenprodukten versorgt.

Auf dem von der Markenkultur geprägten deutschen Arzneimittelmarkt können nur Markengenerika den patentgeschützten und patentfreien Markenprodukten erfolgreich Paroli bieten. Markenpflege kostet aber Geld. Wenn die Generikaindustrie wegen ihrer zerbröselnden Erlöse gehalten wäre, auf No-Name-Produkte umzuschwenken, stellte sich die Frage, ob Patienten, Ärzte und Apotheken diese Präparate akzeptierten, die weiterhin mit patentfreien Markenprodukten konkurrierten.

7 Ausblick

Die Politik hat den Bogen überspannt. Sie hat den Wettbewerb im Generikamarkt so überhitzt, dass die Leistungsfähigkeit der heimischen Generikaindustrie und damit der Generikastandort Deutschland auf der Kippe stehen. Die Krankenkassen profitieren durch Rabattverträge zwar auf kurze Sicht in hohem Maße vom „Gefangenendilemma" der Branche. Wirkstoffrabattverträge generieren besonders hohe Einsparungen. Die mittel- und langfristigen Risiken und Nebenwirkungen eben dieser Vereinbarungen treten aber immer stärker und immer deutlicher zutage: Sie sind auf dem besten Weg, die Zukunftsfähigkeit der deutschen Generikaindustrie zu untergraben. Die Politik ist aufgefordert, diese negative Entwicklung zu stoppen, bevor unumkehrbare Fakten im Markt geschaffen worden sind. Noch ist Zeit dazu. Wenn die Politik wirklich an einer leistungsfähigen Generikaindustrie interessiert ist, muss sie unverzüglich handeln und den Vertragswettbewerb in seiner jetzigen Ausprägung stoppen und abschaffen. Geschieht das nicht, sind nicht nur die Unternehmen, sondern auch die Krankenkassen, die Beitragszahler, die Patienten und der Generikastandort Deutschland die Verlierer.

Welche Auswirkungen Rabattverträge nach dem Modell „Highländer" auf die Therapietreue und damit zugleich auf die Versorgungsqualität zumal älterer multimorbider Patienten haben und welche Folgekosten sie durch Compliancedefizite auslösen, bedarf dringend der wissenschaftlichen Klärung. Viele Ärzte vertreten die Auffassung, dass die Compliance, die ohnehin vielfach zu wünschen übrig lässt, durch Rabattverträge zusätzlich Schaden nimmt. Dass das Bild vom informierten, souveränen und mündigen Patienten nicht mit einer Pharmakotherapie vereinbar ist, die nicht im Dialog zwischen Arzt und Patient vereinbart, sondern von der Krankenkasse vorgegeben wird, steht hingegen bereits jetzt außer Frage.

Wolfram-Arnim Candidus

Die Zukunft des Gesundheitswesens

1 Rückblick

Die aktuelle Situation des Gesundheitswesens lässt sich unter Berücksichtigung der Entwicklungen der letzten 30 Jahre als Krankheitsbetreuungssystem mit Mangelverwaltung beschreiben. Dies hat sich wegen der überwiegenden Steuerung der Strukturen nach der Beurteilung der Politik zu den Einnahmen und den Ausgaben so entwickelt. Somit verfielen die politischen Mandatsträger immer wieder in Aktionismus, wenn es um die Lösung der Finanzprobleme des Gesundheitssystems ging.

Auswirkungen dieses Aktionismus waren, dass die gesetzlichen Krankenkassen zwischen 1975 und 2004 eine regelrechte Fieberkurve an Überschüssen oder Unterdeckungen aufzeigten (Quelle: Prof. Dr. Sell – Friedrich Ebert Stiftung 2005). Man verzeichnete beispielsweise im Jahr 1989 eine Unterdeckung von 4,8 Mrd. DM, während man im Jahr 1992 ein Überschuss von 5 Mrd. DM registrierte, der im Jahr 1997 wieder zu einer Unterdeckung von 3,5 Mrd. DM führte. 2003 war eine Unterdeckung von 3,9 Mrd. vorhanden, die sich im Jahr 2004 in einen Überschuss von 2,6 Milliarden umwandelte.

In der Zeitspanne von 1977 bis 2007 gab es 11 so genannte Gesundheitsreformen, die sich für die Versicherten und Patienten darin manifestierten, dass man mit erhöhten Zuzahlungen für Arznei-, Verband-, Heil- und Hilfsmittel sowie Leistungskürzungen bei Sehhilfen, Zahnersatz, Krankengeld zurechtzukommen hatte. Zudem folgten der Wegfall von Fahrtkostenzuschüssen, die Anhebung der Eigenbeteiligung bei Krankenhausaufenthalten, Einführung einer Praxisgebühr, Streichung des Entbindungsgeldes und des Sterbegeldes. Diese Liste des Streichkonzerts für die Versicherten und Patienten könnte man noch vielfach ergänzen.

Dieses Dilemma basiert auf der Tatsache, dass die notwendigen Entscheidungen zu wichtigen strukturellen Veränderungen nicht getroffen wurden. Eine Vielzahl von Interessengruppen beeinflusst die politischen Mandatsträger. Die Angst der gewählten Volksvertreter vor dem Verlust ihrer Macht durch tiefere Einschnitte in das Gesundheitssystem hat die Strukturen ineffizient erhalten oder die Ineffizienz sogar ausgebaut. So gelang es z. B. nicht, die monistische Finanzierung der stationären Einrichtungen durchzuführen, was zu dem jetzigen Investitionsstau von geschätzten 30-40 Mrd. Euro geführt hat. Das Festhalten an der dualen Finanzierung war ein großer Fehler der Bundespolitik und der Länder.

Die These der Senkung der Lohnnebenkosten versandete in kontinuierlichen Beitragserhöhungen zur gesetzlichen Krankenversicherung. Gute Überlegungen, wie ambulante Behandlung vor stationäre Behandlung, wurden nur halbherzig und mit zuviel Rücksichtsnahme auf einzelne starke Interessengruppen umgesetzt.

Die Einführung der Diagnostik Related Groups (DRG) bezeichnete man als Allheilmittel für die Leistungssteigerungen in den stationären Einrichtungen. Eine echte Kosten-Nutzen-Bewertung für diese Fallpauschalenabrechnung gibt es meines Wissens bis heute nicht, trotzdem wird weiterhin darüber gejubelt, obwohl Abrechnungskriterien noch nie eine Grundlage für eine gute Vor- und Nachkalkulation waren. Die Krise der stationären Einrichtungen hat sich u. a. dadurch verschärft. Eine Lösung ist derzeit nicht in Sicht.

Bezogen auf die Strukturen des Gesundheitswesens hat die Politik nachweisbar versagt. Hieraus ergibt sich ein weiterer Fehler hinsichtlich der mangelhaften Ausrichtung der Prävention. Alle Regierungen haben sich in den letzten Jahrzehnten verbal und lautstark mit dieser Thematik beschäftigt und danach die Sache in die Wiedervorlage für die nächste Regierung gelegt. Somit wurden notwendige Maßnahmen zur Vermeidung von Krankheit nicht eingeleitet. Die Folge ist die unendliche Ausweitung der Kosten im Gesundheitssystem.

Zusammengefasst hat das Versagen der Politik in Zusammenarbeit mit der Selbstverwaltung dazu geführt, dass die gesetzlichen Krankenkassen immer mehr Macht erhielten und gleichzeitig unter immer stärkerem Finanzdruck gesetzt wurden. Einerseits teilte unsere amtierende Gesundheitsministerin im Jahr 2007/2008 der Bevölkerung mit, dass es nun wieder Pflicht der GKV sei, die Impfkosten und die Kosten der geriatrischen Rehabilitation zu übernehmen. Andererseits wurden die gesetzlichen Krankenkassen unter das Diktat des Gesundheitsfonds mit Einheitsbeitrag und Morbiditäts-Risiko-Strukturausgleich gesetzt. Die Manager der GKV waren verständlicherweise hinsichtlich der zukünftigen Einnahmen verunsichert. Folgen waren und sind Leistungskürzungen, irrsinnige Ausschreibungen für Medikamente und Hilfsmittel, um Ausgaben zu senken und Druck der GKV auf die Institutionen und Berufsgruppen in der gesundheitlichen Versorgung.

In den letzten Jahren wurde die Vergütung für hochkarätige Spezialisten in der Medizin, Therapie und Pflege dem Diktat der Kostensenkung entsprechend gekürzt. Dies hat zur Folge, dass sich trotz extrem hoher finanzieller Aufwendungen mittlerweile Wartezeiten für die Behandlung aufbauen, dass es Regionen gibt, in denen die gesamte Gesundheitsversorgung gefährdet ist und nun auch noch bei Medikamenten und Hilfsmitteln mit Lieferschwierigkeiten zu rechnen ist.

Die gesamten Entscheidungen der letzten Jahrzehnte haben zu einer unnötigen und unproduktiven Ausweitung der Bürokratie geführt. Immer mehr qualifizierte Mitarbeiter der Medizin, der Therapie oder der Pflege sind nicht mehr in der Lage, sich dem Versicherten und Patienten ausreichend qualifiziert zu widmen, da sie am Schreibtisch Dokumentationen für Dritte erledigen müssen.

Die Politik und die gesetzlichen Krankenkassen haben dazu beigetragen – und durchaus in Verbindung mit der Ohnmacht anderer Institutionen der Selbstverwaltung, wozu auch die Interessenvertreter der Versicherten und Patienten gehören –, dass wir im Jahr 2008/2009 und in den Folgejahren die Krankheit verwalten und der Mangel in der Versorgung ausgeweitet wird.

Die Herausforderungen des Gesundheitssystems und der Anforderungen an ein funktionierendes Gesundheitswesen hat die Gesundheitspolitik der letzten Jahrzehnte nicht bewältigt. Durch planwirtschaftliche Einflüsse gepaart mit so genannten Wettbewerbsstärkungsgesetzen sind Gegenströmungen im System vorhanden, die zu wechselseitigen Blockaden führen und somit den Status Quo festigen, anstatt einen Veränderungsprozess in Gang zu setzen. Durch die Fokussierung auf eine Einnahmen- und Ausgabenstabilisierung bei den wesentlichen Entscheidungen, gingen die vorhandenen Potentiale für eine strukturelle Anpassung verloren. Somit wurde keines der bestehenden Probleme oder Forderungen nachhaltig gelöst. Diese sind u. a.:

1. Die ambulante Versorgung sollte so gestaltet sein, dass eine stationäre Behandlung nur dann erfolgen muss, wenn der Patient individuell anders nicht mehr behandelt werden kann. Dabei muss das private Umfeld des Patienten in die Entscheidung einbezogen werden und nicht nur die Anforderung an eine gesundheitliche Versorgung.
2. Der planwirtschaftliche Krankenhausversorgungsplan mit dem Einfluss von 16 Bundesländern konnte nicht in einen bundesweiten Bedarfsplan für die stationäre Versorgung umgewandelt werden, angepasst an die Bevölkerungsstruktur in den individuellen Regionen. Die jeweiligen Länder beharren weiterhin auf eigenständigen Krankenhausversorgungsplänen und somit bleiben die Überschneidungen zwischen den Ländern bestehen. Finanzmittel werden verbraucht, ohne zur gesundheitlichen Versorgung beizutragen.
3. Die Vernetzung der ambulanten und stationären Sektoren in den einzelnen Regionen in der Form von funktionierenden Netzwerken mit Bonus- und Malussystemen ist nur partiell realisiert worden und auch nur durch den Druck der Krankenkassen nach Kostensenkungen. Die Überlegung der Ausweitung von Versorgungsqualität ohne Teuerungsrate im Einzelfall war nicht Bestandteil. Die Entwicklung der hausarztzentrierten Versorgung, der Verträge zur integrierten Versorgung, der Realisierung von Desease Mana-

gement Programmen für die Behandlung von Chronikern haben zur Ausweitung der Bürokratie beigetragen. Sie führten zudem zur Einschränkung des Selbstbestimmungsrechts für die Versicherten und Patienten und auch für die Behandler und Institutionen der gesundheitlichen Versorgung. Qualitative Verbesserungen sind nicht oder nur sporadisch aufgetreten oder wurden nicht gemessen.
4. Den Berufsgruppen und Institutionen der gesundheitlichen Versorgung muss eine der Leistung entsprechende Vergütung gewährleistet werden, damit in allen Regionen Deutschlands eine wohnortnahe Versorgung gesichert wird und es eine Sogwirkung gibt, einen Beruf für die Versorgung im Gesundheitswesen zu erlernen.
5. Die Umwandlung der Krankenhäuser-Finanzierung von einer dualen auf eine monistische Finanzierung erfolgt nicht und führt zu dem bestehenden Investitionsstau sowie zur Privatisierung von stationären Einrichtungen, welches dem Ausverkauf von „Tafelsilber" gleichkommt. Die Einrichtungen wurden nämlich aus Steuermitteln der Bürgerinnen und Bürger bezahlt.
6. Die Zahler = die Versicherten und Patienten sind weiterhin nur sporadisch in die Grundsatzentscheidungen zum Gesundheitswesen eingebunden. Die Entmündigung der Bürgerinnen und Bürger wurde weiter ausgedehnt.
7. Es wurde versäumt, eine interaktive ganzheitliche Leitlinienkultur herbeizuführen für die Behandlung der Krankheiten über Anreizsysteme für die Berufsgruppen, die Versorgungs-Institutionen und die Versicherten und Patienten, die ca. 80 % der Kosten und Leistungen verursachen.

Zusammengefasst wurden durch die halbherzigen, wenig qualifizierten und immer wieder einseitig beeinflussten Gesundheitsreformen keine Probleme beseitigt oder Lösung erreicht.

2 Status Quo und seine unmittelbaren Folgen

Fehlentscheidungen der letzten Jahrzehnte in der Gesundheits-, Sozial-, Umwelt-, Bildungs- und Verbraucherpolitik haben letztlich zu der Fehlentscheidung des Gesundheitsfonds geführt. Die Unfähigkeit der politischen Mandatsträger zu klaren Entscheidungen zur Veränderung der Strukturen des Gesundheitswesens führen nun zur Übertragung von Managemententscheidungen auf die gesetzlichen Krankenkassen zur weiteren Entwicklung des Gesundheitswesens. Dabei wird die Politik selbst zum Verwalter der Prämien, die von den Bürgerinnen und Bürgern zur gesetzlichen Krankenkasse gezahlt werden.

Die Einführung eines einheitlichen Beitragssatzes für alle Versicherten und alle gesetzlichen Krankenkassen wird von den politischen Mandatsträgern als Wettbewerb bezeichnet. Die derzeitige Opposition sieht dies zwar anders, die Vorschläge zur Strukturverbesserung sind jedoch diffus und bieten keine nachhaltige Lösung.

Somit besteht auch wegen der Finanzkrise und der anstehenden Rezession die Gefahr einer erneuten Unterdeckung und letztlich von Beitragssteigerungen. Mit Leistungskürzungen für die Versicherten, gepaart mit Beschneidungen der Vergütung für die Berufsgruppen und Versorgungsinstitutionen, ist zu rechnen.

Die Ausweitung der Bürokratie durch die Einführung der elektronischen Gesundheitskarte und -akte sowie die Ausweitung der Dokumentation bei den unterschiedlichen Leistungen der Behandler und Institutionen werden erneut zusätzliche Finanzmittel aus den Beiträgen der Versicherten verschlingen und zum Leistungsabbau bei höheren Kosten und eingeschränkter Qualität beitragen.

Die administrative Abwicklung der Ausschreibungen und Rabattverträge durch die gesetzlichen Krankenkassen, die Mediziner, die Therapeuten, die Pflege oder die Apotheker wird ebenfalls enorme Finanzmittel verbrauchen. Diese fehlen für die Versorgung der Menschen und die Vergütung der Berufsgruppen und Institutionen.

Zwischen ambulanter und stationärer Versorgung prallen weiterhin Einzelinteressen aufeinander und verhindern eine interaktive gesundheitliche Versorgung mit der Folge der ineffektiven Nutzung bestehender Ressourcen.

Die vorhandenen vielfältigen Berufsgruppen setzen sich im eigenen Interesse für die Stärkung der eigenen Position nachhaltig ein. Es wird mehr Gegeneinander als Miteinander geben.

Somit bleiben die Bruchstellen zwischen den hochgradig kompetenten Personen und Einrichtungen erhalten oder werden sogar ausgebaut. Die Ineffizienz steigt und die Versicherten und Patienten werden mehr zahlen müssen und weniger Leistung erhalten.

All dies wird zu einer Verschlechterung der Versorgungsqualität führen, obwohl die einzelne Berufsgruppe und Institution sich um größtmögliche Qualität bemühen und auch zur Einführung von QM-Systemen gezwungen wird. Die ausschließliche Ausrichtung auf die Ökonomisierung des Gesundheitssystems belastet jedoch die Qualitätssicherung.

3 Forderungen für die Zukunft

Die Anforderungen der Versicherten und Patienten müssen bei allen Überlegungen zur strukturellen Anpassung des Gesundheitswesens in den Vordergrund gestellt werden. Mediziner, Therapeuten und Mitarbeiter der Pflegeberufe müssen dabei als Partner der Versicherten und Patienten zur Sicherung einer qualitativ hochwertigen Versorgung eingebunden werden.

Die administrativ ausgebildeten Mitarbeiter der gesetzlichen Krankenkassen sind dabei nicht die im Vordergrund stehenden Partner der Versicherten und Patienten, da sich definitiv gezeigt hat, dass die Qualifikationen dieser Personen dazu nicht ausreichen und die Ökonomie im Vordergrund der Überlegungen dieses Personenkreises steht.

Die Politik muss sich zurücknehmen, sich auf die Bestimmung von Rahmenbedingungen beschränken und die Gestaltung des Systems denen überlassen, die dazu die entsprechenden Kompetenzen haben. Hierzu muss festgehalten werden, dass die Behandlung von Menschen im Gesundheitssystem nicht gleichzusetzen sind mit einem Produktionsprozess. Der zu behandelnde Mensch muss jeweils individuell behandelt werden, da sich sonst der Heilungsprozess behindert, verzögert und verschlechtert. In der Vergangenheit wurde mit stetig ansteigender Tendenz aus ökonomischen Überlegungen die Vereinheitlichung in der Behandlung vorangetrieben – dadurch stiegen auch die Folgekosten. Die Akteure in den Berufsgruppen und Institutionen müssen erkennen, dass nur eine effektive Zusammenarbeit zu einer Verbesserung der Wirtschaftlichkeit und Qualität führt. Nur diese führt auch zu Kostensenkungen im Einzelfall und insgesamt. Gleichzeitig trägt sie dazu bei, die Leistungen im Einzelfall und insgesamt besser zu vergüten.

Auch die Patienten und Versicherten müssen erkennen, dass die unnötige Inanspruchnahme der Institutionen des Gesundheitssystems zu höheren Beiträgen für alle Beteiligten führt und es deshalb für jeden Bürger sinnvoll ist, sich gesundheitsbewusst zu verhalten. Durch kontinuierliche Aufklärung und Zuwendung müssen die Patienten dazu gebracht werden sich therapietreu zu verhalten. Derzeit gibt es nach statistischen Angaben und Schätzungen circa 25 % therapieuntreue Patienten. Dies ist risikobehaftet und kostenintensiv.

Zur Gesundung des Gesundheitswesens müssen zunächst die Kräfte eliminiert werden, die effektive Maßnahmen zur Prävention verhindern. Dazu gehören auch alle Bürger, die durch nicht ausreichendes Wissen und unzureichende Information dazu gebracht wurden, sich gegen den Erhalt ihrer Gesundheit zu verhalten. Dazu gehören all die Personen und Institutionen, die sich durch eine Krankheit des einzelnen Menschen und deren Behandlung wirtschaftliche Vorteile verschaffen.

Die politischen Rahmenbedingungen müssen deshalb die Prävention in den Vordergrund aller Überlegungen stellen. Dabei ist wichtig, dass die Finanzmittel für diese Maßnahmen nicht aus den Sozialversicherungen kommen, sondern aus Steuermitteln. Die Verhinderung von Krankheit stärkt die Volkswirtschaft insgesamt. Als Nebeneffekt tritt dann auch eine Entlastung des Krankheitsbetreuungssystems auf. Verschiedene Bereiche müssen in die Prävention eingebunden werden: Ernährung, Umwelt, Bildung, Sport. Wichtig dabei ist, dass die Vernetzung zwischen den vorher genannten Bereichen intensiv betrieben wird und Schnittstellenbrüche soweit wie möglich vermieden werden. Diese Maßnahme würde maßgeblich zur Qualitätssicherung in unserer Gesellschaft beitragen und somit auch im Bereich des Gesundheitswesens.

Die Entwicklung von Leitlinien für die Behandlung der Patienten mit den unterschiedlichen Einzelerkrankungen oder bei komplexen Mehrfacherkrankungen muss in Zusammenarbeit mit Medizinern, Therapeuten, Pflegefachkräften und Versicherten und Patienten außerhalb des Einflussbereichs der Politik und der GKV erfolgen. Dabei steht ein ganzheitlicher interdisziplinärer Ansatz im Vordergrund der Entwicklung der Leitlinien unter Einbeziehung präventiver Maßnahmen. Die Interessen der einzelnen Berufsgruppe und Institution haben sich dem Anforderungsprofil für eine hoch qualitative und wirtschaftliche Versorgung der Versicherten und Patienten unterzuordnen. Nicht die bisherigen Lobbyisten stehen somit in der Zukunft im Vordergrund, sondern die Interessen der Beitragszahler, die im Jahr 2009 voraussichtlich 167.000.000.000 Euro einzahlen werden. Sie sind letztendlich auch die Nutzer des Gesundheitssystems.

Die Interessen der Versicherungen, also der gesetzlichen und privaten Krankenversicherungen, haben sich dem Diktat der Fachleute und der Versicherten/Patienten zu beugen. Damit erfolgt dann auch eine Kundenorientierung der Versicherungen, die sich derzeit eher so verhalten, als wenn der Beitragszahler ein „entmündigter Abhängiger" der Versicherung sei.

Die unklare Definition zur Versorgungsleistung im Gesundheitswesen mit den Begriffen „ **W**irtschaftlich, **a**usreichend, **n**otwendig, **z**weckmäßig" im SGB V muss vom Gesetzgeber so umgewandelt werden, dass es zu weniger oder keiner willkürlichen Auslegungen zur Leistungsstruktur im Gesundheitswesen kommt. An der Umformulierung müssen sowohl die Versicherten und Patienten als auch die Berufsgruppen der gesundheitlichen Versorgung beteiligt werden.

Der bestehende Gemeinsame Bundesausschuss muss gleichberechtigt von Vertretern der Selbstverwaltung und der Versicherten und Patienten besetzt werden – mit Stimmrecht aller Beteiligten. Das Institut für Qualität und Wirtschaftlichkeit muss die Versicherten und Patienten bei allen Entscheidungen zur Kosten-Nutzen-Bewertung einbeziehen.

Der Medizinische Dienst der Krankenkassen muss losgelöst werden von der finanziellen Abhängigkeit von den Krankenkassen und als eigenständige Organisation dazu beitragen, dass die Leistungen in der gesundheitlichen Versorgung den Anforderungen der Versicherten und Patienten gerecht und in hoher Qualität und Wirtschaftlichkeit erbracht werden. Die ausschließliche Kontroll- und Steuerungsfunktion des MDK zur Minimierung von Kosten im Interesse der GKV muss beendet werden.

Zusammenfassend muss das derzeitige Gesundheitssystem insgesamt infrage gestellt werden. Es bedarf einer konzertierten Aktion der Behandler und Versorgungsinstitutionen mit den Versicherten und Patienten, um die neuen Strukturen losgelöst von politischen und rein ökonomischen Einflüssen zu entwickeln.

Die bestehenden Strukturen müssen sobald als möglich grundlegend reformiert werden, da sonst das Gesundheitssystem zu einem Markt verkommt und die ethischen Grundlagen einer gesundheitlichen Versorgung zerschlagen oder verdrängt werden.

Dies geschieht ebenfalls mit ihren volkswirtschaftlichen Faktoren. Bloße Kosmetik wie in der Vergangenheit reicht bei weitem nicht mehr aus.

Andrea Fischer, Anja Jakob

Die Zukunft wird von den Patienten entschieden – im Wissen über Qualität

In der professionellen Kommunikation gilt die „kreative Leitidee" als Qualitätsmerkmal jeder Strategie. Denn diese Idee soll der überzeugende Ankerpunkt für alle weiteren Maßnahmen sein – und wenn es gelingt, aus der Besonderheit des Produkts auch eine ungewöhnliche Kommunikation mit großer Erkennbarkeit und Bekanntheit zu gestalten, dann handelt es sich um eine *hervorragende* Kommunikationsstrategie, nicht bloß um eine gute.

Selbstverständlich wird dieses Herausragende immer gesucht. Auch in der gesundheitspolitischen Kommunikation geht es darum, auch wenn sie dabei vor besonders hohen Hürden steht: Sie muss sowohl im wirtschafts- wie auch im sozialpolitischen Diskurs anschlussfähig sein und dabei die vielfältigen Interessen der beteiligten Akteure in Politik und Selbstverwaltung berücksichtigen. Es geht also um mehr als die schiere Qualität des Produkts, es geht darum, in einem heterogenen Feld von – oft auch widersprüchlichen – Interessen zu bestehen. Der gesundheitspolitische Diskurs ist geprägt von unterschiedlichen „Leitbildern", an denen die beteiligten Akteure jeweils ihre Kommunikation ausrichten. Während in Politik und Selbstverwaltung sozialpolitisch motivierte Leitbilder wie „Solidarität", „Finanzierbarkeit" und „Zugang" dominieren, sind es insbesondere die Akteure in Wirtschaft und Industrie, die mit marktwirtschaftlichen Leitbildern wie „Innovation", „Standortsicherung" und „Wettbewerb" kommunizieren. Gemeinsam ist den sozialpolitischen Leitbildern ihre Negativkonnotation: So ist es hauptsächlich der Rationierungsaspekt (auch wenn dieser Diskurs unter vielen anderen Worten wie Beitragssatzstabilität, Bedarf, Notwendigkeiten etc. oft nicht ausdrücklich erkennbar ist), der die gesundheitspolitischen Leitbilder grundiert. Die marktwirtschaftlichen Leitbilder sind dagegen eher mit dem Kostenaspekt belegt. In der gesamten Diskussion allerdings treten die Patienten eher als Objekt denn als Subjekt in Erscheinung – ihr Wohl liegt allen Beteiligten zentral am Herzen, aber Patienten selber haben demgegenüber selten Gelegenheit und Stimme zu erklären, ob sie ihr Wohl durch die diskutierte Maßnahme auch erreicht sehen.

Gäbe es vor diesem Hintergrund die Qualitätsdebatte nicht im gesundheitspolitischen Diskurs, man müsste sie erfinden. Sie ist *die* perfekte Synthese aus

Wirtschafts- und Sozialpolitik und damit aus kommunikativer Sicht eine hervorragende „Leitidee". Mit dem Begriff der „Qualität" gelingt den Akteuren das, was in der Gesundheitspolitik schwieriger ist als in jedem anderen Politikfeld – die Durchsetzung der eigenen Interessen zu legitimieren und mit einem positiven Image zu versehen.

1 Umsetzung mangelhaft: Die Institutionalisierung der Qualitätsdebatte

War die Diskussion über die Qualität gesundheitlicher Leistungen lange Zeit eine eher schwach ausgeprägte in wissenschaftlichen Fachkreisen, die zudem von ärztlicher Seite eher als Ausdruck des Misstrauens gegenüber der „ärztlichen Kunst" wahrgenommen wurde, hat sich das in den vergangenen Jahren gründlich geändert. Längst ist es eine unvermeidliche Voraussetzung für die Vorstellung der eigenen Leistungsfähigkeit, die Qualität der eigenen Fähigkeiten und Erfahrungen sowie der angebotenen Leistungen – sei es einer Krankenkasse oder eines Medizinprodukts – hervorzuheben. Diese Betonung der Qualität entspricht einer veränderten Wahrnehmung in der öffentlichen Diskussion, die heute das Kriterium der Qualität längst zu einem entscheidenden Maßstab für die Beurteilung von einzelnen Leistungen von Herstellern oder Ärzten, ebenso aber auch zur Sicht auf die Folgen von gesundheitspolitischen Maßnahmen gemacht hat.

Formal wird das unterstützt durch diverse Interventionen des Gesetzgebers, vor allem seit Beginn des Jahrtausends. Qualität ist dabei ein Zauberwort für die Begründung von gesundheitspolitischen Maßnahmen geworden – mit ihr wird begründet, dass es bestimmte Leistungen nicht geben soll (ein Medikament wird nicht erstattet, eine Vorsorgeleistung nicht von der Krankenkasse bezahlt) oder dass Beiträge erhöht werden müssen. Heute wird unter dem Stichwort Qualität verhandelt, was als normative, aber im Detail unbestimmte Aussagen die Grundprinzipien der Gesetzlichen Krankenversicherung festhält: das Sozialgesetzbuch V spricht in § 12 von wirtschaftlichen, ausreichenden, notwendigen und zweckmäßigen Leistungen, die die GKV übernehme. Keine politische Seite, aber auch weder Leistungsträger noch -erbringer bekennen sich zur Rationierung, sondern betonen im Gegenzug, dass es ihnen ausschließlich darum gehe sicherzustellen, dass die Patienten nur Leistungen von eindeutiger und nachweislicher Qualität erhalten.

Keinem der beteiligten Akteure kann die Aufrichtigkeit dieser Beteuerungen abgesprochen werden. Vielmehr ist die Qualitätsdiskussion Ergebnis des Unbehagens, das lange unter Fachleuten herrschte, weil zu wenig bekannt war über den Nutzen von Interventionen oder des Einsatzes von Medikamenten. Solange es an Informationen über die Qualität von Maßnahmen mangelt, ist es unmöglich, alte durch neue Verfahren zu ersetzen oder es ist nur um den Preis des Experiments möglich. Daher war es sinnvoll und notwendig, der eher schwach entwickelten Qualitätsdiskussion im Gesundheitswesen durch staatliche Eingriffe auf die Sprünge zu verhelfen. Die wissenschaftlichen Standards von HTA, EBM und Gesundheitsökonomie erhielten einen starken gesetzgeberischen Rahmen, der ihre Nutzung und Anwendung auf höchste Ebene hob (was konkrete Diskussionen über die Maßnahmen im Einzelnen geradezu herausfordert). Je ausgeprägter die Qualitätsdiskussion im einzelnen Anwendungsfall, um so mehr schafft sie damit die Voraussetzungen für eine Rationierungsdiskussion. Bislang ist die Politik (aller Parteien) eisern entschlossen, dass eine Diskussion über die Begrenzung von Leistungen nicht geführt wird, doch sollte eines Tages die Offenheit und Notwendigkeit zu einer entsprechenden Debatte und Entscheidung bestehen, werden die Erkenntnisse der umfassenden und vielfältigen Forschung zur Qualität die Chance für eine informierte und rationale Entscheidung bieten.

Zentrales Gremium der Qualitätsentscheidungen ist der Gemeinsame Bundesausschuss, gebildet von Vertretern der Ärzteschaft und der Krankenkassen, in der Diskussion seiner Beschlüsse immerhin seit 2004 von Patientenvertretern begleitet. Dieses oberste Beschlussgremium der Gemeinsamen Selbstverwaltung beschließt Umfang und Art der medizinischen Leistung für die gesetzlich Krankenversicherten. Entscheidungsgrundlagen dafür soll das Institut für Qualität und Wirtschaftlichkeit im Gesundheitswesen, kurz IQWiG, liefern. Mit der Gesundheitsreform 2007 (GKV-WSG) wurden auch gesetzlich die Kriterien der Bewertung präzisiert, so durch die Etablierung von Qualitätsparametern. Das schon 2004 eingerichtete Qualitätssicherungsinstitut IQWIG soll in einem sektorenübergreifenden Ansatz Qualitätssicherungsparameter entwickeln.

„Das Gesetz selbst und unmittelbar kann die Qualität des Versorgungssystems nicht erhöhen. Das müssen die Entscheidungen auf der Grundlage des Gesetzes und vor allem deren operative Umsetzung bewirken", so Professor Ingo Heberlein im Rahmen der Nationalen Qualitätskonferenz 2007[1]. Noch heute – fünf Jahre nach Schaffung des IQWiG – sind insbesondere Transparenz und Methodik ungenügend ausgereift. Dieser Mangel wird besonders deutlich bei der neuen Stufe der Entscheidungen, die durch das IQWIG vorbereitet werden sollen: Kosten-Nutzen-Bewertungen. Das IQWiG hat einen wissenschaftlichen Beirat mit Erstellung eines Methodenpapiers beauftragt, die bisherigen Fassungen des Papiers erfahren umfangreiche Kritik in der Fachwelt. Das deutsche IQWIG möchte einen eigenen Weg gehen, wie Qualität und deren Bewertung analysiert und bewertet wird, der sich deutlich von internationalen Standards

---

[1] Erhöht das GKV-WSG aus Patientensicht die Qualität im Gesundheitswesen, Prof. Dr. Ingo Heberlein, 2. Nationale Qualitätskonferenz 2007, Berlin, abgerufen über http://www.g-ba.de.

unterscheidet, wo derartige Bewertungen schon lange üblich sind – gerade dieser neue Weg provoziert natürlich vielfältige Einsprüche.

Aufgabe einer zielgerichteten Qualitätsdebatte muss es daher sein, ein gemeinsames Verständnis darüber herzustellen, wie Qualität zu erfassen und anschließend zu bewerten ist. Das betrifft das Vorgehen des IQWIG ebenso wie die spätere Vermittlung der auf dieser Grundlage gefassten Beschlüsse, vor allem für die Patienten. Sonst wird das politische Ziel – die Erhöhung der Qualität des Versorgungssystems – trotz zunehmender Institutionalisierung nicht erreicht werden.

Die Qualität eines Gesundheitswesens wird im Wesentlichen dadurch bestimmt, ob und in welchem Umfang alle Akteure eingebunden und beteiligt, also institutionell repräsentiert sind und bei Systementscheidungen mitwirken können. So lange dies nicht gelingt, bleibt der Qualitätsbegriff zunächst inhaltlich unbestimmt und bietet lediglich ein kommunikatives Potenzial zur Etablierung einer einheitlichen Interessenslage unter den Akteuren.

2 Endlich gute Nachrichten! Warum der Qualitätsdiskurs ein Segen für die Gesundheitspolitik sein kann.

Die Qualitätsdebatte hat das Potenzial, neuen Schwung in verkrustete und festgefahrene Diskursstrukturen zu bringen. Bislang standen sich die Akteure in Politik, Selbstverwaltung und Industrie eher konfrontativ bei der Durchsetzung und Legitimierung der eigenen Interessen gegenüber, auch wenn sie dann im Einzelnen und wenig beachtet Kompromisse finden konnten. Der zunehmende Druck auf die Ausgabenseite zwang die Politik seit Jahrzehnten zu massiven Interventionen in den Gesundheitsmarkt und wird dies weiterhin tun. Hauptfokus waren dabei Instrumente zur Kostenbegrenzung. Die eingesetzten Steuerungsinstrumente zielten dabei eher auf Ressourcenallokation in den unterschiedlichen Versorgungsbereichen ab, denn auf eine optimierte Mittelverwendung über die medizinischen, aber auch die gesellschaftlichen Sektoren hinweg.

Denn nicht nur die Industrie ist mehr denn je auf eine sektorenübergreifende Betrachtung angewiesen. Pharmakologische und medizintechnische Innovationen beschränken sich in ihrer Wirkung längst nicht mehr nur auf den mikroökonomischen – also den Patienten selbst – sondern zunehmend auch auf den makroökonomischen, den gesamtgesellschaftlichen Bereich. Wenn eine medizintechnologische Innovation heute die Rehospitalisierungsrate verringert, so hat dies positive Auswirkungen auf die Kostenstruktur insgesamt. Wenn ein Medikament heute in der Lage ist, die Erwerbsfähigkeit des Einzelnen zu erhalten, dann profitierten davon die sozialen Sicherungssysteme in Gänze. Diese als so genannte „Schrittinnovationen" negativ belegten Entwicklungen sind auf eine andere systemische Betrachtung angewiesen. Gleichzeitig sind die Unternehmen herausgefordert, mit entsprechenden Untersuchungen die behauptete Wirkung zu belegen.

Aber die Frage, was die Patienten als gute Qualität wahrnehmen und schätzen, wird bislang zu wenig gestellt. Dabei bieten Informationen, wie eine Intervention gesellschaftlich wirkt, die Chance in sich, den isolierten Diskurs über Kosten des Gesundheitswesens auf breitere Füße zu stellen und die Kosten des Gesundheitswesens mit ganz neuen Augen zu sehen.

Einen Anfang können unter den Bedingungen des Gesundheitsfonds die Krankenkassen machen. Der Preis als relevantes Bewertungskriterium für die Kassenwahl steht den Versicherten künftig nicht mehr zur Verfügung. Damit rücken Leistungsumfang und Angebotsstrukturen verstärkt in den Fokus. Dafür gibt es wenige Erfahrungen bei den Patienten, die zu einer Bewertung der Krankenkassen führen können. Aber die wachsende Notwendigkeit, das subjektive Qualitätsempfinden des Patienten zum Maßstab des eigenen Handelns werden zu lassen, wird einen positiven Handlungsdruck in Richtung mehr Qualität – und deren verständliche Vermittlung – bewirken.

In einem zweiten Schritt wird es entscheidend werden, die Qualitätsdiskussionen der Experten im Zusammenhang mit IQWIG und GBA öffentlich zu vermitteln, weit über das bestehende Maß hinaus. Damit erreicht werden kann, dass die Verweigerung einer Behandlung oder Untersuchung durch die Krankenkasse nicht länger als unerquickliche Sparmaßnahme, sondern als Ausdruck des Bemühens um qualitativ hochwertige Leistungen wahrgenommen werden kann.

Insgesamt hat der Qualitätsdiskurs daher das Potential, die Brücke zwischen dem objektiven Qualitätsparadigma in Politik und Selbstverwaltung und den subjektiven Qualitätsforderungen auf Patientenseite zu schlagen. Im Idealfall bietet der Qualitätsdiskurs den Anstoß für notwendige Veränderungen der Regeln der Gesundheitsversorgung, die einen Wettbewerb um die bestmögliche Versorgung einleiten.

3 Qualität als Gretchenfrage der deutschen Gesundheitspolitik

Qualität ist nicht gleich Qualität. Maßgeblicher Unterschied zu anderen Branchen ist die Tatsache, dass Leistungsempfänger und Kostenträger nicht ein und dieselbe Person sind. Sollen in einem künftigen Gesundheitswesen die Patienten auch wirksam als Kunden handeln können, ist daher die Kommunikation über Qualität und die daraus folgenden Entscheidungen für Leistungsübernahme oder auch Beitragshöhe entscheidend. Es ist nicht nur der heterogenen Struktur der beteiligten Personen und Organisationen geschuldet, dass bislang das Bemühen um Erklären und Überzeugen in der Qualitätsdebatte eine so nachrangige Rolle spielt. Sondern dahinter steckt auch ein Überbleibsel des alten Verständnisses von Patienten als nicht-kundigen und auch nicht-informierbaren Objekten der Behandlung. Längst haben sich die Patienten selber von dieser Sicht emanzipiert und wollen auf der Grundlage ihres Selbstverständnisses als Experten in eigener Sache Wissen und die Kompetenz zur Mitentscheidung erwerben.

Eine entsprechende Veränderung der Entscheidungsprozesse im deutschen Gesundheitswesen wird auch die Stellung der deutschen Produkte und Leistungserbringer in der Welt stärken. Sie ist damit eine Voraussetzung dafür, dass deutsche Produkte und die deutsche Versorgung auch im internationalen Vergleich konkurrenzfähig bleiben.

Die Qualitätsfrage erfordert nicht nur, das subjektive Qualitätsempfinden konsequenter zur Richtschnur des eigenen Handelns zu machen. Das wird auch die Diskussion aufwerfen, inwiefern es in Zukunft Handlungsspielraum für Angebote gibt, die stärker auf die individuellen Bedürfnisse der Patientinnen und Patienten eingehen.

4 Der Patient im Fokus – Prämisse für ein nachhaltiges Gesundheitssystem 2030

Der Gesundheitsmarkt hat sich in den letzten Jahren maßgeblich verändert. Mehr Wettbewerb sorgt für mehr Diversifizierung – sowohl auf der Ausgaben- wie auch auf der Leistungsseite. Der Patient muss daher konsequenter als bislang in die Lage versetzt werden, qualitätsorientierte Anbieter zu erkennen und auswählen zu können. Dies ist umso wichtiger, da chronische Erkrankungen sowie die Multimorbidität perspektivisch zunehmen und die Gesundheitssysteme vor besondere Herausforderungen stellen werden. Der Behandlungserfolg bei einem besonders therapietreuen Chroniker liegt um ein vielfaches höher als bei einem wenig zugänglichen. Therapietreue ist aber nur dann umsetzbar, wenn der Patient die notwendigen Informationen erhält und gleichzeitig in der Lage ist, diese zu verstehen und entsprechend zu handeln. Erst in diesem Sinne gewinnt das Gespräch von der Eigenverantwortlichkeit des Patienten eine handlungsleitende Bedeutung und deshalb liegt es auf der Hand, alles dafür zu tun, dass der Patient stärker als bislang in die Bemühungen um den Erhalt der eigenen Gesundheit einbezogen wird.

Schon längst nutzen Patienten vielfältige Informationsquellen, denn sie wollen – auch wenn die zentrale Rolle des Arztes ungebrochen bestehen bleibt – eine Vielzahl von Informationen nutzen und vielleicht auch zum Vergleich heranziehen. Zweifellos kommt es dabei auch zu Informationsangeboten, die kritisch befragt werden müssen. Doch auch die neue Vielfalt über das Internet erfordert keine starken Eingriffe, schließlich gab es schon immer Zeitungen, die fragwürdige Informationen druckten, ohne dass die möglicherweise negativen Folgen eine Intervention gerechtfertigt hätten. Im Gegenteil ist zu beobachten, dass die Qualität der Informationen längst ein zentrales Kriterium für die seriösen Anbieter geworden ist – sie fürchten negative Folgen für ihr Image, sollte ihnen eines Tages eine unzutreffende Information nachgewiesen werden. Die Transparenz und Interaktivität des Netzes bietet nicht nur umfassende Möglichkeiten, die Anbieter von Informationen öffentlich zu begutachten, sondern bietet auch ihren Nutzern umfangreiche Möglichkeiten, Informationen bezüglich ihrer Qualität zu bewerten. Die bereits existierenden Qualitätssiegel dienen als Orientierung, aber diese Mittel werden nicht das letzte Wort sein.

5 Qualität richtig vermitteln – Raus aus der kommunikativen Einbahnstraße

Welche Aufgaben ergeben sich aus einer stärkeren Patientenorientierung für Leistungserbringer und Kostenträger? Die Leitidee Qualität ist erst in Ansätzen zu Maßnahmen der Kommunikation gereift. Vielmehr kann man feststellen, dass zwar Qualität immer mehr zum Entscheidungskriterium wird, damit aber nicht verbunden ist, diese Entscheidungen auch zu erklären. Die Anbieter von Leistungen nutzen das Argument entweder in der Fachkommunikation unter ihresgleichen oder gegenüber den Leistungsträgern, gegenüber den Patienten haben sie über die schiere Behauptung von Qualität hinaus noch nicht viel Wegweisendes gefunden. Denn es wäre notwendig zu erklären, woran sich Qualität festmacht, wo die Risiken liegen, welche Folgen Behandlungen und auch das Verhalten der Patienten haben. Auf den ersten Blick kann man diesen Mangel an Kommunikation mit den Beschränkungen des HWG erklären – innovative Ideen zur Vermittlung von Informationen müssen daran aber nicht zwingend scheitern.

Was in der politischen Öffentlichkeitsarbeit oder dem Innovationsmanagement bereits praktiziert wird, muss perspektivisch auch Eingang finden in die gesundheitspolitische Kommunikation: die Einführung eines so genannten Feedback-Elements. So schließt das traditionelle Kommunikationsmodell One-to-Many die tatsächlichen Bedürfnisse der Rezipienten – seien es Kunden, Mitarbeiter oder im vorliegenden Fall Patienten – nahezu aus und berücksichtigt diese nicht angemessen. Das internetbasierte Many-to-One-Prinzip kehrt das traditionelle Kommunikationsmodell um. Es organisiert die Stimmen vieler, i. e. der Patienten, und ermöglicht zugleich eine zielgerichtete Antwort des Adressaten,

i. e. der Leistungserbringer und Ausgabenträger. Für die Zukunft der Patientenkommunikation ist die Etablierung solcher Instrumente entscheidend: Sie sind in der Lage, eine transparente, offene und demokratische Kommunikation zu ermöglichen. Kommunikation wird damit auch in der Gesundheitspolitik verstärkt zum Wettbewerbsfaktor. Die neue Nähe zum Patienten liefert Erfahrungsvorteile, die das eigene Angebot besser planbar macht. Denkbar ist es beispielsweise, dabei ein Instrument wie „direkt zu" einzusetzen, ein Instrument, das viele Anfragen im Netz durch Bewertungen aller Beteiligten bündelt und eine Rangfolge der wichtigsten Fragen erstellt, so dass die Befragten die Vielzahl der Anfragen in einem demokratischen Sinne bewältigen können.

Professionalisierung der eigenen Kommunikationsstrukturen dem Patienten gegenüber ist wesentliche Aufgabe für alle. Denn auch die Politik hat den Prozess, Patienten in die Kommunikation über Qualität einzubeziehen, nicht wirklich unterstützt, sondern kommuniziert nur über ihre eigenen Vorhaben und deren vermeintliche Vorteile. Die Fantasie vieler Anbieter von Gesundheitsinformationen und auch vieler Verbände/Organisationen verdeckt all diese Mängel bislang, schließlich bietet die Vielfalt der im Netz verfügbaren Informationen umfangreiches Material. In den Kern der Qualitätsdiskussion ist das aber noch nur wenig vorgedrungen.

Ellen Paschke

Solidarität und Qualität

Gesundheitspolitik im Sozialstaat muss den Menschen dienen. Sie baut auf umfassende Prävention und Gesundheitsförderung. Im Krankheitsfall garantiert sie bedarfsgerechte Leistungen für alle Patientinnen und Patienten. Sie wird durch Beiträge finanziert, die niemand überfordern. Und sie wird von Menschen geleistet, deren Qualifikation und Arbeitsbedingungen gute Arbeit ermöglichen. Eine solche Politik ist möglich. Sie baut auf die Prinzipien Solidarität und Qualität. Diese Prinzipien sind der Kompass bei der Weiterentwicklung unseres Gesundheitssystems.

1 Ausgangslage

Deutschland hat mit der Gesetzlichen Krankenversicherung (GKV) ein modernes und zukunftsweisendes solidarisches Krankenversicherungssystem. Rund 90 Prozent der Bevölkerung sind dort versichert. Herausragendes Merkmal ist die Orientierung am medizinischen Behandlungsbedarf und das Sachleistungsprinzip. Die GKV ist staatsfern und selbstverwaltet. Das System ist auf Veränderung angelegt und lässt sich in hervorragender Weise an den gesellschaftlichen Bedarf anpassen.

Durch die Änderungen des GKV-Wettbewerbsstärkungsgesetzes 2007 und die Einrichtung des Gesundheitsfonds ab 1. Januar 2009 wird ein Systemwechsel vollzogen. Künftig wird der Beitragssatz nicht mehr von der Selbstverwaltung, sondern vom Staat festgesetzt. Bereits zum 1. Juli 2008 wurden insgesamt 166 Aufgaben von den Krankenkassen auf den GKV-Spitzenverband übertragen, darunter alle gesetzlichen Aufgaben der bisherigen Spitzenverbände der Krankenkassen, bei denen gemeinsam und einheitlich gehandelt werden musste. Dazu gehören der Abschluss von Rahmenverträgen und Vergütungsvereinbarungen, Vertretung der GKV-Interessen im Gemeinsamen Bundesausschuss und gegenüber der Bundesregierung, Grundsatzfragen, Vorgaben für Vergütungsverhandlungen und Arzneimittelvereinbarungen auf Landesebene sowie Unterstützung der Krankenkassen und ihrer Landesverbände bei der Erfüllung ihrer Aufgaben.

Die Selbstverwaltung der Kassen ist nur noch für die Aufgaben zuständig, die nicht vom Gesetzgeber vorgeschrieben wurden, wie Rabattverträge für Medikamente, Hausarztverträge oder Wahlleistungen.

In der Folge der Banken- und Wirtschaftskrise zeigt sich, dass es richtig ist, die Gesundheitsversorgung der Bevölkerung als eine Aufgabe im allgemeinen gesellschaftlichen Interesse zu betrachten. Ziel einer solidarischen Gesundheitssicherung kann nicht die einseitige Entlastung der Arbeitgeber, der Abbau des Leistungskatalogs und eine immer stärkere Privatisierung der Krankheitskosten sein. Die Belastung der privaten Haushalte und die Anreize zur qualitativ unterschiedlichen Behandlung, sind falsch. Umfang und Qualität der Versorgung dürfen nicht vom Einkommen abhängig sein.

Unser Gesundheitswesen hat sich zu einer Gesundheitswirtschaft mit weit über 4 Mio. Beschäftigten ausgeweitet. Dieser Umbruch lässt sich mit der Entwicklungsdramatik in industriellen Wirtschaftszweigen vergleichen. Trägerstrukturen, Leistungserbringung und Beschäftigung befinden sich in einem radikalen Veränderungsprozess. International agierende Konzerne und Banken entwickeln ein zunehmendes Interesse an der Branche. Renditeträchtige Einrichtungen werden privatisiert. Dies alles stellt eine solidarische Leistungsentwicklung vor große Herausforderungen.

2 Anforderungen

Wir brauchen für die Patientinnen und Patienten eine bedarfsgerechte Gesundheitsversorgung von hoher Qualität auf dem besten medizinischen Stand, für die Versicherten bezahlbare Beiträge und eine solidarische Verteilung der Beitragslast sowie für die Beschäftigten in der Gesundheitsbranche gute Arbeits- und Einkommensbedingungen. Dazu ist es erforderlich, die Stärken unserer Gesundheitsversorgung zu fördern.

Selbstverwaltung
Die Form der Selbstverwaltung durch die Versicherten hat sich bewährt. Die Entscheidungen im Gemeinsamen Bundesausschuss sind seit der Ergänzung des Gremiums mit Vertreterinnen und Vertretern der Patienten transparenter geworden. Dies muss weiterentwickelt werden. Die soziale Selbstverwaltung durch gewählte Versichertenvertreterinnen und Versichertenvertreter ist zu stärken. Die mit dem Gesundheitsfonds verbundene Festsetzung des Krankenkassenbeitrags durch den Staat muss wieder in die Hände der Selbstverwaltung gelegt werden.

Versorgungsplanung

Nach wie vor gibt es Brüche in der Versorgung. Diese Brüche können nur reduziert werden, indem die Verantwortung für die Planung der Versorgung, die derzeit bei den Ländern, den Sozialversicherungsträgern und den Leistungserbringern liegt, in einer Hand zusammengefasst werden. So darf die Krankenhausplanung nicht isoliert betrachtet, sondern muss in eine medizinische und pflegerische Versorgungsplanung der Region eingepasst werden. Sie muss zudem mit der ambulanten ärztlichen Versorgung verknüpft werden, um die Überversorgung in den westdeutschen Metropolen und Versorgungsengpässe in ländlichen Gebieten – vor allem in den neuen Bundesländern – auszugleichen. Auch bei der psychiatrischen Versorgung setzen wir auf regionale Konzepte.

Nur gemeindenahe Angebote können die starren Grenzen von ambulanter, teilstationärer und stationärer Versorgung aufbrechen. Pflege und Rehabilitation müssen zudem in die Versorgungsplanung einbezogen werden, da als Folge der kürzeren Aufenthalte in den Krankenhäusern die Menschen nachsorgende Pflege und Anschlussheilbehandlungen brauchen. Neue pflegerische, therapeutische und soziale Angebote mit ebenso neuen Anforderungen an die inhaltlichen und sozialen Kompetenzen der Beschäftigten in der Pflege und Rehabilitation müssen für die häusliche Pflege bereitgestellt werden. Eine gemeinsame Planung auf der Grundlage regionaler Versorgungsziele ist daher unerlässlich. Regionale Gesundheitskonferenzen könnten gewährleisten, dass bei der Planung der Versorgung alle nötigen Aspekte berücksichtigt werden.

Gesundheitsförderung, Prävention und Beratung

Gesundheitsförderung und Prävention sind gleichgewichtig neben der Akutbehandlung und Rehabilitation, als dritte Säule der Gesundheitsversorgung zu installieren. Vor allem Präventionsprogramme können die gesundheitliche Situation, besonders sozial benachteiligter Gesellschaftsgruppen (verhältnisbedingte Krankheitsursachen) verbessern. Hierzu sind niederschwellige Beratungsangebote zu entwickeln und qualitätsgesicherte Präventionsmaßnahmen in Schulen, Betrieben und in der breiten Öffentlichkeit anzubieten. Die Vorbeugung gegen Krankheiten ist ein zentraler Baustein zur langfristigen Finanzierbarkeit der GKV und zur Verbesserung der Gesundheitssituation der Menschen.

Versorgungssektoren wachsen zusammen

Die gute Qualität der Versorgung in den einzelnen Sektoren muss zu einer guten Gesamtleistung zusammengeführt werden. Dies kann mit der Einführung integrierter Versorgung erreicht werden. Die Vielzahl mehr oder weniger unverbundener Einrichtungen der Gesundheitsversorgung können mit ihr zu einem Versorgungssystem umgebaut werden. Wesentliches Qualitätsmerkmal ist, dass unterschiedliche Einrichtungen und Akteure im Einklang mit den Bedürfnissen der Patientinnen und Patienten über die bislang bestehenden Schnittstellen hinweg zusammenarbeiten. Nicht mehr die einzelne Leistung ist gefragt, sondern eine koordinierte Gesamtleistung ist zu organisieren und zu erbringen. Auch für die integrierte Versorgung brauchen wir einen Rahmen, in dem diese Versorgungsform gefördert wird. Das Auslaufen der Anschubfinanzierung für die integrierte Versorgung Ende 2008 wird dem Ausbau dieser Versorgungsform schaden. Mehr Zusammenarbeit braucht eine dauerhafte und verlässliche Förderung.

Finanzierung
Die Bürger/innenversicherung bleibt unser Ziel.

Solidarisch finanzierte Gesundheitsleistungen gewährleisten am besten, dass alle den gleichen Zugang zur notwendigen medizinischen Versorgung haben. Die paritätische Finanzierung muss erhalten bleiben. Die Arbeitgeber dürfen nicht aus der Finanz- und Kostenverantwortung entlassen werden. Nur so wird das gemeinsame Interesse an einer bedarfsgerechten und für alle finanzierbaren Versorgung erhalten. Vielmehr ist der Arbeitgeberbeitrag auf die gesamte Wertschöpfung des Unternehmens auszurichten, um die stärkere Belastung beschäftigungsintensiver Bereiche an der Finanzierung des Gesundheitswesens abzubauen und damit personale Dienstleistung zu fördern.

Alle Bürgerinnen und Bürger werden in die Solidarität einbezogen. Die Versicherungspflichtgrenze muss entfallen und neben Erwerbseinkommen und Renten weitere Einkunftsarten berücksichtigt werden. Die Erhöhung der Beitragsbemessungsgrenze unter Einbeziehung von Freibeträgen ist die solidarische Alternative zur Reduzierung erforderlicher Leistungen und Zuzahlungen. Familienpolitische Aufgaben müssen aus Steuern finanziert werden. Ein geregeltes Nebeneinander von privaten und gesetzlichen Krankenversicherungen kann es nur geben, wenn Wettbewerbsvorteile abgebaut werden. Das bedeutet u. a. keine Risikoselektion, Mitnahme von Altersrückstellungen beim Wechsel und Sachleistung. Der 2009 eingeführte Risikoausgleich zwischen den Krankenversicherungen, der auch Unterschiede bei den Krankheitskosten ausgleicht (Morbi-RSA), ist weiter zu entwickeln, um Risikoselektion zu verhindern.

Die Pflegeversicherung
Die Pflegeversicherung muss ebenfalls als paritätisch finanzierte Bürger/innenversicherung ausgestaltet werden. Das ist erforderlich, um die Leistungen weiter dem Bedarf anzupassen. Die häusliche Pflege ist zu stärken. Der Begriff der Pflegebedürftigkeit ist um psychosoziale Betreuung und allgemeine Beaufsichtigung zu erweitern, so dass auch die Bedürfnisse behinderter, psychisch kranker

und altersverwirrter Menschen mit erfasst werden. Daneben muss die Situation Demenzkranker verbessert werden. Die Leistungen der Pflegeversicherung müssen angemessen dynamisiert werden, um weiteren Wertverlust zu vermeiden; der Grundsatz „Prävention und Rehabilitation vor Pflege" muss gestärkt werden. Die Finanzierung der Behandlungspflege, insbesondere in der stationären Pflege ist sicherzustellen.

Auch die Pflegeversicherung wird in die Integrierte Versorgung eingebunden. Sie muss verzahnt werden mit Prävention, Akutversorgung und Rehabilitation. Der Aufbau von Casemanagement-Strukturen ist zu fördern. Unerlässlich ist qualifiziertes Pflegepersonal, das in regelmäßigen Fortbildungen auf die Anforderungen in Pflege und Betreuung vorbereitet wird.

Rehabilitation
Die Rehabilitation gewinnt an Bedeutung. Gründe sind Veränderungen von Demographie und Soziostruktur der Bevölkerung (das heißt steigernder Altersschnitt der Bevölkerung und Abnahme der familiären Versorgungsmöglichkeiten), Zunahme der chronischen Krankheitsbilder und veränderte Anreize in der Krankenhausfinanzierung (DRG mit sich weiter verkürzenden Liegezeiten). Entsprechend hat sich die Rehabilitation für den Bereich der Anschlussheilbehandlung zunehmend akutmedizinnah und mit geriatrischen Inhalten auszurichten.

3 Weiterentwicklung der Gesundheitsberufe

Der demografische Wandel wirkt sich in sehr starkem Maße auf den personalintensiven Dienstleistungssektor im Gesundheitswesen aus. Einerseits nimmt der Versorgungsbedarf zu und andererseits werden im Jahr 2020 etwa 1,4 Mio. Menschen weniger als heute dem Arbeitsmarkt zur Verfügung stehen. Daher ist der Blick auf die Entwicklung des Arbeitsmarkts, der Arbeitsteilung und der Berufe im Gesundheitswesen zu richten.

Als Beispiel kann der Krankenhausbereich herangezogen werden. Dort arbeiten über 1 Million Beschäftigte – ein Fünftel mehr als in der gesamten Automobilindustrie. Krankenhäuser sind zugleich Ort für viele Berufsausbildungen sowie Fort- und Weiterbildung im Gesundheitswesen.

Delegation ärztlicher Tätigkeiten an Pflege und Assistenzberufe
Die Verknappung und Verteuerung ärztlicher Arbeitskraft führt zu Überlegungen, ärztliche oder als ärztlich definierte Tätigkeiten an nichtärztliches Personal zu delegieren oder dauerhaft zu übertragen. Betroffen sind in erster Linie Pflegefachpersonal und Med.-techn. Assistenzberufe. Diskutiert werden hauptsächlich

Tätigkeiten, wie venöse Blutentnahme, intravenöse Medikamentengabe bei liegendem Verweilkatheter, Verbandswechsel, Wundversorgung, Schmerzmanagement oder auch selbstständiges Erstellen und Befunden von EKG. Für OP- und Intensivfachpflegepersonal und in der chirurgischen Assistenz gibt es weitergehende, z. T. schon praktizierte Möglichkeiten der Übernahme ärztlicher Aufgaben, wie z. B. das Legen von peripheren und zentralen venösen Zugängen.

Bei der vorübergehenden oder auch dauerhaften Übertragung ärztlicher Tätigkeiten sind in der Rechtsprechung entwickelte Grundsätze zu beachten sowie der ausreichende Versicherungsschutz durch den Arbeitgeber (Haftpflicht), entsprechende Aufstockung bei der Personalbemessung der übernehmenden Berufe, Vergütung bei höherwertigen Tätigkeiten und Korrekturen im Berufsrecht bei dauerhafter Übertragung.

Neue Berufe und Zusatzqualifikationen
In dem Bemühen, die Arbeitskosten insgesamt zu verbilligen und Personalressourcen vor allem beim ärztlichen und beim Pflegefachpersonal zu schonen, werden neue Berufe kreiert oder Zusatzqualifikationen geschaffen. Zum Teil geschieht dies im Rückgriff auf im europäischen oder amerikanischen Ausland bereits vorhandene Berufsbilder. Zum Teil sind es sinnvolle Weiterentwicklungen von Fort- und Weiterbildungsangeboten, die auf veränderte Anforderungen im Berufsfeld reagieren. Eine Vorreiterrolle spielte die Ausbildung zum/zur Operationstechnischen Assistenten/in (OTA), die inzwischen – weitgehend ungeregelt – an etwa 70 Ausbildungsstätten ausgebildet wird. Schätzungen gehen von etwa 1.700 Auszubildenden in der dreijährigen Ausbildung aus.

Zum Teil bereits eingeführt sind auch die Anästhesietechnische Assistentin (ATA), die Medizinisch-technische Fachassistentin (MAFA), Chirurgisch-Technische Assistentinnen (CTA), Gefäßassistenten, Phlebotomisten und Physical Assistants (PA).

ver.di präferiert bundeseinheitliche Ausbildungsordnungen auf Grundlage des Berufsbildungsgesetzes. Jeder Ausbildungsgang braucht eine staatliche Regelung. Die OTA hat sich inzwischen etabliert, auch wenn die Abgrenzung zur Tätigkeit des weitergebildeten OP-Fachpersonals noch nicht klar ist und parallel auch Gesundheits- und Krankenpfleger/innen im OP in gleicher Funktion beschäftigt werden. Für die Ausbildung zur ATA, die bisher nur vereinzelt erfolgt, muss ähnliches gelten. Hier ist allerdings ungewiss, ob sich der Beruf neben der wesentlich weiter qualifizierten Fachpflegerin für Anästhesie und Intensivpflege etablieren kann. Der hohe Spezialisierungsgrad der ATA erscheint nur sinnvoll, wenn durch sie Anästhesieärzte ersetzt werden können. Das ist allerdings angesichts der Rechtsprechung zur Zulässigkeit von Parallelnarkosen und des Widerstands der Ärzteschaft zweifelhaft. Auch CTA-Ausbildungen gibt es nur vereinzelt, den PA nur an einer Hochschule. Erfahrungen mit Absolventen liegen noch nicht vor. Phlebotomist („Blutabnehmer") ist ein Anlernberuf, den es in angelsächsischen Ländern gibt. Erfahrungen liegen hierzulande noch nicht vor. Der PA ist als Schmalspurarzt ohne Approbation abzulehnen, als Weiterbildungsstudium für Pflegefachpersonal mit dem Ziel im OP Assistenzaufgaben zu übernehmen jedoch akzeptabel.

Zusatzausbildung und geregelte Weiterbildung

Neu geschaffene Qualifikationen, die auf abgeschlossene Berufsausbildungen aufbauen sind unter arbeitsorganisatorischen und berufsbildungsrechtlichen Gesichtspunkten weniger problematisch. Als Beispiele seien genannt: Case-Management, Case-Mix-Performer/in, Chirurgieassistent/in, Diabetesassistent/in, Diabetesberater/in, Gefäßassistent/in, Nurse Practitioner, Stroke Nurse und Wundmanager/in. Während es für etablierte Tätigkeitsfelder funktions- und fachbezogene Weiterbildungsgänge gibt, wie z. B. OP-, Anästhesie- und Intensivpflege, Fachweiterbildung in psychiatrischer, nephrologischer und onkologischer Pflege, die landesrechtlich geregelt sind, entstehen betriebliche oder konzernweit organisierte Zusatzausbildungen unterschiedlichen Zuschnitts und Umfangs. Soweit die Deutsche Krankenhausgesellschaft (DKG) als Krankenhausträgerverein nicht als regelnde Instanz auftritt, treten Bildungsträger oder medizinische Fachgesellschaften an ihre Stelle. Dies mag zwar zu einer gewissen Vereinheitlichung der Bildungsmaßnahmen beitragen, eine demokratisch legitimierte und gesellschaftlich anerkannte Regelung kann dies jedoch nicht ersetzen. Wir halten daran fest, dass die Vergabe von Bildungsabschlüssen eine gesellschaftliche Aufgabe ist, die entweder durch Landesrecht oder unter Beteiligung der Sozialpartner durch Bundesrecht zu regeln ist. Wo weitergebildete Fachkräfte, solche ohne Weiterbildung und Hilfskräfte im gleichen Tätigkeitsfeld zusammenarbeiten, sind Fachkräfteschlüssel festzulegen.

Schnittstelle Pflege – Pflegeassistenz / Service

Parallel zur Diskussion um Entlastung des ärztlichen Personals von „arztfremden" Tätigkeiten oder der Übertragung ärztlicher Tätigkeiten an anderes Personal wird die Entlastung des Pflegepersonal von so genannten „pflegefremden" Tätigkeiten bzw. die Abgabe pflegerischer Aufgaben an Pflegeassistenz oder Servicepersonal diskutiert. Zielsetzung ist auch hier, die jeweilige Tätigkeit – soweit fachlich vertretbar – von billigeren Arbeitskräften erledigen zu lassen. Dabei geht es um Aufgaben der sogenannten „Grundpflege", Unterstützung bei Aktivitäten des täglichen Lebens, wie Körperpflege, Nahrungsaufnahme, Ausscheidungen, Essensausgabe im Krankenhaus, hauswirtschaftliche und Freizeitaktivitäten (z. B. Dementenbetreuer/in), um Entlastung von organisatorischen (z. B. Hol- und Bringedienst) und administrativen Aufgaben (Stationsassistentin).

Die Auswirkungen auf Arbeitsabläufe und Personalsituation sind erheblich. Das berufliche Selbstverständnis der Pflegeberufe ist unmittelbar berührt und es geht auch um die (tarifliche) Abwertung von Pflegearbeit als Hilfsarbeit. Entsprechend kontrovers wird das Thema diskutiert. Angesichts des in den letzten Jahren vollzogenen Stellenabbaus ist jede Entlastung des Pflegepersonals willkommen, sie entzieht sich jedoch einfacher und pauschaler Lösungen. Beispielsweise ist bei dem in vielen Krankenhäusern etablierten Hol- und Bringedienst beim Patiententransport in jedem Einzelfall zu prüfen, ob der Patient einer fachlichen Begleitung durch Pflegepersonal bedarf. Das gilt erst Recht für pflegerische Unterstützung bei der Nahrungsaufnahme, die im Einzelfall nur durch Pflegefachkräfte erfolgen kann. Auch die Ganzkörperwäsche, betten und lagern gehören zum Kernbereich pflegerischer Aufgaben. Bei Schwerpflegebedürftigen und akut Erkrankten, die dies nicht selber übernehmen können, muss sie von Pflegefachkräften durchgeführt werden. Selbst wenn im Einzelfall die Unterstützung durch Pflegehilfskräfte erfolgen kann, ist es arbeitsorganisatorisch schwierig, die jeweils exakt erforderliche Qualifikation vorzuhalten. Sinnvoller ist es, über eine ausreichende Zahl an Pflegefachkräften zu verfügen, die auch mal für einzelne Tätigkeiten „überqualifiziert" sind. Je mehr unterschiedliche Qualifikationsniveaus und Aufgabenzuschnitte desto größer sind Schnittstellenprobleme und arbeitsorganisatorische Friktionen. Die fachgerechte Anleitung und Überwachung von Hilfspersonal kann zeitraubender sein als bestimmte Aufgaben selbst zu erledigen. Nicht ohne Grund wurden in der Akutversorgung in den letzten zehn Jahren in hohem Umfang Stellen für Pflegehelfer/innen mit und ohne Ausbildung abgebaut. Die Fachkraftquote in deutschen Krankenhäusern liegt bei über 90 %. Es sind keine Gründe aus fachlicher Sicht oder unter Versorgungsgesichtspunkten erkennbar, daran etwas zu ändern.

Durch die Taylorisierung der Pflegearbeit erfolgt auch eine Abwertung, weil der einzelne Handgriff oder die bestimmte Pflegemaßnahme auch ohne lange Ausbildung erlernt und von weniger qualifizierten Hilfskräften übernommen werden kann. Bei der Definition, was zum Kernbereich der Pflege gehört, ist das durch die Berufsgesetze und langjährige Traditionen geprägte berufliche Selbstverständnis der Pflegeberufe zu berücksichtigen.

4 Berufsbildungspolitische Konsequenzen

Neue Ausbildungsberufe
Bei der Entwicklung neuer Ausbildungsberufe haben sich folgende Schritte bewährt:

1. Feststellung des Bedarfs
2. Abgrenzung zu vorhandenen Berufen
3. Staatliche Regelung als anerkannter Beruf nach BBiG, als Heilberuf oder nach Landesrecht

Für Ausbildungsberufe tritt ver.di für eine Ausbildung nach BBiG ein. Eine Heilberufsregelung erscheint dann akzeptabel, wenn wesentliche Standards des BBiG (wie z. B. im KrPflG) realisiert werden. Landesrechtlich geregelte Berufsabschlüsse haben aufgrund ihrer berufsfachschulischen Ausprägung und wegen der oft sehr unterschiedlichen Abschlussbezeichnung und Ausbildungsinhalte große Probleme auf dem Arbeitsmarkt. Sie sind im Rahmen der Kultushoheit der Länder allenfalls in Verbindung mit dem Erwerb allgemeinbildender Abschlüsse sinnvoll. Ein arbeitgeberseitiges Berufebasteln auf betrieblicher Ebene oder konzernbezogen wird abgelehnt.

Weiterbildung
Weiterbildungsabschlüsse sind zu standardisieren. In Frage kommen staatliche Regelungen nach Landesrecht oder Fortbildungsprüfungsregelungen nach BBiG (z. B. Fachwirt Sozial- und Gesundheitswesen). Vorzuziehen sind Rechtsverordnungen des Bundes, die zu bundeseinheitlichen Regelungen führen.

Für Bildungsmaßnahmen unter 400 Stunden mag ein vom Bildungsträger ausgestelltes Zertifikat ausreichen. Länger dauernde Weiterbildungsmaßnahmen mit qualifizierendem Abschluss bedürfen der staatlichen Regelung. Als Standard gilt eine zweijährige Weiterbildung mit 720 bis 800 Stunden Theorie und entsprechender Praxiserfahrung im angestrebten Tätigkeitsfeld.

Soweit keine staatliche Regelung erfolgt, sind Qualifizierungs-Tarifverträge anzustreben, die Qualifikationsumfang und -abschlüsse tariflich festlegen und zumindest in ihrem Geltungsbereich zu einheitlichen Standards führen können. In den neu zu vereinbarenden Entgeltordnungen sind Zusatzqualifikationen und geregelte Weiterbildungsabschlüsse zu berücksichtigen.

Als Äquivalent für berufsqualifizierende Hochschulabschlüsse auf Bachelorniveau kommt die Einführung eines „Bachelor Professional" für berufliche Weiterbildungsabschlüsse in Betracht. Die Anrechnung beruflich erworbener Kompetenzen auf Hochschulstudiengänge ist an allen Hochschulen einzuführen und der Zugang zu erleichtern, um die Durchlässigkeit im Bildungssystem zu erleichtern.

Pflegeassistenz
Die Ausbildungsentwicklung in der Krankenpflegehilfe ist in den letzten Jahren eher rückläufig bis gleichbleibend, mit der Schaffung neuer Ausbildungsgänge nach Landesrecht könnte aber eine Trendwende eingeleitet werden.

Die Qualifikationen sind in den einzelnen Bundesländern sehr unterschiedlich geregelt, sowohl was Inhalt und Anspruchsniveau betrifft als auch hinsichtlich der Dauer. So gibt es Ausbildungsgänge nach dem Muster der ehedem bundesrechtlich geregelten Krankenpflegehilfeausbildung mit einjähriger Dauer (Baden Württemberg, Hessen, Niedersachsen, NRW), solche mit integrierter Altenhilfequalifikation von eineinhalbjähriger Dauer (Mecklenburg-Vorpommern) und zur Gesundheits- und Pflegeassistenz mit zweijähriger Dauer (Hamburg).

Für die Einführung von Assistenzberufen im Pflegebereich sprechen keine fachlichen sondern allenfalls ökonomische Gründe. Es gibt unter Versorgungsgesichtspunkten keine überzeugenden Argumente, die dafür sprechen, das Niveau einer dreijährigen Ausbildung zu unterschreiten. Es besteht daher die Gefahr, dass Pflegefachkräfte durch Pflegeassistentinnen ersetzt werden mit Auswirkungen auf die Versorgungsqualität. Pflegerische Fachqualifikation und Assistenzqualifikation lassen sich in der Berufspraxis nur schwer abgrenzen. Eine dreijährige Fachausbildung entspricht dem gesellschaftlichen Standard der Berufsbildung in Deutschland für etwa 400 anerkannte Ausbildungsberufe. Kürzere Berufsausbildungen stellen im deutschen Bildungssystem eine Ausnahme dar. Sie finden sich eher bei vollzeitschulischen Bildungsgängen, die auch andere, eher allgemeinbildende Ziele verfolgen.

ver.di hält an dem Grundsatz, „Keine Berufsausbildung unterhalb des Niveaus einer dreijährigen Ausbildung" fest.

Gleichwohl gibt es Argumente, die für eine Assistenzausbildung sprechen:

1. Berufsfeldorientierung durch eine breit angelegte Ausbildung im Sozial- und Gesundheitswesen
2. Allgemeinbildung durch Erwerb der Fachoberschulreife (FOR)
3. Erwerb einer auf eine Fachausbildung anrechenbaren Berufsqualifikation

Gradmesser für deren Einsatz ist das Maß der Selbstständigkeit des/der Pflegebedürftigen. Die Ausbildung soll auf Grundlage des Berufsbildungsgesetzes erfolgen. Die wesentlichen Qualitätsstandards sind einzuhalten.

Die horizontale und vertikale Durchlässigkeit zwischen den Pflegeberufen und innerhalb des Berufsbildungssystems ist sicherzustellen. Ein breites Qualifikationsprofil ist einer schmalspurigen Spezialisierung vorzuziehen. Für Tätigkeit und Ausbildung hat eine Abgrenzung der Berufsprofile von Fachkräften und anderen Assistenzberufen zu erfolgen. Ein dualer Pflegeberuf für die ambulante Versorgung als dreijähriges Ausbildungsangebot könnte eine niederschwellige Alternative darstellen. Die Anrechnung erworbener Qualifikationen und Berufserfahrungen auf weitergehende Qualifizierung ist sicherzustellen. Weiterbildungsmöglichkeiten sind zu eröffnen

Berufsausbildung an Hochschulen
Im Zusammenhang mit den Professionalisierungsbestrebungen der Gesundheitsfachberufe werden zunehmend auch grundständige Studiengänge angeboten, die durch Berufszulassungsgesetze geregelte Berufsabschlüsse im Rahmen von Modellversuchen vergeben werden. Sie treten in Konkurrenz zu den Berufsabschlüssen im Rahmen des Berufsbildungssystems im Sekundarbereich. Soweit die Studiengänge Berufsabschlüsse voraussetzen und zusätzliche Qualifikationen z. B. für Managementfunktionen vermitteln, ist das unproblematisch. Einzelne Studiengänge werden aber bewusst in Konkurrenz zur herkömmlichen Berufsausbildung entwickelt, mit dem Ziel, die Berufsausbildung insgesamt auf Hochschulniveau anzusiedeln. Bei den Pflegeberufen wird diese Forderung damit verbunden, perspektivisch die dreijährige Pflegeausbildung durch eine Hochschulausbildung zu ersetzen und parallel zweijährige Pflegeassistenzausbildungen einzuführen (Konzept des „Deutschen Bildungsrats für Pflegeberufe"). Mit den durch das Pflege-Weiterentwicklungsgesetz vorgenommenen Änderungen der Berufsgesetze (AltPflG und KrPflG) wird dies im Rahmen von Modellversuchen auch rechtlich ermöglicht. ver.di lehnt diese Bestrebungen, zusätzliche Niveaus von Berufsabschlüssen einzuführen ab, weil insgesamt eine Absenkung des Qualifikationsniveaus zu befürchten ist. Nach den Vorstellungen der Berufsverbände und von Pflegewissenschaftlern soll nur ein kleiner Teil der Berufsgruppe über einen akademischen Abschluss verfügen. Weithin ungeklärt ist aber, welche besonderen Funktionen von den Hochschulabsolventinnen und -absolventen mit dem Abschluss „Bachelor of Nursing" übernommen werden sollen. Für besondere Funktionen im Management, als Lehrer/innen oder in der Pflegewissenschaft gibt es bereits eine Vielzahl von Diplomstudiengängen an Fachhochschulen und Universitäten, die jetzt im Zuge des Bolognaprozesses auf Bachelor und Masterabschlüsse umgestellt werden.

Die Einführung der grundständigen Studiengänge zum/zur Gesundheits- und Krankenpfleger/in mit Bachelorabschluss ist nicht arbeitsmarktindiziert, sondern entspringt berufsständischen Professionalisierungsbestrebungen. Solche

Bestrebungen sind durchaus legitim, müssen sich aber auch der Verantwortung gegenüber den Studierenden hinsichtlich ihrer Arbeitsmarktperspektiven stellen und haben die Auswirkungen auf andere Berufsabschlüsse und ihre Tätigkeitsfelder zu berücksichtigen.

5 Tarifpolitische Konsequenzen

Die dargestellte Entwicklung vom Gesundheitswesen zur Gesundheitswirtschaft bedeutet eine seit mehreren Jahren verschärfte Privatisierung der Kliniken bzw. Gesundheitsversorgung. Im Vergleich auf europäischer Ebene und den USA hat hierbei Deutschland den höchsten Anteil an Kliniken in der Hand von gewinnorientierten Konzernen. Weg von der Daseinsvorsorge heißt auch Gewinne zu Lasten der Beschäftigten in der Gesundheitsversorgung.

Die tarifpolitische Anforderung besteht in erster Linie in der Herstellung einer Wettbewerbsordnung im privaten Kliniksektor, die ein einheitliches Niveau der Arbeits- und Einkommensbedingungen regelt. Da der Personalkostenanteil den höchsten Kostenfaktor in den Kliniken darstellt, ist es für die Konzerne am lukrativsten, zu Lasten des Personals einzusparen. Mit der Herstellung einer einheitlichen Wettbewerbsordnung, also die tarifliche Bindung auf einheitlichem Niveau, muss der Grundsatz „Konkurrenz durch Qualität, nicht durch Einkommensdumping" umgesetzt werden.

Weitere tarifpolitische Anforderungen ist es, auf die Veränderungen der Versorgungsstrukturen einzugehen, also z.B. in der Rehabilitation, der Nachsorge, der Tagespflege, den integrierten Versorgungseinrichtungen und der Altenpflege ebenfalls für gute Arbeits- und Einkommensbedingungen zu sorgen. Wenn der steigende Bedarf an gut ausgebildeten Arbeitskräften in diesem Sektor durch das Angebot eines attraktiven Arbeitsfeldes sichergestellt wird, dient das auch der Qualitätssicherung.

Bisher zeichnet sich der Gesundheitssektor durch gesundheitsbelastende Rahmenbedingungen aus. Schichtarbeit, höchst flexible Arbeitszeiten bei Tag und Nacht, an Wochenenden und Feiertagen, sowie hohen physischen und psychischen Anforderungen prägen die Arbeitswelt. Dafür sind tarifliche Regelungen erforderlich. Die Begrenzung der Arbeitszeit, gute Qualifizierungsregelungen, alternsgerechte Bedingungen stellen nur die wesentlichen tarifpolitischen Anforderungen dar.

Die Entwicklung der Gesundheitsberufe ist ein weiteres tarifpolitisches Feld. Die zurzeit stattfindende staatlich ungeregelte Kurzqualifizierung führt in der Regel zu einer Absenkung des Bezahlungsniveaus. Über Qualifizierungs- und Eingruppierungstarifverträge ist es möglich, den Qualifizierungsumfang und

Standards für die Bildungsabschlüsse zu regeln. Dies ist umso mehr erforderlich, da eine vermehrte Ausbildung im Pflegehilfs- und Assistenzbereich aus ökonomischen Gründen bei gleichzeitiger Absenkung der Fachkräftequote zu beobachten ist. Der Grundsatz, „wenig hoch qualifizierte Fachkräfte bei vielen gering und Schmalspurqualifizierten Arbeitskräften" wirkt sich drastisch auf das Einkommensniveau aber auch auf die Qualität im Gesundheitswesen aus.

Einen extremen Bruch im erforderlichen solidarischen Umgang stellt die Zunahme des Einsatzes von Leiharbeit im Gesundheitswesen dar. Tochterfirmen einzelner Konzerne speisen qualifizierte Fachkräfte mit Stundenlöhnen um 8,70 Euro ohne Bezahlung von Zeitzuschlägen und anderen tariflichen Regelungen ab. Das ist nicht zu akzeptieren. Es gilt, der politischen Verantwortung gerecht zu werden und eine Begrenzung der Leiharbeit im Gesundheitswesen herbeizuführen.

Die stark expandierende Gesundheitswirtschaft wird in den kommenden Jahren Schwierigkeiten bei der Gewinnung von Fachkräften haben. Ein sich entwickelnder Pflegenotstand ist bereits erkennbar. Dem kann nur durch die Steigerung der Attraktivität der Berufe im Gesundheitswesen begegnet werden. Dazu gehören auch und gerade gute Arbeits- und Einkommensbedingungen.

Annelie Buntenbach

Gute und bezahlbare Gesundheitsversorgung für alle

1 Gesundheitliche Versorgung

Grundsätzlich kann festgestellt werden, dass das deutsche Gesundheitswesen die medizinisch notwendige Versorgung der Kranken sicherstellt. Das gilt sowohl für die Versorgung mit Medikamenten, Heil- und Hilfsmitteln wie auch für die ambulante und stationäre Behandlung. Dennoch ist das Gesundheitswesen seit Jahren im Umbruch. Im Kern werden die Entwicklungen unaufhörlich von der Debatte um Lohnnebenkosten getrieben. Trotz einer angeblichen Kostenexplosion wurde noch vor wenigen Jahren eine nachhaltige Senkung der Beiträge versprochen. Inzwischen ist die finanzielle Stabilisierung die politische Leitlinie, die Politik hat die Beitragshöhe über den einheitlichen Beitragssatz selbst in die Hand genommen. Der Druck wird dadurch nicht weniger, sondern nur verschoben. Letztlich ist zu befürchten, dass sich dies negativ – und zwar nachhaltig – auf die Qualität der Versorgung auswirkt. Die Entwicklung der letzten Jahre muss als Folge politischer Entscheidungen sowie der Beschäftigungs- und Lohnentwicklung gesehen werden. Während die Langzeitarbeitslosigkeit – und damit auch deren Kosten – auf hohem Niveau bleibt, haben die Arbeitsmarktreformen dazu geführt, dass sich prekäre Beschäftigung und Niedriglöhne stark ausgeweitet haben. Die sozialversicherungspflichtige Beschäftigung ist über viele Jahre geschrumpft. Gleichzeitig wurde den Versicherten ein immer höherer Eigenanteil an den Gesundheitskosten abverlangt. Ein Teil der Finanzierung wurde faktisch privatisiert und damit politisch ausgeblendet. Diese Erosion der Einnahmebasis konnte dadurch bis heute nicht gestoppt werden und ist letztlich die Ursache für die Verschiebung der Kosten zu Lasten der Versicherten. An diesen grundlegenden Problemen ändert auch der in diesem Jahr in Kraft getretene Gesundheitsfonds nichts. Im Gegenteil: Der Gesundheitsfonds bricht mit dem Solidarprinzip, denn die Versicherten müssen – über die geltenden Zuzahlungen und Praxisgebühren hinaus – die weiteren Belastungen über individuelle Zusatzbeiträge tragen. Gleichzeitig ist mit dem Gesundheitsfonds eine systematische Unterfinanzierung eingeleitet worden, die den Effekt der o. g. Entsolidarisierung in den kommenden Jahren erheblich verstärken wird.

Wir stehen in der Gesundheitspolitik also auch und gerade in den nächsten Jahren vor großen Herausforderungen. Das gilt auch für die Qualität der Versorgung. Trotz der beachtlich gestiegenen Aufwendungen der Versicherten für ihre gesundheitliche Versorgung stellt der Sachverständigenrat zur Begutachtung der Entwicklung im Gesundheitswesen noch immer ein Nebeneinander von Über-, Unter- und Fehlversorgung fest (vgl. Deutscher Bundestag 2007: 203). Die Kritik am Gesundheitswesen geht jedoch über Qualitäts- und Finanzierungsfragen hinaus und wird grundsätzlich: So kommt die offizielle Armuts- und Reichtumsberichterstattung zu dem Ergebnis, dass Gesundheit in Deutschland nicht ganzheitlich behandelt wird, sondern im wahrsten Sinne des Wortes als Not-Operation betrachtet werden muss – und sich so die soziale Spaltung auch am Gesundheitszustand erkennen lässt:

> „Auch in einem hoch entwickelten Sozialstaat wie Deutschland lässt sich ein Zusammenhang zwischen der sozialen und gesundheitlichen Lage feststellen. Einerseits wird ein Teil der Gesundheitschancen und Krankheitsrisiken durch die Bildung, das Wohn- und Arbeitsumfeld und die erzielte Einkommensposition beeinflusst. Gesundheitsstörungen und Krankheiten, insbesondere wenn sie länger andauern, können sich andererseits nachteilig auf die Bildungs-, Erwerbs- und Einkommenschancen auswirken und die gesellschaftliche Teilhabe beeinträchtigen." (BMAS 2008: 103)

Als Beispiel für die Bedeutung dieser Erkenntnisse soll die Frage des Zugangs zur Gesundheitsversorgung dienen. Als ein Steuerungsinstrument sollen Eigenbeteiligungen helfen, sog. unnötige bzw. leichtfertige Inanspruchnahme von Gesundheitsleistungen zu begrenzen. Diese Wirkung ist jedoch nicht erzielt worden, da die Patienten nicht mit Hilfe von Zuzahlungen und Praxisgebühren zwischen medizinisch notwendiger und nicht-notwendiger Behandlung entscheiden. Vielmehr haben sich Eigenbeteiligungen als finanzielle Hürde zur Inanspruchnahme von Gesundheitsleistungen insgesamt entpuppt. Die direkt anfallende Zahlung führt oftmals dazu, dass eine notwendige Behandlung hinausgezögert wird. Eine verzögerte bis vermiedene Behandlung kann deutlich höhere Folgekosten nach sich ziehen. Eigenbeteiligungen führen sogar dazu, dass Therapien abgebrochen werden, was den Gesundheitszustand weiter verschlechtert und letztlich zu Arbeitsunfähigkeit und Produktivitätseinbußen führt.

Insgesamt konterkarieren Eigenbeteiligungen den solidarischen Ausgleich unserer an sich sozialen Krankenversicherung, weil damit eine wesentliche Funktion ausgehebelt wird: vorhersehbare Vorausfinanzierung statt unvorhersehbarer Kosten im Akutfall. Damit einher geht ein Vertrauensverlust in den solidarischen Ausgleich (vgl. Holst 2008: 304).

Entsprechendes gilt für die weit verbreitete Diskriminierung gesetzlich Versicherter in der gesundheitlichen Versorgung. Dies gilt insbesondere für den Zugang zur fachärztlichen Versorgung, wo wiederholt gesetzlich Versicherten nur langfristig Behandlungstermine angeboten werden. Andererseits werden Kunden der privaten Krankenversicherungsunternehmen gerne auch nach Praxisschluss oder am Wochenende Termine angeboten.

2 Veränderungen in der Arbeitswelt

Eine wesentliche Grundlage der Verteilungen in unserem Gesundheitssystem ist die Arbeitswelt mit den Arbeitsbedingungen und Einkommensverhältnissen – und ihren Veränderungen. Die Arbeitsbedingungen und Arbeitseinkommen sind die wesentlichen Einflussfaktoren auf das Leben der abhängig Beschäftigten und ihrer Familien. Auch das Fehlen von Erwerbsarbeit hat wesentliche Auswirkungen auf die Erwerbslosen und ihre Angehörigen. Eindeutige Beweise dafür sind die Ergebnisse der Armuts- und Reichtumsberichterstattung der Bundesregierung. Sie belegen den Zusammenhang von Einkommen, Bildung und Gesundheit.

Zwischen 1991 und 2007 ist die Arbeitsproduktivität je Erwerbstätigen um insgesamt 23,5 Prozent und je Erwerbstätigenstunde um 33,4 Prozent gestiegen. Im gleichen Zeitraum sind jedoch die Nettolöhne real um 6,8 Prozent gefallen. In den vergangenen Jahren, das heißt von 2000 bis 2007 ist ein Rückgang der sozialversicherungspflichtigen Beschäftigten um 1,3 Mio. Personen festzustellen. Hingegen hat die Anzahl geringfügig entlohnter Beschäftigter zwischen 2003 und 2007 um etwa 1 Mio. zugenommen (vgl. Arbeitsgruppe Alternative Wirtschaftspolitik 2009).[1] Insgesamt ist eine Zunahme atypischer Beschäftigung festzustellen, auch im Verhältnis zu den guten Arbeitsmarktdaten der vergangenen Jahre. Nach Untersuchungen des DGB weicht inzwischen jedes dritte bis vierte Arbeitsverhältnis vom Normalarbeitsverhältnis ab (vgl. DBG 2008: 1ff).

Auf individueller Ebene bedeutet dies, dass die Erwerbsbiografie, inklusive der Einkommen, und damit die soziale Absicherung für (potentielle) Erwerbstätige und ihre Angehörigen tendenziell immer unsicherer werden. Das stellt die Systeme sozialer Sicherung vor neue Herausforderungen, indem mehr Flexibilität auch mit mehr Sicherheit einhergehen muss. In den vergangenen Jahren wurde Flexibilität fälschlicherweise und einzig mit Entlastungen für die Arbeitgeber sowie einer Entgrenzung der Arbeit und einem freien Spiel der Märkte gleichgesetzt. Die (Fehl-)Entwicklungen am Arbeitsmarkt sowie die Struktur- und Folgeprobleme in der gesetzlichen Krankenversicherung zeigen, dass ein solches Verständnis nicht nur Schäden anrichtet, sondern die Legitimation sozialer Siche-

---

[1] vgl. Arbeitsgruppe Alternative Wirtschaftspolitik: Memorandum 2008. Von der Krise in den Absturz? Stabilisierung, Umbau, Demokratisierung, Köln 2009, Tabellenanhang.

rungssysteme mittel- und langfristig aushöhlt, obwohl ihre Bedeutung angesichts der neuen Unsicherheiten wächst. Die zentrale Herausforderung der nächsten Jahre besteht darin, die GKV an die Veränderungen am Arbeitsmarkt anzupassen, um finanzielle Stabilität zu erreichen, zu mehr sozialer Gerechtigkeit zu kommen und so die Qualität der Versorgung zu verbessern.

3 Arbeitswelt und Gesundheit

Der Einfluss der Arbeitswelt wird in gesundheitspolitischen Diskussionen oftmals vernachlässigt. Gewerkschaften sind nicht nur in diesem Bereich sozusagen als Experten in eigener Sache unterwegs.

Der Begriff der weithin bekannten Berufskrankheit zielt vor allem auf eine versicherungsrechtliche Festlegung ab, die Leistungen nach dem SGB VII – Gesetzliche Unfallversicherung – nach sich zieht. Die Auswirkungen der Arbeitswelt auf die Gesundheit sind jedoch vielfältiger und nicht allein monokausal zu betrachten. Daher hat sich wissenschaftlich die Definition der arbeitsbedingten Erkrankungen als „Gesundheitsstörungen, die durch Arbeitsbedingungen ganz oder teilweise verursacht sind bzw. in ihrem Verlauf ungünstig beeinflusst werden können", durchgesetzt (vgl. Robert-Koch-Institut 2007: 28).

Berufliche Belastungen, die krank machen oder den Krankheitsverlauf negativ beeinflussen, sind beispielsweise: Lasten heben und tragen, Lärm, aber auch zu geringe Handlungsspielräume und Arbeitsintensität. Häufige arbeitsbedingte Erkrankungen mit den Folgen Arbeitsunfähigkeit und Erwerbsunfähigkeit sind Erkrankungen des Muskel-Skelett-Systems und des Bindegewebes, des Kreislaufsystems, des Atmungssystems, des Verdauungssystems, des Nervensystems, der Augen und Ohren sowie psychische und Verhaltensstörungen. Besonders betroffene Berufsgruppen sind nach einer Untersuchung des BKK-Bundesverbandes unter ihren Mitgliedern Straßenreiniger und Abfallbeseitiger, Kranführer, Gleisbauer, Formgießer, Fahrzeugreiniger und -pfleger sowie Elektrogeräte- und Elektroteilmontierer. Dabei sind die herangezogenen Arbeitsunfähigkeitstage auf die genannten arbeitsbedingten Erkrankungen sehr unterschiedlich verteilt.

Dies gilt auch für die Kosten der verschiedenen arbeitsbedingten Erkrankungen. Die drei teuersten Erkrankungsarten sind Erkrankungen des Muskel-Skelett-Systems, psychische und Verhaltensstörungen sowie Erkrankungen des Atmungssystems. Insgesamt belaufen sich die durch arbeitsbedingte vorübergehende Erkrankungen und arbeitsbedingte Frühberentung begründeten Kosten auf insgesamt 43,9 Mrd. Euro pro Jahr (vgl. BKK-Bundesverband 2008). Berechnungen für das Jahr 1993 ergaben, bedingt durch krankheits- und unfallbedingte

Arbeitsunfähigkeit, einen Produktionsausfall in Höhe von etwa 40 Mrd. Euro (vgl. Robert-Koch-Institut 2007: 29). Diese drastischen Zahlen zeigen die hohe Bedeutung der Gesundheitspolitik, inklusive Prävention und Gesundheitsförderung. Durch bessere Arbeitsbedingungen in den Betrieben und eine entsprechende Gesundheitspolitik können letztlich Belastungen und Kosten in erheblichem Umfang vermieden werden, die die Arbeitgeber immer wieder einseitig den Versicherten zuschieben wollen. An dieser Stelle ist ein Mentalitäts- und Prioritätenwechsel der Arbeitgeberseite dringend nötig, allerdings auch bei politischen Entscheidungsträgern.

Leider sind entsprechende Zahlen für die Kosten der Gesundheit der Arbeitslosen nicht vorhanden. Dennoch besteht zwischen Arbeitslosigkeit und Erkrankungen ein Zusammenhang, der nicht vernachlässigt werden darf. Fest steht, dass Arbeitslosigkeit in erster Linie zur Beeinträchtigung der psychosozialen Gesundheit führt. Obwohl die Datenlage verbesserungswürdig ist, weisen Untersuchungen auch auf eine Verbindung mit somatischen Erkrankungen hin. Dies sind vor allem Adipositas, Stoffwechselstörungen und Herz-Kreislauf-Erkrankungen, gehäufte Infekte und Atemwegserkrankungen. Gleichwohl werden Arbeitslose nur unzureichend finanziell abgesichert. So decken die Zuweisungen des Bundes an die Krankenkassen mit 118 Euro pro Langzeitarbeitslosen nicht einmal die Hälfte der Durchschnittsausgaben je Versicherten. Auch hier besteht Handlungsbedarf, um mehr finanzielle Stabilität der GKV sicherzustellen.

Doch nicht nur Betroffenheit von Arbeitslosigkeit wirkt sich negativ auf die Gesundheit der Menschen aus. Auch Arbeitsplatzunsicherheit und Stellenabbau machen krank. Es gibt deutliche Hinweise, dass diese Unsicherheiten zu Schlafstörungen, depressiven Störungen und Angstzuständen, höheren Quoten von Arbeitsunfällen, Bluthochdruck, Übergewicht und vermehrtem Nikotinkonsum führen (vgl. Weber/Hörmann/Heipertz 2007: 2957-2962). Ebenfalls gibt es evidente Hinweise über die negativen gesundheitlichen Auswirkungen von prekärer Beschäftigung. Im Vergleich zwischen festangestellten Arbeitnehmern und Zeitarbeitern wird bei Zeitarbeitern ein höheres Risiko an Arbeitsunfällen und höhere psychologische Morbidität festgestellt (vgl. Virtanen et al 2005: 610-622).

Angesichts der durch die Arbeitswelt verursachten gesundheitlichen Beeinträchtigungen insgesamt müssen die Kosten von 43,9 Mrd. Euro jährlich als Untergrenze angesehen werden.

4 Der DGB als gesundheitspolitischer Akteur

Der Anspruch von DGB und Gewerkschaften an das Gesundheitswesen ist und bleibt eine qualitativ hochwertige Gesundheitsversorgung, die für alle Bürgerinnen und Bürger solidarisch finanziert wird und unabhängig von der individuellen Einkommens- und Vermögenssituation gewährleistet wird. Der DGB ist jedoch nicht nur politischer Akteur, sondern agiert als Gestalter in den Krankenkassen. Dafür treten DGB und Mitgliedsgewerkschaften mit einzelnen oder gemeinsamen Listen bei den Sozialwahlen an. Damit sind sie je nach Wahlergebnis bei der einzelnen gesetzlichen Krankenkasse in der Lage, die Verwaltung der Krankenkassen und ihrer Verbände zu beeinflussen. Für die Arbeitnehmerinnen und Arbeitnehmer vertritt der DGB deren sozial- und damit gesundheitspolitische Interessen auch gegenüber Parteien, Parlamenten und Regierungen. Hintergrund der gesundheitspolitischen Aktivitäten des DGB sind immer die Erfahrungen aus Sicht der Arbeitnehmerinnen und Arbeitnehmer sowie ihrer Familien.

Anders formuliert: DGB und Gewerkschaften treten als Co-Akteure im Marktsektor auf, die auf der Aushandlungsebene tätig sind. Mit ihrer besonderen Verantwortung für die Sozialversicherungen bewegen sie sich allerdings auch an der Grenze zwischen Marktsektor und Staatssektor sowie auf der Durchführungsebene im öffentlich-rechtlichen Bereich (vgl. Frevel/Dietz 2004: 80ff).

Mit dieser Kombination von Aufgaben und Einflussmöglichkeiten besitzen die Gewerkschaften ein Alleinstellungsmerkmal im Gesundheitsbereich, denn sie sind sowohl an der Primärverteilung als auch an der Sekundärverteilung der Einkommen beteiligt. Dies gilt auch für nichtmaterielle Güter wie Bildung und Arbeitszufriedenheit.

5 Finanzierung unseres Gesundheitssystems

Der wichtigste Leistungsträger für die gesundheitliche Versorgung sind immer noch die gesetzlichen Krankenkassen. Im Jahr 2007 trugen die gesetzlichen Krankenkassen Ausgaben in Höhe von gut 145 Mrd. Euro. Dabei schulterten die Arbeitnehmer über ihre Beiträge fast 81,5 Mrd. Euro, während die Arbeitgeber nur 72,2 Mrd. Euro finanzierten. Dieses Ungleichgewicht bei der Verteilung der Kassenbeiträge ist dem ‚Sonderbeitrag' von 0,9 Prozent geschuldet, den die Beschäftigten seit 2005 allein finanzieren müssen. Aber auch andere Sozialversicherungszweige beteiligen sich an den Gesundheitsausgaben. Die Arbeitnehmerbeiträge in diesen betrugen ebenfalls im Jahr 2007 ca. weitere elf Mrd. Euro. Damit wird die primäre Quelle der Finanzen in unserem Gesundheitssystem deutlich.

Im Vergleich wird deutlich, dass die Anteile der Träger der Ausgaben für Gesundheit sich in den vergangenen zehn Jahren verändert haben (s. Abb. 1). Der Anteil der beitragsfinanzierten Träger ist um ein Prozent gesunken. Während der Anteil der öffentlichen Haushalte an den Ausgaben um zwei Prozent gesunken ist, stieg der Anteil der privaten Haushalte um denselben Anteil.

Abbildung 1:

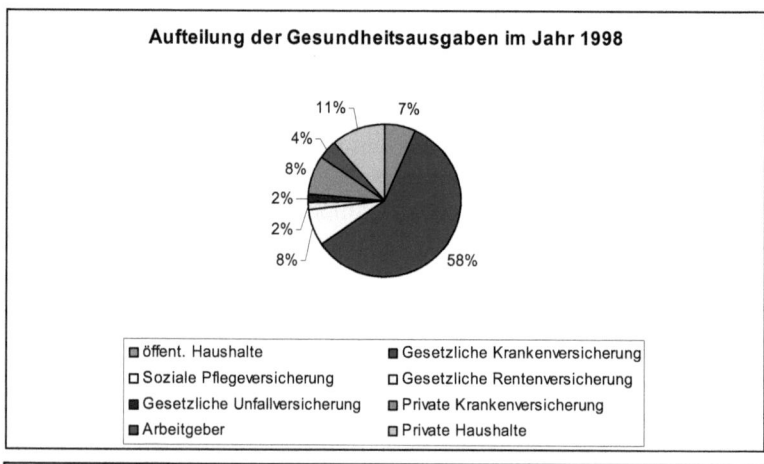

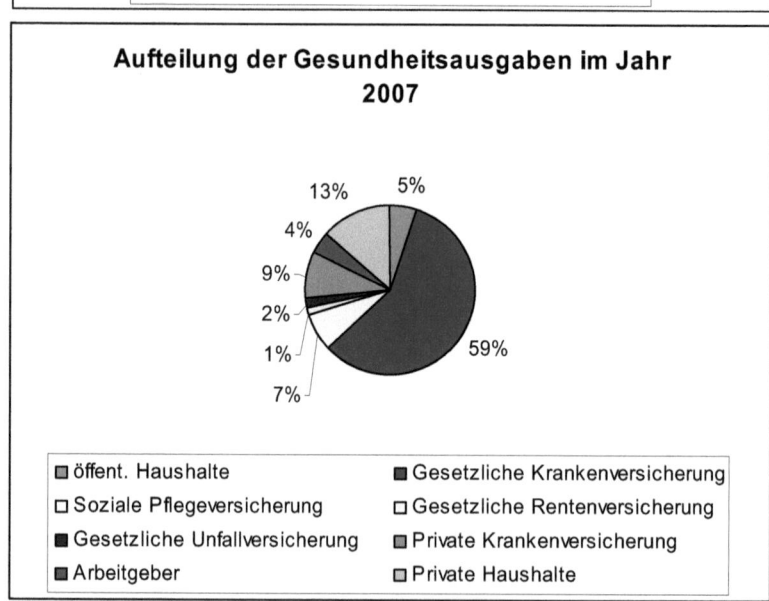

Zahlen: Gesundheitsberichterstattung des Bundes; Berechnungen: DGB

Gute und bezahlbare Gesundheitsversorgung für alle

Aus Sicht der abhängig Beschäftigten sind nicht nur die Veränderungsraten der Beiträge zur gesetzlichen Krankenversicherung im Verhältnis zur Bruttolohnentwicklung ein wichtiger Punkt (s. Abb. 2). Die Arbeitnehmerinnen und Arbeitnehmer müssen immer höhere Anteile ihres Bruttolohnes für die Beiträge zur gesetzlichen Krankenversicherung aufwenden, vor allem seit Einführung des Sonderbeitrages im Jahr 2005. Von 1991 bis 2007 sind unter anderem dadurch die Nettolöhne nur um durchschnittlich 26,1 Prozent gestiegen. Hinzu kommen jedoch noch die Gesundheitsausgaben, die von den Versicherten privat zu leisten sind, vor allem Zuzahlungen, Praxisgebühren, OTC-Produkte, IGeL. Diese Ausgaben sind im gleichen Zeitraum um 74,5 Prozent gestiegen. Diese Differenz von Nettolöhnen und Steigerung der von ihnen abgehenden notwendigen gesundheitspolitisch bedingten Ausgaben ist die eigentliche verteilungspolitische Schieflage.

Abbildung 2:

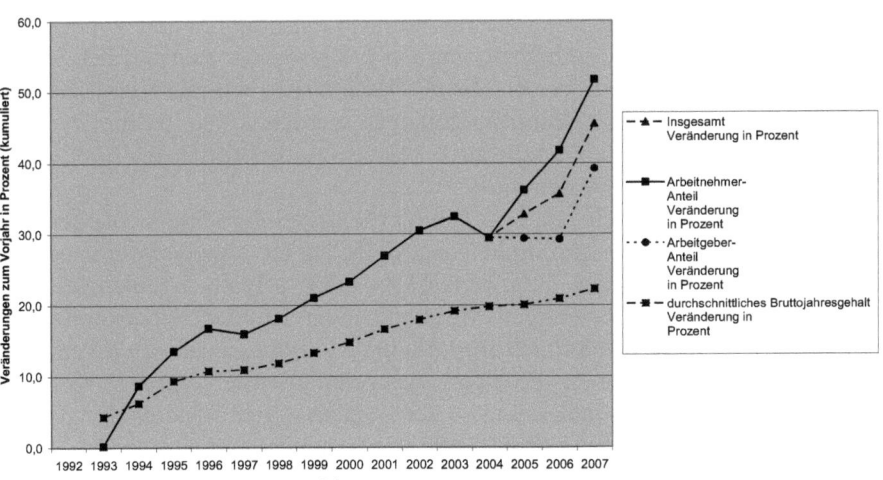

Zahlen: Gesundheitsberichterstattung des Bundes; Bundesministerium für Arbeit und Soziales; Berechnungen: DGB

Insgesamt lassen die beschriebenen Entwicklungen nur einen Schluss zu: Es hat in den vergangenen Jahren eine signifikante Verschiebung der Lasten auf Privathaushalte stattgefunden, insbesondere der Haushalte der abhängig Beschäftigten – unabhängig von der jeweiligen Regierung.

6 Gesundheitsreform 2007 aus gewerkschaftlicher Sicht

Mit dem Beschluss des Gesetzes zur Stärkung des Wettbewerbs in der gesetzlichen Krankenversicherung ist vor allem das Hauptproblem nicht gelöst worden: die strukturelle Einnahmeschwäche der gesetzlichen Krankenkassen. Statt andere Einkommensarten zur Finanzierung mit heranzuziehen, die privaten Versicherungsunternehmen mit in die Pflicht zu nehmen und die Steuerfinanzierung gesamtgesellschaftlicher Aufgaben adäquat auszubauen, werden die Versicherten einseitig mit den Kostensteigerungen der Zukunft belastet.

Außerdem sind neue Probleme geschaffen worden. Die Konstruktion des Fonds sieht vor, dass die Beitragszahlungen der Arbeitgeber und Arbeitnehmer nur zu Beginn 100 Prozent der Ausgaben decken sollen. Danach wird der Fonds die Ausgaben nur zu mindestens 95 Prozent decken. Das hat eine strukturelle Unterfinanzierung der gesetzlichen Krankenkassen zur Folge. Schon jetzt im ersten Jahr des Fonds wird deutlich, dass er im Zusammenspiel mit dem einheitlichen Beitragssatz zu Zusatzbeiträgen bei einigen Kassen bereits im Sommer 2009 führen wird.

Da ein solcher Zusatzbeitrag die Belastungen einseitig bei den Versicherten ablädt, wird die paritätische Finanzierung der GKV weiter zulasten der Arbeitnehmerinnen und Arbeitnehmer verschoben. Da dies das zentrale Ventil ist, über das Kostensteigerungen in Zukunft aufgefangen werden sollen, ist die Dynamik seiner Steigerung absehbar. Da hilft auch keine Liquiditätshilfe des Bundes, die schließlich zurückgezahlt werden muss.

Die von Regierungsseite stark in den Vordergrund gerückte Versicherungspflicht hat sich als De-jure-Lösung herausgestellt. De facto zwingt die neue Versicherungspflicht gesetzliche Krankenkassen oder private Krankenversicherungsunternehmen, ihre ehemaligen Mitglieder oder Kunden wieder aufzunehmen oder anzunehmen. Keiner überprüft, ob die Menschen tatsächlich versichert sind. Ungelöst ist weiterhin das Problem, dass zehntausende gesetzlich Krankenversicherte keine Beiträge zahlen und so der Solidarität der Versichertengemeinschaft finanzielle Überdehnung droht – und wiederum Zusatzbeiträge.

Die letzte Gesundheitsreform enthält auch eine Tendenz zur Privatisierung der gesetzlichen Krankenversicherung. Die gesetzlichen Krankenkassen werden als Sozialversicherungsträger zunehmend privaten Unternehmen angeglichen. Mit diesen Rahmensetzungen und der Erlaubnis zu verbandsübergreifenden Fusionen entsteht die Tendenz einer Oligopolisierung in der gesetzlichen Krankenversicherung, statt des offiziell propagierten Ziels „Mehr Wettbewerb". Die gesetzliche Krankenversicherung ist dem Allgemeinwohl und ihren Versicherten verpflichtet, deren Schutz sie dient, wie andere Sozialversicherungszweige auch. Zusätzlich nehmen die gesetzlichen Krankenkassen im staatlichen Auftrag auch gesellschaftliche Aufgaben wahr, wie Schwangerschaftsleistungen und kostengünstige Versicherung für Arbeitslose. Eine (Teil-)Privatisierung der gesetzlichen Krankenversicherung läuft dem Versorgungsanspruch der Mehrheit zuwider. Es besteht zudem die Gefahr, dass durch die schleichende Angleichung von gesetzlichen Krankenkassen und privaten Krankenversicherungsunternehmen die Kassen dem europäischen Wettbewerbsrecht zum Opfer fallen.

7 Ungelöste Probleme und gewerkschaftliche Lösungsansätze

Die strukturellen Einnahmeprobleme der gesetzlichen Krankenversicherung sind auch durch die letzte Gesundheitsreform nicht gelöst worden. Ebenfalls ungelöst bleibt das Nebeneinander von gesetzlicher Krankenversicherung und privater Krankenversicherung mit seinen dargestellten Verwerfungen und der faktischen Zwangsversicherung von Beamten bei PKV-Unternehmen. Die Lösung des DGB für diese Probleme der Finanzierung ist die Bürgerversicherung.

Um die Qualität der medizinischen Versorgung in Deutschland zu sichern und auszubauen, muss mehr mit der Möglichkeit von Zu- und Abschlägen bei der Vergütung gearbeitet werden. Zur Sicherstellung der ärztlichen Versorgung in strukturschwachen Gebieten, vor allem im Osten und Norden, müssen die Krankenhäuser generell für ambulante Leistungen geöffnet werden.

Der Zusammenhang von Einkommen, Bildung und Gesundheit macht deutlich, dass ärztlicher Behandlungskunst Grenzen bei der Schaffung von mehr Gesundheit gesetzt sind. Der DGB hat diese Erkenntnis zum Beispiel in einem Konzept zur Beseitigung der Armut von Kindern und Jugendlichen in politische Forderungen umgesetzt. Es enthält ein Programm, das auf alle wesentlichen Armutsdimensionen gemeinsam abzielt, damit die Wirkung bei eindimensionalen Maßnahmen nicht verpufft (vgl. DGB 2008[2]). Gesundheitspolitisch notwendig sind ein Präventionsgesetz, das Strategien für Primärprävention und Gesundheitsförderung enthält und eine gerechte Verteilung der Lasten. Auch Bund, Länder und Kommunen müssen hier ihren adäquaten finanziellen Beitrag leisten. Wichtig ist auch die Einbeziehung der Arbeitswelt in das Präventionsgesetz, will man die Gesundheit sowohl der Arbeitnehmer als auch der Arbeitslosen tatsächlich befördern. Was wir nicht mehr benötigen, ist ein Nebeneinander verschiedener Projekte, die weder aufeinander abgestimmt sind noch evaluiert werden.

Insgesamt ist eine Umorientierung notwendig: Statt die Monstranz von immer mehr Wettbewerb im Gesundheitswesen unkritisch vor sich her zu tragen, ist eine Bestandsaufnahme der bisherigen Steuerung notwendig. Im Vordergrund muss mehr Gesundheit mit höherer Qualität in der Versorgung und mehr Prävention stehen – bei gerechter Lastenteilung und solidarischer Finanzierung.

8 Nicht nur eine gewerkschaftliche Forderung: die Bürgerversicherung

Die ungerechte Zweiteilung der Krankenversicherung zwischen der privaten Krankenvollversicherung und der gesetzlichen Krankenversicherung existiert nur in Deutschland. Der DGB hat – ebenso wie BÜNDNIS 90/DIE GRÜNEN, SPD und LINKE – erkannt, dass die Solidarität in unserem Gesundheitssystem gestärkt werden muss.

Für den DGB hat die solidarische Bürgerversicherung das Ziel, die qualitativ hochwertige und solidarisch finanzierte Gesundheitsversorgung in Deutschland nachhaltig zu sichern. Dazu umfasst die Bürgerversicherung Lösungsansätze, um sowohl Einnahme- als auch Ausgabenprobleme der heutigen gesetzlichen Krankenversicherung zu beheben.

Die Trennung von gesetzlicher und privater Krankenversicherung sowie die begrenzte Finanzierung allein durch Beiträge auf Arbeitseinkommen schränkt die Finanzierungsbasis der gesetzlichen Krankenversicherung ein. Arbeitnehmerinnen und Arbeitnehmer sowie beschäftigungsintensive Betriebe werden dadurch einseitig belastet. Diese Belastungen steigen sowohl aufgrund ineffizienter Versorgungsstrukturen als auch durch den Rückgang von sozialversicherungspflichtigen Beschäftigungsverhältnissen.

Die Politik hat in der Vergangenheit versucht, die Beitragssätze mit erhöhten Belastungen für die Patienten und Versicherten (Leistungsausgliederungen, Eigenbeteiligungen, Zuzahlungen und einseitige Beitragssatzsteigerungen zu Lasten der Arbeitnehmerinnen und Arbeitnehmer) zu senken. Durch die sinkende Massenkaufkraft weitet sich die ohnehin schwerwiegende Konjunkturschwäche im Inland aus – mit den entsprechenden Auswirkungen auf den Arbeitsmarkt.

Die Erfolglosigkeit der Privatisierungspolitik im Gesundheitswesen zeigt, dass eine Weiterentwicklung der Krankenversicherung in Deutschland zur solidarischen Bürgerversicherung ohne Alternative ist.

Die Bürgerversicherung nach DGB-Modell versichert alle Bürgerinnen und Bürger. Die Versicherungspflichtgrenze wird abgeschafft. Familienangehörige ohne eigenes Einkommen bleiben beitragsfrei mitversichert. Wer neu krankenversichert wird, kommt sofort in die Bürgerversicherung; bisherige PKV-Kunden genießen Bestandsschutz. Bestandsbeamte erhalten ein Wahlrecht, ob sie in die Bürgerversicherung eintreten oder Kunden der privaten Krankenversicherungsbranche bleiben wollen. Die Honorierung der Ärzte wird für beide Systeme im Übergang gleich gestaltet.

Die Krankenversicherung soll weiterhin über einkommensabhängige Beiträge finanziert werden. Die Arbeitgeber bleiben durch die reorganisierte paritätische Finanzierung der Beiträge auf Einkommen aus abhängiger Beschäftigung in der Verantwortung.

Für die zukünftige Finanzierung hochwertiger Gesundheitsleistungen schlagen wir ein Zwei-Säulen-Modell vor. In der ersten Säule werden dabei Arbeitseinkommen und daraus abgeleitete Einkommen wie bisher verbeitragt. Daneben soll eine zweite Säule eingeführt werden, um Erträge anderer Einkommensarten in die Finanzierung der Bürgerversicherung einzubeziehen. Die Einnahmen aus diesem Anteil an einer Abgeltungssteuer auf Kapitalerträge sollen zweckgebunden in die Bürgerversicherung fließen und von allen Steuerpflichtigen erhoben werden. Durch angemessene Freibeträge wird sichergestellt, dass Sparer nicht überfordert werden und die Altersvorsorge nicht zusätzlich belastet wird. Im Rahmen dieser Steuerlösung entfällt eine Beitragsbemessungsgrenze für Einkünfte aus Kapitalvermögen. Dies ermöglicht eine sofortige Senkung der Beiträge zur Krankenversicherung auf Lohneinkommen.

Gleichzeitig müssen die Krankenkassen von der Finanzierung gesamtgesellschaftlicher Aufgaben weiter und schneller entlastet werden. Diese Leistungen von mindestens 15 Mrd. Euro sind über Steuermittel zu finanzieren, sie dürfen nicht weiter allein den Beitragszahlern aufgebürdet werden.

Durch die langfristige Integration der Kunden der privaten Krankenversicherungsunternehmen wird die solidarische Finanzierung unseres Gesundheitswesens langfristig gesichert.

9 Ausblick

In der Gesamtschau „sind die Veränderungen in der Gesundheitspolitik eher schleichend" (Paquet/Schroeder 2007: 11), denn eine Gesundheitsreform nach der anderen wurde beschlossen. Daher werden neben den Veränderungen bei der Verteilung der Finanzlasten auch auf anderen Ebenen Verschiebungen erst im Vergleich deutlich: zum Beispiel bei der Steuerung unseres Gesundheitswesens. Das deutsche Gesundheitssystem kennt drei Steuerungsinstrumente: Staat, Markt und Selbstverwaltung. Seitens der Steuerung des Gesundheitswesens hat aus Sicht des DGB eine ähnliche Bewegung stattgefunden wie bei der Finanzierung, nur umgekehrt: Der Staat hat sich mehr Steuerungskompetenzen angeeignet, beispielsweise die Beitragssatzfestsetzung und Kontrolle der Finanzströme über den Gesundheitsfonds. Die Frage, ob der Staat das bessere Steuerungsinstrument ist, bleibt offen. Die jahrelangen Umsetzungsprobleme beim gesetzlichen Auftrag Morbi-RSA könnten als Gegenargument dienen.

Auch auf der Ebene der gemeinsamen Selbstverwaltung haben durch die stärkere wettbewerbliche Ausrichtung Veränderungen stattgefunden. Kollektivverträge werden zugunsten von Einzelverträgen zurückgedrängt. Es wird von einer immer stärkeren Steuerung durch den Markt gesprochen, deren Ziel ein

Qualitätswettbewerb sein sollte. Stattdessen hat jedoch eher ein Wettbewerb um die sog. „guten Risiken", junge, gesunde Gutverdienende, stattgefunden. Es wäre an der Zeit, die Wettbewerbselemente endlich zu evaluieren, um abschätzen zu können, ob und wie Qualität tatsächlich zu verbessern wäre. Wie viele Fragen am Ende auch noch offen bleiben und wie groß die inhaltliche Kompetenz einzelner Akteure im Gesundheitswesen – auch der Gewerkschaften – auch sein mögen: Unter den Bedingungen einer Großen Koalition spielen am Ende sachliche Erwägungen offensichtlich eine untergeordnete Rolle. Und eine kritische, breite Öffentlichkeit sucht man in Sachen Gesundheitspolitik vergebens. Sicher ist, dass nach der Bundestagswahl im September schon bald die nächste Gesundheitsreform kommen dürfte. Schließlich ist der Gesundheitsfonds ein unzureichender Kompromiss zwischen den unterschiedlichen Konzepten der Parteien in der Großen Koalition. Die sich schon heute abzeichnenden Auswirkungen der Weltwirtschafts- und Finanzkrise sollten auch die Kritiker der Bürgerversicherung davon überzeugen, dass eine Rückkehr und der Ausbau der solidarischen Finanzierung von Gesundheit sowie eine stärkere Qualitätsorientierung alternativlos sind, um auch in Zukunft ein stabiles Gesundheitswesen zu gewährleisten, das dem Anspruch hochwertiger medizinischer Versorgung für alle unabhängig vom Geldbeutel gerecht wird.

Literatur

Arbeitsgruppe Alternative Wirtschaftspolitik, 2009: Memorandum 2008. Von der Krise in den Absturz? Stabilisierung, Umbau, Demokratisierung. Köln.
Bundesministerium für Arbeit und Soziales (Hrsg.), 2008: Lebenslagen in Deutschland. Der 3. Armuts- und Reichtumsbericht der Bundesregierung. Berlin.
BKK-Bundesverband (Hrsg.), 2008: Kosten arbeitsbedingter Erkrankungen und Frühberentung in Deutschland, Wettbewerbsvorteil Gesundheit – Themendossier. Essen.
Deutscher Bundestag, 2007: Kooperation und Verantwortung – Voraussetzungen einer zielorientierten Gesundheitsversorgung. Gutachten 2007 des Sachverständigenrates zur Begutachtung der Entwicklung im Gesundheitswesen, Unterrichtung durch die Bundesregierung, Bundestagsdrucksache 16/6339 v. 07.09.2007. Berlin.
DGB, 2008a: Deutscher Gewerkschaftsbund, Bundesvorstand: Atypische und prekäre Beschäftigung boomen. Arbeitsmarkt aktuell, Nr. 02/2008, Berlin.
DGB, 2008b: Deutscher Gewerkschaftsbund, Bundesvorstand 2008: Kein Kind zurücklassen – Kinderarmut bekämpfen, o.O. 27. Mai 2008.
Frevel, Bernhard/Dietz, Berthold, 2004: Sozialpolitik kompakt. Wiesbaden.
Holst, Jens, 2008: Kostenbeteiligungen für Patienten – Reformansatz ohne Evidenz! Theoretische Betrachtungen und empirische Befunde aus Industrieländern, Überarbeitete und aktualisierte Fassung des WZB Discussion Paper SP I 2007. Berlin.

Paquet, Robert/Schroeder, Wolfgang 2009: Gesundheitsreform 2007 – Akteure, Interessen und Prozesse, in: Schroeder, Wolfgang/Paquet, Robert (Hrsg.): Gesundheitsreform 2007. Nach der Reform ist vor der Reform. Wiesbaden,11-29.

Robert-Koch-Institut (Hrsg.) 2007: Arbeitsunfälle und Berufskrankheiten, Gesundheitsberichterstattung des Bundes, Heft 38, Berlin.

Virtanen, Marianna/Kivimäki, Mika/Joensuu, Matti/Virtanen, Pekka/Elovainio, Marko/Vahtera, Jussi 2005: Temporary Employment and Health: a Review, in: International Journal of Epidemiology, 34/3, 610 – 622.

Weber, Andreas/Hörmann, Georg/Heipertz, Walther 2007: Arbeitslosigkeit und Gesundheit aus sozialmedizinischer Sicht, in: Deutsches Ärzteblatt, 104/43, A 2957 – 2962.

3. Politik und Kommunikation in der Analyse

Nils C. Bandelow, Florian Eckert, Robin Rüsenberg

Parteienherrschaft oder Bürokratisierung?
Gesundheitsreformen und politische Entscheidungsfindung im Fünf-Parteien-System

1 Parteipolitische Strukturen im Wandel

Das Gesundheitswesen galt bis Ende der 1980er Jahre als besonders reformresistent (exemplarisch Rosewitz/Webber 1990). Die politischen Rahmenbedingungen für gesundheitspolitische Reformvorhaben haben sich jedoch seit Anfang der 1990er Jahre grundlegend verändert. Die Veränderungen betreffen unter anderem das Parteiensystem und die daraus resultierenden Arenen der Aushandlung von Gesundheitsreformen.

Für diese Veränderungen sind vielfältige Ursachen verantwortlich: Angefangen bei globalen und nationalen politischen Prozessen, die unter anderem zur deutschen Vereinigung geführt haben, über soziale, kulturelle und demografische Verschiebungen in den klassischen gesellschaftlichen Milieus bis hin zu wirtschaftlichen Einflüssen, welche 2008 in der Finanz- und Wirtschaftskrise gipfeln. Diese Herausforderungen haben das Parteiensystem und auch die Rolle der Parteien im politischen System verändert wie seit über 25 Jahren nicht mehr.

Wie wirken sich diese veränderten Strukturen auf die Möglichkeit aus, grundlegende Gesundheitsreformen zu verwirklichen? Diese Frage wird im Folgenden vor dem Hintergrund der Besonderheiten gesundheitspolitischer Entscheidungsfindung untersucht. Dazu werden die Veränderungstendenzen des Parteiensystems im Hinblick auf die Gesundheitspolitik analysiert. Es wird gezeigt, dass die Parteien als Arenen der Entscheidungsfindung an Bedeutung verlieren können. Anschließend wird mit dem aktuellen Trend einer Bürokratisierung aufgezeigt, welche Akteure und Arenen von dieser Entwicklung profitieren. Im Ausblick soll auf die Bedeutung dieser Entwicklung für die Politikergebnisse und hier insbesondere für das Ziel der Qualitätssicherung eingegangen werden.

2 Das Gesundheitswesen als besondere Herausforderung für Reformvorhaben

An die Kunst des Regierens und der Entscheidungsfindung werden im politischen System der Bundesrepublik Deutschland hohe Anforderungen gestellt. Die politische Landschaft wird dabei nicht nur durch das Mehrheitsprinzip der parlamentarischen Demokratie und den damit verbundenen Parteienwettbewerb geprägt, sondern ebenso durch die institutionellen Arrangements einer Verhandlungsdemokratie, die auf den Konsens einer möglichst großen Anzahl von Beteiligten zielen. Im „semi-souveränen Staat" (Katzenstein 1987) bildet neben dem kooperativen Föderalismus und dem traditionell teilweise korporatistischen Verbändesystem das Parteiensystem eine zentrale Arena der Entscheidungsfindung. Während vor allem Koalitionsregierungen, Föderalismus und die Rolle von Interessenverbänden zu Verhandlungszwängen führen, ist der Parteienwettbewerb durch konfrontative Muster geprägt. Gerade die Verschränkung von Wettbewerb und Konsenszwängen kann jedoch zu Problemen führen (Lehmbruch 2000). Umfangreiche Politikwechsel werden so in Deutschland erschwert, wenn nicht gleich verhindert. Veränderungen finden in vielen Politikfeldern oft nur inkrementell, also durch schrittweise Anpassung, statt.

Dies trifft auch und in besonderem Maße auf das Politikfeld Gesundheit zu. Die Durchsetzung grundlegender Veränderungen gilt spätestens seit dem Scheitern der Blankschen Reformvorhaben in den 1960er Jahren als besonders schwierig. Gleichzeitig ist der Gesundheitssektor dennoch – bedingt durch anhaltenden Reformdruck – kontinuierlich Ziel staatlicher Eingriffe: allein zwischen 1977 und 2008 wurden die rechtlichen Grundlagen der Gesetzlichen Krankenversicherung (GKV) durch etwa 37 größere Gesetze geändert (Steffen 2008).

Die gesundheitspolitische Reformdurchsetzung wird in diesem Zusammenhang durch die interne Entscheidungsfindung in den Koalitionsregierungen des Bundes beeinflusst, da durch das Verhältniswahlrecht in der Vergangenheit im Regelfall Koalitionen von mindestens zwei Parteien auf Bundesebene notwendig waren. Größere Gesundheitsreformen erfordern ferner auch nach der ersten Stufe der Föderalismusreform 2006 die Zustimmung des Bundesrates und damit meist weiterer regionaler oder parteipolitischer Interessen. Das politische System der Bundesrepublik setzt deshalb auch in der Gesundheitspolitik die Zustimmung mehrerer politischer Kräfte für grundlegende Reformvorhabungen voraus. Sachfragen sind dabei stets mit Machtfragen verwoben und können nur schwer voneinander getrennt werden. So instrumentalisierte Angela Merkel 2003 als CDU-Vorsitzende den parteiinternen Streit um das „Kopfpauschalen"-Modell für einen Richtungsentscheid, der half ihre eigene Führungsposition zu sichern. Die SPD wiederum nutzte das Modell der „Bürgerversicherung", um ihr sozialdemokratisches Profil zu schärfen. Die Durchsetzung des GKV-Wettbewerbsstärkungsgesetzes (GKV-WSG) galt hingegen als Lackmustest für die Bundesregierung, nachdem Bundeskanzlerin Merkel dieses zum wichtigsten innenpolitischen Reformvorhaben der von ihr geführten Bundesregierung erklärt hatte – ungeachtet aller strittigen Fragen.

Ein weiteres spezifisches Element der Konstruktion des Gesundheitssystems sind die Selbstverwaltung von Ärzten, Krankenhäusern und Krankenkassen sowie die korporatistische Steuerung – also die dauerhafte und institutionalisierte Einbindung ausgewählter Verbände in die Durchsetzung und Umsetzung politischer Entscheidungen –, welche die Interessenlagen unterschiedlicher Akteure im Politikfeld Gesundheit balancieren. Dieser sektorale Korporatismus sowie die konfliktfähigen Interessenvertretungen von Ärzten, Pharmaindustrie, Krankenhäusern, Apothekern, gesetzlichen und privaten Krankenkassen sowie der Tarifparteien wurde lange als wesentliches Hindernis für grundlegende Gesundheitsreformen gesehen.

In den letzten Jahren haben sich die Strukturen der verbandlichen Interessenvermittlung allerdings grundlegend geändert. An die Stelle eines regionalen Tauschkorporatismus mit wenigen Verbänden ist ein komplexes neues Entscheidungssystem getreten. Auf der einen Seite haben sich die Interessenverbände zunehmend fragmentiert und pluralisiert (Bandelow 2004). Ehemals starke Interessengruppen – etwa die Kassenärztlichen Vereinigungen und die Betriebskrankenkassen – wurden geschwächt. Dagegen wurden andere Interessen gestärkt. Zu den „Gewinnern" zählen neben Teilen der Pharmaindustrie auch Ortskrankenkassen sowie ausgewählte Patientenverbände. Auf der anderen Seite ist der Korporatismus im Gesundheitswesen nicht einem reinen Wettbewerbssystem gewichen. Zentralstaatliche Regulierung hat an Bedeutung gewonnen. Auch hier werden Interessenverbände dauerhaft und institutionalisiert eingebunden. Dies gilt insbesondere für den Gemeinsamen Bundesausschuss als wichtigstem Gremium des Gesundheitswesens. Bisher konnte nicht geklärt werden, ob der Gemeinsame Bundesausschuss als korporatistisches Gremium gefasst werden kann. Unabhängig von dieser Einordnung der neuen Interessenvermittlungsstrukturen auf einem Kontinuum zwischen Korporatismus und Pluralismus bleiben auch weiterhin die Interessenverbände wichtige Akteure im Gesundheitswesen. Für die parteipolitische Arena bedeutet dies, dass grundlegende Reformen nur unter bestimmten Voraussetzungen erfolgreich sein können. Zusammenfassend lässt sich festhalten, dass sich die gesundheitspolitische Entscheidungsfindung und Reformdurchsetzung hohen Hürden gegenüber sieht (Bandelow 1998, 2003). Allerdings kann es gerade unter den hier mitunter machtpolitisch günstigen Bedingungen einer Großen Koalition gelingen, zumindest partiell wesentliche Blockaden auszuhebeln und umstrittene, aber eben auch umfassende Änderungen durchzusetzen (Bandelow/Schade 2008).

3 Gesundheitspolitische Arenen und Wandel des Parteiensystems

In der Bevölkerung genießt die Politik generell keinen Vertrauensvorsprung (z. B. TK Meinungspuls Gesundheit 2008), Gesundheitsminister haben fast schon traditionell schlechte Umfragewerte. Dies ist aus der Perspektive von Regierungsparteien umso prekärer, als dass die Absicherung elementarer Lebensrisiken von den Wählern als zentrale Politikfunktion wahrgenommen wird und somit Krisen in den sozialen Sicherungssystemen unmittelbar elektoral abgestraft zu werden drohen.

Es kann deswegen als Indikator für die Bedeutsamkeit und die Komplexität des Politikfeldes Gesundheit genommen werden, dass wesentliche Reformen der jüngsten Vergangenheit (Gesundheitsstrukturgesetz 1992, Gesundheitsmodernisierungsgesetz 2004, Wettbewerbsstärkungsgesetz 2007) zumindest informell großkoalitionär angelegt waren und im Machtdreieck zwischen Regierung, Fraktionen und Parteien vorbereitet wurden. Auch die Partizipation der Bundesländer fand als wichtige Determinante stets Berücksichtigung (Reiners 2009).

Zwei Arenen standen und stehen dabei im Mittelpunkt: Einerseits die fachpolitische Ebene, in der neben den Gesundheitspolitikern der (Regierungs-) Fraktionen vor allem das Bundesministerium für Gesundheit (BMG) und führende Länderministerien des jeweils anderen parteipolitischen Blocks den Ton angeben. Diese Arena verfügt durch die Komplexität der gesundheitspolitischen Materie über einen recht umfangreichen Handlungs- und Gestaltungsspielraum – zumindest solange, wie die Brisanz bzw. Grundsätzlichkeit der Thematik nicht die Aufmerksamkeit der parteipolitischen Spitzenebene erreicht. Ein problemorientierter Diskurs gerät in dieser Arena unter den Druck der Handlungslogiken des Parteienwettbewerbs, in dem sich die Sichtweisen der gesundheitspolitischen Ziele Finanzierbarkeit, Wachstum, Solidarität und Qualität als mitunter kaum vereinbar gegenüberstehen. Die Bedeutung beider Arenen wurde beim Politikprozess zum GKV-WSG besonders deutlich (Bandelow/Schade 2008). Vor allem in der Finanzierungsfrage erwies sich der direkte Einfluss der Parteispitzen als kontraproduktiv und führte dazu, dass inhaltliche Aspekte eher macht- als sachpolitisch abgewogen wurden. Abseits der öffentlichen Wahrnehmung wurden die strukturellen Veränderungen in der fachpolitischen Arena durchaus mit Erfolg verhandelt: Während die Nachhaltigkeit der Finanzierungsreform, insbesondere vor dem Hintergrund des kurzfristig nicht erreichten Ziels der Beitragssatzsenkungen, weitgehend angezweifelt wird, gilt die Strukturreform als durchaus gelungen und hat zu wesentlichen Veränderungen vor allem bei den Kassen und im ambulanten Sektor geführt (Bandelow/Schade 2009, Gerlinger/Mosebach/ Schmucker 2007).

Auch nach dem GKV-WSG werden weitere Reformdiskussionen unvermeidlich sein, um unter anderem Lösungen für eine nachhaltige Finanzierung der GKV, die Verbesserung von Effizienz und Qualität des Gesundheitswesens sowie die Stärkung der Prävention zu finden. Diese Diskussionen finden vor dem Hintergrund eines veränderten Parteiensystems statt. An die Stelle der Dominanz von zwei großen Parteien – oft (angesichts der tatsächlichen Mitglieder- und Wählerstrukturen falsch) als „Volksparteien" bezeichnet – und wechselnder Zwei-Parteienkoalitionen ist ein komplexes Mehrparteiensystem mit zunehmend unübersichtlicher Mehrheitsfindung getreten. Mit dem 2005 gelungenen Sprung der Linkspartei in den Deutschen Bundestag hat die Entwicklung des bundesrepublikanischen Parteiensystems von einem Vier- zum Fünf-Parteiensystem begonnen, sowohl im Bund wie in den Ländern. Zugleich verlieren die Großparteien Union und SPD an Bindungsfähigkeit vor allem an ihren Rändern, was die zukünftige Durchsetzungsfähigkeit Großer Koalitionen absehbar schwächt. Durch diese deutliche Fragmentierung ist die ehemals starre Wettbewerbsstruktur der „Bonner Republik" einer strukturellen Asymmetrie zugunsten der Unionsparteien und mit der FDP als „dritter Kraft" mit Scharnierfunktion beendet worden. Inhaltliche Übereinstimmungen zwischen den Parteien spielen dabei nicht immer die entscheidende Rolle für die politische Entscheidungsfindung. Dies ist unter anderem der nachlassenden Bindungskraft der etablierten Parteien geschuldet (Walter 2008).

Das aktuelle Parteiensystem zeichnet sich durch eine offene, „fluide" Wettbewerbssituation sowohl zwischen den beiden Großparteien als auch zwischen den drei kleineren Parteien aus (Niedermayer 2008). Dies bedeutet, dass es erstmals seit den Gründungstagen der Bundesrepublik fünf koalitionsstrategisch relevante Fraktionen im Deutschen Bundestag gibt. Der Parteienwettbewerb wird somit durch „neue Formeln zur Macht" (Korte 2008) in neuen Varianten zur Regierungsbildung münden, da das traditionelle Koalitionsmodell einer mehrheitsfähigen Zweierkoalition aus Groß- und Kleinpartei in Zukunft keineswegs unmöglich, aber doch unsicher geworden ist. Wenn dieser Trend auch durch die Bundestagwahl im September 2009 bestätigt wird und sich weiter verfestigt – wovon auszugehen ist –, können damit weitreichende Implikationen verbunden sein, die die zukünftige politische Entscheidungsfindung und -durchsetzung im Politikfeld Gesundheit nicht unbeeinflusst lassen. Selbst (vorübergehende) Zweiparteienregierungen auf Bundesebene nach dem alten „Bonner Muster" können bei der Vielfalt möglicher Länderregierungen vor neuen Verhandlungssituationen stehen, wenn sie für zustimmungspflichtige Gesetzentwürfe Mehrheiten im Bundesrat sichern wollen. Schon seit 2008 verfügen Union und SPD selbst gemeinsam nicht mehr über eine eigene Mehrheit im Bundesrat.

Dieser tief greifende Wandel des deutschen Parteiensystems ändert aber zunächst nichts daran, dass mit der kulturellen sowie der wohlfahrtsstaatlichen Dimension zwei zentrale Konfliktlinien für den Parteienwettbewerb prägend bleiben. Letztere findet konkreten Niederschlag in den entgegengesetzten Politikkonzeptionen des sozialstaatlichen Interventionismus einerseits und der liberalen Marktwirtschaft andererseits (Niedermayer 2008: 21). In der Gesundheitspolitik kommt dies in Entwürfen zur Bürgerversicherung (Rot-Grün), der Gesundheitsprämie (CDU) bis hin zur grundsätzlichen Umgestaltung der Finanzierung der GKV auf Kapitaldeckung wie in der Privatversicherung (FDP) zum Ausdruck.

Während also in der einen Sicht Strukturreformen eine nachhaltige kollektive Finanzierung umfassender Gesundheitsleistungen gewährleisten sollen, beantworten die anderen Perspektiven die Frage der Zukunftsfähigkeit eines kollektiv finanzierten Versorgungsniveaus negativ. Gerade die kleinen Parteien vertreten hier teilweise radikale Positionen und üben dadurch Druck auf Koalitionspartner in Bund und Ländern aus. Konzentriert sich also Gesundheitspolitik auch in Zukunft primär auf Finanzierungsfragen, dann wird die gesundheitspolitische Entscheidungsfindung und Reformdurchsetzung im veränderten Parteiensystem weiter erschwert. Die Vielfarbigkeit von Parlamenten und möglicherweise Exekutiven im Bundesstaat droht nämlich neben der Entscheidungsfindung auch die Suche nach Mehrheiten zu erschweren. Das Regieren in Drei-Parteien-Konstellationen kann somit zu einem permanenten Aushandlungsprozess auf der Basis eines kleinsten gemeinsamen Nenners werden. Hierin ähneln Drei-Parteien-Koalitionen einer Großen Koalition – ohne zugleich über deren machtpolitische Durchsetzungsfähigkeit zu verfügen.

4 Bürokratisierung statt Parteienherrschaft?

Während Parteien bei der Formulierung von Reformen und damit der längerfristigen Prägung des Gesundheitswesens eine zentrale Rolle spielen, haben sie keine Funktion bei der direkten gesundheitspolitischen Steuerung. Generell muss konstatiert werden, dass für die Durchsetzung politischer Reformen ein strategisches Machtzentrum in der Exekutive von größter, wenn nicht entscheidender Bedeutung ist. Daher ist es naheliegend, bei der Suche nach möglichen „Gewinnern" der Machtverschiebungen im Gesundheitswesen die Ministerialbürokratie zu vermuten.

In der Gesundheitspolitik sind fachliche Detailkenntnisse angesichts der Komplexität der Materie von zentraler Bedeutung. Das BMG verfügt als zuständiges Fachministerium über herausragende fachliche Ressourcen. Andere Ministerien mit Schnittmengen zum Gesundheitsbereich – das Bundesministerium der Justiz (BMJ) und das Bundesministerium der Finanzen (BMF) –, aber auch das Bundeskanzleramt können dagegen nur punktuell gezielte Expertise einbringen. Üblicherweise stehen dem BMG überdies bei wesentlichen Reformvorhaben ein bis zwei führende Landesministerien des jeweilig anderen parteipolitischen Blocks gegenüber. Im Falle des GKV-WSG waren dies Baden-Württemberg und Bayern für die „B-Länder". Die SPD wiederum organisierte die politisch-fachliche Unterstützung von Reformprozessen in den 1990er Jahren über das Ministerium für Arbeit und Soziales in Nordrhein-Westfalen (Paquet 2009: 37).

Bei der gesundheitspolitischen Entscheidungsfindung und -durchsetzung spielt also eine erhebliche Rolle, welche parteipolitische Färbung das BMG hat, da sich mit dem Eintritt in die Bundesregierung die fachlichen Ressourcen einer Partei durch Zugriff auf den administrativen Unterbau perspektivisch um ein Vielfaches erweitern. Dieser Umstand wird noch verstärkt durch die Tatsache, dass die Komplexität des Gesundheitswesens alle Akteure dazu zwingt, spezialisierten Sachverstand unterschiedlicher Disziplinen für die Formulierung ihrer jeweiligen Positionen zu nutzen. Zugleich verfügen die Parteien aber kaum über entsprechende Ressourcen, was sie durch das Ausweichen auf die Unterstützung durch Regierungsapparate – neben der Zusammenarbeit mit nahe stehenden Interessengruppen – zu kompensieren versuchen. Da im Zuge der Umsetzung des GKV-WSG davon ausgegangen werden muss, dass das BMG in Zukunft eher an Bedeutung gewinnen wird – etwa durch die jährliche Festsetzung des allgemeinen Beitragssatzes –, wird sich diese Kompetenzverschiebung zugunsten des BMG die Asymmetrie zwischen den Parteien bei der Formulierung künftiger Gesetze verstärken.

Dies wird insbesondere dann gelten, wenn die SPD die Leitung des BMG verlieren sollte. Die Union kann nicht nur auf die Unterstützung des Kanzleramts zurückgreifen, sondern leitet aktuell (Beginn der 17. Wahlperiode) auch die für Gesundheit zuständigen Ressorts unter anderem in den fünf bevölkerungsreichsten Bundesländern. Auf sozialdemokratischer Seite finden sich auf Ebene der Länderministerien heute nur noch in Rheinland-Pfalz und Brandenburg langjährige Fachexperten. Für die SPD könnte die aktuelle Schwäche in den Bundesländern folglich zu einem Problem werden, wenn sie die Leitung des BMG verlieren würde. In einem solchen Fall wäre nicht auszuschließen, dass SPD-Positionen von SPD-nahen Fachleuten ohne formale Funktion im administrativen oder parlamentarischen Apparat entwickelt würden. Schon heute sind beispielsweise die kleinen Parteien auf Zuarbeiten von Interessengruppen angewiesen.

Während sich die FDP hierbei vor allem auf Leistungsanbieter stützt, kämen als Partner einer oppositionellen SPD vor allem Vorstände und Verbandsvertreter der Krankenkassen in Frage. FDP, Bündnis 90/Die Grünen und Linkspartei – die schon jetzt keinen relevanten Einfluss ausüben konnten – werden selbst im Fall einer Regierungsbeteiligung nur bei einer Übernahme des Gesundheitsministeriums über ausreichende eigene Fachkapazität verfügen, um in der komplexen Materie eigene Strategien zur nachhaltigen Verwirklichung der jeweiligen politischen Präferenzen durchsetzen zu können.

Das BMG war allerdings bereits bei der Formulierung des GKV-WSG nicht in allen Fragen gleichermaßen bedeutsam (Bandelow/Schade 2008). Seine Rolle hängt außerdem stark von situativen Faktoren ab, die persönliche Rolle der handelnden Akteure ist dabei nicht zu unterschätzen: So beruhte der jüngste Einfluss des Ministeriums teilweise auf der langen Amtszeit der Ministerin Ulla Schmidt und der langjährigen politikfeldbezogenen Erfahrung führender Vertreter im BMG. Hinzu kommt die besondere Rolle des BMG in der Großen Koalition als A-Ministerium (SPD-geführtes Ministerium). Das Kanzleramt konnte dadurch weniger direkten Einfluss nehmen als im Falle einer parteipolitischen Übereinstimmung.

Angesichts der andauernden Schwächung der Massenparteien und mesokorporatistischen Institutionen ist die Möglichkeit einer weitergehenden Bürokratisierung der Gesundheitspolitik zumindest nicht unwahrscheinlich. Sie würde nicht nur der aktuellen Tendenz, sondern auch den Entwicklungen seit der deutschen Vereinigung entsprechen.

Allerdings ist die konkrete Rolle des BMG bei einem Zeithorizont bis 2030 vollkommen offen. Dies liegt nicht nur an den nicht langfristig zu prognostizierenden parteipolitischen Mehrheitsverhältnissen. Auch die Ressortierung der Krankenversicherungspolitik in der Bundesregierung war im Verlauf der Bundesrepublik wechselhaft. Ein eigenständiges Bundesgesundheitsministerium ist nicht selbstverständlich und ist in der bisherigen Geschichte der Bundesrepublik Deutschland die Ausnahme. Allerdings muss auch ein Wandel des Ressortzuschnitts nicht zwingend eine Schwächung der zuständigen Abteilungen bedeuten. Möglich wäre auch ein wachsendes Gewicht im Rahmen eines gestärkten Ministeriums, das auch am Kabinettstisch über größeren Einfluss verfügen könnte.

5 Ausblick: Umsetzungschancen zukünftiger Gesundheitsreformen

Der hier skizzierte Trend beschreibt eine Verlagerung der gesundheitspolitischen Entscheidungsfindung aus den rigiden, und in Bezug auf die zu berücksichtigenden Interessen stark selektiven Strukturen der großen Parteien und der mesokoporatistischen Strukturen in neue Arenen. An die Stelle der Parteienherrschaft tritt zunehmend eine Bürokratisierung des Gesundheitswesens. Diese beinhaltet nicht nur eine zunehmende Regelungsdichte (die sich auch beobachten lässt), sondern auch eine Stärkung der Ministerialbürokratie.

Trotz der aktuellen Dominanz des BMG werden die gesundheitspolitischen Entscheidungsprozesse insgesamt pluralistischer und machen Abstimmungsprozesse zwischen mehr Akteuren als bisher notwendig. Dies muss aber die Durchsetzung grundlegender Reformen nicht unbedingt verhindern. Die veränderten Strukturen können auch zur Chance für Gesundheitsreformen in den nächsten Jahrzehnten werden. Nur abseits des unmittelbaren Parteienwettbewerbs auf einer primär fachpolitischen Ebene sind parteiübergreifende Gesundheitsreformen denkbar, die sich an gemeinsamen Zielen orientieren und die kurzfristige Orientierung an einem kleinsten gemeinsamen Nenner überwinden.

Es wird dabei entscheidend sein, vor welchem inhaltlichen Hintergrund gesundheitspolitische Reformentwürfe zukünftig verhandelt werden. Notwendig sind Reformkonzepte, bei denen parteipolitisch umstrittene Leitbilder wie Eigenverantwortung und Solidarität in den Hintergrund treten (Bandelow 2003). Die Beiträge des vorliegenden Buches zeigen, dass auf der fachpolitischen Ebene hinsichtlich der Qualität der medizinischen Versorgung jenseits der traditionellen Konflikte gemeinsame Schnittmengen existieren, welche die zukünftige Konsensbildung erleichtern können. Langfristig besteht die Möglichkeit eingefahrene gesundheitspolitische Vorstellungen abzuschleifen und kollektive Lernprozesse zu nutzen – auch bei anderen Akteuren mit maßgeblichem Einfluss auf den Politikprozess (Bandelow 2005).

Allerdings sind etwa Fragen der Qualitätssicherung eng verbunden mit den anderen Zielen der Gesundheitspolitik. Schon beim GKV-WSG war zu beobachten, dass die Eckpfeiler der finanziellen Reformteile durch informelle Gremien der politischen Spitzenebene wie dem Koalitionsausschuss und vor allem der so genannten „Siebener-Runde" (Angela Merkel, Franz Müntefering, Matthias Platzeck/Kurt Beck, Edmund Stoiber, Peter Struck, Volker Kauder, Peter Ramsauer) konfrontativ ausgehandelt und geklärt wurden (Kirch 2008). Die fachpolitische Ebene wurde präjudiziert, dementsprechend gering war ihr Einfluss bei der Einigung auf den Gesundheitsfonds (Bandelow/Schade 2008, Paquet 2009: 38-39). Diese Auslagerung der politischen Entscheidung über Fragen von höchster Relevanz aus den Institutionen in informelle Koalitionsrunden hat zwar fast schon Tradition im politischen System der Bundesrepublik (zuletzt Rudzio 2008), führt auf der gesundheitspolitischen Fachebene aber zu erheblichem Unmut (Bunge 2009). Gleichzeitig konnten die Fachpolitiker aber Reformelemente jenseits der Kompromisssuche zwischen den konkurrierenden Finanzierungsmodellen wesentlich prägen.

Wahrscheinlich ist, dass sich auch in Zukunft abseits großer Reformvorhaben, die stets auch Machtfragen berühren, erneut fachpolitische Handlungsspielräume auftun werden. Über das Ziel der Qualitätssicherung lassen sich situativ neue Entscheidungskoalitionen bilden, durch die – entsprechende Rahmenbedingungen vorausgesetzt – nicht nur kleine Reformschritte möglich sind. Dergestalt bleiben grundlegende Gesundheitsreformen auch im Fünf-Parteien-System im Bereich des politisch Machbaren.

Literatur

Bandelow, Nils C., 1998: Gesundheitspolitik. Der Staat in der Hand einzelner Interessengruppen? Opladen.
Bandelow, Nils C., 2003: Chancen einer Gesundheitsreform in der Verhandlungsdemokratie, in: Aus Politik und Zeitgeschichte B 33-34, 14-20.
Bandelow, Nils C., 2004: Akteure und Interessen in der Gesundheitspolitik: Vom Korporatismus zum Pluralismus?, in: Politische Bildung 37/2, 49-63.
Bandelow, Nils C., 2005: Kollektives Lernen durch Vetospieler? Konzepte britischer und deutscher Kernexekutiven zur europäischen Verfassungs- und Währungspolitik. Baden-Baden.
Bandelow, Nils C./Schade, Mathieu, 2008: Die Gesundheitsreform der Großen Koalition: Strategische Erfolge im Schatten des Scheiterns, in: Fischer, Thomas/Kießling, Andreas/Novy, Leonard (Hrsg.): Politische Reformprozesse in der Analyse. Untersuchungssystematik und Fallbeispiele. Gütersloh, 85-144.
Bandelow, Nils C./Schade, Mathieu, 2009: Wettbewerbliche Transformation im ambulanten Sektor: Governanceformen und gesundheitspolitische Zielpräferenzen im Wandel, in: Böckmann, Roman (Hrsg.): Gesundheitsversorgung zwischen Solidarität und Wettbewerb. Wiesbaden, 91-116.
Bunge, Martina, 2009: Interview mit der Vorsitzenden des Bundestagsauschusses für Gesundheit Dr. Martina Bunge MdB, in: Highlights – das Onlinemagazin zur Gesundheitspolitik vom 24. April (http://www.letv-verlag-gesundheitspolitik.de/app DE/nav_content.php?type=media&publication=highlights&media=audio&id_cnt= 302, zuletzt abgerufen am 30. April 2009).
Gerlinger, Thomas/Mosebach, Kai/Schmucker, Rolf, 2007: Wettbewerbssteuerung in der Gesundheitspolitik. Die Auswirkungen des GKV-WSG auf das Akteurshandeln im Gesundheitswesen. Diskussionspapier der Johann Wolfgang Goethe-Universität, Institut für Medizinische Soziologie. Frankfurt a. M.
Katzenstein, Peter, 1987: Policy and Politics in West Germany. The Growth of a Semisovereign State. Philadelphia.
Kirch, Daniel, 2008: Verschwiegene Zirkel. Informelles Regieren in der Großen Koalition am Beispiel der Gesundheitsreform. Marburg.
Korte, Karl-Rudolf, 2008: Neue Formeln zur Macht. Parteiwettbewerb in Deutschland, in: Die politische Meinung 465, 5-9.

Lehmbruch, Gerhard, 2000: Parteienwettbewerb im Bundesstaat. Regelsysteme und Spannungslagen im Institutionengefüge der Bundesrepublik Deutschland. Opladen.

Niedermayer, Oskar, 2008: Das fluide Fünfparteiensystem nach der Bundestagswahl 2005, in: Niedermayer, Oskar (Hrsg.): Die Parteien nach der Bundestagswahl 2005, Wiesbaden, 9-36.

Reiners, Hartmut, 2009: Die Bundesländer bei der Reform der GKV, in: Schroeder, Wolfgang/Paquet, Robert (Hrsg.): Gesundheitsreform 2007. Nach der Reform ist vor der Reform, Wiesbaden, 50-57.

Rudzio, Wolfgang, 2008: Informelles Regieren – Koalitionsmanagement der Regierung Merkel, in: Aus Politik und Zeitgeschichte B 16, 11-17.

Paquet, Robert, 2009: Motor der Reform und Schaltzentrale: Die Rolle des Bundesministeriums für Gesundheit in der Gesundheitsreform 2007, in: Schroeder, Wolfgang/Paquet, Wolfgang (Hrsg.): Gesundheitsreform 2007. Nach der Reform ist vor der Reform. Wiesbaden, 32-49.

Rosewitz, Bernd/Webber, Douglas, 1990: Reformversuche und Reformblockaden im deutschen Gesundheitswesen. Frankfurt a. M.

Steffen, Johannes, 2008: Sozialpolitische Chronik. Krankenversicherung (seit 1977), Pflegeversicherung (seit 1995). Stand Dezember 2008. Bremen (online: http://www.arbeitnehmerkammer.de/sozialpolitik/doku/02_politik/chronik/chronik_gkv_spv.pdf, abgerufen am 26. April 2009).

TK Meinungsimpuls Gesundheit, 2008: Ein Jahr GKV-WSG: Eine Bilanz. Umfrage von Forsa im Auftrag der Techniker Krankenkasse 2008. (online: http://www.tk-online.de/centaurus/generator/tk-online.de/s03__presse-center/08__publikationen/02__archiv/archiv/forsa-2008-reform-pdf,property=Data.pdf, abgerufen am 26. April 2009).

Walter, Franz, 2008: Baustelle Deutschland. Politik ohne Lagerbindung. Frankfurt a. M.

Nils C. Bandelow, Florian Eckert, Robin Rüsenberg

Interessenvertretung bei 82 Millionen Gesundheitsministern
Kommunikationsstrategien zur Qualitätsorientierung

1 Idealtypische Kommunikationsstrategien der Interessenvertretung

Wohl kaum ein anderes Politikfeld verzeichnet ein vergleichbares Aufeinandertreffen gut organisierter und zugleich widerstreitender Interessen wie die Gesundheitsbranche (Bandelow 2004), was im Bonmot vom „Spitzentanz im Haifischbecken" (Knieps 1999) seinen sinnbildlichen Ausdruck findet. Die unterschiedlichen Interessengruppen im Bereich des Gesundheitswesens setzen sich dabei jeweils für divergierende Gewichtungen der konkurrierenden Politikziele „Finanzierbarkeit", „Solidarität", „Wachstum" und „Qualität" ein (Bandelow 2006). So liegt etwa eine Betonung der Finanzierbarkeit vor allem im Interesse der Arbeitgeber, wohingegen die Gewerkschaften als zentrale Befürworter einer starken Gewichtung des Solidaritätsziels auftreten. Krankenkassen wiederum gewichten üblicherweise die Ziele Finanzierbarkeit und Solidarität hoch. Die Anbieterverbände (Kassenärzte, Apotheker, Pharmaindustrie etc.) vertreten vor allem direkt und indirekt die Wachstumsinteressen ihres jeweiligen Sektors gegenüber Politik und Exekutive.

Die Details des Gesundheitssystems sind allerdings selbst für Experten kaum zu überblicken. Die Komplexität der inhaltlichen Zusammenhänge und auch der Akteure mit ihren jeweiligen Interessen und politischen Zielen führt dazu, dass wesentliche Entscheidungen oft ohne öffentliche Debatte getroffen werden. Gleichzeitig sind Reformen des Gesundheitssystems von großem öffentlichem Interesse, was wiederum Möglichkeiten und Notwendigkeiten zur Mobilisierung öffentlicher Unterstützung in wichtigen politischen Fragen schaffen kann.

Das Spannungsfeld zwischen Komplexität und öffentlicher Bedeutung prägt die Kommunikationsstrategien der gesundheitspolitischen Akteure. Idealtypisch lassen sich dabei Strategien der Interessendurchsetzung durch interne Verhandlung und der öffentlichen Mobilisierung unterscheiden. In der Politikfeldanalyse ist diese Unterscheidung bisher vor allem in Bezug auf das Agenda Setting etabliert (Howlett/Ramesh 2003, vgl. auch Jann/Wegrich 2009). Aber auch in anderen Phasen des politischen Prozesses stehen sowohl staatliche als auch gesellschaftliche Akteure vor der Frage, ob und wie sie die öffentliche Meinung für die Durchsetzung ihrer Ziele nutzen können und wollen.

Gesundheitspolitische Entscheidungen betreffen grundsätzlich materielle Partikularinteressen. Dies sind etwa die wirtschaftlichen Interessen der Leistungserbringer oder auch die finanziellen Interessen der Kostenträger. Diese Interessen werden traditionell im Rahmen mesokorporatistischer Strukturen verhandelt (Bandelow 2004). Von diesen Verhandlungen ist die Öffentlichkeit weitgehend ausgeschlossen. Es dominiert der Kommunikationsmodus des Verhandelns im engeren Sinn, für das sich in der Politikwissenschaft der präzisere englische Begriff des Bargaining etabliert hat (Elster 1991, Bandelow 1999: 33-35). Bargaining beinhaltet die Durchsetzung von Zielen unter Nutzung von Macht. Akteure verwenden Drohungen und Versprechungen, um letztlich einen politischen Tausch zu erreichen, der ihre Interessen bestmöglich verwirklicht. Angesichts der Komplexität der Zusammenhänge stellen Informationen dabei wichtige Machtressourcen dar. Kommunikation erfolgt somit selektiv und schließt die Öffentlichkeit in der Regel aus.

Verhandlungen im engeren Sinn schließen lediglich Akteure mit eigenen Machtressourcen ein. Politische Akteure, die nicht über starke Verbände und politische Druckmittel verfügen – wie etwa Patientenvertretungen – können in Verhandlungen nur unter besonderen Voraussetzungen ihre Ziele verwirklichen. Solche schwachen Akteure vertreten meist diffuse Interessen, also Politikziele, die von einer großen Zahl von Menschen geteilt werden. Ihre wesentliche Ressource ist die Öffentlichkeit.

Im Vergleich zur internen Verhandlung ist die öffentliche Mobilisierung risikoreich. Sie basiert auf dem Kommunikationsmodus des Arguing. Dabei soll das jeweilige Gegenüber von den eigenen Zielen überzeugt werden. Akteure nutzen gemeinsame Vergleichskriterien (etwa unstrittige Werte), um zu zeigen, dass ihre Ziele diesen Kriterien besser entsprechen als andere. Das Gegenüber ist aber nicht eine begrenzte Zahl berechenbarer Akteure, sondern eine große, diffuse Gruppe. Aufgrund eigener Erfahrungen kann sich jede Bürgerin und jeder Bürger als gesundheitspolitischer Experte fühlen. Durch die Herstellung von Öffentlichkeit verändern sich gesundheitspolitische Prozesse grundlegend. Für die Entscheidungsträger gestaltet sich die Situation dann ähnlich wie für den Trainer der Fußball-Nationalmannschaft – der sich bei jedem öffentlichen Auftritt der Kritik von 82 Millionen nebenamtlichen „Berufskollegen" gegenübersieht: Jeder Deutsche ist Gesundheitsminister – und wundert sich über Fehlentscheidungen seiner jeweils amtierenden ungeeigneten „Amtskollegen".

Anders als Fußballtrainer können gesundheitspolitische Entscheidungsträger aber nicht durch eindeutig messbare Erfolge öffentliche Anerkennung erhalten. Sie müssen vielmehr mit einer Vielzahl von Instrumenten ihr demokratisches Mandat dafür erneuern, verbindliche Entscheidungen treffen zu dürfen. Jede Entscheidung muss dabei zwischen konkurrierenden Zielen abwägen. Es ist unmöglich, alle Interessen und normativen Ziele gleichzeitig zu befriedigen. Gesundheitspolitische Entscheidungen (und auch Nicht-Entscheidungen) bedrohen so unweigerlich berufliche Existenzen, die individuelle Gesundheit (schlimmstenfalls das Leben) von Patienten und widersprechen den gesellschaftlichen Idealen wichtiger Akteure. Breite und gut organisierte Kritik ist unvermeidbar.

Internes Bargaining und öffentliche Mobilisierung unterscheiden sich somit grundlegend nicht nur in Bezug auf die Form der Kommunikation, sondern auch in Bezug auf die jeweils berücksichtigten Interessen. Veränderungen der Kommunikationsstrategien können so auch dazu führen, dass sich die Durchsetzungschancen der konkurrierenden gesundheitspolitischen Ziele verändern. Im Folgenden wird die Bedeutung der beiden idealtypischen Strategien der Kommunikation in der deutschen Gesundheitspolitik dargestellt. Dabei wird eine Tendenz zu einem Strukturwandel der gesundheitspolitischen Öffentlichkeit erkennbar. Dieser Strukturwandel kann dazu beitragen, dass Qualität zu einem zentralen Referenzwert für die gesundheitspolitische Kommunikation der nächsten Jahrzehnte wird.

2 Korporatismus und Lobbying als klassische Formen der gesundheitspolitischen Interessenvermittlung

Gesundheitspolitik steht fast schon per se unter Verdacht, Spielball finanzstarker und intransparenter Lobby-Interessen zu sein (Adamek/Otto 2008: 101-122, Jantzer 2006). Gesundheitspolitische Interessenvermittlung und -vertretung gewinnt dergestalt den Charakter von „Schattenpolitik" (Alemann/Eckert 2006), die jenseits der Öffentlichkeit agiert und Reformbemühungen erschwert bis zunichte macht. Dieser weit verbreiteten Wahrnehmung muss die Erkenntnis entgegengehalten werden, dass Versuche lobbyistischer Einflussnahme in der Vergangenheit zwar durchaus erfolgreich waren, letztlich aber – bei allen Ausnahmen wie der bisher nicht eingeführten Positivliste für Arzneimittel – die Grundrichtung von Reformprozessen lediglich abschwächen, nicht aber umkehren konnten (Gerlinger 2009). Beim Politikprozess zum GKV-Wettbewerbsstärkungsgesetz (GKV-WSG) war die Bundesregierung etwa sehr bemüht, lobbyistische Einflüsse zu begrenzen – sehr zum Ärger von Selbstverwaltung und Verbänden (Knieps 2007: 874).

Nicht zu bestreiten ist jedoch ein aus Sicht politischer Entscheidungsträger fast schon überbordend zu nennendes Maß an Versuchen der Einflussnahme (z. B. Bunge 2006, Seehofer 2006). Hintergrund ist unter anderem der gesundheitspolitische Paradigmenwechsel hin zu mehr Wettbewerb seit dem Gesundheitsstrukturgesetz (GSG) von 1992, der die korporatistischen Verhandlungssysteme geschwächt hat, zugleich aber sowohl staatlichen wie anderen Akteuren größere Handlungsspielräume verschafft hat. Vor allem den Krankenkassen kommt unter dem Stichwort vom „Payer" zum „Player" größere Bedeutung zu (Gerlinger 2009). Generell muss allerdings konstatiert werden, dass sich die gesundheitspolitische Steuerung nach wie vor durch einen hohen staatlichen Einfluss bei gleichzeitiger Abgabe erweiterter Entscheidungsbefugnisse an zentrale Instanzen wie dem Gemeinsamen Bundesausschuss (G-BA) im Rahmen korporatistischer Arrangements geprägt ist.

Insgesamt dominieren dabei weiterhin klassische Formen der Interessenvermittlung unter Rekurrierung auf die Kommunikationsform des Bargaining. Dies ist nicht zuletzt auf die Komplexität der gesundheitspolitischen Materie zurückzuführen, die solchen Akteuren mit besonderer fachlicher Kompetenz einen höheren Gestaltungsspielraum zuweist und somit ein wesentliches Merkmal des Lobbying – das des Tausches, wonach Interessenvertreter (seriöse) Informationen und Fachkenntnisse anbieten und dafür im Gegenzug das Angebot erhalten, dass ihre Interessen bei der Entscheidungsfindung in der Politik Berücksichtigung finden (von Winter 2004) – zum Zuge kommen lässt. Die Nutzbarmachung spezifischen Expertenwissens stand auch Pate für das Engagement von Interessenvertretern im Bundesministerium für Gesundheit (BMG) (kritisch Adamek/Otto 2008). Auf die Notwendigkeit, die eigenen Forderungen wissenschaftlich untermauern zu können, haben mittlerweile alle Interessenvertreter in ihren Kommunikationsstrategien reagiert.

Dem internen Charakter des Bargaining-Modus entsprechend findet die klassische Interessenvermittlung in der Gesundheitspolitik nicht im Scheinwerferlicht statt, sondern auf der Ebene persönlicher Treffen und Arbeitsgespräche, die einen unmittelbaren Austausch von Interessen und Informationen ermöglichen. Neben den Fachpolitikern in den Fraktionen und Ministerialbeamten im BMG wird dabei auch der wissenschaftliche Mitarbeiterstab eines Abgeordneten zunehmend zum Adressaten lobbyistischer Ansprache. Dies geschieht vorzugsweise zu einem sehr frühen Zeitpunkt, um das rechtzeitige Einspielen von Partikularinteressen versuchen zu können. Die Gemeinsame Geschäftsordnung der Bundesministerien (GGO) stellt die Zusammenarbeit mit Interessengruppen zwar auf eine rechtliche Grundlage, überlässt die konkrete Ausgestaltung aber dem Ermessen der Ministerialbürokratie, so dass der Öffentlichkeit nur wenig über diese Beziehungsebene bekannt ist (Speth 2006).

Nicht zu unterschätzen sind auch persönliche Netzwerke für die gesundheitspolitische Interessenvermittlung. Viele politische Entscheidungsträger verfügen über langjährige, belastbare Kontakte zu Interessenvertretern. Diese Bünde gehen meist über Parteigrenzen hinaus und spielen sich nicht in der Öffentlichkeit ab. So mag beispielsweise ein gemeinsamer Besuch einer fachpolitischen Veranstaltung mit anschließendem Austausch zwischen einem Entscheidungsträger und einem Interessenvertreter oftmals größeren Einfluss auf die Entscheidungsfindung als formal beschrittene Wege im Gesetzgebungsprozess haben. Sie zählen sicher zu den am schwersten zu evaluierenden Varianten der Beeinflussung. Gleiches gilt für direkte Beziehungen von Interessengruppen zur Exekutive und einzelnen Abgeordneten und den Folgen für die Politikergebnisse. Die Bedeutung politischer Veranstaltungen, wie etwa Parlamentarische Abende, ist hingegen für die konkrete Interessenvermittlung als eher gering zu veranschlagen, sie dient vielmehr der Renommeebildung sowie dem Pflegen von Netzwerken (Fischer 2007: 232).

In dieser klassischen Form der Interessenvertretung werden Qualitätsaspekte und Patienteninteressen zwar rhetorisch zur Bemäntelung der eigenen Ziele genutzt, im Vordergrund stehen diese aber aufgrund der mangelnden Öffentlichkeit nur bedingt und werden in Relation zu den übrigen Zielen gesetzt. Dies ist nicht zuletzt darauf zurück zu führen, dass Patientinnen und Patienten als eigentlich an einer qualitativ hochwertigen Versorgung Interessierten eine schlagkräftige Interessenvertretung und -durchsetzung nur schwer etablieren können. Mit Blick auf die Gesundheitspolitik muss neben der finanziellen Dimension und der daraus erwachsenden geringen politischen Gestaltungsmacht einzelner Akteure die Schwierigkeit genannt werden, die eigenen Mitglieder und individuellen Handlungen als politisches Druckmittel in der Öffentlichkeit zu koordinieren (Bandelow 2004). Gleiches gilt für die vergleichsweise schwachen Gruppen der älteren und chronisch Kranken, der Behinderten, der Opfer von Behandlungsfehlern oder der Pflegekräfte und Eltern. Ihre Belange werden von den etablierten Interessen im Rahmen nicht-öffentlicher Interessensvermittlung nur unzureichend vertreten.

3   Gesundheitspolitische Interessenvermittlung und neue kommunikative Trends

Die Dominanz der Strategien zur internen Kommunikation bedeutet nicht, dass die traditionellen und gut organisierten Interessengruppen des deutschen Gesundheitswesens nicht auch versuchen, durch die öffentliche Instrumentalisierung von Patienteninteressen ihren Interessen zusätzlichen Nachdruck zu verleihen. Die öffentlichen Kampagnen von Apothekern, Ärzten und Krankenhäusern in jüngster Vergangenheit können als Beispiel hierfür gelten (z. B. Hütt/Huss/ Rogalla 2007).

Insgesamt hat jedoch für politische Prozesse die Bedeutung der Medien erheblich an Bedeutung gewonnen, was verschiedentlich durch den Begriff der „Mediokratie" (Meyer 2001) zum Ausdruck gebracht worden ist. Die durch die Massenmedien erzeugte Öffentlichkeit ist ein wichtiges Druckmittel, um die Positionen unterschiedlicher Interessengruppen gegenüber der Politik durchzusetzen. Medien und die Öffentlichkeit werden zunehmend zu Adressaten für die Vermittlung und Vertretung von Interessen auch im Gesundheitsbereich (Alemann/Eckert 2006).

Dabei sieht sich die Interessenvertretung allerdings einer sich im Wandel befindenden Medienlandschaft und -nutzung gegenüber. Wie schon bei der Gesundheitsreform 2007 zu beobachten war, hat sich der Kreis von Journalisten mit gesundheitspolitischer Fachexpertise ausdifferenziert (Bandelow/Schade 2008: 101), die Nutzung der klassischen Medien nimmt zugunsten schneller, internetbasierter Information ab – wenngleich Politik und Exekutive nach wie vor Print- und TV-Medien zur Eigendarstellung bevorzugen (Lehr/Visarius 2009: 241). Im Ergebnis zeichnen sich moderne Gesellschaften durch eine Atomisierung von Medienformaten unter Schwinden von reichweitestarken Leitmedien aus. Es entstehen Teilöffentlichkeiten mit eigenen Rezeptionsgewohnheiten (Schmidt-Deguelle 2004: 394), die zugleich weniger hierarchisch steuerbar sind.

Das noch bestehende Bild der Medien als „Gate Keeper" verliert im Zuge neuerer Kommunikationskanäle zunehmend an Schärfe zugunsten von „Bürger-Journalisten" (Speth 2009: 230). Insbesondere der Anstieg von Social Networks im Internet bringt diesen neuen Typus des Mittlers auf das Tableau der Öffentlichkeitsarbeit: Der Online-Dienst Twitter mag als das jüngste Beispiel dafür gelten. Hier ist es möglich, Botschaften abzusetzen, die zur selben Zeit von einer theoretisch unbegrenzten Anzahl von Nutzern verfolgt werden können. In Deutschland gibt es bereits etwa 70.000 Nutzer, weltweit 25 Millionen, Tendenz steigend (vgl. Schmidt 2009). In diesem Zusammenhang kann von einer besonderen Renaissance des „Grassroots Lobbying", also der politischen Beeinflussung durch Einbeziehung weiter Bevölkerungsteile, gesprochen werden, welches mittels Social Networks im Rahmen des Web 2.0 die Menschen selbst zu Mittlern im öffentlichen Raum macht. Nachvollziehbare Themen gewinnen an Relevanz in der Beeinflussung der öffentlichen Meinung.

Inhalte, welche durch die Medien transportiert werden, müssen dabei der Logik des Mediensystems folgen. Medieninhalte müssen einen Nachrichtenwert besitzen und dadurch die Aufmerksamkeit des Publikums sicherstellen. Am Beispiel des GKV-WSG sowie generell bei der Vermittlung gesundheitspolitischer

Themen zeigt sich, dass sich das mediale Interesse naturgemäß auf primär versorgungsrelevante sowie teilweise finanzierungsrelevante Aspekte (z. B. Zuzahlungen) begrenzt (Bandelow/Schade 2008: 101-102, Lehr/Visarius 2009: 238-239).

Bei dieser Art der Kommunikation muss eine Anpassungsleistung an die Medienlogik vorgenommen werden. Die erforderliche Reduktion von Komplexität gilt jedoch nicht nur für herkömmliche Medien, sondern in besonderem Maße für die stetig an Einfluss gewinnenden Social Networks. Mittels dieser Dienste können Stimmungen und Themen unmittelbar kolportiert werden, vor allem solche mit Bezug zur Versorgungsqualität, weniger jedoch komplexe Inhalte. In dieser öffentlichen Arena kommt dem Kommunikationsmodus des Arguing erhöhte Bedeutung zu.

Der Wandel der Kommunikationsformen erleichtert es „schwachen" Interessen, ihre Themen auf die Agenda zu setzen. Die Aufwertung der Ressource Öffentlichkeit und entsprechend des Arguing lässt dabei auch den traditionell in der Gesundheitspolitik vorherrschenden Tauschkorpratismus, der in Form des Gemeinsamens Bundesausschusses (G-BA) in eine institutionelle Struktur gegossen ist, nicht unbeeinflusst. Die „transsektorale Verhandlungsmaschinerie" (Döhler 2002: 33) gerät in diesem Zusammenhang insbesondere durch die – vom Gesetzgeber gewollte – Anwesenheit von Patientenvertretern unter Druck. Waren die Entscheidungen des G-BA in der Vergangenheit der Öffentlichkeit weitgehend entzogen – ein Umstand, der teilweise dazu führte, dieser Verhandlungsarena die demokratische und rechtstaatliche Legitimation abzusprechen (vgl. Wortmann 2009) –, so ist seit 2004 durch die Beteiligung von – allerdings stimmrechtslosen – Patientenvertretern ein Wandel zu beobachten: So konnten die oftmals stark durch Sektor-, Wettbewerbs- und Standesinteressen bestimmten Aushandlungsprozesse zwischen Krankenkassen und Leistungserbringern nicht selten auf die für Patienten relevanten Aspekte – Qualität und Effizienz der Versorgung – zurückgeführt werden (Etgeton 2009). Ob dies die traditionellen Verhandlungspartner dazu zwingen wird, ihre Positionen argumentativ zu rechtfertigen und damit eine völlige Abkehr vom Tauschkorporatismus einzuleiten, verbleibt indes abzuwarten. Entscheidende Bedeutung wird dabei den Entscheidungen des Gesetzgebers zukommen und der Rolle, die den Patienten im Rahmen der korporatistischen Interessenvermittlung und Entscheidungsfindung zukünftig aus Sicht der Gesundheitspolitik zukommen soll. Die vielfach dokumentierten Verflechtungen, etwa der pharmazeutischen Industrie mit Patientenorganisationen zeigen (z. B. Jantzer 2006: 248-250), dass dies von den Akteuren auch bereits erkannt worden ist.

4 Ausblick: Qualität als Schlüssel zur gesundheitspolitischen Interessenvermittlung der Zukunft?

In der Gesundheitspolitik dominierten bisher Strategien der internen Kommunikation, während die Entscheidungsprozesse für die Öffentlichkeit weitgehend intransparent blieben. Wesentliche Entscheidungen wurden in Verhandlungen zwischen wenigen Akteuren getroffen. Nur in Ausnahmefällen richteten sich die Akteure an die Öffentlichkeit, um diese für ihre jeweiligen Ziele zu mobilisieren. Verhandlungen innerhalb der Selbstverwaltung des Gesundheitswesens und zwischen den Spitzenverbänden des Gesundheitswesens und staatlichen Akteuren außerhalb der öffentlichen Arena waren von einer Tauschlogik geprägt. Die jeweiligen Verhandlungspartner repräsentierten jeweils Partialinteressen mit hohem Stellenwert für die eigene Klientel. Die Akteure kannten die gegenseitigen Ziele und Strategien. Die beteiligten Organisationen verfolgten über Jahrzehnte ähnliche Ziele. Die individuellen Akteure waren ebenfalls oft jahrzehntelang beteiligt. Mitunter wechselten einzelne Personen zwischen den Organisationen und verfügten dann über besonders genaue Kenntnisse der Ziele und Strategien der jeweils anderen Seite (die sie vorher noch selbst vertreten haben). In dieser Tauschlogik dominierten materielle Ziele wie Wachstum und Finanzierbarkeit. Eine Legitimation der Ziele gegenüber der Öffentlichkeit musste nicht erfolgen. Durchbrochen wurden diese internen Arenen nur selten. Mit Beginn der Kostendämpfungsstrategie Mitte der 1970er Jahre nutzen einzelne Akteure die öffentliche Arena, um mit dem Verweis auf Solidarität Unterstützung für ihre jeweiligen Positionen zu erlangen. Für die Öffentlichkeit blieben dennoch die Hintergründe der jeweiligen Ziele aber wenig durchsichtig.

Im Wesentlichen beherrscht die skizzierte interne Kommunikation auch heute noch die Gesundheitspolitik. Gleichzeitig konnten aber Tendenzen skizziert werden, die zu einem weiteren Aufweichen der traditionellen Strategien führen können. Ausgangspunkt sind vor allem Veränderungen des Mediensystems: Durch neue Kommunikationstechniken (insbesondere im Rahmen des Web 2.0) wird es schwieriger, öffentliche Willensbildungsprozesse hierarchisch zu kontrollieren (Stanyer 2007). Verstärkt wird der Wandel der gesundheitspolitischen Kommunikation durch politische Veränderungen. So trägt die Pluralisierung der gesundheitspolitischen Akteure zu einer Verlagerung von Entscheidungen aus den traditionellen Gremien bei. Verstärkt wird diese Entwicklung durch gezielte politische Maßnahmen, etwa der erwähnten Beteiligung von Vertretern von Patientenverbänden an zentralen Verhandlungsorganen des Gesundheitswesens wie dem G-BA. Bedenkt man, dass fast alle relevanten gesundheitspolitischen Akteure dem mündigen und informierten Patienten und Verbraucher für die zukünftige Ausgestaltung des Gesundheitswesens eine Schlüsselstellung einräumen (vgl. die

Beiträge in diesem Band), so kann davon ausgegangen werden, dass zukünftig die klassischen Verhandlungsarenen des deutschen Gesundheitswesens – korporatistische Strukturen und lobbyistische Interessenvertretung – die Meinung von 82 Millionen „Gesundheitsministern", die sich in den verschiedensten Formen öffentlich artikulieren, noch viel stärker werden berücksichtigen müssen – aber dies auch als Chance für die Art und Weise der eigenen Interessenvermittlung nutzen können. Es ist daher absehbar, dass sich in den nächsten zwanzig Jahren ein Strukturwandel der gesundheitspolitischen Öffentlichkeit vollziehen kann. Dabei würde die Bedeutung der nicht hierarchisch kontrollierten öffentlichen Kommunikation wachsen. Klassische und neuartige Formen der Interessenvermittlung würden sich dabei ergänzen. Partikularinteressen könnten so zugunsten von Gemeinwohlinteressen an Bedeutung verlieren. Das heißt nicht zwingend, dass die gesamte Bevölkerung über Details der jeweiligen Gesundheitspolitik informiert wäre. Es wird aber zunehmend leichter für traditionell „schwache" Interessen (etwa Patientenverbände), Informationen über gesundheitspolitische Prozesse zu erhalten und zu verbreiten. Diese Entwicklung kann die Strategien der beteiligten Akteure verändern. Gesundheitspolitische Ziele müssten stärker mit öffentlichen Interessen („Gemeinwohl") begründet werden. Traditionell beschränkt sich der Verweis auf das „Gemeinwohl" oft auf die Behauptung einer besonders großen wirtschaftlichen Bedeutung einzelner Branchen oder der gesamten Gesundheitswirtschaft (Groser 1992, Webber 1992).

Der Wandel der gesundheitspolitischen Öffentlichkeit wird den Rückgriff auf die Interessen von Versicherten und Patienten wichtiger machen. Vor allem die Patienten sind an einem qualitativ hochwertigen Gesundheitswesen interessiert. Nicht zuletzt deshalb ist die Bereitschaft fast aller Akteure groß, sich auf das Ziel einer Qualitätssteigerung zu beziehen.

Die wachsende kommunikative Fokussierung auf Qualität bedeutet nicht zwingend auch einen Wandel der inhaltlichen Strategien. Schon bei den Beiträgen in diesem Band fällt auf, dass mit dem Verweis auf Qualität verschiedene Strategien legitimiert werden sollen. Es bleibt daher abzuwarten, ob das Qualitätsziel nur einen rhetorischen Bezugspunkt bildet, oder auch neue inhaltliche Perspektiven eröffnet. Für die zukünftige Interessenvermittlung und -vertretung bedeutet dies gleichwohl: Wenn alle Akteure in ihren Strategien zukünftig bedenken müssen, verschlossene Türen zumindest einen Spalt für die 82 Millionen deutschen Gesundheitsminister zu öffnen, wird Qualitätsorientierung dabei der Schlüssel sein.

Literatur

Adamek, Sascha/Otto, Kim, 2008: Der gekaufte Staat. Wie Konzernvertreter in deutschen Ministerien sich ihre Gesetze selbst schreiben. Köln.
Alemann, Ulrich von/Eckert, Florian, 2006: Lobbyismus als Schattenpolitik, in: Aus Politik und Zeitgeschichte B 26-27, 3-6.
Bandelow, Nils C., 1999: Lernende Politik. Advocacy Koalitionen und politischer Wandel am Beispiel der Gentechnologiepolitik. Berlin.
Bandelow, Nils C., 2004: Akteure und Interessen in der Gesundheitspolitik: Vom Korporatismus zum Pluralismus?, in: Politische Bildung 37/2, 49-63.
Bandelow, Nils C., 2006: Gesundheitspolitik: Zielkonflikte und Politikwechsel trotz Blockaden, in: Schmidt, Manfred/Zohlnhöfer, Reimut (Hrsg.): Regieren in der Bundesrepublik Deutschland. Wiesbaden, 159-176.
Bandelow, Nils C./Schade, Mathieu, 2008: Die Gesundheitsreform der Großen Koalition: Strategische Erfolge im Schatten des Scheiterns, in: Fischer, Thomas/Kießling, Andreas/Novy, Leonard (Hrsg.): Politische Reformprozesse in der Analyse. Untersuchungssystematik und Fallbeispiele. Gütersloh, 85-144.
Bunge, Martina, 2006: Interview mit der Vorsitzenden des Bundestagsauschusses für Gesundheit Dr. Martina Bunge MdB, in: Das Parlament vom 11. Dezember.
Döhler, Marian, 2002: Gesundheitspolitik in der Verhandlungsdemokratie, in: Gellner, Winand/Schön, Markus (Hrsg.): Paradigmenwechsel in der Gesundheitspolitik?. Baden-Baden, 25-40.
Elster, Jon, 1991: Arguing and Bargaining in the Federal Convention and the Assemblée Constituante. Working Paper. University of Chicago (http://www.geocities.com/hmelberg/elster/AR91AAB.HTM, abgerufen am 11. Mai 2009).
Etgeton, Stefan, 2009: Patientenbeteiligung im Gemeinsamen Bundesausschuss, in: Schroeder, Wolfgang/Paquet, Robert (Hrsg.): Gesundheitsreform 2007. Nach der Reform ist vor der Reform. Wiesbaden, 222-228.
Fischer, Andrea, 2007: Interview mit der Bundesgesundheitsministerin a. D. Andrea Fischer, in: Rieksmeier, Jörg (Hrsg.): Praxisbuch: Politische Interessenvermittlung. Instrumente – Kampagnen – Lobbying. Wiesbaden, 229-233.
Gerlinger, Thomas, 2009: Der Wandel der Interessenvermittlung in der Gesundheitspolitik, in: Willems, Ulrich/Winter, Thomas von/Rehder, Britta (Hrsg.): Interessenvermittlung in Politikfeldern im Wandel. Befunde aus Verbände- und Policyforschung zur Bundesrepublik Deutschland und in vergleichender Sicht. Wiesbaden (im Erscheinen).
Groser, Manfred, 1992: Gemeinwohl und Ärzteinteressen – die Politik des Hartmannbundes. Gütersloh.
Howlett, Michael/Ramesh, Michael, 2003: Studying Public Policy: Policy Cycles and Policy Subsystems. Toronto.
Hütt, Hans/Huss, Nikolaus/Rogalla, Annette, 2007: Achtung, Gesundheitsreform! Wie die Apotheker mit einer Dialogkampagne politisch überzeugten, in: Forschungsjournal Neue Soziale Bewegungen 20/3, 89-94.

Jann, Werner/Wegrich, Kai, 2009: Phasenmodelle und Politikprozesse: Der Policy Cycle, in: Schubert, Klaus/Bandelow, Nils C. (Hrsg.): Lehrbuch der Politikfeldanalyse 2.0. München, 75-113.

Jantzer, Markus, 2006: Pharmabranche und Funktionäre bestimmen die Gesundheitspolitik, in: Leif, Thomas/Speth, Rudolf (Hrsg.): Die fünfte Gewalt. Lobbyismus in Deutschland. Wiesbaden, 236-252.

Knieps, Franz, 1999: Der Spitzentanz im Haifischbecken: die Diskussion um Reformen im Gesundheitswesen im Widerstreit von unterschiedlichen Politikansätzen und organisierten Interessen, in: Arbeit und Sozialpolitik 53/1-2, 10-19.

Knieps, Franz, 2007: Hitler, Honecker und die Gesundheitsreform: zur Entstehungsgeschichte des GKV-Wettbewerbsstärkungsgesetzes, in: Ulrich, Volker/Ried, Walter (Hrsg.): Effizienz, Qualität und Nachhaltigkeit im Gesundheitswesen: Theorie und Politik öffentlichen Handelns, insbesondere in der Krankenversicherung. Festschrift zum 65. Geburtstag von Eberhard Wille. Baden-Baden, 871-879.

Lehr, Andreas/Visarius, Jutta, 2009: Gesundheitspolitik und neue kommunikativ-mediale Entwicklungsmuster, in: Schroeder, Wolfgang/Paquet, Robert (Hrsg.): Gesundheitsreform 2007. Nach der Reform ist vor der Reform. Wiesbaden, 237-246.

Meyer, Thomas, 2001: Mediokratie. Die Kolonialisierung der Politik durch die Medien. Frankfurt a. M.

Schmidt, Holger, 2009: Die Angst der Unternehmen vor Twitter, in: Frankfurter Allgemeine Zeitung vom 12. Mai.

Schmidt-Deguelle, Klaus-Peter, 2004: Integrierte Politik- und Medienplanung: Politikvermittlung und Kommunikationsberatung, in: Kreyer, Volker (Hrsg.): Handbuch Politisches Marketing. Impulse und Strategien für Politik, Wirtschaft und Gesellschaft. Baden-Baden, 393-400.

Seehofer, Horst, 2006: Interview mit dem Bundesminister für Ernährung, Landwirtschaft und Verbraucherschutz Horst Seehofer MdB. „Frontal21" vom 6. Juni.

Speth, Rudolf, 2006: Die Ministerialbürokratie: erste Adresse der Lobbyisten, in: Leif, Thomas/Speth, Rudolf (Hrsg.): Die fünfte Gewalt. Lobbyismus in Deutschland. Wiesbaden, 99-110.

Speth, Rudolf, 2009: Kommunikation von Reformen am Beispiel der Gesundheitsreform 2007, in: Schroeder, Wolfgang/Paquet, Robert (Hrsg.): Gesundheitsreform 2007. Nach der Reform ist vor der Reform. Wiesbaden, 229-236.

Staner, James, 2007: Modern Political Communication. Cambridge.

Webber, Douglas, 1992: Die Kassenärztlichen Vereinigungen zwischen Mitgliederinteressen und Gemeinwohl, in: Mayntz, Renate (Hrsg.): Verbände zwischen Mitgliederinteressen und Gemeinwohl. Gütersloh, 211-272.

Winter, Thomas von, 2004: Vom Korporatismus zum Lobbyismus. Paradigmenwechsel in Theorie und Analyse der Interessenvermittlung, in: Zeitschrift für Parlamentsfragen 35/4, 761-776.

Wortmann, Martin, 2009: Gemeinsamer Bundesausschuss an die politische Leine?, in: Agence France-Presse (AFP) vom 5. Mai.

4. Ausblick

Nils C. Bandelow, Florian Eckert, Robin Rüsenberg, Kristina Viciska

Gemeinsam für mehr Qualität? Idealtypische Perspektiven und mögliche Koalitionen für ein Gesundheitswesen 2030

1 Bedeutungswandel von Qualität als inhaltliches und strategisches Ziel

Die Qualitätsorientierung gewinnt in Deutschland an Bedeutung für die gesundheitspolitische Auseinandersetzung. Diese Entwicklung ist allerdings relativ neu. In der Frühphase der Bundesrepublik dominierte zunächst der Konflikt zwischen Solidaritäts- und Wachstumszielen. Seit Mitte der 1970er Jahre wurde vor allem das Solidaritätsziel zunehmend vom Ziel der Finanzierbarkeit verdrängt. Die Steigerung der Qualität des Gesundheitswesens spielte dagegen in den ersten Jahrzehnten der Bundesrepublik keine große Rolle für die politische Auseinandersetzung (Bandelow 2006). Erst mit der rot-grünen Bundesregierung (1998-2005) wurde das Thema verstärkt auch öffentlich thematisiert. Dabei war etwa für die Debatte in der Fachwelt das Jahresgutachten 2000/2001 des Sachverständigenrates zur Begutachtung der Entwicklung im Gesundheitswesen mit seiner Kritik an Qualitätsmängeln des bestehenden Systems von Bedeutung (Sachverständigenrat 2000/2001).

Es gibt verschiedene Erklärungen für die vergleichsweise geringe Bedeutung der Qualitätsorientierung bis Ende der 1990er Jahre. So lässt sich auf den im internationalen Vergleich hohen Qualitätsstandard des deutschen Gesundheitswesens verweisen. Anders als in staatlichen und in wettbewerblichen Gesundheitssystemen garantiert die deutsche Krankenversicherung einen relativ umfassenden Gesundheitsschutz auf vergleichsweise hohem Niveau. Es gab zwar auch in Deutschland Medizinskandale. Eine systematische Mangelversorgung, Hygienemängel oder andere Qualitätsdefizite wurden dagegen weniger sichtbar als etwa in Großbritannien (ausführlich Bandelow 2007).

Neben einer tatsächlich vergleichsweise hohen Qualität der Gesundheitsversorgung waren auch die Interessen der gesundheitspolitischen Akteure und die Strukturen der gesundheitspolitischen Kommunikation für die geringe Bedeutung der Qualitätsorientierung verantwortlich. Gesundheitspolitische Auseinandersetzungen erfolgten in wenig transparenten Verhandlungsgremien ohne substanzielle Beteiligung von Patienten. Die Vermittlung von Informationen erfolgte zunächst primär über Tageszeitungen und dann über das öffentlich-rechtliche Fernsehen. Beide Formate sahen kaum Mitwirkungsmöglichkeiten der Rezipienten vor und ermöglichten eine kontrollierte und hierarchische Weitergabe von Informationen. Konkret heißt das etwa: Patienten waren darauf angewiesen, den jeweiligen Informationen der Leistungsanbieter zu vertrauen. Qualitätsvergleiche im Hinblick auf bessere (ggf. teurere) alternative Behandlungsmöglichkeiten waren nicht verfügbar. Dies hat sich in den letzten Jahren – vor allem durch internetbasierte Angebote – geändert, wenngleich Werberestriktionen im Falle verschreibungspflichtiger Präparate in den einschlägigen Rechtstexten (Arzneimittelgesetz, Heilmittelwerbegesetz) bestehen bleiben. Die absehbare Verschmelzung zwischen beteiligungsorientierter Kommunikation und Massenkommunikation (etwa durch Internetfernsehen, Möglichkeiten zur individuellen Gestaltung und Kommentierung von Rundfunkformaten, aber auch Twitter und Social Networks) wird zumindest eine rhetorische Stärkung von Qualität erzwingen. Auch der politisch forcierte Wettbewerb im Gesundheitswesen begünstigt eine Fokussierung auf Qualität als Unterscheidungsparameter und damit als Vorteil im Konkurrenzkampf – kann aber auch in die andere Richtung wirken, wenn Einsparungen auf Kosten der Leistungsqualität vorgenommen werden (Rosenbrock/Gerlinger 2006: 243). Insgesamt wächst der Anspruch der Bürger an die Qualität der medizinischen Versorgung.

Vor diesem Hintergrund stellt sich die Frage, wie sich eine stärkere Bedeutung des Qualitätsziels auf gesundheitspolitische Prozesse auswirken wird. Kann diese Entwicklung dazu beitragen, die traditionellen Koalitionen und damit auch Vetopotentiale aufzulösen, die dem deutschen Gesundheitswesen gemeinhin zugesprochen werden? Dieser Ausblick analysiert die genannten Fragen aus politikwissenschaftlicher Sicht vor dem Hintergrund der im vorliegenden Band dokumentierten Originalbeiträge. Dazu werden zunächst die jeweils vertretenen Positionen systematisch unter Anwendung des Instruments einer hierarchischen Clusteranalyse ausgewertet, um aktuelle Übereinstimmungen und Gegensätze zu verdeutlichen. Diese Positionen betreffen nicht nur Strategien der Qualitätsorientierung, sondern spiegeln auch die jeweils aus Sicht der einzelnen Akteure aktuell besonders relevanten gesundheitspolitischen Ziele wider. Daher wird in einem zweiten Schritt untersucht, wie sich die Konflikte und Kooperationsmöglichkeiten zwischen den Akteuren verschieben, wenn Qualität an Bedeutung gewinnt.

2 Gesundheitspolitische Ziele und Orientierungen in der Clusteranalyse

Im Folgenden sollen die Stellungnahmen der 23 führenden Akteure mit Hilfe einer hierarchischen Clusteranalyse ausgewertet werden, um Übereinstimmungen und Gegensätze offen zu legen. Allen Autoren wurde im Vorfeld ein Fragenkatalog vorgelegt (siehe Einleitung der Herausgeber). Die Fragen beziehen sich insbesondere auf die Bewertung der bisherigen politischen Maßnahmen zur Qualitätssicherung und auf eigene Strategien der Qualitätsorientierung. Schon aus den Titeln der Beiträge wird aber deutlich, dass die Akteure trotz dieser Vorgabe jeweils auch eigene inhaltliche Schwerpunkte gesetzt haben. Die Beiträge unterscheiden sich daher nicht nur im Hinblick auf die Bewertung der bisherigen Politik und die Konzeption eigener Strategien, sondern auch im Hinblick auf den Stellenwert, den sie verschiedenen Aspekten der Gesundheitspolitik zuweisen. Dies wird vor allem dadurch deutlich, dass sich bei der großen Mehrheit der Autoren Aussagen zum steuerungspolitischen Instrument des Wettbewerbs finden. Die Problematik der Zuständigkeit für die Qualitätssicherung nimmt gemessen an der Gesamtzahl der Nennungen in allen Texten nur den zweiten Platz ein. Auch andere Ziele, insbesondere Finanzierbarkeit und Wachstum, werden in den Texten angesprochen (Übersicht 1).

Die Originalbeiträge dokumentieren somit auch die aktuelle gesundheitspolitische Auseinandersetzung. Dabei ist erkennbar, dass manche Akteure in wesentlichen Fragen übereinstimmen, während zwischen anderen Akteuren grundlegende Konflikte bestehen. Diese Konflikte zeigen sich noch nicht bei einer rein quantitativen Betrachtung der in den Texten erwähnten Themen (Übersicht 2). Eine solche Übersicht verdeutlicht aber, in welchem Kontext die jeweiligen Beiträge das Thema der Qualitätsorientierung diskutiert haben. So zeigt sich etwa, dass die Beiträge der SPD und der Bundesärztekammer ihren Fokus stark auf die Aspekte des vorgegebenen Fragebogens gelegt haben. Bei anderen Beiträgen fehlen dagegen direkte Aussagen zu zentralen Aspekten der Qualitätssicherung, etwa in Bezug auf die Zuständigkeit.

Des Weiteren sollen die Ähnlichkeiten und Konflikte mit Hilfe einer hierarchischen Clusteranalyse sichtbar gemacht werden. Das Instrument der Clusteranalyse erlaubt – trotz ihrer mathematischen Schwächen (vgl. Bülow 1996) – Akteure im Hinblick auf ihre Positionen zusammenzufassen. Sie orientiert sich an dem Ziel, Akteure in Gruppen einzuordnen, die erstens untereinander möglichst große Übereinstimmungen und zweitens gegenüber anderen Akteuren möglichst große Unterschiede aufweisen. Die Darstellung durch ein Dendrogramm visualisiert die Gruppenzuteilung und zeigt zusätzlich an, wie groß die Nähe innerhalb der einzelnen Gruppen und die Unterschiede zu anderen Gruppen jeweils sind. Schwierigkeiten basieren allerdings unter anderem auf unterschiedlichen Messniveaus der Variablen und auf der zu klärenden Gewichtung der gemessenen Variablen.

Übersicht 1: Kumulierte Häufigkeit der allgemeinen Themennennung

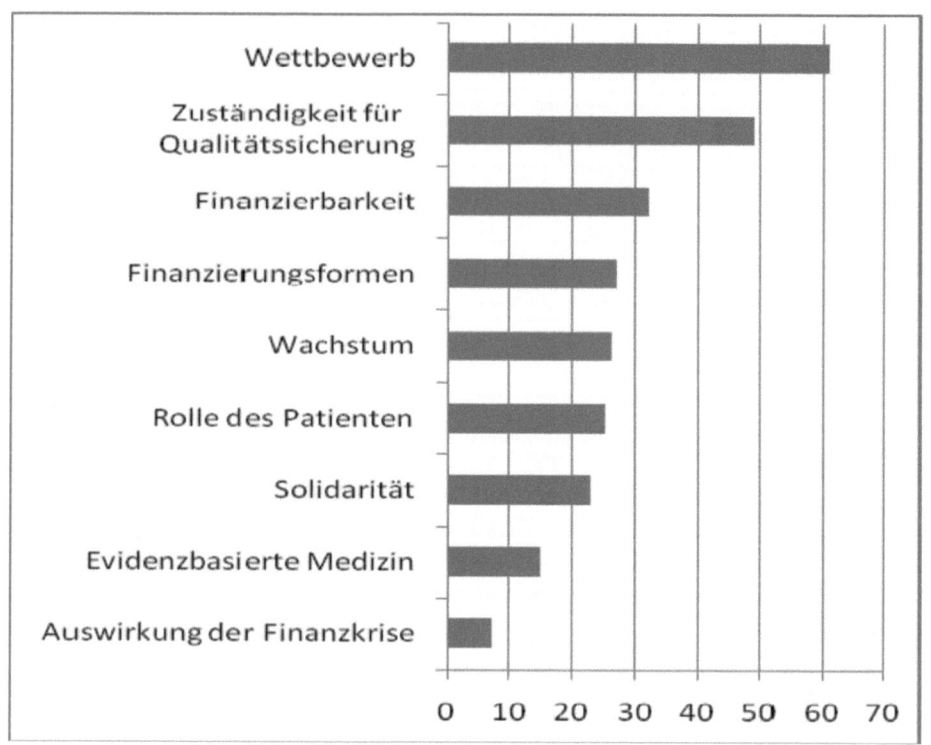

Quelle: Eigene Darstellung.

Für die vorliegende Analyse wurden möglichst umfassend alle aktuellen Konflikte, die in den Beiträgen eine Rolle spielen, aufgenommen. Die Variablen beinhalten dadurch unter anderem Aussagen zu möglichen Instrumenten und Zuständigkeiten für die Qualitätssicherung. Da die aktuelle Debatte im Politikfeld Gesundheit vor allem durch Finanzierungsfragen geprägt wird, wurde auch dieser Aspekt berücksichtigt. Auch Aussagen zur Bewertung des Wettbewerbs als geeignetem gesundheitspolitischen Instrument mussten angesichts der aktuell zentralen Bedeutung für die politische Auseinandersetzung aufgenommen werden. Weitere Variablen berücksichtigen Aussagen zu anderen gesundheitspolitischen Zielen (Solidarität, Finanzierbarkeit und Wachstum).

Übersicht 2: Häufigkeit der Nennung durch die jeweiligen Akteure in Bubbles

	Finanzierbarkeit	Rolle der Patienten	Auswirkungen der Finanzkrise	Zuständigkeit für Qualitätssicherung	Finanzierungsformen	Evidenzbasierte Medizin	Wachstum	Wettbewerb	Solidarität
ABDA				•			•	●	
B90/Die Grünen	•	●		•	•	•		•	•
BÄK				●		•	•	●	
BMG		•		•			•	•	•
BPI			•		•			•	
BVMed	•	•	•	•	•	•	●	●	
CDU	●	●		•	•		•	●	
DGB	•			•			•	•	•
DGVP	•		•	•	•		•	•	•
FDP	•	•	•	•	•			•	●
G-BA	•				•	•		•	
GKV	●	•		●		•		•	
HR				●	•	•	•	•	•
IQWiG	•	•		•	•	•		•	•
KGNW	•	•	•	●	•	•	●	●	
Linke	•	•		●	•	•		●	•
PKV	●			•			•	●	
Pleon	•	•		•	•	•	•	●	•
Pro Generika	•					•	•	•	
SPD	•	•		●		•	•	•	•
ver.di	●			•	●	●		•	●
VFA	•	•		•	●		•	●	
vzbv	•	●		●				●	•

Quelle: Eigene Darstellung, erstellt mit MAXQDA 2007.

Zur Operationalisierung der jeweiligen Profile wurden insgesamt 32 Variablen berücksichtigt. Diese wurden alle gleich gewichtet. Um eine möglichst hohe Reliabilität der Messung zu gewährleisten, erfolgte jeweils eine Dichotomisierung, d. h. es wurde mit 1 codiert, wenn sich eine entsprechende Aussage findet und mit 0 codiert, wenn die Aussage nicht oder nicht so vertreten wurde. Alternative Positionen zu einzelnen Fragen wurden dabei in mehrere Aussagen geteilt. So konnte gewährleistet werden, dass trotz der Dichotomisierung der einzelnen Variablen in Bezug auf einzelne Aspekte mehr als zwei Profile abbildbar wurden: Akteure konnten etwa ganz auf Aussagen zu bestimmten Aspekten verzichten, sie konnten eine Position befürworten und die andere ablehnen oder umgekehrt. Konkret wurden folgende Variablen aufgenommen (jeweils Codierung mit 1, wenn „ja" und mit 0 wenn „nein").

- Erster Variablenblock: Hier wurde gemessen, welche Themenfelder in den Beiträgen überhaupt angesprochen wurden, unabhängig von den jeweils vertretenen Positionen. Berücksichtigt wurden dabei sechs Themen:
  1. Explizite Aussagen zum Ziel Solidarität?
  2. Explizite Aussagen zum Instrument Wettbewerb?
  3. Explizite Aussagen zum Ziel Finanzierbarkeit?
  4. Explizite Aussagen zum Ziel Wachstum?
  5. Explizite Aussagen zur Zuständigkeit für Qualitätsorientierung?
  6. Explizite Aussagen zur Finanzierungsform des Gesundheitswesens?

- Der zweite Variablenblock umfasst jeweils inhaltliche Aussagen, die den sechs Oberthemen zugeordnet werden können (Codierung mit 1, wenn die Aussage so vertreten wird):
  7. Teilgruppensolidarität ist zu befürworten (bezieht sich etwa auf die Gruppe der Versicherten in einem System oder auch für die Befürwortung des Subsidiaritätsprinzips).
  8. Gesamtgesellschaftliche Solidarität ist zu befürworten.
  9. Solidarität steht in keinem Zusammenhang zur Qualität des Gesundheitswesens.
  10. Wettbewerb ist ein grundsätzlich geeignetes Instrument zur Qualitätssicherung.
  11. Die aktuelle Ausgestaltung des Wettbewerbs (nach dem GKV-WSG) wirkt sich negativ auf die Qualitätssicherung aus.
  12. Zentrale Akteure zur Qualitätssicherung sollten Patienten und Versicherte sein, daher muss möglichst hohe Transparenz ermöglicht werden.

13. Träger des Wettbewerbs zur Qualitätssicherung sollten korporative Akteure (z. B. einzelne Kassen) sein, daher muss zwischen diesen Akteuren der Wettbewerb gestärkt werden.
14. Der demographische Wandel führt zu Problemen im Gesundheitswesen.
15. Der medizinisch-technische Fortschritt führt zu Problemen im Gesundheitswesen.
16. Höhere Steueranteile sollten genutzt werden, um Finanzierungsprobleme der GKV zu reduzieren.
17. Die Einbeziehung aller Einkommensarten sollte genutzt werden, um Finanzierungsprobleme der GKV zu reduzieren.
18. Wachstumsinteressen (etwa Gewinnziele der Pharmaindustrie oder anderer Leistungsanbieter) gefährden die Erreichung anderer gesundheitspolitischer Ziele (besonders der Qualitätssicherung).
19. Hohe Löhne im Gesundheitswesen nützen der Erreichung anderer gesundheitspolitischer Ziele (besonders der Qualitätssicherung).
20. Hohe Gewinne im Gesundheitswesen nützen der Erreichung anderer gesundheitspolitischer Ziele (besonders der Qualitätssicherung).
21. Der Zentralstaat soll in der Gesundheitspolitik gestärkt werden.
22. Der Zentralstaat soll in der Gesundheitspolitik geschwächt werden.
23. Regionale staatliche Ebenen (z. B. Bundesländer) sollten in der Gesundheitspolitik gestärkt werden.
24. Die Selbstverwaltung sollte in der Gesundheitspolitik gestärkt werden.
25. Die Selbstverwaltung sollte in der Gesundheitspolitik geschwächt werden.
26. Die Einbeziehung von Experten und wissenschaftlicher Bewertung (insbesondere evidenzbasierte Medizin) ist ein geeignetes Instrument zur Qualitätsorientierung.
27. Die Einbeziehung von Experten und wissenschaftlicher Bewertung (insbesondere evidenzbasierte Medizin) ist kein geeignetes Instrument zur Qualitätsorientierung.
28. Versicherte und Patienten bzw. deren Verbände sollten stärker direkt in gesundheitspolitische Entscheidungen eingebunden werden, um Qualitätssicherung zu gewährleisten.
29. Es besteht kein Zusammenhang zwischen Finanzierungsformen und Qualität.
30. Die Bürgerversicherung ist zu befürworten.
31. Eine Gesundheitsprämie ist zu befürworten.
32. Der aktuell eingeführte Gesundheitsfonds ist zu befürworten.

Die Texte wurden jeweils getrennt von zwei Autoren codiert. Dabei wurden alle relevanten Textstellen mit dem Programm zur Analyse qualitativer Daten MAXQDA markiert und den jeweiligen Variablen zugeordnet. Ergänzend wurde in den Texten nach zentralen Stichworten (z. B. „solida...", „evidenz...", „...fonds") gesucht. Anschließend wurden die Codierungen verglichen. Abweichungen konnten jeweils durch erneute Konsultationen der Texte beglichen werden. Das Ergebnis dieser Auswertung ist im ersten Schritt eine nur bedingt übersichtliche Näherungsmatrix, die für alle 23 Fälle jeweils anzeigt, wie groß die Unterschiede zu anderen Stellungnahmen sind – mithin eine Tabelle mit 23 mal 23 Feldern. Diese Tabelle wird hier aufgrund ihrer mangelnden Übersichtlichkeit nicht abgebildet. Die Originaldaten sind aber online einsehbar (www.nilsbandelow.de/gesundheit2030.html). Um eine übersichtlichere Darstellung zu ermöglichen, wurde anschließend ein Dendrogramm erstellt (Übersicht 3). Bei der anschließenden Analyse der einzelnen Texte soll ergänzend auf besonders interessante Befunde aus der Näherungsmatrix hingewiesen werden.

Das Dendrogramm gibt einen Eindruck der Nähe zwischen den Positionen der Akteure in diesem Band. Dabei lassen sich an den Linien die Abstände zwischen einzelnen Akteuren und zwischen Gruppen ablesen. Aussagekräftig sind die Abstände, wenn direkt einzelne Akteure verbunden sind. Verbindungen zwischen Akteuren und Gruppen sind dagegen zumindest teilweise als rechnerische Artefakte zu werten. Inhaltlich nicht sinnvoll zu interpretieren ist auch die Reihenfolge der Anordnung von Clustern und einzelnen Akteuren: Akteure, die ohne Verbindungen übereinander stehen, müssen keine besonders ähnlichen Positionen vertreten. Relativ informativ ist dagegen die Gesamtstruktur der Clusteranalyse: Die Aufteilung der Hauptcluster und die relativen Abstände zwischen den Clustern bieten einen anschaulichen Eindruck der Akteurskonstellation. Dabei bestätigt das Bild einen Eindruck, der bei der Lektüre der Texte entstehen kann. Demnach bestehen die größten Unterschiede zwischen den beiden Hauptclustern, bestehend aus den Anhängern eher wettbewerblicher Lösungen (Akteure von Pro Generika bis DGVP) einerseits und solchen Akteuren, die dem Staat als Rahmensetzer (aber auch dem Prinzip der gemeinsamen Selbstverwaltung) bei der Organisation des Gesundheitswesens eine wichtige Rolle zugestehen (Akteure von Linkspartei bis GKV-Spitzenverband).

Übersicht 3: Dendrogramm der Positionen auf Grundlage durchschnittlicher Verbindungen (zwischen Gruppen)

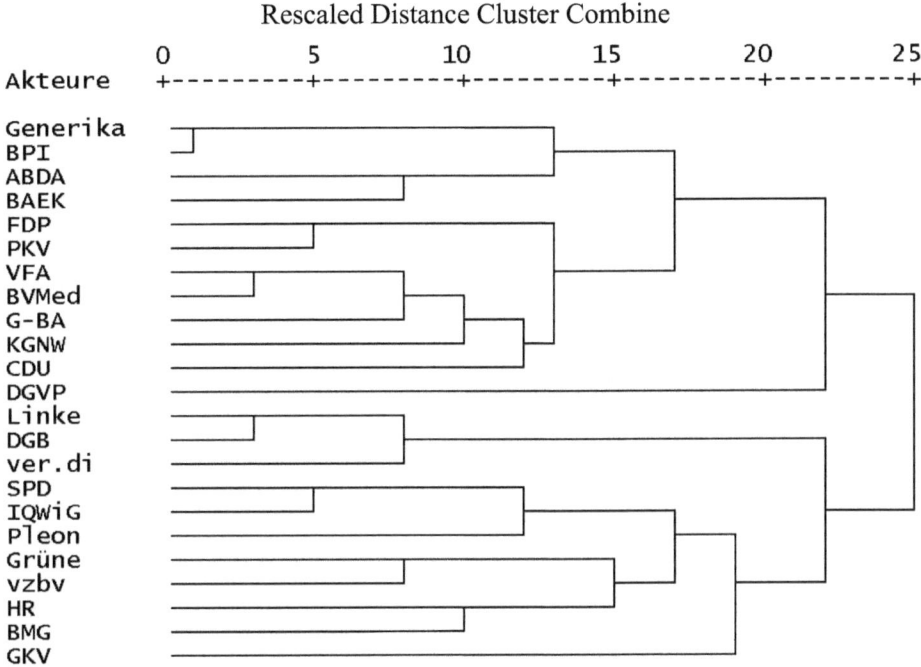

Eigene Darstellung. Erstellt mit SPSS 16. Zugrunde liegt jeweils der quadrierte euklidische Abstand. Die Beiträge sind mit einer Ausnahme jeweils mit den Kurzformen der vertretenen Organisationen abgekürzt. Die Ausnahme ist Hartmut Reiners (abgekürzt als HR), der nicht offiziell die Position des Landes Brandenburg vertritt, aber dennoch eine Länderperspektive einbringt. Informationen zur Methode und Originaldaten sind verfügbar unter: www.nilsbandelow.de/gesundheit2030.html.

3 Koalitionen und Konflikte zwischen den gesundheitspolitischen Akteuren

Wie lassen sich die Akteure des deutschen Gesundheitswesens auf Grundlage der Clusteranalyse zusammenfassen, wo sind Überschneidungen in den Positionen zu identifizieren? Insgesamt stechen drei Großcluster heraus: Wie aus Übersicht 3 ersichtlich, ist der obere Cluster mit einer Ausnahme relativ homogen. Lediglich die DGVP nimmt eine Sonderrolle ein. Daher werden die Akteure des oberen Clusters im Folgenden als „liberale Koalition" zusammengefasst. Bei der unteren Koalition lässt sich dagegen eine stärkere interne Fragmentierung erkennen. Die Linkspartei und die Gewerkschaften (DGB und ver.di) haben untereinander viele Übereinstimmungen und sind gleichzeitig vergleichsweise stark von den Positionen aller anderen Akteure entfernt. Diese drei Akteure werden in der folgenden Analyse daher als eigene Gruppe („Solidarcluster") zusammengefasst. Die Akteure des unteren Clusters (SPD bis GKV-Spitzenverband) vertreten eine Perspektive, die hier als „Koalition des Dritten Wegs" bezeichnet werden soll. Im Folgenden werden die jeweiligen Perspektiven ergänzend zu der schematischen Darstellung qualitativ zusammengefasst und im Hinblick auf die Ergebnisse der Clusteranalyse strukturiert.

3.1 „Liberale Koalition"

Der erste Cluster umfasst zwölf Beiträge in diesem Band. Gemeinsam ist dieser Gruppe, dass sie Lösungen für Probleme des Gesundheitswesens im Wettbewerb auf einer individuellen Ebene (insbesondere auf dem Behandlungsmarkt, vgl. Cassel et al. 2006: 23) sehen. Die Positionen stimmen vor allem auch in Aspekten überein, die nicht direkt die Qualitätssicherung umfassen. So treten fast alle Akteure dieser Gruppe für das Modell der Gesundheitsprämie ein und wollen die kollektive Finanzierung des Gesundheitswesens zugunsten privater Verantwortung reduzieren. Qualitätssicherung wollen die Vertreter dieses Clusters unter anderem durch mehr Transparenz für Versicherte und Patienten erreichen. Die Steuerung soll dezentral über den Wettbewerb auf der Individualebene erfolgen. Innerhalb des Clusters sind vier „Pärchen" zu erkennen, deren Positionen jeweils relativ stark übereinstimmen. Die größten Übereinstimmungen auch insgesamt bei allen Beiträgen bestehen zwischen den Positionen von Pro Generika und dem BPI. Sehr nahe stehen sich auch die Positionen von VFA und BVMed und von FDP und PKV. Den vierten Untercluster mit etwas geringer interner Übereinstimmung bilden ABDA und BÄK. Im Folgenden sollen die inhaltlichen Aussagen der Beiträge in der Reihenfolge der Darstellung in Übersicht 3 zusammengefasst werden:

Peter Schmidt von **Pro Generika** fokussiert seinen Beitrag vor allem auf das Ziel der Finanzierbarkeit. Er arbeitet den Beitrag der Generika zur Kostensenkung heraus und kritisiert politische Entscheidungen zu Lasten der Generikahersteller. Pro Generika repräsentiert als jüngere Abspaltung im Verbandsgeflecht der Pharmaindustrie die großen Hersteller von Nachahmerprodukten (Brauner 2009: 176). **Henning Fahrenkamp** vom **Bundesverband der Pharmazeutischen Industrie (BPI)** vertritt zwar unter anderem auch (kleinere und mittlere) Generikahersteller, konzentriert seinen Beitrag aber nicht speziell auf diese Teilbranche. Er kritisiert ebenfalls die Auswirkungen politischer Entscheidungen. Die Politik setze auf staatlich-hierarchische Lösungen und unterdrücke so Innovationspotentiale. Die zentrale Forderung des Beitrags greift allerdings ein Problemfeld auf, das – wie bei Pro Generika – nicht allein Qualitätsfragen betrifft. Fahrenkamp fordert eine Einbeziehung der pharmazeutischen Industrie in die Selbstverwaltung des Gesundheitswesens, da sie nur dann ihren Beitrag zur Qualitätsorientierung leisten könne.

Deutlich stärker vom Kern der „liberalen Koalition" entfernt stehen die hier vertretenen Positionen der Apotheker und der Ärzteschaft, die untereinander relativ große Ähnlichkeit aufweisen. Aus Sicht von **Heinz-Günter Wolf** von der **Bundesvereinigung Deutscher Apothekerverbände (ABDA)** steht Qualität in der Arzneimittelversorgung in engem Zusammenhang mit der Sicherheit von Arzneien. Diese könne nur durch das Apothekerwesen sichergestellt werden. Aus diesem Grund werde die Pharmazie auch im 21. Jahrhundert notwendiges und wichtiges Element des deutschen Gesundheitswesens bleiben. Aus Gründen des Verbraucherschutzes müsse auch auf wettbewerbliche Elemente in der Arzneimitteldistribution verzichtet werden, lediglich die Qualität könne eine entscheidende Komponente bei der Arzneimittelversorgung sein. Zusätzlich zu Qualität und Sicherheit wird auch die Finanzierbarkeit als gesundheitspolitisches Ziel genannt, aber nicht weiter priorisiert oder eingeordnet.

Trotz einer grundsätzlichen Befürwortung von Wettbewerb wendet sich **Ulrich Zorn** für die **Bundesärztekammer (BÄK)** gegen zentral verbreitete Annahmen des wettbewerblichen Steuerungssystems im Gesundheitswesen. Er weist darauf hin, dass medizinische Leistungen nicht mit standardisierten Kriterien messbar sind. Grundsätzlich ist eine Ausweitung von Qualitätstransparenz dennoch aus Sicht der Ärzteschaft wünschenswert. Diese könne sich aber nicht auf einzelne Dienstleistungen beziehen, sondern auf die gesamte regionale Versorgung. Er sieht Möglichkeiten, einen Qualitätswettbewerb zu stärken, dieser dürfe jedoch nicht zum Vorwand für politische Rationierungsstrategien werden, sondern müsse die Eigenheiten des Gesundheitswesens berücksichtigen. Zorn kritisiert die staatlichen Eingriffe der letzten Jahre, wohingegen die Bedeutung der bereits durch die einzelnen Akteure implementierten systemimmanenten Methoden der Qualitätssicherung hervorgehoben wird.

Konrad Schily legt für die **FDP** ein radikales Plädoyer gegen zentralstaatliche Steuerung im Gesundheitswesen vor. Er will auf den mündigen Patienten vertrauen und spricht sich gegen die Einheitskasse und für das Kostenerstattungsprinzip verbunden mit „intelligent ausgestalteten Selbstbeteiligungsmöglichkeiten" aus. Aus Sicht der FDP ist der gesamtpolitische Trend einer zunehmenden Hinwendung zum Staat zu beklagen. Dies gelte auch für den Gesundheitsbereich, der sich zunehmend zu einem zentralistischen Staatskassensystem entwickele ohne zugleich die strukturelle Unterfinanzierung zu beheben. Der

Beitrag stützt das Prämienmodell und das Kostenerstattungsprinzip. Solidarität wird subsidiär verstanden, indem Schily auf die Eigenverantwortung des Einzelnen verweist. Das Ziel der Qualität findet bei Schily nur implizit Erwähnung: Um eine hohe Versorgungsqualität zu gewährleisten, sei ein Systemwechsel unvermeidlich, der den Wettbewerb und Leistungsanreize stärke und den staatlichen Einfluss zurückdrängt.

Der von der FDP geforderte Systemwechsel entspricht weitgehend einer Übertragung des PKV-Modells auf das gesamte Gesundheitswesen. Die größten Übereinstimmungen finden sich daher zur Position von **Frank Schulze Ehring** und **Christian Weber** vom **Verband der privaten Krankenversicherung (PKV-Verband)**. Aus Sicht der PKV ist Qualität nur durch funktionierenden Wettbewerb zu erreichen. Dieser setze notwendigerweise eine Differenzierung des Angebots voraus. Die PKV sieht ihre eigene Rolle dabei als die eines Qualitätsmotors: Sie schaffe Anreize für Leistungserbringer, unterschiedliche Leistungsangebote bereit zu stellen. Da angenommen wird, dass die Wahl zwischen diesen Angeboten unter anderem auf Grundlage der Qualitätsbewertung erfolgt, sollen unterschiedliche Angebote zu Qualitätssteigerungen beitragen. Ein Haupthindernis für qualitätsorientierten Wettbewerb sieht die PKV in der Ablehnung von Angebotsdifferenzierungen mit dem Hinweis auf die Einschränkung des Solidarprinzips.

Für den **Verband Forschender Arzneimittelhersteller (VFA)** sieht auch **Cornelia Yzer** den besten Weg der Qualitätssicherung in der Sicherstellung eines wettbewerblichen Rahmens, der Anreize für medizinische Innovationen bietet. Dadurch könne gleichzeitig der Medizinstandort Deutschland gesichert werden. Außerdem vertritt der 1994 von großen forschenden Pharmaunternehmen gegründete Verband das Konzept der personalisierten Medizin, das Therapien von jeweiligen spezifischen Eigenschaften des Patienten abhängig machen will. Die ehemalige CDU-Bundestagsabgeordnete und (unter anderem) Parlamentarische Staatssekretärin im damals von Angela Merkel geführten Bundesfamilienministerium unterstützt zudem explizit das Modell der Gesundheitsprämie.

Die Positionen des VFA stimmen relativ stark mit dem Beitrag von **Joachim Schmitt** überein, der den **Bundesverband Medizintechnologie (BVMed)** vertritt. VFA und BVMed bilden somit das vierte „Pärchen" innerhalb der „liberalen Koalition". Auch Schmitt plädiert für ein Wettbewerbsmodell. Er sieht aber grundsätzlich Möglichkeiten zur Qualitätssicherung im Rahmen des Finanzierungsmodells des Gesundheitsfonds. Begleitend zum Wettbewerb sieht er die Selbstverwaltungsorgane in der Pflicht, Qualitätsstandards zu formulieren. Er betont den Beitrag seiner Branche zu einem qualitativ hochwertigen Gesundheitswesen, indem er sich vor allem auf moderne Kommunikationstechniken bezieht. Diese könnten Möglichkeiten zur Kennzeichnung von Medizinprodukten bieten, um Fälschungen und Verwechslungen zu vermeiden. Schmitt kritisiert ferner die Auswirkungen der jüngsten Gesundheitsreformen. Diese hätten unter dem Primat der Kostendämpfung gestanden und dabei das Qualitätsziel gefährdet.

Politisch problematisch ist die Zuordnung von **Rainer Hess**, dem unparteiischen Vorsitzenden des **Gemeinsamen Bundesausschusses (G-BA)** zu einem inhaltlichen Cluster. Die hier errechnete Zuordnung zur „liberalen Koalition" basiert unter anderem auf der von Hess vertretenen Überzeugung einer extern erzeugten Problemverschärfung durch demographische und medizinisch-technische Entwicklungen. Außerdem befürwortet auch Hess grundsätzlich einen Wettbewerb auf dem Behandlungsmarkt und betont Defizite der aktuell verwirklichten wettbewerblichen Rahmenbedingungen. Diese Sichtweise des ehemaligen Repräsentanten ärztlicher Körperschaften entspricht der von Leistungsanbietern und von bürgerlichen Parteien, wird so aber nicht von allen Akteuren im Gesundheitswesen geteilt. Es ist dennoch zu beachten, dass Hess auch viele Übereinstimmungen mit Akteuren hat, die in der Clusteranalyse als Anhänger eines „Dritten Wegs" ausgewiesen werden (unter anderem mit Bündnis 90/Die Grünen und der SPD, wie aus den Originaldaten erkennbar ist, siehe www.nilsbandelow.de/gesundheit2030.html). Dies erklärt, warum Hess als unparteiischer Vorsitzender mit einer Vermittlerfunktion zwischen den Interessengruppen für alle Seiten zustimmungsfähig ist.

Für die **Krankenhausgesellschaft Nordrhein-Westfalen (KGNW)** betont wiederum **Richard Zimmer** die Bedeutung des Wettbewerbs. Er verweist aber stärker auf die Bedeutung eines ordnungspolitischen Rahmens als die ersten sieben Akteure der „liberalen Koalition". Auf dem sich entwickelnden Gesundheitsmarkt sehen sich die Krankenhäuser gut gerüstet für einen Wettbewerb um Qualität, der eine flächendeckende und hochwertige Patientenversorgung zum Ziel hat. Zimmer beschreibt den vergleichsweise weit fortgeschrittenen Stand des Qualitätsmanagements im stationären Sektor. Über die Vorgaben zur Erstellung eines strukturierten Qualitätsberichts (§ 137 SGB V) hinaus habe sich ein umfassendes System interner und externer Qualitätsüberprüfungen und Dokumentationen entwickelt. Dem Ziel der Finanzierbarkeit stehen die Krankenhäuser skeptisch gegenüber, da dieses unter dem Imperativ der Kostendämpfung stehe und einen negativ zu beurteilenden Preis- statt Qualitätswettbewerb zur Folge habe. Dementsprechend sieht auch der Vertreter der Krankenhausträger vor allem Defizite in den politischen Reformbemühungen der letzten Jahre. Diese hätten insbesondere verschärfte Bürokratie zur Folge gehabt. Die größte Konfliktlinie bestehe im Gegensatz von Finanzierbarkeit zur Qualität, von der Politik wird allerdings nur wenig Hilfe erwartet.

Die Positionen des **CDU**-Politikers **Jens Spahn** stimmen in vielen Punkten mit denen der vorgenannten Akteure überein. Dies gilt (wie nicht aus dem Dendrogramm, aber aus den Originaldaten ersichtlich) insbesondere für PKV, VFA und BVMed, von denen jeweils eine gleiche Anzahl an Positionen geteilt werden. Auch Spahn betont das Ziel eines wettbewerblichen Gesundheitssystems. Auf der Finanzierungsseite plädiert er für ein Prämienmodell mit einem Kapitalstockverfahren nach Vorbild der PKV, ohne dabei explizit auf die Finanzkrise von 2008/2009 einzugehen. Qualität soll über mündige Patienten gesichert werden, denen Wahlmöglichkeiten und Informationen zur Verfügung gestellt werden sollen. Stärker als die Anbieterverbände betont Spahn aber auch das Ziel der Finanzierbarkeit. Er sieht große Herausforderungen für das Gesundheitssystem durch den demografischen Wandel und den medizinisch-technischen Fortschritt.

Innerhalb der „liberalen Koalition" nimmt die **Deutsche Gesellschaft für Versicherte und Patienten (DGVP)** eine Sonderstellung ein. Nicht aus dem Dendrogramm erkennbar (aber in den Originaldaten ersichtlich) ist, dass die DGVP-Positionen zwar keinen anderen Positionen ähneln, die größten Übereinstimmungen aber noch mit BPI und VFA aufweisen. Die vergleichsweise größere Nähe zu den Akteuren der „liberalen Koalition" im Vergleich zu den übrigen Akteuren basiert vor allem darauf, dass auch **Wolfram-Arnim Candidus** die Politik der letzten Reformen grundlegend kritisiert. Weder eine Stärkung der Prävention noch die notwendige Verbesserung der Verzahnung von ambulantem und stationärem Sektor seien gelungen. Stattdessen hätten einzelne Lobbygruppen, insbesondere die Krankenkassen, von den Reformen profitiert. Die Einführung des Gesundheitsfonds und der elektronischen Gesundheitskarte (eGK) würden zudem die finanzielle Unterdeckung des Gesundheitswesens noch verstärken. Ein qualitativ hochwertiges Gesundheitswesen lässt sich aus Sicht der DGVP nur durch eine Stärkung der Fachleute und der Versicherten- und Patientenvertreter erreichen. Dagegen müsste die Dominanz von Krankenkassen und Staat in den Selbstverwaltungsorganen gebrochen werden.

3.2 „Solidarcluster"

Innerhalb des zweiten Hauptclusters weisen die Positionen der beiden Arbeitnehmervertreterinnen und der Beitrag der Linkspartei relativ starke Übereinstimmungen auf, so dass es begründet ist, diese hier zusammenzufassen. Gemeinsam ist den drei Beiträgen unter anderem die Perspektive auf eine Ausweitung des Solidarprinzips durch eine Bürgerversicherung, deren Finanzierung durch alle Einkommen und durch Steuern gestärkt wird. Zur Qualitätssicherung werden staatliche Vorgaben als geeignet bewertet. Eine Ausweitung von Wettbewerb im Gesundheitswesen könne dagegen auch kontraproduktiv sein. Auffällig ist weiterhin, dass in den Beiträgen jeweils die Errungenschaften des deutschen Gesundheitswesens betont werden, die es vor weiteren Einschränkungen zu bewahren gilt. Inwiefern sich aus dieser inhaltlichen Nähe auch gemeinsame politische Strategien im Sinne einer Advocacy Coalition (vgl. Sabatier/Weible 2007) ergeben, ist dagegen zumindest zu hinterfragen, da die Gewerkschaften sich (bisher) weder öffentlich noch faktisch zu einem Bündnis mit der Linkspartei bekannt haben. Daher wird diese Gruppe nicht als Koalition, sondern vorsichtiger als „Cluster" beschrieben.

Für die **Linkspartei** sehen **Frank Spieth** und **Pascal Detzler** zwischen dem gesundheitspolitischem Ziel der Qualität und der Finanzierbarkeit große Synergien, da hohe Qualität durch geringere Folgekosten Einsparpotenziale erzielen könne. Ökonomisierung und Wettbewerb werden abgelehnt, sie schadeten der Qualität und führten zu erhöhten Kosten. Einsparungen würden etwa im Arzneimittelbereich oder durch integrierte Versorgung möglich. Zudem plädiert die Linkspartei für eine Stärkung der Patienten.

Ähnliche Positionen vertritt **Annelie Buntenbach** für den **Deutschen Gewerkschaftsbund (DGB)**. Im Mittelpunkt ihres Beitrags steht die Kritik an der kontinuierlichen Erhöhung des Anteils privater Haushalte an den Gesundheitsausgaben. Buntenbach hinterfragt, inwiefern durch mehr Wettbewerb eine höhere Qualität der gesundheitlichen Versorgung erreicht worden sei. Eine Qualitätsorientierung der gesundheitlichen Versorgung dürfe sich nicht allein auf die ärztliche Versorgung konzentrieren, sondern müsse auch gesellschaftliche Grundlagen von Erkrankungen thematisieren. Dabei weist sie auf die Bedeutung der Arbeitswelt und auch auf Zusammenhänge zwischen Einkommen, Bildung und Gesundheit hin.

Direkter noch als der DGB vertritt die **Vereinte Dienstleistungsgesellschaft (ver.di)** nicht nur Arbeitnehmer als Beitragszahler und Patienten, sondern auch Beschäftigtengruppen des Gesundheitswesens. **Ellen Paschke** fordert eine qualitativ hochwertige Versorgung, die solidarisch bezahlbar ist und den Angestellten im Gesundheitswesen gute Arbeitsbedingungen bietet. Wettbewerbliche Steuerungsformen seien nur dann zu begrüßen, wenn sie nicht zu Lohndumping führen.

3.3 „Koalition des Dritten Wegs"

Die Akteure der letzten Gruppe streben gleichermaßen das Ziel der Qualitätsorientierung und der Finanzierbarkeit an. Konflikte zwischen diesen Zielen sollen unter anderem mit dem Konzept der evidenzbasierten Medizin vermieden werden. Der Wissenschaft wird somit neben Markt und Staat eine zentrale Rolle bei der Entscheidungsfindung im Gesundheitswesen zugewiesen. Anders als bei der „liberalen Koalition" wird Wettbewerb neben dem Vertrags- vor allem auf dem Versichertenmarkt gefordert. Dabei sollen die Kassen um Versicherte konkurrieren und korporative Akteure (Kassen und Anbieterzusammenschlüsse) als zentrale Akteure agieren. Innerhalb dieser Koalition bildet das Dendrogramm besondere Ähnlichkeiten zwischen SPD und IQWiG, zwischen Bündnis 90/Die Grünen und vzbv sowie zwischen Hartmut Reiners und dem BMG ab.

Besonders explizite Befürworter einer Stärkung der wissenschaftlichen Qualitätssicherung sind **Carola Reimann** und **Timo Trefzer** für die **SPD**. Zwischen dem Ziel der Qualitätsorientierung und dem Problem des Kostendrucks sehen sie analoge Herausforderungen, die gleichermaßen einen effizienten Ressourceneinsatz notwendig machen. Daher wird wissenschaftlichen Akteuren ein hoher Stellenwert bei der Qualitätssicherung zugewiesen. Zudem seien finanzielle Anreize zur Qualitätsorientierung sinnvoll *(Pay-for-Performance)*. Auch wenn Wettbewerbselemente keine explizite Erwähnung finden, so wird doch gefordert, dass der gesetzliche Rahmen derartig ausgestaltet sein muss, dass ein Maximum an Qualität erzielt wird ohne die Eigeninitiative der Akteure zu beeinträchtigen.

Angesichts der deutlichen Unterstützung für die Arbeit des **Instituts für Qualität und Wirtschaftlichkeit im Gesundheitswesen (IQWiG)** überrascht es nicht, dass die SPD-Position mit der Stellungnahme des IQWiG in vielen Punkten übereinstimmt. Auch **Klaus Koch** und **Peter Sawicki** sehen in der evidenzbasierten Medizin eine optimale Lösung für den scheinbaren Konflikt zwischen Finanzierbarkeit, Solidarität und Qualität im Gesundheitswesen. Die Beschränkung solidarisch finanzierter Gesundheitstechnologien auf nachweislich notwendige, zweckmäßige und wirtschaftliche Leistungen sichere einerseits die Finanzierbarkeit des Gesundheitswesens und garantiere gleichzeitig die Qualität des Leistungsangebots. Den Patienten bleiben dadurch unnötige und schädliche Leistungen erspart. Die Politik habe zur Sicherstellung der Qualität der Leistungserbringung bereits alle nötigen Instrumente bereitgestellt. Diese müssten nun durch die Selbstverwaltung genutzt werden.

Sehr nahe steht den Positionen von SPD und IQWiG auch die Stellungnahme der Kommunikationsagentur **Pleon**. Die ehemalige Bundesgesundheitsministerin **Andrea Fischer** sowie ihre Mitautorin **Anja Jakob** teilen den grundsätzlichen Ansatz der wissenschaftlichen Qualitätsdebatte. Allerdings kritisieren sie auch die bisherige Umsetzung durch das IQWiG, die sich von internationalen wissenschaftlichen Standards unterscheide. Stärker als SPD und IQWiG betonen sie außerdem die Rolle der Patienten als Entscheider im Gesundheitswesen. Die Arbeit der zahlreichen Kommunikationsberater im Gesundheitswesen wird somit implizit als mögliche Unterstützung für die Qualitätsorientierung interpretiert: Kommunikation dürfe nicht nur von den zentralen Akteuren zur Öffentlichkeit erfolgen, sondern müsse umgekehrt zunehmend auch den Patienten die kontinuierliche Möglichkeit des Feedbacks einräumen.

Die von **Biggi Bender** vorgestellte Position von **Bündnis 90/Die Grünen** entspricht nur teilweise der Sichtweise der einstigen grünen Bundesministerin Fischer. Wesentlich größere Übereinstimmungen bestehen zum vzbv. Dennoch will Bender explizit mit einer qualitätsorientierten Gesundheitspolitik das Erbe von Andrea Fischer verteidigen. Das grüne Konzept der Bürgerversicherung beruhe nicht zuletzt auf einer starken Qualitätsorientierung. Die Bürgerversicherung soll die finanziellen Möglichkeiten zur Qualitätsorientierung verbessern. Außerdem begrüßt auch Bender explizit die Verbindung von wissenschaftlicher Expertise und verstärkter Einbindung der Patienten in die Entscheidungsprozesse.

Mit diesen Positionen stimmt auch **Stefan Etgeton** vom **Verbraucherzentrale Bundesverband (vzbv)** überein. Etgeton – einer der Patientenvertreter im Gemeinsamen Bundesausschuss – analysiert die Frage, wie beim Übergang vom traditionellen mesokorporatistischen Modell zu einem Wettbewerbsmodell Qualitätssicherung gewährleistet werden kann. Seine zentrale Antwort ist, dass Patienten und Versicherte als Entscheider in diesen neuen Gesundheitsmarkt sektorübergreifende und umfassende Informationen benötigen. Um das Leitbild des informierten Verbrauchers realisieren zu können, muss somit für verstärkte Transparenz gesorgt werden. Da der gemeinsamen Selbstverwaltung hier ein schlechtes Zeugnis ausgestellt wird, soll der Patientenorientierung und -beteiligung zukünftig ein höheres Gewicht zukommen.

Hartmut Reiners gehört zu den langjährigen Experten im deutschen Gesundheitswesen. Als Gesundheitsexperte zunächst des Landes Nordrhein-Westfalen und seit 1992 im **Ministerium für Arbeit, Soziales, Gesundheit und Familie des Landes Brandenburg** bringt er nicht nur eine Länderperspektive ein. Dabei wendet er sich gegen verbreitete Fehldeutungen der Gesundheitspolitik (vgl. jüngst Reiners 2009). Die bisherige Gesundheitspolitik habe vor allem den Zentralstaat gestärkt, zuletzt durch den steigenden Steuerzuschuss zum Gesundheitsfonds. Vor diesem Hintergrund liefert er eine differenzierte Einschätzung der zukünftigen Möglichkeiten zur Qualitätsorientierung. Dabei stehen sich unterschiedliche Modelle gegenüber: Auf der einen Seite könne Qualitätssicherung über die Institutionen des Gesundheitswesens erfolgen. Dies sieht Reiners grundsätzlich als richtigen Weg. In diese Richtung könnte auch eine Bürgerversicherung wirken. Sollte diese aber mit einem weiteren Ausbau von Steuerzuschüssen verbunden werden, dann würde das letztlich den Trend der letzten Jahre zur Ausweitung von Wettbewerb einerseits und Regulierung andererseits verstärken. Dabei sei Wettbewerb nicht genuin gut oder schlecht. Er müsse aber als Qualitätswettbewerb konzipiert werden und könne nicht in allen Regionen gleich wirken, da sich unter anderem die Versorgungsdichten unterscheiden und nicht überall wirkliche Alternativen bestehen können. Sinnvoll sei daher auch ein Rückbau des schleichenden Kompetenzverlustes der Bundesländer, unter anderem durch Einrichtung von GKV-Spitzenverbänden auf Landesebene. Auch die Weiterführung staatlicher Maßnahmen zur Qualitätssicherung sieht er grundsätzlich als notwendig an – dies schon allein aus der Tatsache begründet, dass eine Ausweitung von Wettbewerb zwingend auch eine stärkere Regulierung erfordere.

In der grundsätzlichen Einschätzung der Verbindung von unterschiedlichen Steuerungsformen stimmt Reiners mit dem **Bundesministerium für Gesundheit (BMG)** überein. **Ulla Schmidt** verteidigt in ihrem Beitrag erwartungsgemäß die von ihr wesentlich mitverantworteten Reformen der Regierungen Schröder und Merkel. Sie skizziert dabei die Leitlinien ihrer Politik: Danach zielen ihre Reformmaßnahmen darauf, die Transparenz von Entscheidungsprozessen zu erhöhen. Schmidt möchte gezielt „die Interessenmacht der etablierten Lobbyisten (…) brechen". Implizit fordert sie damit, das mesokorporatistische Verhandlungssystem durch verstärkten Wettbewerb zu ergänzen. Schmidt sieht das Qualitätsziel dabei nicht in direkter Konkurrenz zu anderen Zielen. Einen Widerspruch skizziert sie aber zwischen dem Solidarziel und dem Instrument des Wettbewerbs, zwischen denen eine Balance gefunden werden müsste. Aus dieser Position lässt sich allerdings ein möglicher Konflikt zwischen Solidarität und Qualität formulieren: Dieser entsteht dann, wenn Qualität durch Wettbewerb gewährleistet werden soll. Dies fordert Schmidt so nicht ausdrücklich, deutet es aber mit dem Konzept des eigenverantwortlichen Patienten als Mittelpunkt des Gesundheitssystems an. Auch das GKV-Wettbewerbsstärkungsgesetz (GKV-WSG) setzt sich den Ausbau und die Stärkung von Wettbewerb zum Ziel. Gerade das unter Schmidt gestärkte Instrument der Selektivverträge wird dabei als mögliches Instrument zur Qualitätssteigerung gesehen.

Auch bei **Doris Pfeiffer** vom **GKV-Spitzenverband** lässt sich ein vergleichsweise hohes Maß an Übereinstimmungen mit den Positionen des BMG, mit Hartmut Reiners und auch mit dem IQWiG und dem vzbv in der Clusteranalyse feststellen. So fordert die Vorstandsvorsitzende einen Ordnungsrahmen, der aus einem Mix an staatlichen Rahmenvorgaben, Steuerungsanreizen durch die Selbstverwaltung und verstärkten individuellen Gestaltungsmöglichkeiten besteht. Generell wird dem Wettbewerb ein hoher Stellenwert eingeräumt. Es bleibe aber die Herausforderung, ihn so zu gestalten, dass er sich um eine qualitätsorientierte wie gleichzeitig wirtschaftliche Versorgung konzentriere. Vor allem die gemeinsame Selbstverwaltung biete Ansätze, um Rahmenbedingungen für ein qualitätsorientiertes Gesundheitswesen zu entwickeln. Darüber hinaus könnten durch finanzielle Anreize Qualitätsverbesserungen in der Versorgung erreicht werden. Über *Pay-for-Performance*-Modelle wird das Qualitätsziel dabei in unmittelbaren Zusammenhang mit der Frage der Finanzierbarkeit gestellt. Eng hiermit verknüpft sind die Frage der Messbarkeit von „guter" und „schlechter" Qualität sowie die Frage einer patientennahen Transparenz. Pfeiffer mahnt eine Ausweitung von Transparenz über die Qualität des Leistungsangebots an und unterstützt die Methoden der evidenzbasierten Medizin, wie sie der G-BA in seiner Arbeit anwendet. Innerhalb der „Koalition des Dritten Wegs" nimmt der GKV-Spitzenverband eine vergleichsweise separate Position ein, was auch den speziellen thematischen Schwerpunkten des Beitrags geschuldet sein kann. Der Beitrag vermeidet Aussagen zu Verteilungsfragen, die bei der Analyse über die Zieldimensionen „Solidarität" und „Wachstum" operationalisiert wurden. Er wird damit den hier teilweise gegensätzlichen Interessen der unterschiedlichen Kassenarten und den in der Selbstverwaltung organisierten Tarifparteien gerecht, die über den GKV-Spitzenverband als Sachwalter der Interessen der Gesamtheit der gesetzlichen Krankenkassen zusammengeführt werden.

4 Zukünftige Strategien und Koalitionen eines qualitätsorientierten Gesundheitswesens

Wie wird sich nun die von vielen Akteuren prognostizierte und beschriebene verstärkte Fokussierung auf das Qualitätsziel, auf die Akteurskonstellationen, die politischen Prozesse und damit letztlich die Reformoptionen für ein Gesundheitswesen 2030 auswirken? Zur Beantwortung dieser Frage sollen zunächst aus den beschriebenen kategorialen Zuordnungen der Akteure die idealtypischen Strategien der Qualitätsorientierung inhaltlich herausgearbeitet werden. Anschließend wird ein Ausblick auf mögliche zukünftige Koalitionen gegeben.

4.1 Idealtypische Strategien zur Qualitätsorientierung

Die im zweiten Abschnitt dargestellten Koalitionen und Cluster basieren weitgehend auf traditionellen Konflikten im Zusammenhang mit den Zielen Wachstum, Solidarität und Finanzierbarkeit. Die Beiträge verbinden jeweils ihre traditionellen Perspektiven mit Aussagen zur Qualitätsorientierung. Die Positionen zur Qualitätsorientierung sind aber anders als die traditionellen Ziele nicht eindeutig den Akteursclustern zuzuordnen. Vielmehr lassen sich aus den Texten drei idealtypische Strategien zur Qualitätsorientierung herleiten. Die einzelnen Akteure fordern oft eine Verbindung zwischen diesen Strategien.

Demnach kann eine verstärkte Qualitätsorientierung einerseits über den Behandlungsmarkt angestrebt werden. Diese Strategie vertraut auf den mündigen und informierten Patienten, der seine Bereitschaft zur Nachfrage nach gesundheitlichen Gütern und Dienstleistungen von deren Qualität abhängig macht. Diese Strategie ist unter anderem mit einer Verbesserung der **Transparenz** der Angebotsqualität verbunden. Sie wird in den jüngsten Reformmaßnahmen bereits verfolgt, wobei sie im stationären Sektor bisher weiter fortgeschritten ist als in den übrigen Sektoren.

Allerdings ist diese erste Strategie auch mit Problemen verbunden. Erhöhte Transparenz kann etwa in Konflikt zum notwendigen Datenschutz geraten. Problematisch ist auch, inwiefern tatsächlich Patienten in der Lage sind, als „mündige" Nachfrager aufzutreten. So wird ein großer Teil der Nachfrage durch die Anbieter selbst (etwa über Diagnosen, Empfehlungen und Überweisungen) induziert. Patienten sind zudem oftmals überdurchschnittlich alt bzw. morbide und befinden sich oft in einem subjektiven Abhängigkeitsverhältnis zu Leistungserbringern. Dies macht es unwahrscheinlich, dass alle angebotenen Qualitätsinformationen auch in Anspruch genommen werden. Umstritten ist zudem, ob die Strategie der Qualitätssicherung über den Behandlungsmarkt in Konflikt zum Solidaritätsziel geraten kann. Bei einer komplett über die Solidargemeinschaft abgesicherten Finanzierung ist das Interesse des einzelnen Patienten möglicherweise begrenzt, wesentliche Ressourcen für Informationen über die Qualität von Routineangeboten zu verwenden. Sollte andererseits die Privatisierung der Finanzierung von Gesundheitsleistungen weiter gestärkt werden, könnte es zu Konflikten mit dem Solidaritätsziel kommen. Trotz dieser möglichen Probleme wird eine verbesserte Transparenz über die Qualität von Gesundheitsleistungen von fast allen Akteuren prinzipiell befürwortet.

Auch die zweite idealtypische Strategie einer verstärkten **regulativen Kontrolle** von Qualitätsstandards wird von einer überwiegenden Mehrheit der Akteure vertreten. Strittig ist dabei, wer für die Festlegung der Qualitätsstandards zuständig sein soll. Mögliche Zuständigkeiten könnten beim Bund, den Ländern oder der Selbstverwaltung liegen. Dabei wird von vielen Akteuren jeweils auch eine stärkere Beteiligung von Patientenvertretern in den jeweils relevanten Gremien gefordert. Letzteres entspricht zumindest ansatzweise der Beteiligung von Patientenvertretern am Gemeinsamen Bundesausschuss (allerdings ohne Stimmrecht) durch das Gesundheitsmodernisierungsgesetz (GMG) von 2004. Auch die gleichzeitige Einführung des Amts einer Patientenbeauftragten der Bundesregierung sollte die Patientenrechte im Gesundheitswesen stärken. Die Strategie der regulativen Qualitätssicherung steht nicht in Konkurrenz zur Stärkung des Behandlungsmarktes, sondern kann den Wettbewerb grundsätzlich unterstützen. Allerdings finden sich hier neben der Zuständigkeitsfrage auch weitere Probleme. Eine höhere Regulierungsdichte könnte etwa zusätzliche Kosten erzeugen und Innovationen erschweren. Sie widerspricht zudem den Grundwerten zentraler Akteure, die dadurch „Freiheit" oder die Eigenständigkeit als Freiberufler eingeschränkt sehen könnten.

Als dritte Strategie, die ebenfalls relativ breite Unterstützung findet, wird in den Beiträgen die Einbeziehung von Experten und insbesondere das Instrument der **evidenzbasierten Medizin** diskutiert, also die Entscheidungsfindung ausdrücklich auf der Grundlage von empirisch nachgewiesener Wirksamkeit. Dieses Konzept verspricht einen Ausweg aus dem Konflikt zwischen Finanzierbarkeit, Solidarität und Qualität, da Leistungen unabhängig von der finanziellen Leistungskraft des Patienten nur für nachweislich wirksame Methoden kollektiv finanziert werden sollen. Auch dieses Konzept ist nicht ohne Probleme. Es setzt voraus, dass sich mit standardisierten Verfahren (idealerweise im doppeltblinden Experiment) eindeutige Aussagen zur Wirksamkeit von Methoden für den Einzelfall machen lassen. Für Patienten kann eine ausschließlich auf dieses Verfahren gestützte Qualitätsorientierung zur Folge haben, dass die Finanzierung von Therapien verweigert wird, obwohl sie im Einzelfall wirken – mit der Begründung, dass (noch) kein Nachweis der prinzipiellen Wirksamkeit vorliegt.

Schon jetzt verfügt das deutsche Gesundheitssystem über eine Vielzahl an Institutionen mit qualitätssichernder Funktion (Rosenbrock/Gerlinger 2006: 244-251). Die Bestimmungen im Sozialgesetzbuch V (SGB V) verpflichten zudem die Leistungserbringer, die Qualität ihrer Leistungen sicherzustellen und weiterzuentwickeln. Qualitätssicherung ist ebenfalls zentrale Aufgabe der gemeinsamen Selbstverwaltung der GKV, der bei der Kontrolle Kompetenzen zukommt. Auch G-BA und IQWiG können als Beispiele einer solchen regulativen Kontrolle gelten. Die Arbeit beider Institutionen – und damit Entscheidungen für den Leistungskatalog der GKV – stützt sich darüber hinaus wesentlich auf die Richtlinien der evidenzbasierten Medizin. Auf Transparenz und die Rolle des mündigen Patienten setzen hingegen Tendenzen, die über öffentlich einsehbare Bewertungssysteme die Messbarkeit von Qualität bei Gesundheitsdienstleistungen aufzuzeigen versuchen (für die Einführung eines Notensystems für Pflegeeinrichtungen zur Veröffentlichung der jeweiligen Qualität vgl. GKV-Spitzenverband 2009). Auch wenn diese Strategien in der konkreten Umsetzung nicht unkritisch gesehen werden (vgl. zu den Pflegenoten jüngst Ludwig/Schmidt 2009) und unterschiedliche Interessen der beteiligten Akteure verbleiben, zeigt sich dennoch, dass die beschriebenen idealtypischen Strategien in unterschiedlichem Maße bereits abgebildet sind – von einer einheitlichen Regelung kann bisher allerdings nicht gesprochen werden.

4.2 Koalitionsoptionen eines qualitätsorientierten Gesundheitswesens

Die drei beschriebenen idealtypischen Strategien sind hilfreich, für sich genommen aber nicht unumstritten. Bei den Beiträgen der Akteure ist daher in einem Folgeschritt zu analysieren, in welchem Maße und mit welchen Varianten die jeweiligen Strategien befürwortet oder abgelehnt werden. Grundlage für den Ausblick auf mögliche Koalitionen der zukünftigen Gesundheitspolitik war unter anderem die Beobachtung des aktuellen Strukturwandels der gesundheitspolitischen Öffentlichkeit. Wenn dieser Wandel dazu führen sollte, dass Qualität ein höheres Gewicht bekommt, was würde dies für zukünftige politische Strategien bedeuten? Um diese Frage zu beantworten, wurde auf denselben Datensatz zurückgegriffen, wie bei der ersten Clusteranalyse. Diese erste Clusteranalyse hat die Positionen der Akteure zu unterschiedlichen Fragen jeweils gleich stark gewichtet. Im engeren Sinn beziehen sich von den dort berücksichtigten Variablen aber nur sechs direkt auf die idealtypischen Strategien zur Qualitätsorientierung, nämlich die Punkte 10, 12, 13, 26, 27 und 28, also:

10. Wettbewerb ist ein grundsätzlich geeignetes Instrument zur Qualitätssicherung.
12. Zentrale Akteure zur Qualitätssicherung sollten Patienten und Versicherte sein, daher muss möglichst hohe Transparenz ermöglicht werden.
13. Träger des Wettbewerbs zur Qualitätssicherung sollten korporative Akteure (z. B. einzelne Kassen) sein, daher muss zwischen diesen Akteuren der Wettbewerb gestärkt werden.
26. Die Einbeziehung von Experten und wissenschaftlicher Bewertung (insbesondere evidenzbasierte Medizin) ist ein geeignetes Instrument zur Qualitätsorientierung.
27. Die Einbeziehung von Experten und wissenschaftlicher Bewertung (insbesondere evidenzbasierte Medizin) ist kein geeignetes Instrument zur Qualitätsorientierung.
28. Versicherte und Patienten bzw. deren Verbände sollten stärker direkt in gesundheitspolitische Entscheidungen eingebunden werden, um Qualitätssicherung zu gewährleisten.

Die genannten Variablen wurden in einer zweiten Analyse deutlich höher gewichtet, so dass sie fast ausschließlich die Clusterzuordnung bestimmen. Technisch erfolgte diese höhere Gewichtung, indem jeweils Codierungen mit 1 für diese Variablen durch eine 5 ersetzt wurden. Der Effekt dieser Gewichtung wird durch das gewählte Abstandsmaß der quadrierten euklidischen Distanz noch wesentlich verstärkt. Inhaltlich steht hinter der Neugewichtung, dass bei einer weniger hierarchisch kontrollierten öffentlichen Meinungsbildung mit einer stärkeren Orientierung auf Qualität die Frage der angemessenen Instrumente einen höheren Stellenwert bekommt.

Die Analyse zeigt, dass sich die Koalitionsmöglichkeiten grundsätzlich verbessern (Übersicht 4). Zunächst fällt auf, dass der bisherige Grundkonflikt zwischen unterschiedlichen Bewertungen von Wettbewerb und Markt nicht mehr im Zentrum steht. Tatsächlich gibt es nicht mehr die bisherigen drei gegensätzlichen Perspektiven. Stattdessen besteht nur noch zwischen der DGVP und allen anderen Akteuren ein wesentlicher Konflikt. Die besondere Rolle der DGVP basiert darauf, dass sie einerseits eng an Leistungsanbieter gebunden ist (Geißler 2004). Gleichzeitig vertritt die DGVP aber als Versichertenverband auch Positionen, die mit den Leistungsanbietern nicht vereinbar sind. Inhaltlich lehnt die Vereinigung sowohl die aktuellen Institutionen zur Qualitätssicherung als auch der verschiedenen Forderungen anderer Akteure zur Stärkung der Qualitätsorientierung ab. Zwischen allen anderen Akteuren nehmen die relativen Konfliktpotenziale bei einer stärkeren Orientierung auf Qualität ab, da fast alle Beiträge gleichermaßen Kombinationen zwischen den idealtypischen Instrumenten der Qualitätsorientierung befürworten.

Ähnlich wie bei der ersten Analyse, lassen sich die Akteure (mit Ausnahme der DGVP) wieder drei Clustern zuordnen. Einen **ersten Cluster** bilden sieben Akteure (Pro Generika, BPI, PKV, CDU, VFA, Linkspartei, DGB). Der Cluster wird quantitativ von fünf Beiträgen dominiert, die in der ersten Analyse der „liberalen Koalition" zugeordnet wurden. Auffällig ist, dass mit der Linkspartei und dem DGB zwei Vertreter des aktuellen „Solidarclusters" in Qualitätsfragen mit diesen Akteuren relativ stark übereinstimmen. Auf der anderen Seite findet sich kein aktueller Befürworter des „Dritten Wegs" in diesem ersten Cluster. Der Cluster ist insgesamt heterogen und zeigt auch kein klares Profil bei Fragen der Qualitätssicherung. Überwiegend basieren die Übereinstimmungen darauf, dass Konzepte nicht unterstützt werden, die in anderen Beiträgen eine zentrale Rolle spielen. Dazu gehören etwa die Stärkung der Selbstverwaltung bei der Qualitätssicherung und das Konzept der evidenzbasierten Medizin. Allerdings werden diese Konzepte in den Beiträgen meist auch nicht explizit abgelehnt.

Übersicht 4: Dendrogramm bei Schwerpunkt Qualität auf Grundlage durchschnittlicher Verbindungen (zwischen Gruppen)

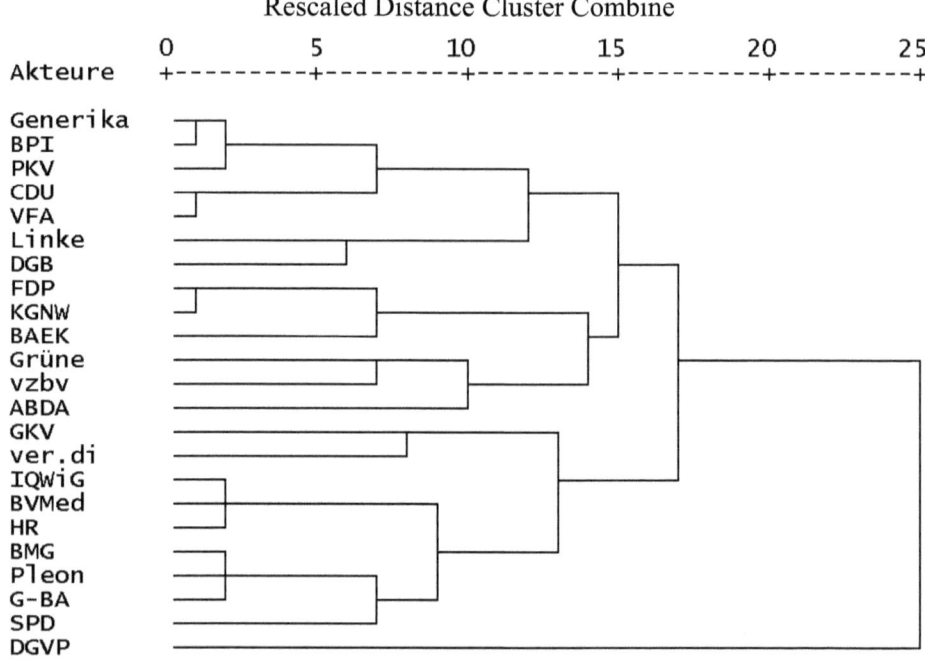

Eigene Darstellung, erstellt mit SPSS 16, zugrunde liegt jeweils der quadrierte euklidische Abstand. Die Beiträge sind mit einer Ausnahme jeweils mit den Kurzformen der vertretenen Organisationen abgekürzt. Die Ausnahme ist Hartmut Reiners (abgekürzt als HR), der nicht offiziell die Position des Landes Brandenburg vertritt, aber dennoch eine Länderperspektive einbringt. Informationen zur Methode und Originaldaten sind verfügbar unter: www.nilsbandelow.de/gesundheit2030.html.

Auch der **zweite Cluster** (FDP, KGNW, BÄK, Bündnis 90/Die Grünen, vzbv, ABDA) wird von Vertretern der „liberalen Koalition" dominiert, die vier der sechs Beiträge ausmachen. Hier ist wiederum eine Annäherung mit den beiden Beiträgen des „Dritten Wegs" aus dem Verbraucherzentrale Bundesverband und von Bündnis 90/Die Grünen denkbar. Auch diese Akteursgruppe ist nicht homogen. Übereinstimmend unterstützen die Akteure aber fast durchgängig Konzepte zur Stärkung des Behandlungsmarktes, insbesondere durch mehr Transparenz.

Der **dritte Cluster** (GKV-Spitzenverband, ver.di, IQWiG, BVMed, Hartmut Reiners, BMG, Pleon, G-BA, SPD) besteht aus neun Akteuren, von denen sechs bisher der „Koalition des Dritten Wegs" zugeordnet wurden. Fast durchgängig unterstützen diese Akteure das Konzept der evidenzbasierten Medizin und mehrheitlich auch die Forderung nach mehr Transparenz für den Behandlungsmarkt. Besonders auffällig ist zunächst, dass der BVMed nun nicht nur dieser Gruppe zuzuordnen ist, sondern auch anderen Beiträgen sehr nahe steht (IQWiG und Hartmut Reiners), die in Fragen, die nicht direkt die Qualitätsorientierung betreffen, weit von ihm abweichen. Ähnliches gilt auch für den G-BA, dessen Positionen zur Qualitätssicherung sowohl mit Ulla Schmidt als auch mit Andrea Fischer (Pleon) weitgehend übereinstimmen. Da dem dritten Cluster auch die Dienstleistungsgewerkschaft ver.di zuzuordnen ist, beinhaltet er als einziger Cluster Akteure aus allen drei ursprünglichen Gruppen.

Nicht nur das „Wandern" von Akteuren zwischen den Clustern weist darauf hin, dass sich durch eine stärkere Qualitätsorientierung bestehende Fronten auflockern lassen könnten. Die gesamte Clusteranalyse verdeutlicht auch, dass die relativen Abstände zwischen den drei Großclustern vergleichsweise geringer geworden sind. Dies ist eine rechnerische Folge der Sonderrolle der Deutschen Gesellschaft für Versicherte und Patienten, die in zukünftigen Politikprozessen eine besonders isolierte Position einnehmen könnte. Gleichzeitig deckt die Analyse Übereinstimmungen zwischen den Positionen von Akteuren auf, die bisher wenig Konsenspotenzial haben. Besonders überraschend ist dies in diesem Zusammenhang zwischen Union und Linkspartei, zwischen Apothekern und Verbrauchervertretern und zwischen der PKV und dem DGB. Ergänzend weist die Näherungsmatrix der Originaldaten auch eine Nähe zwischen CDU und Bündnis 90/Die Grünen aus, die in der Analyse verschiedenen Clustern zugeordnet worden sind (vgl. www.nilsbandelow.de/gesundheit2030.html). Diese Übereinstimmungen beziehen sich vor allem auf die Idee der Erhöhung der Transparenz. Das rechnerische Experiment zu möglichen Auswirkungen einer stärkeren Qualitätsorientierung zeigt somit, dass sich – zumindest in der theoretischen Clusteranalyse – erweiterte Handlungsspielräume und Konsenspotenziale zwischen zentralen Akteuren auftun.

5 Ausblick: Qualitätsorientierung in der Gesundheitspolitik der Zukunft

Alle Akteure sind sich darin einig, dass das Gesundheitswesen in den nächsten Jahrzehnten zu den wichtigsten politischen Themen in Deutschland gehören wird. Einhellig wird auch eine wachsende Bedeutung von Qualitätsfragen in zukünftigen politischen Auseinandersetzungen betont. Die Qualität medizinischer Leistungen wird somit nicht nur vor dem Hintergrund demografischer Prognosen zwangsläufig zu einem Megathema. Das Politikfeld bleibt dabei von hoher Komplexität, hohem Wissensbedarf, multiplen Interessenlagen konfliktfähiger Akteure, einer erschwerten politischen Steuerungsfähigkeit sowie einer hohen Sensibilität in der Bevölkerung geprägt. Die Grundfragen nach der inhaltlichen Ausgestaltung des Gesundheitswesens, nach den bestmöglichen Strukturen für eine effiziente Versorgung sowie der Art und Weise der Finanzierung stellen sich allerdings stets neu (Bandelow 1998: 235). Da es sich um einen staatsnahen Bereich handelt, bei dem wesentliche Steuerungsleistungen durch die Politik und nicht allein durch den Markt erbracht werden (Reiners 2009: 9-10), sind auch in Zukunft politisch initiierte Anpassungen an sich wandelnde Rahmenbedingungen in Form von Reformen zu erwarten. Kein gesundheitspolitischer Akteur oder Interessengruppe hat dabei allein die Möglichkeit, die deutsche Gesundheitspolitik zu dominieren. Für die Zukunft des Gesundheitswesens ist daher die Frage nach möglichen Koalitionsmöglichkeiten zwischen den verschiedenen Parteien und Interessengruppen zentral.

Der vorliegende Band hatte vor diesem Hintergrund nach den Vorstellungen der zentralen Akteure des Politikfelds zu Qualität und Zukunft der deutschen Gesundheitsbranche aus deren jeweiliger Perspektive unter dem Stichwort „Gesundheit 2030" gefragt. Die Ansichten fallen – je nach politischem Standpunkt und/oder Branchenzugehörigkeit – vielschichtig, teils kaum vereinbar aus. Insgesamt konnte die Analyse der aktuellen Positionen sowohl in der thematischen Gewichtung als auch in der jeweiligen Sprache zeigen, dass nach wie vor grundlegende Konflikte die Entscheidungsfindung im Gesundheitswesen blockieren. Diese Konflikte basieren auf konkreten materiellen Interessen, aber auch auf den jeweils präferierten Governance-Formen, also etwa auf dem Stellenwert, den Wettbewerb, Staat und Selbstverwaltung jeweils haben sollen. Auffallend ist, dass weitgehend Positionen von Akteuren übereinstimmen, die traditionell eher zu Bündnispartnern gezählt werden – beispielsweise bürgerliche Parteien und Leistungserbringer. Die Auswertung der Beiträge scheint somit die Existenz traditioneller Frontlinien zu bestätigen. Die Veränderungen im Parteiensystem drohen die gesundheitspolitische Entscheidungsfindung weiter zu komplizieren. Sie lösen die Konflikte nicht automatisch auf, sondern erhöhen zunächst nur die Zahl der für grundlegende Reformen notwendigen Akteure. Eine inhaltliche „Super Optimum Solution" (SOS), die den Interessen und Werten aller Beteiligten gerecht wird und so allgemeine Zustimmung erhalten könnte, ist in Bezug auf die traditionellen Konflikte der Finanzierung von Gesundheitsleistungen und der Steuerungsebenen bisher nicht in Sicht.

Zugleich ist festzustellen, dass die Bedeutung der Qualitätsorientierung in der Gesundheitspolitik zunimmt – und als Orientierungshilfe in der komplexen Debattenlandschaft dienen kann. Dies gilt nicht nur für die Ergebnisqualität. Mit der Strukturqualität und der Prozessqualität werden inzwischen weitere Dimensionen benannt, auf die sich qualitätsorientierte ökonomische Maßzahlen anwenden lassen (Hensen 2008, Mohr 2008). Auf Basis der gesundheitspolitischen

Vorstellungen der Akteure konnten mögliche Entwicklungspotenziale jenseits festgefahrener gesundheitspolitischer Vorstellungen aufgezeigt werden, die langfristig-strukturverändernde Prozesse anstoßen können. Erfolgte die Qualitätssicherung im Gesundheitswesen in der Vergangenheit fast ausschließlich in der Verantwortung der Selbstverwaltung von Kostenträgern und Leistungsanbietern (Mühlenkamp 2006: 183-184), sind nun auch neue Instrumente und Strategien absehbar: In der aktuellen Debatte fragen unterschiedliche Akteure danach, welchen Beitrag der Patientenmarkt, die Wissenschaft und staatliche Regulierung zur Qualitätssicherung und Erreichung eines qualitätsorientierten Gesundheitssystems leisten können.

Diese neuen Instrumente werden dabei relativ offen diskutiert. Anders als bei anderen Themen der Gesundheitspolitik sind die Positionen in diesem Zusammenhang noch nicht ideologisch verhärtet. Akteure mit ansonsten gegensätzlichen Positionen befürworten gleichermaßen mehr Transparenz für Patienten oder auch eine weitere Stärkung der evidenzbasierten Medizin. Gerade mit der stärkeren Berücksichtigung wissenschaftlicher Argumente könnten traditionelle Konfliktlinien überwunden werden.

Die hier angedeutete Entwicklung einer verstärkten Qualitätsorientierung ist allerdings keineswegs zwingend und nicht als unvermeidliche Zukunftsprognose aufzufassen. So muss selbst eine weniger konfrontative Interaktionsorientierung der Akteure nicht zwangsläufig mit einer verstärkten Berücksichtigung wissenschaftlicher Ergebnisse verbunden sein (für ein Gegenbeispiel siehe etwa Sabatier/Weible 2009). Während die realpolitische Tragweite von Leitbildern nicht zu überschätzen ist, dürfen zugleich die jeweiligen Schleifkräfte jedes Perspektivwechsels in der Gesundheitspolitik nicht vernachlässigt werden. Selbst das gemeinsame Ziel der Qualitätsorientierung muss nicht zu abgestimmten Strategien führen. Dagegen sprechen nicht nur inhaltliche Konflikte über Qualitätsbegriffe und Maßstäbe für die Qualitätsmessung (ausführlich Rosenbrock/Gerlinger 2006). Widerstände können auch aus Machtinteressen der Parteien sowie im Verhältnis zu den übrigen gesundheitspolitischen Zielen „Finanzierbarkeit", „Wachstum" und „Solidarität" resultieren. Auch die verbandlichen Akteure werden nicht jeder Strategie zur Qualitätsorientierung stets kritiklos gegenüberstehen, da Reformen, die nicht auf Umverteilungen zielen, ebenfalls verteilungsrelevant sein und damit im Gesundheitswesen große finanzielle Auswirkungen haben können. Eine nachhaltige Ergänzung der bisher dominierenden Verteilungskonflikte durch eine argumentative Qualitätsorientierung wird nur dann möglich sein, wenn die öffentliche Aufmerksamkeit für Details der Gesundheitspolitik eine neue qualitative Stufe erreicht. Analog könnte dem mündigen und informierten Patienten und Verbraucher für die zukünftige Ausgestaltung des Gesundheitswesens eine Schlüsselstellung zukommen.

Dennoch: Wie gezeigt werden konnte, verbessern sich mit dem gesundheitspolitischem Leitbild „Qualität" die Koalitionsmöglichkeiten grundsätzlich, der gegenwärtig dominierende Grundkonflikt zwischen den unterschiedlichen Bewertungen von Wettbewerb und Markt steht nicht mehr zwingend im Zentrum. Diese Perspektive kann dazu dienen, Entscheidungsblockaden des pluralisierten Gesundheitswesens in der Bundesrepublik zukünftig zu reduzieren, gesundheitspolitische Gegensätze der Akteure zu entschärfen und politische Reformkorridore in den nächsten Jahrzehnten zu erweitern. Hieraus ergeben sich Ansätze für die Debatte in der gesundheitspolitischen Reformwerkstatt. Es ist an den Akteuren aus Politik, Wirtschaft, Selbstverwaltung und Wissenschaft, Qualitätsorientierung als gemeinsame Schnittmenge zu nutzen, um die Erfordernisse eines Gesundheitswesens, dass eine moderne Versorgung auf hohem Qualitätsniveau zu dauerhaft stabilen Beitragssätzen sicherstellt, mit Blick auf das Zieljahr 2030 einlösen zu können.

Literatur

Bandelow, Nils C., 1998: Gesundheitspolitik. Der Staat in der Hand einzelner Interessengruppen? Opladen.

Bandelow, Nils C., 2006: Gesundheitspolitik: Zielkonflikte und Politikwechsel trotz Blockaden, in: Schmidt, Manfred/Zohlnhöfer, Reimut (Hrsg.): Regieren in der Bundesrepublik Deutschland. Wiesbaden, 159-176.

Bandelow, Nils C., 2007: Health Policy: Obstacles to Policy Convergence in Britain and Germany, in: German Politics, 16/1, 150-163.

Brauner, Thomas, 2009: Die pharmazeutische Industrie und die Gesundheitsreform 2007, in: Schroeder, Wolfgang/Paquet, Robert (Hrsg.): Gesundheitsreform 2007. Nach der Reform ist vor der Reform. Wiesbaden, 175-187.

Bülow, Robert, 1996: Faktoren- und Clusteranalyse. Zwei multivariate statistische Analyseverfahren am Beispiel der Hauptkomponentenanalyse des Clusterverfahrens nach Ward und der K-Means-Methode. Diskussionspapiere aus der Fakultät für Sozialwissenschaft der Ruhr-Universität 96-5. Bochum.

Cassel, Dieter et al., 2006: Weiterentwicklung des Vertragswettbewerbs in der gesetzlichen Krankenversicherung. Vorschläge für kurzfristig umsetzbare Reformschritte, Gutachten im Auftrag des AOK-Bundesverbandes. Bonn.

Geißler, Jens, 2004: Organisierte Vertretung von Patienteninteressen. Patienten-Organisationen als gesundheitspolitische Akteure in Deutschland, Großbritannien und den USA. Hamburg.

GKV-Spitzenverband, 2009: Gemeinsame Pressemitteilung von Bundesarbeitsgemeinschaft der überörtlichen Träger der Sozialhilfe, Bundesvereinigung der kommunalen Spitzenverbände, Vereinigung der Träger der Pflegeeinrichtungen und GKV-Spitzenverband vom 14. Mai 2009: Pflegeversicherung: Qualität wird transparent (online: https://www.gkv-spitzenverband.de/Pressemeldung_09_05_14.gkvnet, abgerufen am 30. Mai 2009).

Hensen, Peter, 2008: Grundlagen des Qualitätsmanagements, in: Roeder, Norbert/Hensen, Peter (Hrsg.): Gesundheitsökonomie, Gesundheitssystem und öffentliche Gesundheitspflege. Köln, 55-72.

Ludwig, Udo/Schmidt, Caroline, 2009: Verschleiern statt aufdecken, in: Der Spiegel vom 25. Mai, 40.

Mohr, Volker D., 2008. Qualitätsmanagement und Qualitätsvergleich in der Gesundheitsversorgung, in: Roeder, Norbert/Hensen, Peter (Hrsg.): Gesundheitsökonomie, Gesundheitssystem und öffentliche Gesundheitspflege. Köln, 73-83.

Mühlenkamp, Holger, 2006: Ökonomische Überlegungen zur Messung und Bewertung der Qualität von Gesundheitsleistungen, in: Braun, Günther E./Schulz-Nieswandt, Frank (Hrsg.): Liberalisierung im Gesundheitswesen. Einrichtungen des Gesundheitswesens zwischen Wettbewerb und Regulierung, Baden-Baden, 165-193.

Reiners, Hartmut, 2009: Mythen der Gesundheitspolitik. Bern.

Rosenbrock, Rolf/Gerlinger, Thomas, 2006: Gesundheitspolitik. Eine systematische Einführung. Bern.

Sabatier, Paul A./Weible, Christopher M., 2007: The Advocacy Coalition Framework. Innovations and Clarifications, in: Sabatier, Paul A. (Hrsg.): Theories of the Policy Process, Boulder, Co, 189-220.

Sabatier, Paul A./Weible, Christopher M., 2009: Coalitions, Science, and Belief Change: Comparing Adversarial and Collaborative Policy Subsystems, in: Policy Studies Journal 37/2, 195-212.

Sachverständigenrat (zur Begutachtung der Entwicklung im Gesundheitswesen) 2000/2001: Bedarfsgerechtigkeit und Wirtschaftlichkeit. Jahresgutachten 2000/2001: Bundestagsdrucksachen 14/5660, 14/5661, 14/6871.

Abkürzungsverzeichnis

AltPflG – Gesetz über die Berufe in der Altenpflege (Altenpflegegesetz)
AMG – Gesetz über den Verkehr mit Arzneimitteln (Arzneimittelgesetz)
AOK – Allgemeine Ortskrankenkasse
ATA – Anästhesietechnischer Assistent/in
AQIK – Ambulante Qualitätsindikatoren und Kennzahlen
AVWG – Gesetz zur Verbesserung der Wirtschaftlichkeit in der Arzneimittelversorgung (Arzneimittelversorgungs-Wirtschaftlichkeitsgesetz)
BBiG – Berufsbildungsgesetz
BIP – Bruttoinlandsprodukt
BKK-BV – Bundesverband der Betriebskrankenkassen
BLGS – Bruttolohn- und Gehaltssumme
BMF – Bundesministerium der Finanzen
BMG – Bundesministerium für Gesundheit
BMJ – Bundesministerium der Justiz
BQS – Bundesgeschäftsstelle Qualitätssicherung
BVA – Bundesversicherungsamt
CDU – Christlich Demokratische Union Deutschlands
CSU – Christlich Soziale Union
CTA – Chirurgisch-Technischer Assistent/in
DKG – Deutsche Krankenhausgesellschaft
DMP – Disease-Management-Programm
DRG – Diagnosis Related Groups
DVKA – Deutsche Verbindungsstelle Krankenversicherung – Ausland
EBM – Einheitlicher Bewertungsmaßstab
EFQM – European Foundation for Quality Management
EKG – Elektrokardiogramm
EU – Europäische Union
EWR – Europäischer Wirtschaftsraum
FDP – Freie Demokratische Partei
FOR – Fachoberschulreife
G-BA – Gemeinsamer Bundesausschuss
GGO – Gemeinsame Geschäftsordnung der Bundesministerien
GKV – Gesetzliche Krankenversicherung
GKV-Gesundheitsreform 2000 – Gesetz zur Reform der gesetzlichen Krankenversicherung ab dem Jahr 2000 (Gesundheitsreform 2000)
GKV-WSG – Gesetz zur Stärkung des Wettbewerbs in der gesetzlichen Krankenversicherung (GKV-Wettbewerbsstärkungsgesetz)
GMG – Gesetz zur Modernisierung der gesetzlichen Krankenversicherung (GKV-Modernisierungsgesetz)

GMK – Gesundheitsministerkonferenz der Länder und des Bundes
GSG – Gesetz zur Sicherung und Strukturverbesserung der gesetzlichen Krankenversicherung (Gesundheitsstrukturgesetz)
GWB – Gesetz gegen Wettbewerbsbeschränkungen
HTA – Health Technology Assessment
IGES – Institut für Gesundheits- und Sozialforschung
InBA – Institut des Bewertungsausschusses
InEK – Institut für das Entgeltsystem im Krankenhaus
KHGG – Krankenhausgestaltungsgesetz des Landes Nordrhein-Westfalen
KHRG – Gesetz zum ordnungspolitischen Rahmen der Krankenhausfinanzierung ab dem Jahr 2009 (Krankenhausfinanzierungsreformgesetz)
KMU – Kleinere und mittlere Unternehmen
KrPflG – Gesetz über die Berufe in der Krankenpflege (Krankenpflegegesetz)
KBV – Kassenärztliche Bundesvereinigung
KTQ – Kooperation für Transparenz und Qualität im Gesundheitswesen
KV – Kassenärztliche Vereinigung
MAFA – Medizinisch-technischer Assistent/in
Morbi-RSA – Morbiditätsorientierter Risikostrukturausgleich
MPG – Gesetz über Medizinprodukte (Medizinproduktegesetz)
MVZ – Medizinisches Versorgungszentrum
NRW – Nordrhein-Westfalen
OECD – Organisation for Economic Co-operation and Development
OTA – Operationstechnischer Assistent/in
PA – Physical Assistant
PKV – Private Krankenversicherung
QM-System – Qualitätsmanagementsystem
RFID – Radio Frequency Identification
SGB V – Fünftes Buch Sozialgesetzbuch (Gesetzliche Krankenversicherung)
SGB VII – Siebtes Buch Sozialgesetzbuch (Gesetzliche Unfallversicherung)
SPD – Sozialdemokratische Partei Deutschlands
USA – United States of America
vdek – Verband der Ersatzkassen (Nachfolgeorganisation des Verbandes der Angestellten-Krankenkassen – VdAK)
WIdO – Wissenschaftliches Institut der AOK

Autorenverzeichnis

Prof. Dr. Nils Bandelow
Diplom-Sozialwissenschaftler. Seit 2007 Inhaber des Lehrstuhls für Innenpolitik an der TU Braunschweig. Arbeitsschwerpunkt Vergleichende Politikfeldanalyse. Mitherausgeber der Fachzeitschrift German Policy Studies (www.spaef.com/gps.php).
www.tu-braunschweig.de/innenpolitik

Biggi Bender
Juristin. Zwischen 1988 und 2001 Landtagsabgeordnete in Baden-Württemberg. Seit 2002 Mitglied des Deutschen Bundestages für Bündnis 90/Die Grünen. Sprecherin der Fraktion Bündnis 90/Die Grünen für Gesundheitspolitik und Mitglied des Bundestagsausschusses für Gesundheit.
www.biggi-bender.de

Annelie Buntenbach
Lehrerin und Setzerin. Zwischen 1994 und 2002 Mitglied des Deutschen Bundestages für Bündnis 90/Die Grünen. Seit 2006 Mitglied im Geschäftsführenden Bundesvorstand des Deutschen Gewerkschaftsbundes. Ebenfalls seit 2006 alternierende Vorsitzende des Verwaltungsrats der Bundesagentur für Arbeit und des Vorstandes der Deutschen Rentenversicherung Bund.
www.dgb.de

Wolfram-Arnim Candidus
Groß- und Außenhandelskaufmann. Seit 1986 Management Consultant im Gesundheitswesen und in der Personalberatung mit Schwerpunkt Krankenhausberatung. Präsident der Deutschen Gesellschaft für Versicherte und Patienten (DGVP e. V.).
www.dgpv.de

Pascal Detzler
Diplom-Politikwissenschaftler. Zwischen 2003 und 2006 Mitarbeiter bei Dr. Gesine Lötzsch MdB. Seit 2006 wissenschaftlicher Mitarbeiter bei Frank Spieth MdB.

Dr. Florian Eckert
Sozialwissenschaftler. Politikwissenschaftliche Promotion an der Heinrich-Heine-Universität Düsseldorf. Politik- und Kommunikationsberater bei A&B ONE GmbH in Berlin. Lehrbeauftragter am Institut für Sozialwissenschaften der TU Braunschweig.

Dr. Stefan Etgeton
Theologe und promovierter Kulturwissenschaftler. Zwischen 1995 und 2000 Verbandssekretär und Bundesgeschäftsführer der Deutschen AIDS-Hilfe e.V. Zwischen 2002 und 2007 Gesundheitsreferent beim Verbraucherzentrale Bundesverband e.V. (vzbv). Seit 2007 Leitung des Fachbereichs Gesundheit und Ernährung beim vzbv.
www.vzbv.de

Henning Fahrenkamp
Diplom-Kaufmann. Zwischen 1980 und 1985 Geschäftsführer der Johannes Bürger Ysatfabrik GmbH. Von 1985 bis 2002 in verschiedenen Funktionen, zuletzt als Mitglied der Geschäftsleitung bei Schaper & Brümmer GmbH & Co.KG tätig. Zwischen 1995 und 2002 Vorsitzender des Regionalverbandes Nord des Bundesverbandes der Pharmazeutischen Industrie (BPI). Zwischen 2000 und 2002 stellvertretender Vorsitzender des BPI. Seit April 2002 Hauptgeschäftsführer des BPI.
www.bpi.de

Andrea Fischer
Offsetdruckerin und Studium der Volkswirtschaftslehre. Zwischen 1994 und 2002 Mitglied des Deutschen Bundestages für Bündnis 90/Die Grünen. Von 1998 bis 2001 Bundesministerin für Gesundheit. Zwischen 2006 und 2009 Partnerin der Kommunikationsagentur Pleon GmbH und Leiterin des Bereichs Health Care. Seit 2009 selbständige Beraterin für Unternehmen der Gesundheitswirtschaft und Vortragende zu Themen der Gesundheitspolitik und -wirtschaft.
www.andrea-fischer.de

Dr. Rainer Hess
Jurist. Zwischen 1971 und 1987 Justitiar der gemeinsamen Rechtsabteilung von Bundesärztekammer und Kassenärztlicher Bundesvereinigung. Von 1988 bis 2003 Hauptgeschäftsführer der Kassenärztlichen Bundesvereinigung. Seit 2004 unparteiischer Vorsitzender des Gemeinsamen Bundesausschusses.
www.g-ba.de

Anja Jakob
Politik- und Literaturwissenschaftlerin. Stationen in der politischen und unternehmerischen Öffentlichkeitsarbeit. Seit 2003 Beraterin der Kommunikationsagentur Pleon GmbH. Zuletzt verantwortlich für den Bereich Gesundheitspolitik am Standort Berlin.
www.pleon.de

Dr. Klaus Koch
Diplom-Biologe, Promotion zum Dr. rer. medic. Bis Ende 2005 war er als freier Wissenschafts- und Medizinjournalist und Buchautor hauptsächlich für nationale Tageszeitungen, Fachmagazine tätig. Seit Anfang 2006 leitender Redakteur beim Institut für Qualität und Wirtschaftlichkeit im Gesundheitswesen (IQWiG).
www.iqwig.de

Ellen Paschke
Verwaltungsangestellte. Zwischen 1994 und 2001 stellvertretende Bezirksvorsitzende des ÖTV-Bezirks Nord. Ab 2001 stellvertretende Leiterin des Landesbezirks Schleswig-Holstein/Mecklenburg-Vorpommern (Nord) der Vereinten Dienstleistungsgewerkschaft (Verdi). Seit 2003 Mitglied des Verdi-Bundesvorstandes, Leitung des Fachbereichs 3 (Gesundheit, Soziale Dienste, Wohlfahrt, Kirchen).
www.verdi.de

Dr. Doris Pfeiffer
Studium der Volkswirtschaftslehre, Promotion zur Dr. rer. pol. Seit 1989 Stationen bei verschiedenen Krankenkassenverbänden und bei der Deutschen Krankenhausgesellschaft in Düsseldorf. Von 2003 und 2007 Vorsitzende des Vorstands beim Verband der Angestellten-Krankenkassen e. V. Seit Juli 2007 Vorstandsvorsitzende des GKV-Spitzenverbands.
www.gkv-spitzenverband.de

Dr. Carola Reimann
Diplom-Biotechnologin. Seit 2000 Mitglied des Deutschen Bundestages für die SPD. Seit 2005 gesundheitspolitische Sprecherin der SPD-Bundestagsfraktion und Mitglied des Fraktionsvorstandes. Seit 2008 Mitglied des Landesvorstands der SPD-Niedersachsen.
www.carola-reimann.de

Hartmut Reiners
Ökonom. Zwischen 1987 und 1990 Mitglied der Enquête-Kommission „Strukturreform der gesetzlichen Krankenversicherung" des Deutschen Bundestags. Im gleichen Zeitraum Referatsleiter Grundsatzfragen der Gesundheitspolitik im Ministerium für Arbeit, Soziales, Gesundheit und Familie des Landes Nordrhein-Westfalen. Seit 1992 in derselben Funktion beim Land Brandenburg. In diesem Band vertritt er seine persönlichen Ansichten und nicht die Positionen des Landes Brandenburg.

Robin Rüsenberg
Diplom-Politologe. Seit 2009 Referent im Stabsbereich Politik des GKV-Spitzenverbands. Zuvor Politik- und Kommunikationsberater in Berlin. In diesem Band vertritt er seine persönlichen Ansichten und nicht die Positionen des GKV-Spitzenverbandes.

Prof. Dr. Peter T. Sawicki
Facharzt für Innere Medizin und Diabetologe. Zwischen 2000 und 2004 Direktor der Abteilung für Innere Medizin des St. Franziskus Hospitals in Köln. Parallel zwischen 2001 und 2004 Gründer, Gesellschafter und Leiter des Institutes für evidenzbasierte Medizin (DIeM) in Köln. Seit September 2004 Leiter des Institutes für Qualität und Wirtschaftlichkeit im Gesundheitswesen.
www.iqwig.de

Dr. Konrad Schily
Facharzt für Neurologie und Psychiatrie. Von 1982 bis 1999 Gründungspräsident und von 2002 bis 2004 erneut Präsident der Privatuniversität Witten/Herdecke. Seit 2005 Mitglied des Deutschen Bundestages für die FDP. Mitglied im Ausschuss für Gesundheit.
www.konrad-schily.de

Peter Schmidt
Jurist. Zwischen 1999 bis zum Juli 2004 gesundheitspolitischer Referent der SPD-Bundestagsfraktion. Seit August 2004 Geschäftsführer von Pro Generika e. V.
www.progenerika.de

Ulla Schmidt
Lehrerin. Seit 1990 Mitglied des Deutschen Bundestages für die SPD. Zwischen 1998 und 2001 stellvertretende Vorsitzende der SPD-Bundestagsfraktion für die Bereiche Arbeit und Soziales, Frauen, Familie und Senioren. Seit 2001 Bundes-

ministerin für Gesundheit – im September 2009 die dienstälteste Gesundheitsministerin innerhalb der Europäischen Union.
www.ulla-schmidt.de

Joachim M. Schmitt
Diplom-Volkswirt. Seit 1990 Geschäftsführer des Bundesverbandes Medizintechnologie e.v. (BVMed). Seit 1992 zusätzlich Geschäftsführer von MedInform – Informations- und Seminar-Service Medizintechnologie. Sei April 2002 Mitglied des BVMed-Vorstandes.
www.bvmed.de

Dr. Frank Schulze Ehring
Diplom-Volkswirt und Promotion zum Dr. rer. pol. Zwischen 2004 und 2008 Referent für Gesundheits- und Sozialpolitik beim Verband der Privaten Krankenversicherung (PKV). Seit 2008 Leiter des Referats Gesundheits- und Sozialpolitik.
www.pkv.de

Jens Spahn
Bankkaufmann und Politikwissenschaftler (B. A.). Seit 2002 Mitglied des Deutschen Bundestages für die CDU. Obmann der CDU/CSU-Bundestagsfraktion im Ausschuss für Gesundheit.
www.jens-spahn.de

Frank Spieth
Ausbildung zum technischen Zeichner. Von 1992 und 2006 DGB-Landesvorsitzender in Thüringen. Seit 2005 Mitglied des Deutschen Bundestages für die Linkspartei. Gesundheitspolitischer Sprecher und Obmann der Linksfraktion im Gesundheitsausschuss.
www.frank-spieth.de

Timo Trefzer
Diplom-Politologe. Wissenschaftlicher Mitarbeiter der Bundestagsabgeordneten Dr. Carola Reimann.

Kristina Viciska
Politikwissenschaftlerin. Mitarbeiterin am Lehrstuhl für Innenpolitik der TU Braunschweig.

Christian Weber
Diplom-Volkswirt. Zwischen 1993 und 1995 Krankenhaus-Geschäftsführer. Zweiter stellvertretender Verbandsdirektor des Verbandes Privater Krankenversicherung (PKV) und Leiter des wissenschaftlichen Instituts der PKV.
www.pkv.de

Heinz-Günter Wolf
Apotheker. Zwischen 1992 und 2001 stellvertretender Vorsitzender des Deutschen Apothekerverbandes e.V. Zwischen 2001 und 2004 Vizepräsident der Bundesvereinigung Deutscher Apothekerverbände (ABDA). Seit 2005 Präsident der ABDA.
www.abda.de

Cornelia Yzer
Rechtsanwältin. Zwischen 1990 und 1997 Mitglied des Deutschen Bundestages für die CDU. Von 1992 bis 1994 Parlamentarische Staatssekretärin im Bundesministerium für Frauen und Jugend, danach von 1994 bis 1997 Parlamentarische Staatssekretärin im Bundesministerium für Bildung, Wissenschaft, Forschung und Technologie. Seit 1997 Hauptgeschäftsführerin des Verbandes Forschender Arzneimittelhersteller e. V. (VFA).
www.vfa.de

Richard Zimmer
Staatssekretär a. D. des Ministeriums für Arbeit und Soziales des Landes Sachsen-Anhalt. Zwischen 1994 und 2002 freiberufliche Beratertätigkeit. Seit 2003 Geschäftsführer der Krankenhausgesellschaft Nordrhein-Westfalen.
www.kgnw.de

Dr. Ulrich Zorn
Diplom-Biologe, Master of Public Health und Promotion zum Dr. rer. nat. Seit 2002 Referent im Dezernat 3 (Qualitätssicherung) der Bundesärztekammer, davor Stationen im Niedersächsischen Landesgesundheitsamt und im Institut für Epidemiologie, Sozialmedizin und Gesundheitssystemforschung der Medizinischen Hochschule Hannover.
www.bundesaerztekammer.de

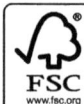

MIX
Papier aus verantwortungsvollen Quellen
Paper from responsible sources
FSC® C105338

If you have any concerns about our products,
you can contact us on
ProductSafety@springernature.com

In case Publisher is established outside the EU,
the EU authorized representative is:
**Springer Nature Customer Service Center GmbH
Europaplatz 3, 69115 Heidelberg, Germany**

Printed by Libri Plureos GmbH
in Hamburg, Germany